MANUAL DE DISPOSITIVOS
em UTI Pediátrica e Neonatal

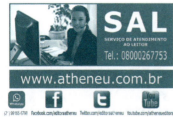

MANUAL DE DISPOSITIVOS
em UTI Pediátrica e Neonatal

Werther Brunow de Carvalho

Walter Koga

José Colleti Junior

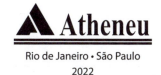

Rio de Janeiro • São Paulo
2022

EDITORA ATHENEU

São Paulo — Rua Maria Paula, 123 - 18º andar
Tel.: (11) 2858-8750
E-mail: atheneu@atheneu.com.br

Rio de Janeiro — Rua Bambina, 74
Tel.: (21) 3094-1295
E-mail: atheneu@atheneu.com.br

CAPA: Equipe Atheneu
ÍNDICE TEMÁTICO: Cintia Johnston
PRODUÇÃO EDITORIAL: MKX Editorial

CIP-BRASIL. CATALOGAÇÃO NA PUBLICAÇÃO
SINDICATO NACIONAL DOS EDITORES DE LIVROS, RJ

M251

Manual de dispositivos em UTI pediátrica e neonatal / [editores] Werther Brunow de Carvalho, Walter Koga, José Colleti Junior. - 1. ed. - Rio de Janeiro : Atheneu, 2022.
492 p. : il. ; 24 cm.

Inclui bibliografia e índice
ISBN 978-65-5586-351-2

1. Tratamento intensivo pediátrico. 2. Tratamento intensivo neonatal. 3. Crianças - Cuidado e tratamento. 4. Lactentes - Cuidado e tratamento. I. Carvalho, Werther Brunow de. II. Koga, Walter. III. Colleti Junior, José.

21-73828
CDD: 618.920028
CDU: 616-083-053.2

Camila Donis Hartmann - Bibliotecária - CRB-7/6472
14/10/2021   14/10/2021

CARVALHO, W.B.; KOGA, W.; COLLETI JR., J.
Manual de Dispositivos em UTI Pediátrica e Neonatal

© Direitos reservados à EDITORA ATHENEU – Rio de Janeiro, São Paulo, 2022

EDITORES

- **Werther Brunow de Carvalho**
  Professor Titular de Terapia Intensiva/Neonatologia do Instituto da Criança do Hospital das Clínicas da Faculdade de Medicina da Universidade de São Paulo (ICr-HCFMUSP). Coordenador da Pediatria e Chefe da UTI Pediátrica do Hospital Santa Catarina de São Paulo.

- **Walter Koga**
  Médico Diarista da Unidade de Terapia Intensiva Pediátrica (UTIP) do Hospital Santa Catarina. Médico Plantonista da UTIP do Hospital Nove de Julho. Coordenador da UTIP pela Fundação do ABC no Centro Hospitalar do Município de Santo André.

- **José Colleti Junior**
  Ex-Médico Diarista da Unidade de Terapia Intensiva Pediátrica (UTIP) do Hospital Santa Catarina. Médico Coordenador da UTIP do Hospital Assunção, da Rede D'Or São Luiz. Médico Supervisor da UTIP e da Unidade de Internação do Hospital Alvorada. Membro do Comitê Executivo da Brazilian Research in Pediatric Intensive Care (BRnet-PIC).

COLABORADORES

- **Alessandra Geisler Daud Lopes**

  Médica Pediatra e Cardiologista Pediátrica pelo Instituto do Coração do Hospital das Clínicas da Faculdade de Medicina da Universidade de São Paulo (InCor-HCFMUSP). Coordenadora da Unidade de Terapia Intensiva Pediátrica (UTIP) do Hospital Municipal Infantil Menino Jesus. Chefe da Cardiologia Pediátrica do Hospital Santa Catarina e do Hospital Nove de Julho. Médica do Corpo Clínico do Hospital Sírio-Libanês (HSL), Hospital Israelita Albert Einstein (HIAE), Hospital do Coração (HC) e Hospital Samaritano Higienópolis.

- **Ana Maria Thomaz**

  Médica-Assistente do Instituto do Coração do Hospital das Clinicas da Faculdade de Medicina da Universidade de São Paulo (InCor-HCFMUSP).

- **Ana Paula de Carvalho Panzeri Carlotti**

  Professora-Associada do Departamento de Puericultura e Pediatria da Faculdade de Medicina de Ribeirão Preto da Universidade de São Paulo (FMRP-USP). Coordenadora do Centro de Terapia Intensiva Pediátrico (CTIP) do Hospital das Clínicas da FMRP-USP (HCFMRP-USP).

- **Artur Figueiredo Delgado**

  Professor Livre-Docente do Departamento de Pediatria da Faculdade de Medicina da Universidade de São Paulo (FMUSP). Coordenador da Unidade de Terapia Intensiva (UTI) e da Equipe de Terapia Nutricional do Instituto da Criança e do Adolescente do Hospital das Clínicas da FMUSP (ICr-HCFMUSP).

- **Carlos Gustavo de Almeida**

  Intensivista Pediátrico/Diarista da Unidade de Terapia Intensiva Pediátrica (UTIP) do Hospital Assunção. Intensivista Pediátrico/Plantonista do Hospital Santa Catarina. Neonatologista/Plantonista do Hospital Municipal Irmã Dulce.

- **Carlos Otto Heise**

    Coordenador do Setor de Eletroneuromiografia da Clínica Neurológica do Hospital das Clínicas da Faculdade de Medicina da Universidade de São Paulo (HCFMUSP) e do Fleury Medicina e Saúde.

- **Célia Camelo Silva**

    Médico Cardiologista. Professor Afiliado da Disciplina de Cardiologia da Escola Paulista de Medicina da Universidade Federal de São Paulo (EPM/Unifesp).

- **Cibele Cristina Alves**

    Especialista em Enfermagem e Neonatologia pela Centro Universitário São Camilo (CUSC). MBA em Gestão em Negócios em Saúde pela Fundação Getulio Vargas (FGV).

- **Cintia Johnston**

    Fisioterapeuta Especialista em Fisioterapia em Terapia Intensiva em Neonatologia/Pediatria pela Associação Brasileira de Fisioterapia Cardiorrespiratória e Fisioterapia em Terapia Intensiva e Conselho Federal de Fisioterapia e Terapia Ocupacional (ASSOBRAFIR/COFFITO). Pós-Doutora em Medicina/Pneumologia pela Escola Paulista de Medicina da Universidade Federal de São Paulo (EPM/Unifesp). Doutora em Medicina Pediátrica/Saúde da Criança de do Adolescente pela Faculdade de Medicina da Pontifícia Universidade Católica do Rio Grande do Sul (FAMED/PUC-RS). Mestre em Neurocirurgia/Neurociências pela FAMED/PUC-RS. MBA em Economia e Gestão em Saúde pelo Grupo Interdepartamental de Disciplina de Economia e Gestão em Saúde (GRIDES) da EPM/Unifesp. Professora-Assistente de Pesquisa Clínica em Terapia Intensiva em Pediatria/Neonatologia do Departamento de Pediatria da Faculdade de Medicina da Universidade de São Paulo (FMUSP). Coordenadora Nacional dos Programas de Pós-Graduação em Áreas Multiprofissionais (PG Multi) da Associação de Medicina Intensiva Brasileira (AMIB). Presidente do Departamento de Kinesiologia (2018-2021) da Sociedade Latino-Americana de Terapia Intensiva Pediátrica (SLACIP).

- **Daniel Garros**

    Professor Clínico Titular de Pediatria, Divisão de Cuidados Intensivos do Departamento de Pediatria na Faculdade de Medicina da Universidade de Alberta, Canadá. *Staff* da Unidade de Terapia Intensiva Pediátrica (UTIP) do Stollery Children's Hospital, Canadá.

- **Denise Spinola Pinheiro**

    Neurologista. Especialista em Neurologia pela Escola Paulista de Medicina da Universidade Federal de São Paulo (EPM/Unifesp). Especialista em Neurofisiologia Clínica pela Sociedade Brasileira de Neurofisiologia Clínica (SBNC). Doutora em Ciências pela EPM/Unifesp. Responsável pelo Serviço de Monitoração Neurofisiológica Intraoperatória do Setor de Neurofisiologia Clínica da Disciplina de Neurologia de EPM/Unifesp.

- **Fábio Luís Ferrari Regatieri**

    Médico Anestesiologista com Título Superior em Anestesiologia pela Sociedade Brasileira de Anestesiologia (TSA-SBA). Coordenador do Serviço de Anestesia do Hospital Santa Catarina.

- **Felipe Yu Matsushita**
  Médico Residente de Neonatologia do Instituto da Criança do Hospital das Clínicas da Faculdade de Medicina da Universidade de São Paulo (ICr-HCFMUSP).

- **Felipe Resende Caino**
  Intensivista Pediatrico pelo Instituto da Criança do Hospital das Clínicas da Faculdade de Medicina da Universidade de São Paulo (ICr-HCFMUSP). Titulado em Terapia Intensiva. Membro da Associação Brasileira de Terapia Intensiva (AMIB) e da Sociedade Americana de Terapia Intensiva (SCCM). Médico-Assistente da Unidade de Terapia Intensiva Pediátrica (UTIP) do Hospital Santa Catarina, Grupo de Apoio ao Adolescente e à Criança com Câncer – Instituto de Oncologia Pediátrica (GRAACC/IOP), Hospital SEPACO e Hospital Alvorada. Pós-Graduado em Pediatric Leadership pela Harvard University e Instrutor do Pediatric Advanced Life Support (PALS).

- **Flavia Andrea Krepel Foronda**
  Formada em Medicina pela Faculdade de Ciências Médicas Santa Casa de São Paulo (FCMSCSP). Residência em Pediatria no Instituto da Criança do Hospital das Clínicas da Faculdade de Medicina da Universidade de São Paulo (ICr-HCFMUSP). Doutora em Medicina pelo ICr-HCFMUSP. Médica-Assistente do Centro de Terapia Intensiva Pediátrico (CTIP) do ICr-HCFMUSP. Médica Diarista da Unidade de Terapia Intensiva Pediátrica (UTIP) do Hospital Sírio-Libanês (HSL).

- **Frederico José Mazzocca Dourado**
  Médico Anestesiologista com Título Superior em Anestesiologia pela Sociedade Brasileira de Anestesiologia (TSA-SBA). Médico Intensivista pela Associação de Medicina Intensiva Brasileira (AMIB). Responsável pelo Serviço de Residência em Anestesiologia do Ministério da Educação/SBA (MEC/SBA) do Hospital São Camilo Pompéia e Instituto Paulista de Assistência Respiratória (IPAR) do Hospital Geral de Itapevi (HGI). Instituto do SAVA – Suporte Avançado de Vida em Anestesiologia da SBA.

- **Grace Caroline Van Leeuwen Bichara**
  Cardiologista Intervencionista Voluntária da Santa Casa de Misericórdia de São Paulo (SCMSP). Coordenadora do Departamento de Cardiologia, Diretora do Programa ECMO/ECLS e Médica Responsável pelo Serviço de Cardiologia Pediátrica do Sabará Hospital Infantil.

- **Gustavo A. G. Fávaro**
  Doutor em Ciências pelo Instituto do Coração do Hospital das Clínicas da Faculdade de Medicina da Universidade de São Paulo (InCor-HCFMUSP). Coordenador dos Setores de Ecocardiograma Pediátrico e Fetal do Hospital Santa Catarina, do Hospital da Beneficência Portuguesa de São Paulo e do Hospital Infantil Sabará.

- **Jardel Mendonça Nicácio**
  Neurocirurgião. Membro da Sociedade Brasileira de Neurocirurgia (SBN). Neurocirurgião Pediátrico pela Escola Paulista de Medicina da Universidade Federal de São Paulo (EPM/Unifesp).

- **João Chaker Saba**

    Médico Cardiologista. Professor Afiliado da Disciplina de Cardiologia da Escola Paulista de Medicina da Universidade Federal de São Paulo (EPM/Unifesp).

- **João Domingos Montoni da Silva**

    Médico Nefrologista Pediátrico do Hospital Santa Catarina e do Hospital Estadual Mario Covas. Médico Pediatra da Unidade de Pronto Atendimento do Hospital Israelita Albert Einstein (HIAE). Médico Nefrologista Pediátrico do Hospital Israelita Albert Einstein/Hospital Vila Santa Catarina.

- **José Cícero Stocco Guilhen**

    Médico e Preceptor da Disciplina de Cirurgia Cardiovascular da Universidade Federal de São Paulo (Unifesp).

- **Karine Moriya**

    Engenheira Mecânica e Automação e Sistema pela Escola Politécnica da Universidade de São Paulo (USP). Master Business Administration (MBA) pela University of California, Berkeley.

- **Karla Favero de Lima**

    Especialista em Unidade de Terapia Intensiva Pediátrica e Neonatal (UTIPN). Especialista em Emergência Adulto e Pediátrica.

- **Krisna Macias**

    Médica-Assistente da Unidade de Terapia Intensiva Pediátrica (UTIP) Hospital Santa Catarina. Médica Titulada em Terapia Intensiva Pediátrica pela Associação de Medicina Intensiva Brasileira (AMIB). Médica Titulada em Pediatria pela Sociedade Brasileira de Pediatria (SBP). Médica formada pela Universidade Federal de Alagoas (UFAL).

- **Márcio Miasato**

    Gastroenterologista Pediátrico do Hospital Santa Catarina.

- **Marco Antonio Cianciarullo**

    Mestre em Ciências pela Faculdade de Medicina da Universidade de São Paulo (FMUSP). Doutoranda em Ciências pela FMUSP. Diretoria do Centro Neonatal e Centro de Terapia Intensiva Neonatal 2 do Instituto da Criança do HCFMUSP (ICr-HCFMUSP).

- **Marcos Devanir Silva da Costa**

    Neurocirurgião-Assistente do Grupo de Apoio ao Adolescente e à Criança com Câncer – Instituto de Oncologia Pediátrica/Universidade Federal de São Paulo (GRAACC/IOP/Unifesp). Neurocirurgião-Assistente da Disciplina de Neurocirurgia da Escola Paulista de Medicina da Unifesp (EPM/Unifesp).

- **Maria Esther Jurfest Rivero Ceccon**

    Mestrado, Doutorado e Livre-Docência em Neonatologia pela Faculdade de Medicina da Universidade de São Paulo (FMUSP). Neonatologista do Instituto da Criança e do Adolescente do Hospital das Clínicas da FMUSP (ICr-FMUSP). Diretora Executiva do Centro de Apoio ao Ensino e a Pesquisa em Pediatria (CAEPP) do ICr-FMUSP.

- **Mario Gilberto Siqueira**

    Médico-Assistente-Doutor da Divisão de Neurocirurgia Funcional e Coordenador do Grupo de Cirurgia de Nervos Periféricos do Instituto de Psiquiatria do Hospital das Clínicas da Faculdade de Medicina da Universidade de São Paulo (IPq-HCFMUSP).

- **Miguel Lia Tedde**

    Assistente-Doutor da Disciplina de Cirurgia Torácica do Instituto do Coração do Hospital das Clínicas da Faculdade de Medicina da Universidade de São Paulo (InCor-HCFMUSP).

- **Nádia Sandra Orozco Vargas**

    Pediatra. Neonatologista. Médica-Assistente do Centro de Tratamento Intensivo Neonatal 2 do Instituto da Criança do Hospital das Clínicas da Faculdade de Medicina da Universidade de São Paulo (ICr-HCFMUSP). Médico-Assistente da Unidade de Terapia Intensiva Pediátrica (UTIP) do Hospital Municipal Infantil Menino Jesus. Membro do Departamento Científico de Aleitamento Materno da Sociedade de Pediatria de São Paulo (SPSP). Mestre em Ciências da Saúde pelo Departamento de Pediatria do HCFMUSP.

- **Nelson Americo Hossne Junior**

    Professor Adjunto da Disciplina de Cirurgia Cardiovascular da Escola Paulista de Medicina da Universidade Federal de São Paulo (EPM/Unifesp). Chefe do Setor de Marca-Passo da EPM/Unifesp.

- **Patrícia Alessandra Dastoli**

    Doutora em Medicina (Neurocirurgia) pela Universidade Federal de São Paulo (Unifesp). *Fellow* em Neurocirurgia Pediátrica no Hospital Necker Enfant-Malade da Universidade Paris V. Médica da Unifesp, atuando em todas as áreas da Neurocirurgia Pediátrica.

- **Patrícia Andréa Rolli**

    Graduação Médica pela Universidade São Francisco. Residência Médica em Pediatria no Hospital Infantil Menino Jesus. Residência em Terapia Intensiva Pediátrica no Hospital São Paulo da Universidade Federal de São Paulo (Unifesp). Título de Especialista em Pediatria pela Sociedade Brasileira de Pediatria (SBP). Título de Especialista em Terapia Intensiva Pediátrica pela Associação de Medicina Intensiva Brasileira (AMIB). Médica-Assistente da Unidade de Terapia Intensiva Pediátrica (UTIP) do Hospital Santa Catarina. Médica-Assistente da UTIP do Hospital do Grupo de Apoio ao Adolescente e à Criança com Câncer (GRAACC).

- **Rafael Teixeira Azevedo**

  Médico Intensivista Pediátrico. Graduação pela Escola Paulista de Medicina da Universidade Federal de São Paulo (EPM/Unifesp). Residência em Pediatria pela EPM/Unifesp. Residência em Medicina Intensiva Pediátrica pelo Instituto da Criança do Hospital das Clínicas da Faculdade de Medicina da Universidade de São Paulo (ICr-HCFMUSP). Título de Especialista em Pediatria (TEP) pela Sociedade Brasileira de Pediatria (SBP). Título de Especialista em Terapia Intensiva Pediátrica (TETIP) pela Associação Médica Brasileira (AMB).

- **Sergio Cavalheiro**

  Professor Titular e Livre-Docente da Disciplina de Neurocirurgia da Escola Paulista de Medicina da Universidade Federal de São Paulo (EPM/Unifesp). Chefe do Setor de Neurocirurgia Pediátrica do Grupo de Apoio ao Adolescente e à Criança com Câncer – Instituto de Oncologia Pediátrica (GRAACC/IOP). Chefe do Departamento de Neurocirurgia Pediátrica e Fetal do Complexo Hospitalar Santa Joana – Pro-Matre Paulista.

- **Simone Isidoro Prado**

  Mestre em Ciências da Saúde pela Universidade de São Paulo (USP). Especialista em Pediatria e Neonatologia pela Universidade Federal de São Paulo (Unifesp). Especialista em Enfermagem Hospitalar à Criança e ao Adolescente pela Faculdade de Medicina da USP (FMUSP). Especialista em Gramática e Texto da Língua Portuguesa pela Universidade Nove de Julho (UNINOVE). Especialista em Informática em Saúde pela Unifesp. Coordenadora das Práticas Assistenciais no Hospital Santa Catarina e Docente do Curso de Pós-Graduação em Pediatria e Neonatologia na UNINOVE.

- **Thais Michele Batista**

  Graduada em Medicina pela Faculdade de Medicina de Marília (FAMEMA). Residência em Pediatria pela Santa Casa de Misericórdia de São Paulo (SCMSP). Residência em Cardiologia Pediátrica pelo Instituto do Coração do Hospital das Clínicas da Faculdade de Medicina da Universidade de São Paulo (InCor-HCFMUSP).

- **Veridiana Silva de Andrade**

  Médica Concursada da Disciplina de Cirurgia Cardiovascular do Departamento de Cirurgia da Escola Paulista de Medicina da Universidade Federal de São Paulo (EPM/Unifesp). Membro Habilitado do Departamento de Estimulação Cardíaca Artificial da Sociedade Brasileira de Cirurgia Cardiovascular (SBCCV).

PREFÁCIO

Caro leitor,

O desafio de realizar procedimentos em pacientes pediátricos com quadro clínico grave não é pequeno, envolve alta complexidade e demanda uma especificidade técnica ainda pouco difundida no Brasil. Poucos hospitais oferecem o serviço de cuidado intensivo pediátrico. De modo geral, estão localizados nos grandes centros urbanos e, embora o mercado disponha de muitos médicos especializados em Pediatria, há uma carência de profissionais dessa área com experiência em terapia intensiva, o que faz com que o conhecimento existente sobre procedimentos e melhores práticas fique restrito a poucos polos de excelência. Esse cenário reforça a importância deste livro, que se encontra agora em suas mãos.

O *Manual de Dispositivos em UTI Pediátrica e Neonatal* reúne a experiência acumulada em mais de 27 anos pela equipe multidisciplinar do Hospital Santa Catarina Paulista, na Unidade de Terapia Intensiva Pediátrica. São inúmeras horas de plantão reunidas em uma bagagem preciosa de troca de experiências, que fazem desse grupo companheiros de necessidades de aprendizado e *benchmarking*.

Sob a liderança do Dr. Werther Brunow de Carvalho, que também é Professor Titular de Pediatria da Faculdade de Medicina da Universidade de São Paulo, ao longo dos anos, a UTI Pediátrica do Hospital Santa Catarina Paulista reuniu e contribuiu para a capacitação de um grupo de excelentes pediatras e intensivistas pediátricos, ainda mais preparados para cuidar e tratar dos nossos pequenos pacientes. Com edição do Dr. Werther, Dr. Valter Koga e Dr. José Colleti Junior, este manual conta com a colaboração de uma grande equipe multiprofissional, formada por médicos de diversas outras especialidades, fisioterapêutas e enfermeiros, reunindo assim as melhores práticas, a partir de um cabedal de experiências acumuladas no cuidado intensivo dos nossos pacientes pediátricos.

Esperamos que este livro se torne o seu colega de plantão! Uma fonte confiável e acessível para a realização de procedimentos complexos, agregando confiança e tranquilidade aos profissionais envolvidos no cuidado, assim como aos pacientes e seus familiares. Ao compartilhar nossas melhores práticas, esperamos contribuir para um cuidado cada vez mais seguro, com foco na qualidade e humanização, sempre alinhados à nossa missão de acolher e cuidar do ser humano em todas as fases da vida.

Que toda essa experiência o acompanhe nessa jornada! Boa leitura!

Dra. Christiane Nicoletti
Diretora Técnica do Hospital Santa Catarina Paulista

SUMÁRIO

1. **Pressão Venosa Central (PVC), 1**
   Felipe Resende Caino

2. **Pressão Arterial Sistêmica: Monitoração Não Invasiva, 9**
   Simone Isidoro Prado
   Cibele Cristina Alves
   Karla Favero de Lima

3. **Pressão Arterial: Monitoração Invasiva, 13**
   José Colleti Junior
   Walter Koga
   Karla Favero de Lima

4. **Cateter de Artéria Pulmonar, 27**
   Thais Michele Batista

5. **Monitoração do Débito Cardíaco, 39**
   Rafael Teixeira Azevedo

6. **Desfibrilação e Cardioversão Elétricas, 51**
   Alessandra Geisler Daud Lopes

7. **Marca-Passo Cardíaco, 61**
   Célia Camelo Silva
   João Chaker Saba
   Veridiana Silva de Andrade
   Nelson Americo Hossne Junior

8. **Circulação Extracorpórea em Cirurgia Cardíaca, 73**
   José Cícero Stocco Guilhen

9. **Oxigenação por Membrana Extracorpórea (ECLS/ECMO) e Dispositivo de Assistência Ventricular (VAD), 83**
   Daniel Garros
   Felipe Resende Caino
   Grace Caroline Van Leeuwen Bichara

10. **Oxigenoterapia Convencional em Pediatria, 105**
    Cintia Johnston

11. **Terapêutica de Oxigenoterapia Utilizando a Cânula Nasal de Alto Fluxo, 121**
    Werther Brunow de Carvalho

12 Pressão Positiva Contínua em Vias Aéreas em Neonatologia, 133

Maria Esther Jurfest Rivero Ceccon
Nádia Sandra Orozco Vargas

13 Ventilação Não Invasiva com Dois Níveis de Pressão, 151

Flavia Andrea Krepel Foronda

14 Tipos de Interfaces para Ventilação Não Invasiva em Pediatria-Neonatologia, 165

Werther Brunow de Carvalho

15 Ventilação Mecânica Invasiva – Modos e Parâmetros Iniciais, 181

Werther Brunow de Carvalho

16 Ventilação de Alta Frequência, 193

Ana Paula de Carvalho Panzeri Carlotti

17 Monitoração da Mecânica Respiratória, 201

Werther Brunow de Carvalho

18 Óxido Nítrico Inalatório em Neonatologia e Pediatria, 225

Karine Moriya

19 Técnicas de Reposição de Surfactante Exógeno, 237

Marco Antonio Cianciarullo

20 *Train-of-four*, 253

José Colleti Junior

21 Oximetria de Pulso e Capnografia, 259

Werther Brunow de Carvalho

22 Drenagem de Tórax, 281

José Colleti Junior

23 Traqueotomia, 293

José Colleti Junior

24 Marca-Passo Diafragmático, 299

Miguel Lia Tedde
Mario Gilberto Siqueira
Carlos Otto Heise
Ana Maria Thomaz

25 Tomografia com Impedância Elétrica, 311

Werther Brunow de Carvalho

26 Sondagem Vesical, 323

Simone Isidoro Prado
Cibele Cristina Alves
Karla Favero de Lima

27 Punção Suprapúbica, 327

Patrícia Andréa Rolli
Krisna Macias

28 Irrigação Vesical, 335

Simone Isidoro Prado
Cibele Cristina Alves
Karla Favero de Lima

29 Métodos de Depuração Renal (Incluindo Vias de Acesso), 339
João Domingos Montoni da Silva

30 Sondas Enterais, 353
Artur Figueiredo Delgado
Werther Brunow de Carvalho

31 Métodos Clínicos de Desobstrução Intestinal, 359
Márcio Miasato

32 Bispectral Index (BIS), 367
Fábio Luís Ferrari Regatieri
Frederico José Mazzocca Dourado

33 Monitoração Cerebral Invasiva/Não Invasiva, 391
Jardel Mendonça Nicácio
Marcos Devanir Silva da Costa
Patrícia Alessandra Dastoli
Sergio Cavalheiro

34 Monitoração Neurocirúrgica Intraoperatória, 399
Denise Spinola Pinheiro
Jardel Mendonça Nicácio
Marcos Devanir Silva da Costa
Patrícia Alessandra Dastoli
Sergio Cavalheiro

35 Hipotermia Terapêutica, 411
Carlos Gustavo de Almeida

36 Eletroneuromiografia, 419
Carlos Otto Heise

37 Espectroscopia Próxima do Infravermelho em Neonatologia/Pediatria, 427
Felipe Yu Matsushita
Werther Brunow de Carvalho

38 Ultrassom *Point of Care*, 435
Gustavo A. G. Fávaro

39 Acesso Venoso Central, 447
José Colleti Junior

40 Infusão de Medicamentos e Soluções, 459
Simone Isidoro Prado
Cibele Cristina Alves
Karla Favero de Lima

Síntese Conceitual, Funcional e de Cuidados, 465

CAPÍTULO 1

Pressão Venosa Central (PVC)

- Felipe Resende Caino

Introdução

A pressão venosa central (PVC) é a pressão arterial nas veias cavas, próxima ao átrio direito do coração. A PVC reflete a quantidade de sangue que retorna ao coração e a capacidade do coração de bombear o sangue de volta ao sistema arterial. A PVC é frequentemente uma boa aproximação da pressão atrial direita, embora os dois termos não sejam idênticos, pois às vezes existe um diferencial de pressão entre as veias cavas e o átrio direito.

A PVC tem sido usada como um substituto para a pré-carga e alterações na PVC, em resposta a infusões de fluido intravenoso, têm sido usadas para prever a responsividade do volume (ou seja, se mais fluido irá melhorar o débito cardíaco).

A PVC se relaciona com o retorno venoso, pressão no átrio direito e, na ausência de lesão valvar tricúspide, com a pressão diastólica final do ventrículo direito. Valores baixos podem corresponder a hipovolemia, enquanto valores altos podem estar relacionados com sobrecarga volêmica ou falência ventricular. Ausência de aumentos de PVC de até 3 mmHg após prova de volume padronizada sugere bom desempenho cardíaco e espaço para reposição volêmica (fluidorresponsividade). Valores normais oscilam entre 0 e 8 mmHg.

Métodos de medição da pressão venosa central

A PVC pode ser medida eletronicamente em mmHg ou manualmente em cmH_2O. Entretanto, agora é raro que o método manual seja usado na prática clínica. Em ambos os métodos, o paciente deve ficar deitado na posição supina durante a medição da PVC.

PVC pode ser medida conectando o cateter venoso central do paciente a um conjunto especial de infusão, que é conectado a uma coluna de água de pequeno diâmetro. Se a coluna de água é calibrada corretamente, a altura da coluna indica o PVC (Figura 1.1).

Medição eletrônica de pressão venosa central

As leituras eletrônicas de PVC são geradas usando um transdutor de pressão e exibidas em um monitor cardíaco, como uma forma de onda contínua ao lado de um valor numérico de PVC. A Figura 1.2 mostra a monitoração de PVC, usando um transdutor de pressão.

O equipamento necessário para medir eletronicamente o PVC é frequentemente montado com um *kit* pré-preparado, contendo a placa do transdutor descartável relevante, a tubulação para conectar o CVC e uma torneira de três vias. Uma porta de válvula também

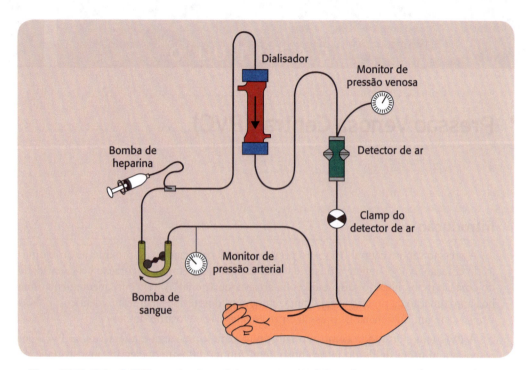

- Figura 1.1. Medição da PVC conectando o cateter venoso central do paciente a um conjunto especial de infusão.

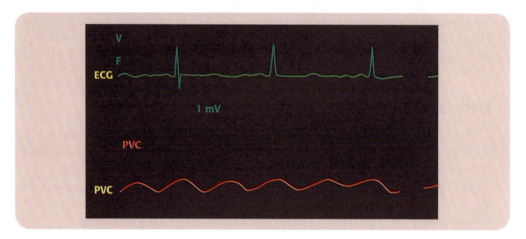

- Figura 1.2. Monitoração da pressão venosa central (PVC).

será necessária. Será necessário administrar fluido IV usando um saco de pressão para preparar a linha do transdutor com fluido para assegurar que não contenha ar e esteja patente. Inicialmente, o transdutor requer um saco de pressão inflado até 300 mmHg. Segundo Hignett e Stephens,[1] essa pressão fornecerá 3-4 mL de fluido EV continuamente através do sistema para manter a permeabilidade da ponta do cateter e prevenir o desenvolvimento de coágulos no lúmen distal. 500 mL ou 1L de líquido EV – geralmente, 0,9% ou 0,45% de cloreto de sódio – devem ser prescritos e pendurados em um suporte IV. O tamanho requerido será especificado no saco de pressão. Os fluidos IV devem ser mantidos com mais de um quarto da bolsa para evitar problemas como traços úmidos, leituras baixas e/ou imprecisas, perda de permeabilidade, ar no fluido ou sistema e coágulos ao redor da ponta do CVC.[1,2] "Traço úmido" é o termo coloquial para um traço que não possui os elementos característicos claros da forma de onda PVC, como resultado da interrupção da pressão transduzida.

A tubulação é conectada ao CVC e ao monitor cardíaco, para que a forma de onda PVC e o valor numérico possam ser exibidos. A maioria dos monitores cardíacos terá um bloqueio de PVC e o profissional de saúde selecionará "PVC" no menu do monitor ativar a função PVC. Uma linha PVC aparecerá na tela. O profissional de saúde deve assegurar que a derivação de três vias, que é parte do kit e inserida na placa do transdutor, seja posicionada de acordo com o eixo flebostático do paciente – a linha axilar média no quarto espaço intercostal. Esse é o nível aproximado do átrio direito e é considerado como o ponto "zero" acima do qual a PVC é medida. Um nível de bolha é frequentemente usado para garantir que isso seja alcançado.

O profissional de saúde deve, então, girar a torneira de três vias para fechá-la ao paciente e abri-la ao ar – isso pode exigir a remoção de uma tampa da torneira de três vias. Eles devem, então, pressionar o botão "zero" da PVC no monitor cardíaco para calibrar o equipamento. Uma linha plana "zero" aparecerá no monitor, após alguns segundos. A torneira de três vias é então reaberta à linha CVC e ao paciente. Esse processo de zerar a PVC mantém uma leitura precisa. A PVC deve ser zerado no monitor antes e depois de ações que possam afetar a leitura, como a administração de bolus fluidos, infusões inotrópicas alteradas, alterações na ventilação mecânica ou na posição da cama e após o reposicionamento do paciente.[2]

A forma de onda PVC pode ser selecionada e rotulada no monitor cardíaco do paciente e ter um código de cor aplicado para facilitar a identificação e de acordo com a política local.

O CVC deve estar livre de torções ou obstruções para produzir uma forma de onda clara e confiável.

Ao selecionar um lúmen CVC para conectar a tubulação do transdutor, é aconselhável que o lúmen mais proximal do CVC seja a porta de medição mais adequada.[3] Essa porta deve ser dedicada apenas a uma linha de transdutor PVC, rotulada e datada de acordo com a política local e as diretrizes nacionais.[4] Conectar fluidos adicionais à porta do transdutor PVC distorcerá a leitura. A bolsa IV e a tubulação que leva ao CVC devem ser trocados a cada 72-96 horas[4] e/ou de acordo com a política e os procedimentos locais.

Medição manual da pressão venosa central

A medição manual da PVC é raramente usada na prática clínica. Envolve o uso de um manômetro de água e uma torneira de três vias, em vez de um transdutor de pressão ou monitor cardíaco. O manômetro consiste em uma infusão intravenosa comum interrompida por uma linha de infusão vertical ligada a um suporte de soro, que corre ao lado de uma fita métrica em centímetros. A torneira de três vias é conectada à fita métrica do manômetro vertical no ponto inicial de 0 cm, que é então fixado ao suporte IV. A PVC é medida alinhando a base da derivação de três vias com o eixo flebostático. Um nível de bolha é, frequentemente, usado para alinhamento. A torneira de três vias deve, então, ser desligada para o paciente. O manômetro pode ser cuidadosamente preenchido com solução salina a partir do saco de fluido IV até um pouco acima do que a PVC está estimada em cmH$_2$O (Figura 1.3).

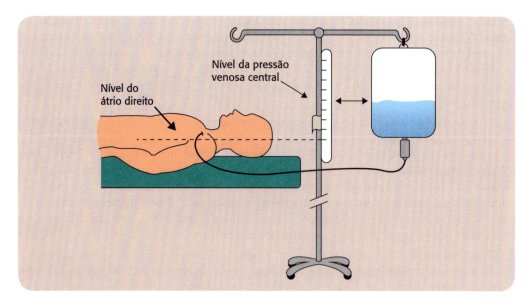

- Figura 1.3. Medição manual da pressão venosa central.

Deve-se notar que essa bolsa IV não está sob pressão e, quando a PVC não está sendo medida, ela age como uma infusão IV normal para manter patente o CVC. Em seguida, a torneira de três vias deve ser aberta ao paciente. O nível de fluido dentro do manômetro cairá gradualmente até se igualar à pressão nas veias centrais, como resultado da gravidade. Esse é o valor numérico PVC, que é uma figura única em vez de uma forma de onda contínua.

Quando o manômetro não está sendo usado, a torneira de três vias deve ficar voltada para o norte, portanto, desligada para o manômetro vertical e permitindo que a linha funcione como uma infusão IV normal. Quando medido manualmente no eixo flebostático, o intervalo normal para PVC é de 5-10 cmH$_2$O.[2]

Fatores que alteram a PVC

A relação entre PVC, débito cardíaco e sistema vascular é complexa, o que dificulta interpretar as leituras de PVC em relação ao funcionamento cardíaco geral (Reems e Aumann, 2012). Para entender essa relação e interpretar com precisão as leituras de PVC, o profissional de saúde deve continuar a obter um conhecimento mais amplo do uso da PVC na prática clínica e seu papel no gerenciamento de condições específicas, como hipovolemia, insuficiência cardíaca e sepse.

Fatores que afetam a medida da PVC incluem:
- » Vasodilatação periférica e hipovolemia, levando à redução do retorno venoso na veia cava e diminuição da PVC;
- » Insuficiência ventricular direita e hipervolemia, levando a aumento da PVC;
- » Regurgitação tricúspide;
- » Estenose pulmonar;
- » Hipertensão pulmonar. (Woodrow, 2011; Adam, et al., 2017)

Existem vários outros fatores que afetam a confiabilidade e precisão das leituras de CVP. Por exemplo, em contextos de cuidados intensivos, uma influência importante é ventilação mecânica. Ventilação mecânica cria uma pressão positiva no tórax, levando ao aumento da pressão intratorácica. Isso pode levar à diminuição do retorno venoso, o que diminuirá a pré-carga e afetará a medida da PVC.[5]

Um princípio fisiológico adicional que deve ser considerado é a pressão transmural (diferenças de pressão intracardíaca e intratorácica). Fatores que podem afetar a pressão transmural incluem efusão múltipla, tamponamento cardíaco e aumento da pressão intra-abdominal. Consequentemente, as pressões transmurais podem levar a maiores leituras de PVC (Watson e Wilkinson, 2012). As leituras de PVC também podem ser afetadas pela posição do corpo do paciente. Enquanto a posição deitada em decúbito dorsal é recomendada para garantir leituras consistentes, os profissionais de saúde devem estar cientes de que essa posição pode aumentar o retorno venoso, aumentando assim a PVC.

Devido à variedade de fatores que podem afetar a PVC (Quadro 1.1), é essencial que uma avaliação completa e sistemática do ABCDE (via aérea, respiração, circulação, incapacidade, exposição) do paciente seja realizada para fornecer contexto para as medidas de PVC (Resuscitation Council (UK), 2014).

■ Quadro 1.1. Causas que alteram a PVC

» Tamponamento cardíaco;
» Diminuição do débito cardíaco;
» Exalação forçada;
» Insuficiência cardíaca;
» Hipervolemia;
» Ventilação mecânica e aplicação de pressão positiva expiratória final (PEEP);
» Derrame pleural;
» Embolia pulmonar;
» Hipertensão pulmonar;
» Pneumotórax hipertensivo.

Limitações da monitoração da pressão venosa central

A base do uso da PVC para orientar manejo hídrico vem do dogma de que sua medida reflete o volume intravascular. Além do uso de seus valores absolutos, alterações na PVC após provas de volume têm sido usadas para guiar decisões subsequentes envolvendo avaliação de resposta a fluidos. Entretanto, vários estudos contestam o uso tradicionalmente descrito da PVC em predizer volemia ou resposta ao volume.[9] Uma metanálise demonstrou que valores absolutos de PVC (independente se altos, normais ou baixos) ou mesmo a resposta da PVC a uma prova de volume, não foram capazes de avaliar a volemia ou responsividade a fluidos, sugerindo que essa medida não deve ser utilizada no manejo volêmico de qualquer paciente. É importante dizer que os estudos avaliados na metanálise em questão não levaram em conta níveis de pressão expiratória positiva (PEEP) ou outras alterações de pressão intratorácica.

Marik et al.[6] e Marik e Cavallazzi[7] afirmaram que a PVC não necessariamente prediz a resposta do débito cardíaco à administração de um bolus fluido em pacientes criticamente enfermos, enquanto Cole[2] sugeriu que vários fatores podem afetam a PVC, incluindo o tônus vascular, medicamentos, doenças cardíacas e tratamentos médicos.

Adam et al. (2017) aconselharam cautela no uso da monitoração da PVC, afirmando que em muitos pacientes gravemente enfermos, particularmente aqueles com doença pulmonar ou disfunção cardíaca direita ou esquerda isolada, a medida da pressão atrial direita não fornece uma indicação precisa da função do lado esquerdo do coração. Nesses casos, devem ser considerados outros métodos que possam fornecer uma indicação mais confiável dos parâmetros hemodinâmicos cardíacos do lado esquerdo do coração do que a PVC.

Várias situações interferem nos valores de PVC, independentemente da volemia, destacando-se: disfunção ventricular direita, alterações de esvaziamento de átrio direito, regurgitação tricúspide, tamponamento cardíaco, pericardite constritiva, pressão intratorácica positiva (ventilação mecânica) ou aumento da pressão intra-abdominal (nos casos de cateter posicionado em veia cava inferior).

Sítios de inserção

Um CVC tem um único lúmen ou múltiplos lúmens, fornecendo acesso vascular para medicamentos, fluidos e monitoramento. Uma revisão da Cochrane feita por Lai et al.[8] identificou que os CVCs impregnados com várias formas de antimicrobianos – um antisséptico ou antibiótico – reduziram as infecções da corrente sanguínea em 2% sendo, portanto, preferíveis ao selecionar um cateter adequado. O CVC é inserido por um profissional de saúde competente, geralmente um anestesista ou outro médico, e posicionado dentro da veia jugular interna, veia subclávia ou através da veia femoral (Adam et al., 2017) . É avançado dentro ou o mais próximo possível do átrio direito. Existe uma justificativa para cada local de inserção, portanto, isso deve ser selecionado com base no paciente individual e em sua condição (Quadro 1.2).[2]

- Quadro 1.2. Sítios para inserção de CVC

> » **Veia jugular interna:** tem uma alta taxa de inserção bem-sucedida. No entanto, a oclusão pode ocorrer com o movimento da cabeça. O lado direito é o mais comumente usado e é considerado o de maior taxa de inserção bem-sucedida.
> » **Veia subclávia:** tem o menor risco de infecção e é considerada a mais confortável para o paciente. No entanto, devido à sua posição anatômica abaixo da clavícula, ela está associada a um alto risco de pneumotórax.
> » **Veia femoral:** geralmente é o local menos frequente usado para inserir um CVC. No entanto, esse local pode ser necessário para pacientes com lesões neurológicas agudas, como lesão cerebral traumática, pressão intracraniana elevada ou traumatismo craniano, uma vez que a veia femoral está mais distante do fluxo sanguíneo cerebral e, portanto, não afeta a pressão intracraniana. O estudo de Pacheco et al. (2008) sobre a PVC durante a cirurgia cardíaca concluiu que a PVC pode ser medida com precisão na veia femoral durante o pós-operatório imediato de cirurgia cardíaca. No entanto, as linhas femorais têm um alto risco de infecção, geralmente como resultado de contaminação fecal, suor e umidade,[2] e são difíceis de manter, em parte porque muitas vezes elas precisam ser cobertas por uma folha para preservar a dignidade do paciente. Isso cria um risco de que qualquer desconexão da linha possa não ser identificada imediatamente.

Conclusão

Apesar de suas limitações, a maioria dos intensivistas continua utilizando medidas de PVC para guiar a administração de fluidos, inclusive seguindo recomendações atualizadas de *guidelines* para manejo da sepse grave e choque séptico – *Surviving Sepsis Campaign* –, que recomenda valores de PVC de 8 a 12 como meta a ser alcançada durante o tratamento inicial de pacientes adultos com choque séptico ou sepse grave. Em pacientes em ventilação mecânica, o alvo de PVC recomendado é maior: 12 a 15 mmHg. Nas considerações pediátricas, apesar de não citar valores, o guia recomenda monitoração de PVC e manter a pressão de perfusão (PA média – PVC) em valores normais.

Referências bibliográficas

1. Hignett R, Stephens R. (2006) Practical procedures: radial arterial lines. British Journal of Hospital Medicine. 67, 5, M3-M5.
2. Cole E (2008) Measuring Central Venous Pressure. cetl.org.uk/learning/print/cvp-print. pdf. Acesso em: 16 de Janeiro de 2018.
3. Lake K, Barker C, Jefferson P, et al. (2011) Monitoring central venous pressure: proximal or distal lumen? Anaesthesia. 66, 4, 318-9.
4. Loveday HP, Wilson JA, Pratt RJ, et al. (2014) Epic3: national evidence-based guidelines for preventing healthcare--associated infections in NHS hospitals in England. Journal of Hospital Infection. 86, Suppl 1, S1-S70.
5. Hall JB, McShane PJ. (2013) Overview of Mechanical Ventilation. https://www.msdmanuals.com/professional/critical-care-medicine/respiratory-failure-and-mechanical-ventilation/overview-of-mechanical-ventilation. Acesso em: 27 de Maio de 2021.
6. Marik PE, Baram M, Vahid B. (2008) Does central venous pressure predict fluid responsiveness? A systematic review of the literature and the tale of seven mares. Chest. 134, 1, 172-8.
7. Marik PE, Cavallazzi R. (2013) Does the central venous pressure predict fluid responsiveness? An updated meta-analysis and a plea for some common sense. Critical Care Medicine. 41, 7, 1774-81.
8. Lai NM, Chalyakunapruk N, O'Riordan E, et al. (2016) Catheter impregnation, coating or bonding for reducing central venous catheter-related infections in adults. Cochrane Database of Systematic Reviews. Issue 3. CD007878.
9. Department of Health. (2000) Comprehensive Critical Care: A Review of Adult Critical Care Services. The Stationery Office, London.
10. Bickley LS. (2017) Bates' Guide to Physical Examination and History Taking. Twelfth edition. Wolters Kluwer Health, London.
11. British National Formulary. (2017) British National Formulary No. 73. BMJ Group and the Royal Pharmaceutical Society of Great Britain, London.
12. Central Venous Catheter Physiology. Archived from the original on 2008-08-21. Retrieved 2009-02-27.
13. Centre for the Advancement of University Teaching (2005) Anaesthetic and Medical Procedures. www.anaesthesia. hku.hk/ LearNet/index.
14. Foëx P, Sear JW. (2004) The surgical hypertensive patient. Continuing Education in Anaesthesia Critical Care and Pain. 4, 5, 139-43.
15. Gilbert M (2015) Central venous pressure and pulmonary artery pressure monitoring. Anaesthesia and Intensive Care Medicine. 16, 3, 119-23.
16. Kumar A, Anel R, Bunnel E, Habet K, Zanotti S, Marshall S, et al. Pulmonary artery occlusion pressure and central venous pressure fail to predict ventricular filling volume, cardiac performance, or the response to volume infusion in normal subjects. Crit Care Med 2004; 32 (3): 691-9.
17. Kumar A, Anel R, Bunnell E, Habet K, Zanotti S, Marshall S, et al. (2004). Pulmonary artery occlusion pressure and central venous pressure fail to predict ventricular filling volume, cardiac performance, or the response to volume infusion in normal subjects. (PDF). Crit Care Med. 32 (3). doi:10.1097/01.ccm.0000114996.68110.c9.
18. Magder S. (2015) Understanding central venous pressure: not a preload index? Current Opinion in Critical Care. 21, 5, 369-75.
19. Marik P, Baram M, Vahid B. (July 2008). Does Central Venous Pressure Predict Fluid Responsiveness? (PDF). Chest. 134 (1): 1351. doi:10.1378/chest.08-1846.
20. Marik PE, Baram M, Vahid B. Does central venous pressure predict fluid responsiveness: a systematic review of the literature and the tale of seven mares. Chest. 2008; 134:172-8.
21. Marik PE, Cavallazzi R, Vasu T, Hirani A. Dynamic changes in arterial waveform derived variables and fluid responsiveness in mechanically ventilated patients: A systematic review of the literature. Crit Care Med 2009; 37:2642-7.
22. Sala-Mercado JA, Moslehpour M, Hammond RL, Ichinose M, Chen X, Evan S, O'Leary DS, Mukkamala R. (June 2014). Stimulation of the Cardiopulmonary Baroreflex Enhances Ventricular Contractility in Awake Dogs: A Mathematical Analysis Study". American Journal of Physiology. Regulatory, Integrative and Comparative Physiology. 307 (4): R455-64. doi:10.1152/ajpregu.00510.2013. PMC 4137157.
23. Table 30-1 in: Goers TA, Washington University School of Medicine Department of Surgery, Klingensmith ME, Chen LE; Sean C Glasgow (2008). The Washington manual of surgery. Philadelphia: Wolters Kluwer Health/Lippincott Williams & Wilkins. ISBN 0-7817-7447-0.

CAPÍTULO 2

Pressão Arterial Sistêmica: Monitoração Não Invasiva

- Simone Isidoro Prado
- Cibele Cristina Alves
- Karla Favero de Lima

Introdução

A pressão arterial sistêmica é de extrema importância na monitoração do paciente, sendo determinada pela resistência vascular sistêmica associada à volemia do paciente e ao débito cardíaco.[1]

A aferição da pressão arterial na criança modifica-se de acordo com a idade e tamanho da superfície corpórea, atingindo os valores da faixa etária adulto quando o crescimento longitudinal e a maturidade sexual se completam.[2]

A pressão arterial é constituída pela pressão arterial sistólica (PAS), pressão arterial diastólica (PAD) e pressão arterial média (PAM). A PAM é obtida por meio da equação PAS + 2 × PAD/3; a sua aplicação é necessária para realizar a mensuração dos valores pressóricos. Os valores pressóricos estão disponibilizados na Tabela 2.1.

- Tabela 2.1. Pressão arterial sistêmica de acordo com a faixa etária da criança[3]

Idade	Pressão Sistólica (mmHg)	Pressão Diastólica (mmHg)	Pressão Arterial Média (mmHg)
Nascimento (12h < 1.000 g)	39-59	16-36	28-42
Nascimento (12h até 3 kg)	60-76	31-45	48-57
Neonato (96h)	67-84	35-53	45-60
Lactente (1 a 2 meses)	72-104	37-56	50-62
1ª Infancia (1 a 2 anos)	86-106	42-63	49-62
Idade Pré-escolar (3 a 5 anos)	89-112	46-72	58-69
Idade Escolar (6 a 9 anos)	97-115	57-76	66-72
Pré-adolescentes (10 a 12 anos)	102-120	61-80	71-79
Adolescentes (12 a 15 anos)	110-131	64-83	73-84

Alguns fatores devem ser considerados quanto a abordagem na monitoração, pois a pressão arterial não invasiva pode ser mensurada de duas formas: pelo método auscultatório e pelo método automatizado, sendo esse método aplicável em unidades ambulatoriais, unidades de internações, centro cirúrgico, hemodinâmica e terapias intensivas.[4]

A escolha do manguito adequado para cada paciente ameniza a leitura inadequada dos parâmetros pressóricos. A largura da bolsa inflável deve cobrir cerca de 40% da circunferência do braço entre o olecrano e acrômio, e o cumprimento deve ser suficiente para envolver 80% do membro.

Como aplicar o método auscultatório na monitoração não invasiva

Os esfigmomanômetros mais utilizados são os aparelhos do tipo aneroide, sendo considerada de extrema importância a realização de calibrações periódicas. A aferição deve seguir os respectivos passos, a fim de garantir a efetividade na verificação dos sinais vitais e segurança do paciente pediátrico nos âmbitos de cuidados clínicos.

» Certifique-se de que o estetoscópio e o esfigmomanômetro estejam íntegros e calibrados. Esses aparelhos devem ser calibrados, no mínimo, 1 (uma) vez ao ano;
» Explicar o procedimento ao familiar ou acompanhante;
» Posicione o cliente em local calmo e confortável, com o braço apoiado ao nível do coração, permitindo cinco minutos de repouso;
» Realizar a higiene das mãos antes de iniciar o respectivo procedimento;
» Procurar sentir o pulso, localizando a arterial braquial na dobra do braço esquerdo;
» Manter o braço do paciente na altura do coração;
» Colocar o manguito de 2 a 3 cm acima da fossa antecubital, centralizando a bolsa da borracha a arterial braquial, considerando que a largura da bolsa de borracha do manguito deve corresponder a 40% da circunferência do braço e seu cumprimento, considerando o envolvimento de até 80% do braço;
» Desinfle o manguito lentamente, identificando pelo método palpatório a pressão arterial sistólica;
» Posicione o estetoscópio no canal auricular, certificando-se da ausculta adequada na campânula;
» Posicione a campânula do estetoscópio sobre a artéria braquial, apalpada abaixo do manguito na fossa antecubital. Simultaneamente, com a mão "dominante", feche a saída de ar (válvula da pera do esfigmomanômetro) e, com a mão "não dominante", apalpe a artéria braquial;
» Em seguida, novamente com a mão dominante, insufle o manguito, gradualmente, até o valor da pressão arterial sistólica estimada pelo método palpatório e continue insuflando, rapidamente, até 20 mmHg acima dessa pressão;
» Desinfle o manguito de modo que a pressão caia de 2 a 4 mmHg por segundo, identificando pelo método auscultatório a pressão sistólica (máxima) em mmHg;
» Observe no manômetro o ponto correspondente ao primeiro ruído regular audível – 1ª fase dos sons de Korotkoff – e a pressão diastólica (mínima) em mmHg, observando no manômetro o ponto correspondente à cessação dos ruídos – 5ª fase dos sons de Korotkoff, no adulto;

- » Desinfle totalmente o manguito com atenção voltada ao completo desaparecimento dos sons;
- » Repita a ausculta após 30 segundos;
- » Retire o aparelho do membro do cliente, deixando-o confortável;
- » Informe a família, acompanhante os valores da pressão aferida;
- » Registre a posição em que o cliente se encontrava no momento da verificação da pressão arterial, o tamanho do manguito utilizado, o membro utilizado e os valores da pressão arterial (em mmHg);
- » Guarde os aparelhos em local adequado e lave as mãos após terminar quaisquer procedimentos.

Como aplicar o método automático na monitoração não invasiva

- » Esse método é utilizado por meio de monitor multiparâmetros, que utiliza sistema de insuflação e desinsuflação, que podem ser realizados em menores intervalos de tempo. Sendo necessário fortalecer a orientação para a família sobre a permanência do manguito no membro, uma vez que o mesmo será aplicado como direcionador para a mensuração da pressão arterial não invasiva.

Referências bibliográficas

1. Hirschheimer M, Carvalho WB, Matsumoto T. Terapia Intensiva Pediatrica e Neonatal. 4. ed. Rio de Janeiro: Editora Atheneu, 2018.
2. Knobel E. Pediatria e Neonatologia. São Paulo: Editora Atheneu, 2005.
3. American Heart Association. Suporte Avançado de Vida em Pediatria, 2017.

CAPÍTULO 3

Pressão Arterial: Monitoração Invasiva

- José Colleti Junior
- Walter Koga
- Karla Favero de Lima

Introdução

A monitoração da pressão arterial invasiva (PAI) é uma técnica comumente usada na Unidade de Terapia Intensiva Pediátrica (UTIP) e no centro cirúrgico. A técnica envolve a inserção de um cateter em uma artéria adequada, exibindo a onda de pressão medida em um monitor. O motivo mais frequente para usar o monitoramento da pressão arterial intra-arterial é obter um registro "batimento a batimento" da pressão arterial de um paciente.

Indicações e razões para monitorar a PAI

» O monitoramento contínuo da pressão arterial "batimento a batimento" é útil em pacientes que provavelmente exibem alterações repentinas na pressão arterial (p. ex., cirurgias de grande porte), nos quais é necessário um controle rigoroso da pressão arterial (p. ex., trauma cranioencefálico) ou em pacientes que recebem medicação vasoativa para manter a pressão sanguínea em níveis adequados;
» A técnica permite leituras precisas da pressão arterial a baixas pressões, p. ex., em situações de choque hipotensivo;
» Evita-se o trauma de insuflações repetidas do manguito em pacientes que necessitam de monitoramento contínuo da pressão arterial por um longo período de tempo, p. ex., pacientes graves em UTIP;
» O estado do volume intravascular pode ser estimado a partir da forma do traço da onda de pressão arterial, seja visualmente ou pela análise da forma de onda por um dispositivo específico, p. ex., um sistema de análise de contorno de pulso;
» A medição da PAI permite uma avaliação precisa da pressão arterial em pacientes não aptos para o monitoramento não invasivo da pressão arterial, p. ex., pacientes com edema periférico grave ou obesos mórbidos;
» O cateter arterial é conveniente para amostras repetidas de sangue arterial, p. ex., para gasometria arterial. Geralmente, essa não é a única razão para a inserção de um cateter na artéria.

Razões para não monitoração da PAI

» O cateter arterial é um foco potencial de infecção, embora os acessos arteriais sejam infectados com muito menos frequência do que os acessos venosos, principalmente os venosos centrais;

» O cateter arterial pode ocasionar trombose local, o que pode resultar em êmbolos deslocando-se pelo membro ou ocasionalmente oclusão arterial – isso é raro se o cateter for mantido lavado com soro fisiológico e um vaso apropriado é escolhido. As artérias radial, femoral e axilar podem ser utilizadas, assim como as artérias tibial posterior e dorsal do pé. Sempre que possível, a artéria braquial deve ser evitada, pois é uma artéria final e não possui suprimento colateral – a oclusão da artéria braquial resultará em perda de suprimento sanguíneo para o braço;

» Qualquer medicamento inadvertidamente administrado no acesso arterial pode formar cristais e causar isquemia catastrófica do membro. Exemplos de medicações com as quais isso foi relatado são tiopental e antibióticos. Todas as linhas arteriais devem estar claramente identificadas e a cor do tubo deve ser codificada (geralmente com uma faixa vermelha). Os medicamentos nunca devem ser administrados pelo acesso arterial;

» A inserção de um sistema de monitoramento da pressão intra-arterial pode ser difícil e demorada, principalmente em pacientes com diagnóstico de choque. Isso pode, potencialmente, dispersar a atenção de outros problemas mais urgentes.

» O equipamento de monitoramento, as peças de reposição e os cateteres são caros quando comparados aos métodos não invasivos de monitoramento da pressão arterial.

Componentes e princípios

Os componentes de um sistema de monitoramento intra-arterial podem ser considerados em três partes principais (veja a Figura 3.1):

1. Aparelho de medição;
2. Transdutor;
3. Monitor.

O aparelho de medição

O aparelho de medição consiste em uma cânula arterial (20G para adultos e 22G para crianças), conectada a um tubo contendo uma coluna contínua de solução salina que conduz a onda de pressão ao transdutor. A linha arterial também é conectada a um sistema de lavagem que consiste em um saco de 500 mL de solução salina pressurizada a 300 mmHg por meio de um dispositivo de lavagem. O sistema de descarga fornece uma descarga lenta, mas contínua, do sistema a uma taxa de aproximadamente 4-5 mL por hora. Uma descarga rápida pode ser fornecida abrindo manualmente a válvula de descarga. Geralmente, também existe uma torneira de três vias para permitir a amostragem de sangue arterial e a ejeção de ar do sistema, se necessário. A torneira de três vias também deve ser claramente rotulada como arterial, para minimizar o risco de injeção inadvertida de medicações na via intra-arterial. Para crianças pequenas, um volume menor de descarga é administrado por meio de um *driver* de seringa, de modo que não é possível administrar excessivamente líquidos por lavagem repetida da cânula arterial.

Pressão Arterial: Monitoração Invasiva

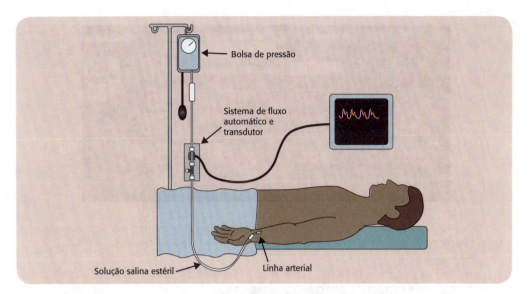

- Figura 3.1. Componentes do sistema de mensuração da pressão arterial invasiva.
[Fonte: acervo do autor.]

O transdutor

Um transdutor é qualquer dispositivo que converte uma forma de energia em outra – p. ex., a laringe é um tipo de transdutor fisiológico (fluxo de ar convertido em som). A saída dos transdutores geralmente é na forma de energia elétrica. No caso da monitoração intra-arterial, o transdutor geralmente consiste em um diafragma flexível com uma corrente elétrica aplicada sobre ele. À medida que a pressão é aplicada ao diafragma, ele se estende e sua resistência muda, alterando a saída elétrica do sistema. Os transdutores usados são transdutores de pressão diferencial e, portanto, devem ser calibrados em relação à pressão atmosférica antes do uso.

O monitor

Não é necessário que a equipe multiprofissional tenha uma compreensão profunda do funcionamento interno do monitor. Monitores modernos amplificam o sinal de entrada; a amplificação torna o sinal mais forte. Eles também filtram o "ruído" do sinal – o sinal de fundo indesejado é removido com um filtro eletrônico – e exibem a forma de onda arterial em "tempo real" em uma tela (Figura 3.2). Eles também fornecem um *display* digital da pressão arterial sistólica, diastólica e média. A maioria dos monitores incorpora vários recursos de segurança, como alarmes de pressão arterial alta e baixa e alertas de taquicardia e bradicardia.

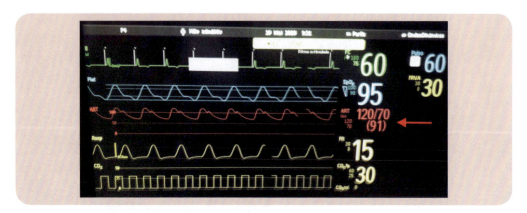

- Figura 3.2. Monitor evidenciando a curva da pressão arterial invasiva (seta vermelha). Normalmente, a curva é vermelha e o monitor mostra à direita as pressões arteriais sistólica, diastólica e média.
[Fonte: acervo do autor.]

Fatores que afetam a acurácia do sistema

Oscilação

Um pêndulo oscilante é um exemplo de um sistema que oscila. Quando um pêndulo é empurrado (a energia é colocada no sistema), ele se afasta da posição de repouso e volta a ele. A posição de repouso de um pêndulo está na parte inferior do seu arco de balanço e é ditada pela gravidade. No entanto, o pêndulo geralmente não volta à posição de repouso, mas tende a ultrapassar, passando pelo ponto de repouso na direção oposta ao impulso original. Esse ciclo continua até que toda a energia colocada no sistema seja dissipada. A tendência de um sistema de se mover para ambos os lados do ponto de ajuste é chamada de tendência a oscilar.

Amortecimento

Imagine que você tem dois pêndulos idênticos. Um foi recentemente bem lubrificado no ponto de rotação e o outro está rígido de ferrugem. Quando uma força de tamanho igual é aplicada a cada um deles, o bem lubrificado oscilará livremente em torno do ponto de ajuste, mas o pêndulo enferrujado mal poderá se mover. Isso ocorre porque grande parte da energia colocada no sistema será gasta ou amortecida para superar a força de atrito do eixo enferrujado. O pêndulo enferrujado tende a oscilar em menor amplitude e por um período mais curto do que o bem lubrificado. A liberdade de oscilação de um sistema após a entrada de energia depende do grau de amortecimento do sistema.

Um sistema bem amortecido tende a não oscilar livremente, enquanto um sistema mal amortecido pode oscilar descontroladamente. A quantidade de amortecimento inerente a um sistema pode ser descrita pelo coeficiente de amortecimento (D), que geralmente fica entre 0 e 1 (mas pode ser maior que 1). Um sistema com um valor D maior que 1 descreve um sistema que está superaquecido, não oscila livremente e leva muito tempo para se afastar inicialmente e retornar ao seu ponto de repouso (um pêndulo de alto atrito). Um valor D menor que 1 e aproximando-se de 0 descreve um sistema que é subamortecido, que oscila livremente, afastando-se rapidamente de seu ponto de repouso e vice-versa, mas tende a ultrapassar e depois oscilar em torno do ponto de repouso (um pêndulo de baixa fricção). Um valor D de exatamente 1 é conhecido como amortecimento crítico. Veja a Figura 3.3.

As oscilações são indesejáveis em sistemas de medição fisiológicas. Esses sistemas requerem medições precisas de uma amplitude máxima (por exemplo, a causada pela pulsação arterial), com um tempo de resposta rápida e rápido retorno ao ponto definido, prontos para a próxima medição. O nível ideal de amortecimento aplicado a um sistema de medição é um compromisso entre alcançar um tempo de resposta rápido e reflexão precisa da amplitude máxima, isto é, um sistema com D próximo de 0 e precisar de um sistema que retorne ao ponto de repouso sem oscilação excessiva (D em torno de 1). No caso de um sistema de monitoramento de PAI, isso representaria a diferença entre o uso de aparelhos de medição muito compatíveis (cateteres, tubulações), isto é, D se aproxima de 0 e equipamento muito rígido ou não conforme, ou seja, D está mais próximo de 1. O valor de D escolhido para sistemas de medição fisiológica, como o equipamento de monitoramento de PAI, fica entre 0,6 e 0,7 – é conhecido como amortecimento ideal.

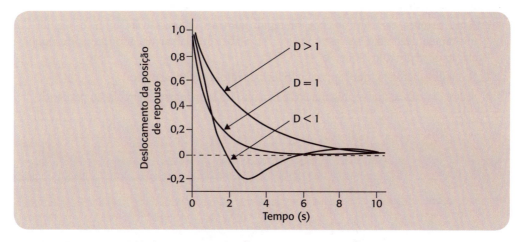

- Figura 3.3. Gráfico mostrando o efeito de diferentes níveis de oscilação em um sistema de medição.
[Fonte: adaptado de Ben Gupta (update in anaesthesia).]

Frequência natural e ressonância

Um pêndulo de comprimento definido e com um peso definido no final sempre oscilará exatamente na mesma frequência, independentemente do ponto inicial da oscilação. Em outras palavras, se você der um pequeno empurrão ou um empurrão forte no pêndulo, ele fará o mesmo número de oscilações por unidade de tempo (embora as amplitudes das oscilações sejam diferentes). É por isso que os pêndulos podem ser usados para manter o tempo. Qualquer sistema como esse terá uma frequência na qual, naturalmente, oscila. Essa frequência é conhecida como frequência natural.

Se a entrada de energia em um sistema está ocorrendo na mesma frequência (ou próxima) da frequência natural, ocorre um fenômeno chamado ressonância e a amplitude de saída das oscilações é bastante ampliada. No caso do monitoramento da pressão arterial intra-arterial, isso pode ocasionar leitura excessiva da pressão arterial sistólica. A pulsação arterial é uma onda senoidal complexa e é composta por muitas ondas senoidais individuais. Portanto, é importante que a frequência natural do equipamento de medição (o cateter e a coluna de solução salina etc.) não corresponda a nenhuma das frequências componentes da entrada de pulsação arterial. Isso é obtido garantindo que a frequência natural do sistema de medição seja aumentada acima de qualquer uma das frequências componentes da forma de onda senoidal arterial.

As características do equipamento de medição que garantirão que a frequência natural do sistema seja maior que a da pulsação arterial são:

» O cateter arterial deve ser curto e com a bitola máxima possível;
» A coluna de solução salina deve ser a mais curta possível;
» O cateter e a tubulação devem ter paredes rígidas;
» O diafragma do transdutor deve ser o mais rígido possível.

A curva da pressão de pulso

A forma de onda do pulso arterial pode ser separada em três componentes distintos, conforme observado na Figura 3.4.

1. A fase sistólica, caracterizada por um rápido aumento da pressão até um pico, seguida por um rápido declínio. Essa fase começa com a abertura da válvula aórtica e corresponde à ejeção do ventrículo esquerdo;
2. O entalhe dicrótico, que representa o fechamento da válvula aórtica;
3. A fase diastólica, que representa o escoamento do sangue para a circulação periférica.

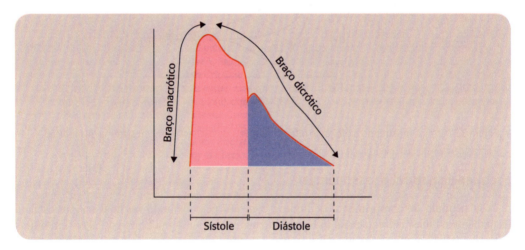

- Figura 3.4. A forma de onda de pulso e suas fases.
[Fonte: acervo do autor.]

O pico está correlacionado com a pressão arterial sistólica, medida por um manguito não invasivo normal. O vale (isto é, a menor leitura antes da próxima onda de pressão) é a pressão diastólica. A pressão arterial média (PAM) é calculada a partir da área sob a curva de pressão, que é uma maneira mais precisa de fazê-lo do que o antigo método "diastólico mais um terço da pressão de pulso", que é impreciso. Considere as formas de onda da pressão arterial abaixo (Figura 3.5). Embora com pressões sistólicas e diastólicas idênticas, a área sob a curva para uma forma de onda é substancialmente menor, ocasionando a uma PAM mais baixa.

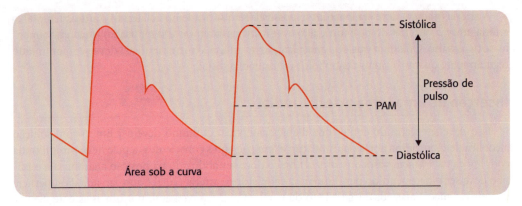

- Figura 3.5. Pressão arterial média (PAM) representada pela área sob a curva.

  [Fonte: acervo do autor.]

Configuração da linha arterial e solução de problemas

O pessoal das equipes médica e de enfermagem estão habilitados a realizar o procedimento de canulação da artéria para aferição da PAI, segundo a Resolução COFEN nº 390/2011 (embora o profissional de enfermagem esteja habilitado a puncionar apenas a artérias periféricas, excluindo-se, portanto, a artéria femoral).

O local habitual para a inserção do cateter arterial é a artéria radial. A vantagem da artéria radial é que ela é superficial, facilmente acessível e existe um suprimento sanguíneo colateral para a mão a partir da artéria ulnar. É aconselhável realizar o teste de Allen para detectar a adequação do suprimento colateral da mão por meio da artéria ulnar, embora o teste não seja infalível e só possa ser realizado em pacientes conscientes (Figura 3.6).

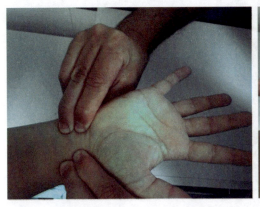 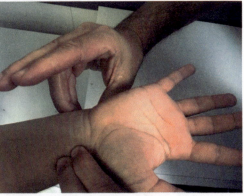

- Figura 3.6. Teste de Allen: o examinador palpa e aplica pressão sobre as artérias radiais e ulnar no pulso, usando os dedos em cada artéria. Isso obstrui o fluxo de sangue para a mão. A hiperextensão dos dedos e do pulso não deve ocorrer, pois a tensão nos tecidos moles pode parecer branca e ocasiona um falso positivo. A palma da mão deve então aparecer branca/pálida. O examinador então remove a pressão de uma artéria. Um teste positivo ocorre quando leva > 5 segundos para a cor (sangue) para retornar à palma da mão. Repita o processo, enquanto remove a pressão da outra artéria, para avaliar a artéria não testada.

  [Fonte: acervo do autor.]

A artéria braquial deve ser evitada, se possível (sem suprimento colateral); a artéria femoral, a artéria ulnar, as artérias do pé e tornozelo e até a artéria axilar devem ser usadas preferencialmente, se necessário. Qualquer que seja a localização da artéria, o membro distal deve ser monitorado regularmente quanto a sinais de êmbolos ou isquemia distal.

Inserção de uma linha arterial radial

Isso deve ser realizado como uma técnica asséptica. O punho deve ser limpo com solução alcoólica de clorexidina antes da canulação e, em pacientes conscientes, a pele deve ser infiltrada com lidocaína 1% sem vasoconstritor. O braço deve ser abduzido na posição anatômica e o punho deve ser hiperestendido para ajudar na canulação (a artéria radial é aproximada da superfície da pele e a mão é afastada). Isso é feito de maneira mais conveniente por um assistente. Se um assistente não estiver disponível, use fita adesiva para prender os dedos da mão do paciente estendidos sobre uma bolsa de soro (veja a Figura 3.7).

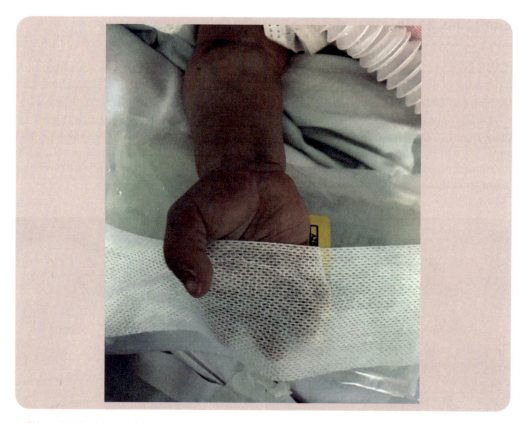

- Figura 3.7. Técnica para fixar o pulso do paciente estendido, usando fita adesiva e um bolsa de soro.
[Fonte: acervo do autor.]

Existem vários tipos de cateteres arteriais disponíveis. Alguns apresentam um design simples de "cânula sobre agulha" (Figura 3.8), semelhante a uma cânula intravenosa. Com esses dispositivos utilizamos a técnica de punção direta (Figura 3.9).

Pressão Arterial: Monitoração Invasiva | 21

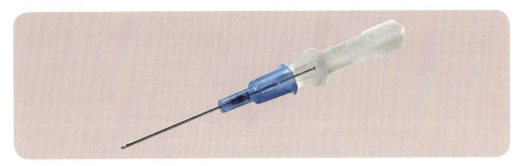

- **Figura 3.8.** Cânula sobre agulha.
  [Fonte: acervo do autor.]

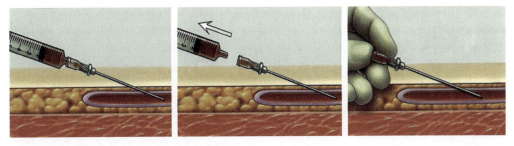

- **Figura 3.9.** Técnica de punção direta da artéria.
  [Fonte: acervo do autor.]

Outros incorporam um fio-guia como parte da técnica de Seldinger (Figura 3.10). A agulha é inserida, um fio passa pelo centro da agulha, a cânula enfiada sobre o fio (Figura 3.11). A cânula correta a ser usada é do tipo com o qual você se sente mais confortável.

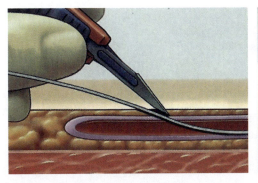 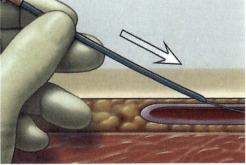

- **Figura 3.10.** Técnica de Seldinger modificada para inserção do cateter arterial.
  [Fonte: acervo do autor.]

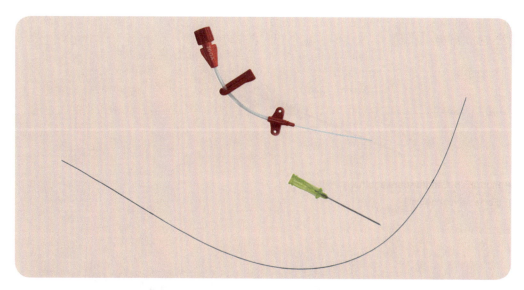

- Figura 3.11. Cateter arterial com fio-guia.
  [Fonte: acervo do autor.]

Certifique-se de fixar o cateter firmemente na posição correta e tome cuidado para não deixar dobrado. Às vezes, é aconselhável suturar a linha arterial para evitar o deslocamento e perda da linha arterial.

O cateter arterial deve ser conectado à tubulação, o transdutor preso em uma posição aproximadamente nivelada com o coração e o transdutor 'zerado' – isso é, fechado para paciente e aberto para o ambiente para se obter uma leitura da pressão atmosférica. Muitas vezes, é conveniente fixar o transdutor na parte superior do braço do paciente para garantir que esteja nivelado com o coração.

Orientações práticas

A Figura 3.12 mostra a técnica mais comum para inserção de cateteres arteriais. A artéria radial é muito superficial no punho. Muitas vezes, quando você acha que não pode encontrá-la, é porque ela transfixou. Retire a agulha e retire lentamente o cateter, aspirando com uma seringa de 5 mL acoplada ao *hub* o tempo todo. À medida que a ponta da cânula entra na artéria, o sangue flui para a seringa rapidamente. A partir desse ponto, avance lentamente a cânula enquanto gira o cateter em um movimento em torno de seu eixo longo.

Se a localização da artéria for difícil, um método que auxilia é o emprego da ultrassonografia para identificar a artéria, conforme ilustrado na Figura 3.13.

Se atingir a artéria, mas falhar em canular após várias tentativas, aconselhamos mudar para o outro pulso. A artéria entrará em espasmo após trauma repetido, tornando a canulação progressivamente mais difícil.

A inserção de um cateter arterial em pacientes em choque é muito difícil. Não perca tempo em repetidas tentativas; a ressuscitação do paciente é mais importante.

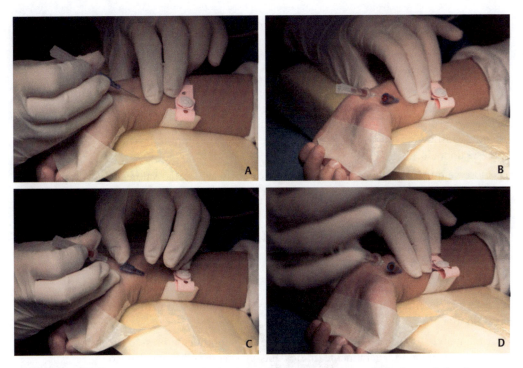

- Figura 3.12. (A) Inserção do cateter: a técnica de inserção usual é palpar a artéria com os dedos de uma mão e localizar a artéria com o cateter em um ângulo de cerca de 30 graus. (B) Uma vez obtido um refluxo sanguíneo, (C) a cânula deve ser nivelada com a pele e depois avançar mais 2-3 mm. Isso deve garantir que toda a ponta da cânula, em vez de apenas a agulha, esteja dentro do lúmen arterial. (D) Nessa fase, a cânula pode ser avançada sobre a agulha ou o fio-guia introduzido.
  [Fonte: acervo do autor.]

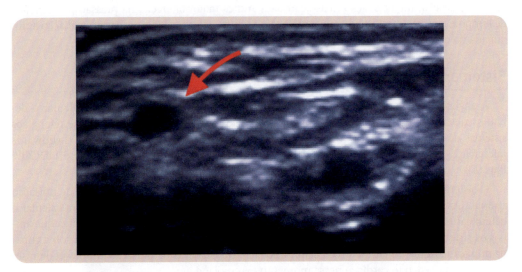

- Figura 3.13. Imagem ultrassonográfica da artéria radial (seta vermelha) para punção.
  [Fonte: acervo do autor.]

Depois de conectar o cateter à coluna salina, tome muito cuidado para garantir que não haja bolhas de ar no sistema antes de lavá-lo.

Se, de repente, obtiver uma leitura de pressão arterial muito alta, verifique a posição do transdutor; pode ter-se desconectado.

Se perder a forma de onda no monitor ou ela diminuir em amplitude, o cateter pode estar torcido ou obstruído com um coágulo sanguíneo ou pode haver uma bolha de ar atrapalhando. Depois de verificar se o seu paciente tem um pulso, você pode tentar garantir que o pulso esteja estendido, aspirar as bolhas de ar e enxaguar o cateter ou retirá-lo levemente para verificar se não está dobrado.

Observe que traços acima ou abaixo do amortecido fornecerão valores falsos de pressão arterial. Um traço subestimado superestima a pressão sistólica e subestima a pressão diastólica à medida que o sistema oscila demais. Um traço com baixa amplitude e umedecido irá subestimar a pressão arterial sistólica e superestimar a pressão arterial diastólica. Felizmente, o valor da pressão arterial média é pouco afetado e geralmente pode ser considerado preciso.

Análise da curva de pulso

Informações clínicas úteis podem ser obtidas observando-se o padrão da forma de onda arterial no monitor.

Uma grande "oscilação" ou variação no pico de amplitude da pressão sistólica que coincide com o ciclo ventilatório, geralmente, indica que o paciente está hipovolêmico.

Pacientes conscientes com dificuldade respiratória também podem ter uma grande oscilação no traço da pressão arterial, devido a grandes alterações na pressão intratorácica.

Uma curva estreita, com pulso de alta amplitude associado com taquicardia, tende a indicar hipovolemia.

O ângulo da elevação da forma de onda arterial pode fornecer uma estimativa da contratilidade miocárdica; uma elevação mais acentuada indica maior alteração na pressão por unidade de tempo e maior contratilidade miocárdica. Na prática, isso apenas fornece uma avaliação aproximada da contratilidade miocárdica.

Sistemas de análise de débito cardíaco

A análise da forma de onda arterial foi desenvolvida matematicamente para calcular o débito cardíaco. O termo "análise de contorno de pulso" é, geralmente, usado para se referir aos sistemas de monitoramento de débito cardíaco empregados nos monitores EV 1000 (Edwards Lifesciences Corporation, EUA), PiCCO™ (Pulsation Medical Systems, Alemanha) e LiDCO™ Plus (LiDCO Ltda., Reino Unido).

O sistema EV 1000 mede o débito cardíaco usando a forma e a área sob a curva de pulsação arterial. Os sistemas PiCCO™ e LiDCO™ utilizam um método de hemodiluição para calcular o débito cardíaco e calibrar o analisador de contorno de pulso. Observe que isso significa que ambos os sistemas requerem acesso venoso central. Ao conhecer a forma exata e a área sob a curva de pulsação arterial no momento da calibração, as futuras curvas de pulsação arterial podem ser comparadas e o débito cardíaco nesse momento extrapolado.

A maneira pela qual esses dois sistemas calculam o débito cardíaco inicial difere no fato de o PiCCO™ usar a hemodiluição de soro fisiológico frio e o LiDCO™ usar a hemodiluição do lítio. O LiDCO™ não pode ser utilizado em pacientes em terapia de lítio ou por até duas horas após a administração de relaxantes musculares não despolarizantes. Ambos os sistemas precisam de recalibração regular, medindo novamente o débito cardíaco usando hemodiluição. Todos os fatores mencionados anteriormente que alteram a precisão da forma de onda arterial (bolhas de ar, torção etc.) afetarão o valor do débito cardíaco que o sistema fornece. Os dois sistemas também se alteram em termos da modelagem matemática que eles usam para realizar a análise de contorno de pulso. Recentemente, esses sistemas foram adaptados para que não precisem mais ser calibrados, mas usam dados da população para gerar medições.

Conclusão

A monitoração arterial invasiva é uma ferramenta altamente útil, que permite o monitoramento próximo da pressão arterial de pacientes submetidos a grandes cirurgias e pacientes críticos. Também é útil para gases sanguíneos arteriais repetidos, análise e como um ponto de acesso para a obtenção de outras amostras de sangue. É importante entender os princípios dos sistemas de medição biológica para otimizar seu desempenho e permitir a solução de problemas quando o desempenho é ruim.

Referências bibliográficas

1. Reich DL. Monitoring of the heart and vascular system. Kaplan's Cardiac Anesthesia 2006: 385-436.
2. Thiele RH, Durieux ME. Arterial waveform analysis for the anesthesiologist: past, present, and future concepts. Anesthesia & Analgesia 113.4 2011: 766-76.
3. Esper SA, Pinsky MR. Arterial waveform analysis. Best Practice & Research Clinical Anaesthesiology 2014: 363-80.
4. Thiele RH, Bartels K, Gan TJ. Cardiac output monitoring: a contemporary assessment and review. Crit Care Med. 2015;43(1):177-85.

CAPÍTULO 4

Cateter de Artéria Pulmonar

- Thais Michele Batista

O cateter de artéria pulmonar, também conhecido por Swan-Ganz (criadores do primeiro dispositivo na década de 1970), consiste na monitoração hemodinâmica invasiva de pacientes graves.

Realiza estudo hemodinâmico amplo à beira leito na unidade de terapia intensiva (UTI), possibilitando a obtenção de instrumentos importantes para a avaliação do desempenho cardiovascular e pulmonar:

- » Débito cardíaco;
- » Pressão arterial pulmonar;
- » Pressão capilar pulmonar;
- » Pressão venosa central;
- » Saturação venosa central mista;
- » Resistência vascular sistêmica;
- » Resistência vascular pulmonar;
- » Índice de trabalho miocárdico;
- » Consumo de oxigênio;
- » *Shunt* intrapulmonar.

O cateter de artéria pulmonar envolve procedimento complexo, requer equipe experiente e foi alvo de debates controversos em relação aos benefícios e ao impacto sobre a mortalidade (Figura 4.1). Atualmente, sua utilização é reservada a situações específicas, especialmente em cirurgias cardíacas. A correta interpretação dos parâmetros aferidos pelo cateter de artéria pulmonar é imprescindível para a intervenção adequada e benéfica ao paciente.

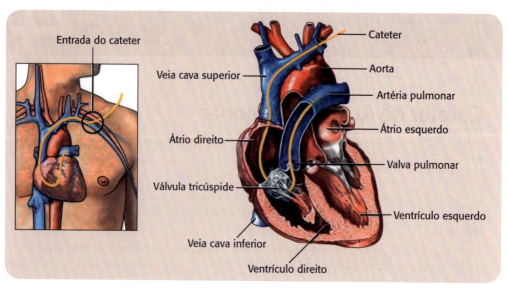

- Figura 4.1. Percurso anatômico do cateter de artéria pulmonar
[Fonte: acervo do autor.]

Contribuições diagnósticas e/ou terapêuticas do cateter de artéria pulmonar

- » Identificação e manejo dos choques cardiogênico, hipovolêmico, neurogênico, distributivo e obstrutivo;
- » Diferenciação entre congestão pulmonar cardiogênica e não cardiogênica;
- » Manejo perioperatório de cirurgia cardíaca;
- » Manejo perioperatório de procedimento cirúrgico em paciente potencialmente instável do ponto de vista cardiovascular e/ou respiratório;
- » Monitoração da hipertensão pulmonar;
- » Monitoração hemodinâmica e pulmonar de pacientes em ventilação pulmonar mecânica com PEEP > 12 cmH_2O;
- » Avaliação e titulação de inotrópicos, vasodilatadores (em casos de hipertensão pulmonar) e vasopressores;
- » Manejo volêmico em situações críticas como sangramento, falência renal, grande queimado, entre outros.

Situações que possam contraindicar a passagem do cateter de artéria pulmonar

Configuração do cateter de artéria pulmonar

O cateter originalmente idealizado por Swan-Ganz possui um balão inflável em sua extremidade distal e número variado de lúmens (Figura 4.2):
- » Arritmias;

» Distúrbios hemorrágicos graves;
» Desequilíbrios hidreletrolíticos e/ou acidobásico;
» Prótese valvar cardíaca à direita;
» Infecção de pele no local da punção;
» Tamanho da criança.

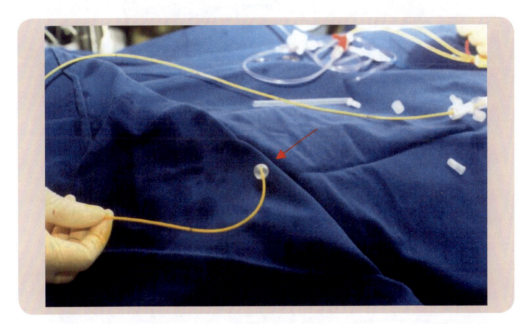

■ Figura 4.2. Cateter de artéria pulmonar em campo cirúrgico com a seta vermelha evidenciando o balão insuflado na extremidade distal.
[Fonte: acervo do autor.]

Cateteres com dois lúmens (Figura 4.3)

1. Via distal (na artéria pulmonar): medida da pressão da artéria pulmonar e da pressão de oclusão da artéria pulmonar;
2. Via para o enchimento do balão.

Modelo com quatro lúmens, o popular Swan-Ganz (Figura 4.4)

1. Via proximal (no átrio direito): medida da pressão venosa central, injeção de líquidos para as medidas hemodinâmicas e coleta de sangue;
2. Via distal (na artéria pulmonar): medida da pressão da artéria pulmonar e coleta de sangue venoso misto;
3. Via para o enchimento do balão;
4. Via do termistor: medida da temperatura sanguínea na artéria pulmonar e da curva de variação térmica para cálculo do débito cardíaco.

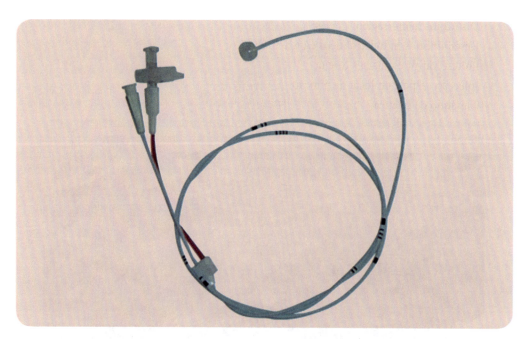

- Figura 4.3. Cateter de artéria pulmonar com duas vias e o balão inflado na extremidade distal.
  [Fonte: acervo do autor.]

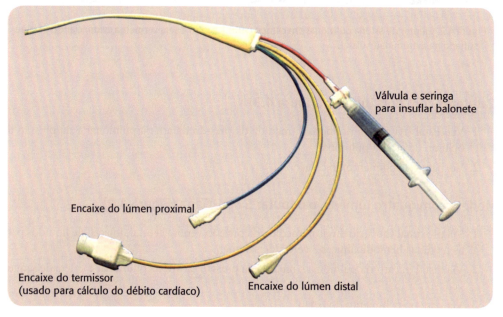

- Figura 4.4. Cateter Swan-Ganz clássico.
  [Fonte: acervo do autor.]

A partir desse cateter, foram criados diversos dispositivos com variações quanto ao número de lúmens e função adicional (Figura 4.5 a 4.7):

» Administração de medicações e fluidos;
» Oximetria venosa mista contínua;
» Medida contínua da fração de ejeção do ventrículo direito;
» Instalação de marca-passo;
» Estimulação cardíaca artificial atrial ou ventricular.

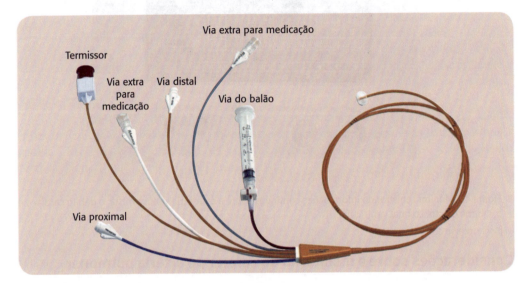

■ **Figura 4.5. Cateter de artéria pulmonar com via para infusão de medicação ou volume.**
[Fonte: acervo do autor.]

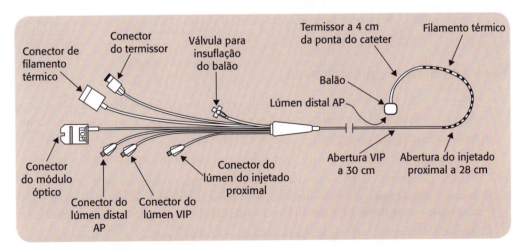

■ **Figura 4.6. Cateter de artéria pulmonar com via para: medida contínua do débito cardíaco, infusão de medicação ou volume e aferição da saturação venosa mista de oxigênio por meio da espectrofotometria.**
[Fonte: acervo do autor.]

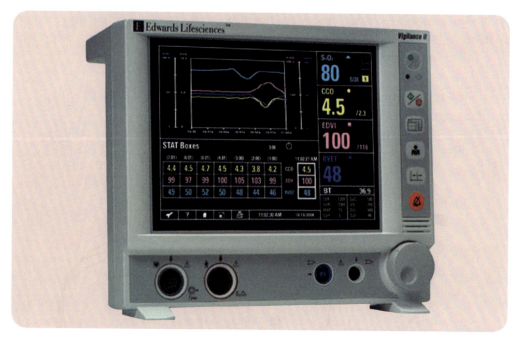

- Figura 4.7. Monitor registrando informações contínuas sobre a oximetria venosa mista, o débito cardíaco e o volume diastólico final ventricular.

[Fonte: acervo do autor.]

Considerações sobre a instalação do cateter de artéria pulmonar

A técnica de inserção mais utilizada é a de Seldinger, para cateterização venosa central.

É possível trocar um cateter venoso central por um cateter de artéria pulmonar pelo de fio guia, desde que seja possível manter rigorosa assepsia (Tabela 4.1).

Na presença de marca-passo, deve-se optar pelo lado oposto para inserir o cateter de artéria pulmonar (Tabela 4.2).

Técnica de inserção e procedimento

- » Segue os princípios gerais do cateterismo de veia central, inclusive quanto aos benefícios da punção guiada pela ultrassonografia vascular, pelo ecocardiograma ou pela radioscopia;
- » Seleção do tamanho apropriado do cateter e do introdutor;
- » Monitoração contínua do paciente com eletrocardiograma, pressão arterial e oximetria;
- » Preparo do campo cirúrgico: posicionamento do paciente conforme local de punção escolhido, antissepsia, colocação dos campos estéreis, checagem do material estéril (especialmente o teste do balão) e preenchimento de todos os lúmens com solução fisiológica;
- » Anestésico local e manejo de analgesia/sedação contínuo;
- » Canulação venosa pela técnica de Seldinger, com progressão do introdutor por meio do fio guia após a passagem do dilatador;
- » Retirada do fio guia e, em seguida, do dilatador;

Cateter de Artéria Pulmonar

■ Tabela 4.1. Sítios de inserção do cateter de artéria pulmonar

	Veia femoral	Veia jugular interna	Veia subclávia
Vantagens	Facilidade na contenção de hemorragias. Risco baixo para perfuração de órgão ou sistema próximo ao vaso.	Via segura e que requer pouca experiência. Menor risco de pneumotórax em relação ao acesso pela veia subclávia.	Não colaba em condições de hipovolemia. Manutenção do curativo.
Desvantagens	Manutenção da higiene local. Maior risco de trombose venosa profunda.	Dificuldade em crianças pequenas pela constituição pescoço curto e cabeça grande.	Menos utilizado em Pediatria devido ao risco de pneumotórax e punção arterial de difícil compressão.
Complicações	Punção da artéria femoral.	Punção da artéria carótida e da cadeia nervosa simpática.	Pneumotórax. Punção da artéria subclávia.
Observações	Geralmente em crianças pequenas, cirurgias cardíacas, coagulopatia, TCE e HIC.	O acesso pelo lado direito fornece uma progressão retilínea até a veia cava superior e o átrio direito. O ducto torácico esquerdo drena para a veia subclávia esquerda na sua junção com a veia jugular interna esquerda, podendo dificultar a canulação à esquerda.	

TCE: traumatismo crânio encefálico; HIC: hipertensão intracraniana.

■ Tabela 4.2. Possíveis complicações do cateter da artéria pulmonar

Complicações relacionadas à inserção do cateter: » Lesão arterial   » Pneumo/hemotórax   » Lesão nervosa (plexo braquial, nervo frênico)   » Embolização aérea   » Quilotórax
Complicações relacionadas à progressão do cateter: » Arritmias   » Bloqueio cardíaco   » Perfuração de artéria pulmonar   » Danificação de valvas   » Perfuração ventricular direita   » Dobras/nós no cateter
Complicações relacionadas à presença do cateter: » Tromboembolismo   » Sepse   » Endocardite   » Ruptura do balão   » Ruptura da artéria pulmonar   » Infarto pulmonar   » Arritmias

» Inserção, pelo introdutor, do cateter com balão desinsuflado (Figura 4.8);
» Conexão do transdutor de pressão permitindo a visualização das diferentes ondas de pressão por onde passará a extremidade distal do cateter em direção à artéria pulmonar.
» Ondas venosas de átrio direito, cuja amplitude permanece na faixa dos 10 mmHg;

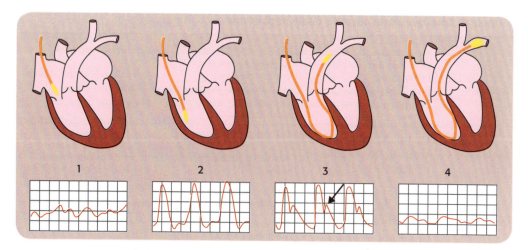

■ **Figura 4.8.** Percurso do cateter balão e a sua respectiva onda de pressão. Seta preta indicando o nó dicrótico (fechamento da valva pulmonar).

[Fonte: Adaptado de Pulmonary Artery Catheter Learning Package.]

» Ventrículo direito: aparecimento da pressão sistólica pulsátil (onda pressórica mais pontiaguda e de maior amplitude), com curva diastólica semelhante à do átrio direito. Aqui, insuflar o balão com o volume de ar preconizado e atentar para o ritmo cardíaco (possibilidade de aparecimento de arritmia ocasionada pelo atrito da ponta do cateter na parede ventricular). O balão inflado contribui para flutuação do dispositivo ao longo do fluxo sanguíneo. Se a pressão pulmonar estiver elevada, a passagem do cateter pode ser prejudicada;

» Artéria pulmonar: após ultrapassar a valva pulmonar a pressão diastólica aumenta subitamente correspondendo ao fechamento da valva pulmonar (nó dicrótico = entalhe) e cai mais lentamente à medida que o sangue flui pelos capilares; a pressão sistólica é semelhante à do ventrículo direito;

» Cunha da artéria pulmonar (posição de encunhamento = oclusão): impactação do balão com consequente desaparecimento do componente pulsátil sistólico, correspondendo à pressão capilar pulmonar e reflete os eventos mecânicos do átrio esquerdo. Padrão ouro para avaliação da volemia (pré-carga);

» A verdadeira pressão de capilar pulmonar em cunha é aferida apenas na ausência de fluxo anterógrado pela artéria pulmonar, sendo transmitida a pressão da coluna volumétrica formada no átrio esquerdo;

» As medidas da pressão de artéria pulmonar e de capilar pulmonar em cunha devem ser realizadas ao final da expiração, visando minimizar os efeitos da pressão de vias aéreas sobre a pressão vascular;

» Pacientes em suporte ventilatório com pressão positiva sofrem alteração da pressão venosa central, da pressão da artéria pulmonar e da pressão de capilar pulmonar. Considerar mais fidedigno o uso dessas medidas comparativamente, em momentos diferentes e sob a mesma pressão média de vias aéreas;

» O balão deve ser mantido desinsuflado, evitando riscos de infarto pulmonar. Não é recomendada a aspiração ativa do ar devido risco de dano ao balão. Inflar apenas para obtenção da pressão de capilar pulmonar em cunha;

» Checar a onda de pressão e fixar o cateter locado na artéria pulmonar;
» Confirmar a posição do cateter pela radiografia de tórax (Figura 4.9);
» Os cateteres localizados abaixo do nível do átrio esquerdo refletem a pressão do átrio esquerdo em todos os níveis de PEEP. O pulmão possui três zonas baseadas nas diferenças gravitacionais entre as pressões: arterial (Pa), venosa (Pv) e alveolar (PA). Na zona III de West (abaixo do nível do átrio esquerdo), a pressão da artéria pulmonar é maior que a pressão venosa pulmonar ou a pressão alveolar (Pa > Pv > PA). A súbita queda ou aumento da PEEP não influencia a medida da pressão da artéria pulmonar nesse local. Como essas áreas recebem a maior parte do fluxo sanguíneo pulmonar, geralmente o cateter progride para essa região (Figura 4.10).

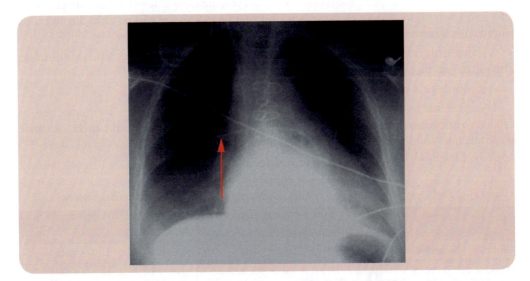

■ Figura 4.9. Seta vermelha indicando a posição da ponta do cateter de artéria pulmonar na radiografia de tórax.

[Fonte: acervo do autor.]

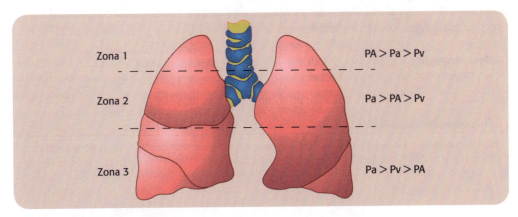

■ Figura 4.10. Representação esquemática das três zonas pulmonares de West.

PA: pressão alveolar; Pa: pressão arterial; Pv: pressão venosa. [Fonte: Michael Ragosta Textbook of Clinical Hemodynamics.]

Medida do débito cardíaco (DC) por termodiluição

O método de termodiluição por meio do cateter de Swan-Ganz segue sendo o padrão-ouro para avaliação do DC.

Além de obter a medida estática da pré-carga, o Swan-Ganz pode ser usado de forma dinâmica avaliando o índice cardíaco antes e após uma prova com volume. Possibilita a identificação daqueles pacientes que estão na fase ascendente da curva de Starling e ainda são capazes de melhorar o desempenho cardíaco em resposta aos aumentos na pré-carga.

O débito cardíaco pode ser monitorado continuamente ou medido pelo método tradicional de termodiluição por bólus, conforme as disposições do equipamento utilizado.

A aferição é realizada por meio da injeção de um volume (soro fisiológico 0,9% ou glicosado 5%) com temperatura conhecida no lúmen proximal do cateter (locado no átrio direito ou na junção da veia cava com o átrio direito).

A alteração da temperatura do sangue ao longo do tempo, detectada na extremidade distal do dispositivo (artéria pulmonar), permite a mensuração do DC.

A média de pelo menos três medidas deve ser utilizada para o cálculo.

O valor obtido reflete o débito ventricular direito que, na ausência de desvio intracardíaco, os débitos ventriculares direito e esquerdo são equivalentes. Na presença de insuficiência tricúspide ou de qualquer *shunt* intracardíaco, essa técnica não pode ser considerada fidedigna (Tabelas 4.3 a 4.5) (Figura 4.11).

■ **Tabela 4.3.** Perfis hemodinâmicos dos choques obtidos por meio do cateter de artéria pulmonar

Variável fisiológica	Pré-carga	Contratilidade	Pós-carga	Perfusão tecidual
Parâmetro hemodinâmico	PCP	IC	RVS	SvO_2
Choque cardiogênico	↑	↓	↑	↓
Choque hipovolêmico	↓	Normal ou ↓	↑	↓
Choque neurogênico	↓	Normal ou ↓	↓	Normal ou ↓
Choque distributivo	Normal ou ↓	Normal, ↓ ou ↑	↓ ou ↑	Normal ou ↓
Choque obstrutivo: » HP, EP, pneumotórax	Normal ou ↓	Normal ou ↓	↑	Normal ou ↓
» Tamponamento cardíaco	↑	↓	↑	↓

PCP: pressão capilar pulmonar; IC: índice cardíaco; RVS: resistência vascular sistêmica; SvO_2: saturação de oxigênio venosa central mista; HP: hipertensão pulmonar; EP: embolia pulmonar.

Tabela 4.4. Limites da saturação de oxigênio venosa central mista

Medida da SvO_2	Oxigenação tecidual
$SvO_2 > 75\%$	Extração normal: O_2 ofertado > demanda
$75\% > SvO_2 > 50\%$	Aumento da demanda ou redução da oferta de O_2
$50\% > SvO_2 > 30\%$	Demanda de O_2 em exaustão, início da acidose lática
$30\% > SvO_2 > 25\%$	Acidose lática grave
$SvO_2 < 25\%$	Morte celular

SvO_2: saturação de oxigênio venosa central mista; O_2: oxigênio.
[Fonte: Cardiothoracic Learning Package.]

Tabela 4.5: Parâmetros hemodinâmicos, equações e seus valores de referência.

Parâmetros hemodinâmicos	Equações	Valores de referência
Pressão venosa central (PVC)	PVC = PAD = PDFVD	1 a 6 mmHg
Pressão capilar pulmonar (PCP)*	PCP = PAE = PDFVE**	6 a 12 mmHg
Débito cardíaco (DC)	DC = VS × FC	400 a 500 mL/kg/min
Índice cardíaco (IC)	IC = DC/SC	3,5 a 5,5 L/min/m²
Volume sistólico (VS)	VS = DC/FC	50 a 80 mL
Índice sistólico (IS)	IS = IC/FC	30 a 60 mL/m²
Índice de resistência vascular sistêmica (IRVS)	IRVS = 80 × (PAM − PVC)/IC	800 a 1.600 din-s/cm²/m²
Índice de resistência vascular pulmonar (IRVP)	IRVP = 80 × (PAPm − PCP)/IC	80 a 240 din-s/cm²/m²
Diferença arteriovenosa mista de O_2 ($DAVO_2$)	$DAVO_2 = CaO_2 - CvO_2$	3 a 5,5 mL/dL
Índice de trabalho sistólico do ventrículo esquerdo (ITSVE)	ITSVE = IS × (PAM − PCP) × 0,0136	56 ± 6 g-m/m²
Índice de trabalho sistólico do ventrículo direito (ITSVD)	ITSVD = IS × (PAPm − PVC) × 0,0136	6 ± 9 g-m/m²

PAD: pressão do átrio direito; PDFVD: pressão diastólica final do ventrículo direito; PAE: pressão do átrio esquerdo; PDFVE: pressão diastólica final do ventrículo esquerdo; PSAP: pressão sistólica da artéria pulmonar; PDAP: pressão diastólica da artéria pulmonar; VS: volume sistólico; FC: frequência cardíaca; SC: superfície corpórea; PAM: pressão arterial média; CaO_2: conteúdo arterial de oxigênio; CvO_2: conteúdo venoso misto de oxigênio.
* Também chamada de Pressão de Artéria Pulmonar ocluída, em cunha ou pressão Wedge.
** Situações em que a PAE não é igual à PCP: estenose mitral, insuficiência mitral com repercussão, hipertensão venosa ou arterial pulmonar, complacência ventricular esquerda diminuída, *cor pulmonale*, embolia pulmonar, síndrome de Einsenmenger e insuficiência aórtica com repercussão.

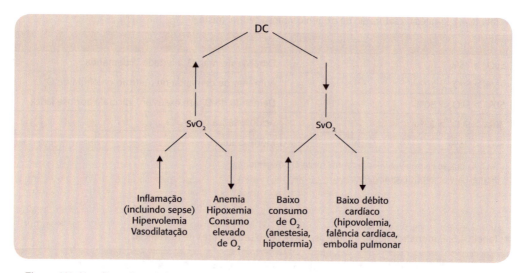

- Figura 4.11. Algoritmo diagnóstico utilizando a saturação de oxigênio venosa central mista (SvO_2) e o débito cardíaco (DC)

[Fonte: adaptada de Clinical review: Update on hemodynamic monitoring.]

Referências bibliográficas

1. Consensus on circulatory shock and hemodynamic monitoring. Task force of the European Society of Intensive Care Medicine. Intensive Care Med 2014;40:1795-815.
2. A review of hemodynamic monitoring techniques, methods and devices for the emergency physician. American Journal of Emergency Medicine 35 2017;1335-47.
3. Laher AE, Watermeyer MJ, Buchanan SK, et al. A review of hemodynamic monitoring techniques, methods and devices for the emergency physician. Am J Emerg Med. 2017;35(9):1335-47.
4. Judge O, Ji F, Fleming N, et al. Current use of the pulmonary artery catheter in cardiac surgery: a survey study. J Cardiothorac Vasc Anesth 2015;29(1):69-75.
5. Brovman EY, Gabriel RA, Dutton RP, et al. Pulmonary Artery Catheter Use During Cardiac Surgery in the United States, 2010 to 2014. J Cardiothorac Vasc Anesth . 2016;30(3):579-84.
6. Evans DC, Doraiswamy VA, Prosciak MP, et al. Complications associated with pulmonary artery catheters: a comprehensive clinical reviewScand J Surg . 2009;98(4):199-208.
7. Kelly CR, Rabbani LE. Videos in clinical medicine. Pulmonary-artery catheterization. N Engl J Med. 2013;369(25):e35
8. Lemson J, Nusmeier A, van der Hoeven JG, et al. The pulmonary artery catheter in the pediatric intensive care unit: not the way to go. Pediatr Crit Care Med. 2012 ;13(2):250-1.
9. Cronin B, Robbins R, Maus T. Pulmonary Artery Catheter Placement Using Transesophageal Echocardiography. J Cardiothorac Vasc Anesth. 2017 ;31(1):178-83.
10. Thakkar AB, Desai SP. Swan, Ganz, and Their Catheter: Its Evolution Over the Past Half Century. Ann Intern Med. 2018;169(9):636-42.
11. Vincent JL, Rhodes A, Perel A, et al. Clinical review: Update on hemodynamic monitoring--a consensus of 16. Crit Care. 2011;15(4):229.
12. 11 Kelly CR, Rabbani LE. (2013). Pulmonary-Artery Catheterization. New England Journal of Medicine, 369(25), e35.

CAPÍTULO 5

Monitoração do Débito Cardíaco

- Rafael Teixeira Azevedo

A função da circulação é servir às necessidades dos tecidos, transportar nutrientes, retirar impurezas, levar hormônios de uma parte a outra e, em geral, manter um ambiente adequado para o funcionamento e sobrevivência das células. Para ser atingido, esse objetivo requer duas variáveis fisiológicas:[1]

» Pressão de perfusão adequada para que o sangue preencha os capilares de todos os órgãos;
» Débito cardíaco adequado para entrega de oxigênio e substratos e remoção de dióxido de carbono (CO_2) e outros produtos metabólicos.

A monitoração do débito cardíaco (DC) está inclusa na avaliação hemodinâmica do paciente criticamente doente e tem papel fundamental na assistência. Para entender as possíveis maneiras de mensurá-lo, é essencial conhecer sua definição.

O débito cardíaco é a quantidade de sangue bombeado para a aorta (Ao) a cada minuto, pelo coração (L/min).[1]

Além do débito cardíaco, muitas vezes é utilizado o termo índice cardíaco (IC) devido às variações de tamanho entre as crianças. O IC leva em conta não somente o débito cardíaco, como também a superfície corpórea do paciente (L/min/m²). O uso desse valor torna mais fácil a comparação entre os pacientes.

Mas como pode ser medido o débito cardíaco?

Primeiro é preciso relembrar algumas definições importantes.

$$\text{Débito cardíaco} = \frac{\text{Pressão arterial}}{\text{Resistência periférica total}}$$

O significado dessa equação acima é demonstrar as variáveis que compõem o DC e a importância da avaliação de cada uma delas durante o atendimento ao paciente criticamente doente.

Na avaliação do paciente a beira leito, ainda são essenciais os parâmetros clínicos que incluem, principalmente, os pulsos periféricos, o enchimento capilar, a frequência cardíaca (FC) e a pressão arterial (PA).[2]

Infelizmente, essas variáveis mostraram-se ineficazes na detecção de alterações precoces do estado hemodinâmico, pois a exteriorização clínica ocorre somente quando há exaustão dos mecanismos compensatórios do organismo, que priorizam a manutenção da pressão arterial.

Apesar de tecnicamente difícil, a monitoração de débito cardíaco é importante na definição terapêutica dos pacientes internados na UTI.

O objetivo de monitorar o débito cardíaco é garantir que o fornecimento adequado de oxigênio (DO_2) aos tecidos está sendo realizado e com isso o atendimento à demanda metabólica está sendo cumprido (VO_2).

O DO_2 (Figura 5.1.) é definido como o total de oxigênio entregue aos tecidos e é avaliado por meio das seguintes fórmulas:

$$DO_2 \text{ (mL/min)} = DC \times CaO_2, \text{ sendo}$$
$$DC = FC \times VS$$
$$CaO_2 = [satO_2 \times Hb \times 1{,}34] + [PaO_2 \times 0{,}003]$$

CaO_2: conteúdo arterial de O_2; VS: volume sistólico; $satO_2$: saturação de O_2; Hb: hemoglobina; PaO_2: pressão parcial arterial de O_2.

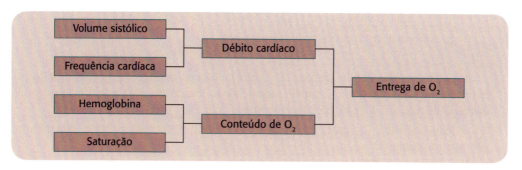

- Figura 5.1. Fatores que influenciam a entrega de O_2 (DO_2).

Utilizando essas fórmulas e cálculos, pode-se muitas vezes estimar o débito cardíaco, mas não medi-lo objetivamente.

É importante lembrar, também, que o débito cardíaco é influenciado pela pré-carga, contratilidade cardíaca e pós-carga. Assim, pode-se alterar o débito cardíaco por meio da reposição volêmica (pré-carga), uso de drogas vasoativas (contratilidade) e agentes vasodilatadores (pós-carga).

Outra maneira de se avaliar o débito cardíaco é por meio da saturação venosa central de O_2 ($ScvO_2$).

Para entender o uso da saturação venosa de O_2 como estimativa do débito cardíaco, é importante novamente relembrar algumas fórmulas. A relação entre o O_2 consumido (VO_2) e o O_2 entregue (DO_2) define a taxa de extração de oxigênio (EOR).

$$EOR = VO_2/DO_2$$

Também é importante relembrar como calcula-se a SvO_2:

$$SvO_2 = SaO_2 - (VO_2/(CO \times Hb \times 1{,}34)$$

Assim, considerando-se a saturação arterial de O_2 (SaO_2), o consumo de O_2 (VO_2) e a hemoglobina com valores normais, temos que a SvO_2 pode ser uma estimativa do DC.

Por meio de cálculos matemáticos, obtêm-se as seguintes fórmulas:[3]

$$EOR = SaO_2 - SvO_2/SaO_2$$

Estimando-se que a SaO_2 seja 100%, logo:

$$EOR = 1 - SvO_2$$
$$SvO_2 = 1 - EOR$$

Assim, a SvO_2 funciona como um bom marcador da taxa de extração de O_2 e, consequentemente, como um parâmetro para avaliar o balanço entre a oferta e o consumo de O_2.

Devido à dificuldade em se obter o valor de SvO_2, tem-se visto uma boa correlação entre SvO_2 e a saturação venosa central de O_2 ($ScvO_2$),[4] utilizando-se esse parâmetro na prática clínica. A $ScvO_2$ deve ser medida da ponta de um cateter venoso central locado no átrio direito (AD). De maneira indireta, podemos avaliar o débito cardíaco através do balanço entre a oferta e o consumo de O_2.[4,5]

Atualmente, a monitoração hemodinâmica padrão inclui o eletrocardiograma (ECG), a pressão arterial não-invasiva ou invasiva, a pressão venosa central (PVC) e a oximetria de pulso.[2]

Já para a monitoração do débito cardíaco ainda se considera o cateter de artéria pulmonar (PAC) como padrão-ouro, mas com uso restrito devido à dificuldade de aplicação técnica na população pediátrica. Com isso, foram criadas ou adaptadas tecnologias e tem-se buscado cada vez mais o uso de ferramentas não invasivas para uso nessa população.

Nesse capítulo, serão abordados alguns desses instrumentos disponíveis atualmente.

Os atributos ideais para um monitor de débito cardíaco são a sua segurança, acurácia, praticidade, aplicabilidade a beira leito, ser minimamente invasivo ou não-invasivo e, também, o custo-benefício.[6]

Ainda não há nenhum método que contenha todas essas características, sendo assim, e escolha de como monitorar o paciente deve levar em consideração a disponibilidade e o objetivo no momento da avaliação.

É importante lembrar que nem todas as técnicas e equipamentos citados já possuem validação e liberação para uso pediátrico[7] e que, em geral, técnicas mais invasivas possuem maior confiabilidade, mas nem sempre estão disponíveis ou são aplicáveis.

Termodiluição de artéria pulmonar (PATD)

Nesse método utiliza-se solução salina ou dextrose que é injetada e aferida por um cateter posicionado em artéria pulmonar (Figura 5.2). É considerado o padrão-ouro na avaliação do DC e um dos métodos mais utilizados na população adulta.

Devido aos aspectos técnicos e riscos envolvidos não é um método facilmente aplicável na população pediátrica.[7]

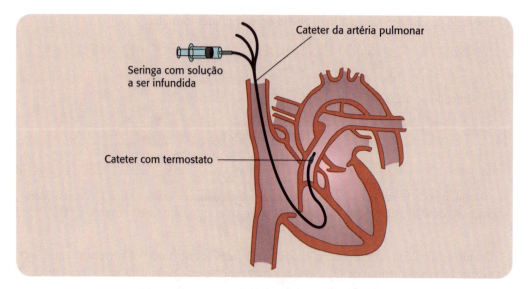

- Figura 5.2. O cateter de artéria pulmonar é posicionado através da veia jugular interna. A solução salina resfriada é infundida e a mudança de temperatura é percebida pelo termostato presente na ponta do cateter.

[Adaptada de: Skowno JJ, Broadhead M, 2008.]

Termodiluição transpulmonar (TDTP, PiCCO®)

Devido às complicações da técnica de termodiluição por meio de cateter em artéria pulmonar, surgiu uma alternativa, o PiCCO® (Pulsion Medical Systems®). Nesse método, é utilizado a termodiluição, mas de maneira transpulmonar: o sensor é adaptado em um cateter de artéria femoral e o bólus é injetado por um acesso venoso central (Figura 5.3).

Essa técnica é considerada menos invasiva que a PATD, além de também possibilitar o uso do cateter em artéria femoral para aferição da pressão arterial de maneira invasiva e para coleta de exames.

Diluição de lítio (LiDCO®)

Da mesma maneira que as técnicas anteriores, baseia-se na injeção de cloreto de lítio através de um acesso venoso central e a medida por meio de um sensor de lítio adaptado a um cateter arterial periférico (Figura 5.4).

É contraindicado para pacientes que fazem uso de lítio como medicação contínua ou que foram submetidos ao uso recente de bloqueador neuromuscular (15-20 minutos).[5]

Monitoração do Débito Cardíaco | 43

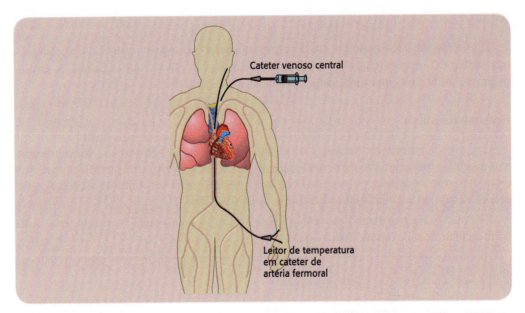

- **Figura 5.3.** A solução resfriada é injetada no cateter venoso central e mudança de temperatura é lida pelo cateter de artéria femoral.

  [Adaptada de: Skowno JJ, Broadhead M, 2008.]

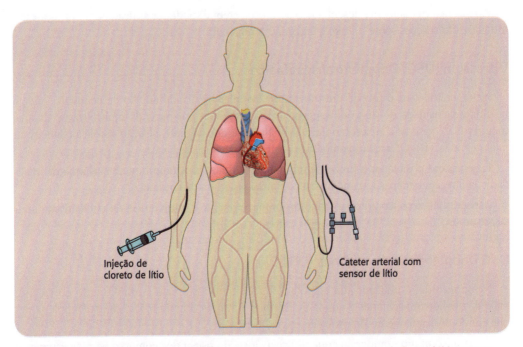

- **Figura 5.4.** É feita injeção de cloreto de lítio por meio de um cateter venoso central, que é lido por um sensor de lítio presente em cateter arterial.

  [Adaptada de: Skowno JJ, Broadhead M, 2008.]

NICO®

O princípio de Fick pode ser aplicado para qualquer gás que se difunde pelos pulmões, incluindo o CO_2. Partindo desse princípio foi criado o monitor NICO® que utiliza o CO_2 parcialmente reinalado para obter uma estimativa não invasiva do DC.[8,9]

Pressão de pulso

Uma grande maioria dos pacientes criticamente doentes internados em UTI são submetidos à passagem de cateter arterial para coleta frequente de exames e aferição de pressão arterial invasiva.[10] Por meio da onda de pulso obtida nessa monitoração, pode ser realizado o cálculo do DC pela estimativa do volume sistólico a cada frequência cardíaca.

Essa medida ocorre pela análise da área sob a porção sistólica da onda de pulso arterial desde o fim da diástole até o fim da fase de ejeção.

Há vários sistemas disponíveis, mas os algoritmos foram formulados para uso na população adulta.

Near-infrared cerebral oximetry (NIRS)

Oximetria cerebral, baseada em espectroscopia infravermelha (NIRS), avalia a perfusão global cerebral e auxilia na avaliação da quantidade de oxigênio oferecida para a região cerebral. É uma maneira indireta de se avaliar o débito cardíaco e a oferta de O_2 aos tecidos.[5]

Apesar de originalmente desenhada para o uso cerebral, pode ser aplicado em outras áreas e fornecer informações sobre o fluxo e oxigenação regional.[11]

Ultrassom (USG) Doppler transesofágico

Nesse método, há o uso de um transdutor Doppler localizado em Ao descendente, onde é medida a velocidade do fluxo de sangue. O DC é medido por meio da multiplicação da área transversal do vaso pela área sob o traçado de fluxo-tempo durante a ejeção sistólica (velocity-time integral (VTI)). Oferece uma medida contínua do débito cardíaco.

É necessário posicionar o probe de modo adequado, sendo importante a avaliação da qualidade da imagem e reposicionamento caso as medidas sejam discordantes.[8]

Aspectos técnicos, como o tamanho do probe, a fixação e a tolerância do paciente são limitações ao uso.[7]

USG Doppler de onda contínua (USCOM®)

Nesse método, é utilizado um aparelho de fácil transporte para a monitoração do DC por meio da medida transcutânea da onda de Doppler contínua (Figura 5.5). A onda Doppler é obtida com o posicionamento do probe em região torácica.

É baseado em um nomograma que utiliza a altura do paciente e com isso há uma estimativa da área transversal da valva e assim o DC pode ser calculado pelo fluxo que passa por essa valva aórtica ou pulmonar.[7]

Monitoração do Débito Cardíaco | 45

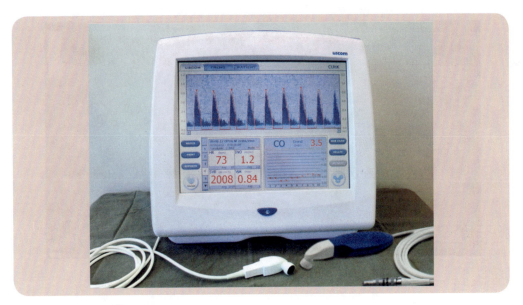

- Figura 5.5. USCOM®.

[Fonte da imagem: https://www.uscom.com.au/products/uscom1a/overview. Acesso em: 12/12/2018.]

USG transtorácico (ECO *point-of-care*)

Realizado a beira leito e como extensão do exame clínico, pode ser uma alternativa rápida e eficaz na monitoração do DC. Já há estudos que comprovam que com treinamento adequado[12-14] o USG transtorácico pode ser uma importante ferramenta na avaliação do paciente criticamente doente.

Pode ser utilizado tanto na avaliação do estado volêmico do paciente, por meio da variação respiratória do diâmetro da veia cava inferior (VCI), como também para avaliação qualitativa do ventrículo esquerdo (VE) pela impressão visual do examinador ou quantitativa, por medidas objetivas.[15]

Existem diversas janelas ecocardiográficas – paraesternal (eixos longo e curto), apical e subcostal (ou subxifoide) – cada uma com possibilidades de avaliações diferentes e complementares. A seguir, será detalhado como é realizado o USG visando a obtenção de dados específicos.[16]

Para avaliar a VCI deve-se utilizar a janela subxifoide. Essa avaliação é uma estiva do fluxo de sangue que vai para o átrio direito (pré-carga). Nessa janela, também consegue-se avaliar as 4 câmaras cardíacas (Figura 5.6).

O transdutor é colocado abaixo do apêndice xifoide com a marcação voltada para o ombro esquerdo do paciente. Com uma rotação de 90º do transdutor para a direita é então visualizada a veia cava inferior (Figura 5.7).

Nessa janela, pode-se medir o maior e o menor diâmetro da VCI durante a respiração, obtendo-se assim o índice de distensibilidade (dVCI). Assim, dVCI = (diâmetro máximo – diâmetro mínimo)/diâmetro mínimo (Figura 5.8).

Usualmente, utiliza-se o valor de 18% para definir se o paciente é ou não responsivo a volume. Se o índice de distensibilidade é > 18%, considera-se o volume como opção para melhora do DC nesses pacientes.[16]

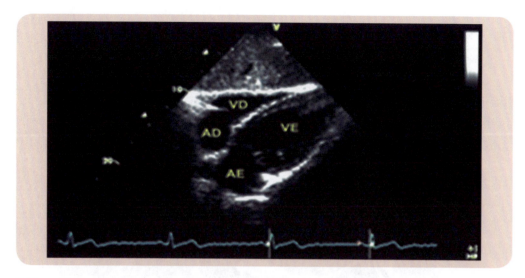

- **Figura 5.6.** Imagem mostrando as 4 câmaras cardíacas visualizadas na janela subxifoide.
  [Fonte: acervo do autor.]

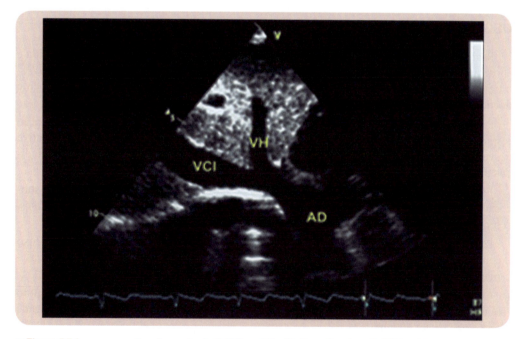

- **Figura 5.7.** Imagem mostrando a entrada da VCI no átrio direito na janela subxifóidea. VH: veia hepática.
  [Fonte: acervo do autor.]

Monitoração do Débito Cardíaco 47

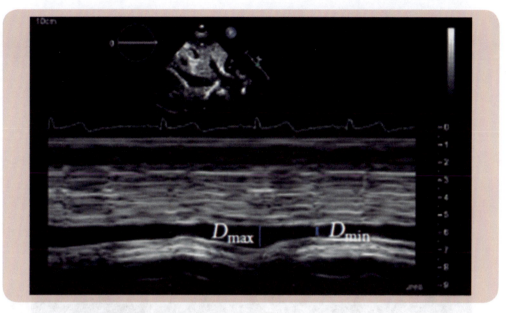

- **Figura 5.8.** Exemplo de obtenção dos diâmetros máximo e mínimo da VCI no modo M, por meio da janela subxifoide.

[Fonte: Adaptada de Gaspar HÁ, Morhy SS, 2015.[16]]

Deve-se atentar para os casos de aumento da pressão de enchimento ventricular direito como nos pacientes com tamponamento cardíaco ou insuficiência cardíaca que podem apresentar uma VCI túrgida ou com pouca colapsibilidade, mas não obrigatoriamente relacionada à volemia.[15]

Na janela paraesternal eixo longo, o transdutor é colocado entre o 3º e 6º espaço intercostal (EIC) paraesternal esquerdo. A marcação é colocada para o ombro direito do paciente e nessa janela é possível a visualização do átrio esquerdo (AE), ventrículo esquerdo (VE), ventrículo direito (VD), valvas mitral e aórtica (Figura 5.9). É a melhor janela para a avaliação da função de VE, pela visualização da sua contratilidade.

Nessa janela, pode ser realizado o cálculo da fração de encurtamento por meio do modo M, obtendo-se as medidas dos diâmetros sistólico e diastólico do VE logo abaixo dos folhetos da valva mitral (Figura 5.10).

Diâmetro diastólico − diâmetro sistólico/diâmetro diastólico = Fração de encurtamento

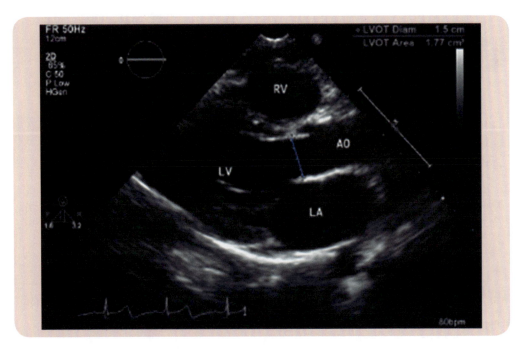

- Figura 5.9. Exemplo de câmaras e valvas visualizadas por meio da janela paraesternal eixo longo.
[Fonte: adaptada de Gaspar HA, Morhy SS, 2015.[16]]

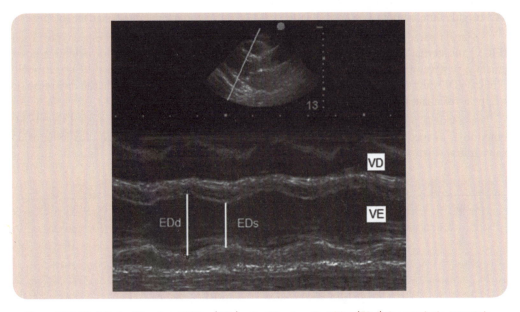

- Figura 5.10. Medida do diâmetro sistólico (EDs) e do diâmetro diastólico (EDd) do ventrículo esquerdo (VE) no modo M na janela paraesternal eixo longo. VD: ventrículo direito.
[Fonte: adaptado de: Gaspar HA, et al, 2014.[12]].

Na janela paraesternal eixo curto, o transdutor é mantido na mesma posição anterior, mas com a marcação do transdutor para o ombro esquerdo (Figura 5.11).

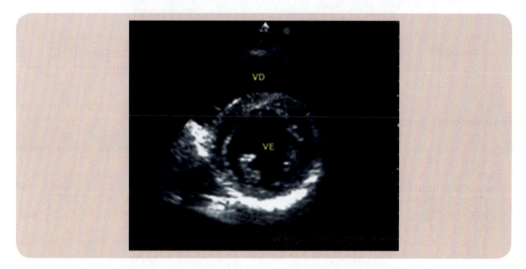

- **Figura 5.11. Imagem mostrando a relação VE e VD na janela paraesternal eixo curto.**
  [Fonte: acervo do autor.]

Na janela apical, o transdutor é colocado no ápice cardíaco com a marcação voltada para a axila esquerda, sendo possível visualizar as 4 câmaras, além das valvas mitral e tricúspide (Figura 5.12).

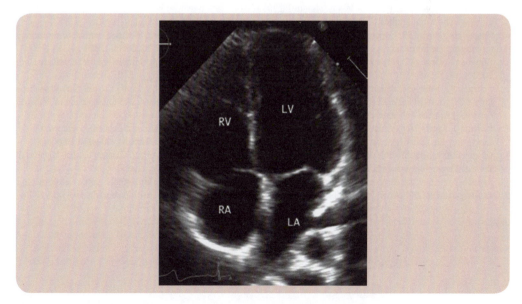

- **Figura 5.12. Visualização das 4 câmaras cardíacas por através da janela apical.**
  [Fonte: Adaptada de Gaspar HA, Morhy SS, 2015.[16]]

O uso do USG fornece informações cruciais na condução do paciente criticamente doente e o seu uso pode modificar substancialmente o tratamento realizado.[17]

Seus pontos fracos são por não ser um método de monitoração contínua e por ser operador dependente, o que pode prejudicar medições seriadas do DC.

Como demonstrado, não há um método de monitoração universal e a combinação de diversas avaliações como o exame físico, a pressão arterial invasiva, a monitoração da PVC, o uso do USG transtorácico e outros equipamentos fornecem a melhor maneira de avaliar e tratar o paciente criticamente doente.

Referências bibliográficas

1. Guyton AH, Hall JE. Textbook of medical physiology. 11th edition. Philadelphia: Elsevier, Inc; Saunders Elsevier. 2006; p.103-15/161-70.
2. Atik FA. Monitorização Hemodinâmica em Cirurgia Cardíaca Pediátrica. Arq Bras Cardiol. 2004;82(2):199-208.
3. Joosten A, Brenton A, Cannesson M. Defining Goals os Resuscitation in the Critically Ill Patient. Crit Care Clin. 2015;31(1):113-32.
4. Walley KR. Use of Central Venous Oxygen Saturation to Guide Therapy. Am J Respir Crit Care Med. 2011;184(5):514-20.
5. Skowno JJ, Broadhead, Michael. Cardiac output measurement in pediatric anesthesia. Pediatric Anesthesia. 2008;18(11):1019-28.
6. Mtaweh H, Trakas EV, Su E, Carcillo JA, Aneja RK. Advances in Monitoring and Management of Shock. Pediatr Clin North Am. 2013;60(3):641-54.
7. Nusmeier A, van der Hoeven JG, Lemson J. Cardiac output monitoring in pediatric patients. Expert Rev. Med. Devices. 2010;7(4):503-17.
8. Berton C, Cholley B. Equipment review: New techniques for cardiac output measurement – oesophageal Doppler, Fick principle using carbon dioxide, and pulse contour analysis. Critical Care. 2002;6(3):216-21.
9. Botte A, Leclerc F, Riou Y, Sadik A, Neve V, Rakza T, et al. Evaluation of a noninvasive cardiac output monitor in mechanically ventilated children. Pediatr Crit Care Med. 2006;7(3):231-6.
10. Hett DA, Jonas MM. Non-invasive cardiac output monitoring. Intensive and Critical Care Nursing. 2004;20(2):103-8.
11. Scheeren TWL, Schober P, Schwarte, LA. Monitoring tissue oxygenation by near infrared spectroscopy (NIRS): background and current applications. J Clin Monit Comput. 2012;26(4):279-87.
12. Gaspar HA, Morhy SS, Lianza AC, de Carvalho WB, Andrade JL, do Prado RR, et al. Focused cardiac ultrasound: a training course for pediatric intensivists and emergency physicians. BMC Medical Education. 2014,14:25.
13. Klugman D, Berger JT. Echocardiography as a hemodynamic monitor in critically ill children. Pediatr Crit Care Med. 2011;12(4):S50-4.
14. Spurney CF, Sable CA, Berger JT, Martin GR. Use of a Hand-carried Ultrasound Device by Critical Care Physicians for the Diagnosis of Pericardial Effusions, Decreased Cardiac Function, and Left Ventricular Enlargement in Pediatric Patients. J Am Soc Echocardiogr. 2005;18(4):313-9.
15. Pershad J, Myers S, Plouman C, Rosson C, Elam K, Wan J, Chin T. Bedside Limited Echocardiography by the Emergency Physician Is Accurate During Evaluation of the Critically Ill Patient. Pediatrics. 2004;114(6):667-71.
16. Gaspar HA, Morhy SS. The Role of Focused Echocardiography in Pediatric Intensive Care: A Critical Appraisal. BioMed Research International. 2015;2015:7.
17. Ranjit S, Aram G, Kissoon N, Ali K, Natraj R, Shresti S, et al. Multimodal Monitoring for Hemodynamic Categorization and Management of Pediatric Septic Shock: A Pilot Observational Study. Pediatr Crit Care Med. 2014;15(1):17-26.

CAPÍTULO 6

Desfibrilação e Cardioversão Elétricas

- Alessandra Geisler Daud Lopes

Procedimentos realizados de rotina no manejo de pacientes com arritmias cardíacas, a desfibrilação e a cardioversão elétricas são métodos de envio de energia elétrica através da parede do tórax, visando a reestruturação do ritmo normal do coração.

Na cardioversão elétrica, a energia é sincronizada ao complexo QRS, enquanto na desfibrilação não há sincronismo durante o ciclo cardíaco.

O uso de corrente alternada para desfibrilação transtorácica em humanos ocorreu pela primeira vez em 1956.[1] A desfibrilação com o uso de corrente direta foi introduzido na prática clínica em 1962,[2] assim como a cardioversão através de tórax, fechado no tratamento de outros tipos de arritmias cardíacas.[3-5]

Anatomia e fisiologia

Localizado no polo superior do átrio direito, o nó sinoatrial é o local de início da atividade elétrica durante a contração cardíaca normal.

Essa onda de despolarização se espalha pelo átrio, resultando na contração atrial. Em seguida, é conduzida pelo nó atrioventricular (NAV), seguindo pelo feixe de His, feixes dos ramos e finalmente para as fibras de Purkinje, produzindo assim, uma contração ventricular coordenada (Figura 6.1). Em pacientes com taquiarritmias ou fibrilação, essa condução normal é descontinuada. O choque elétrico reinstala a despolarização e a contração cardíaca normal.

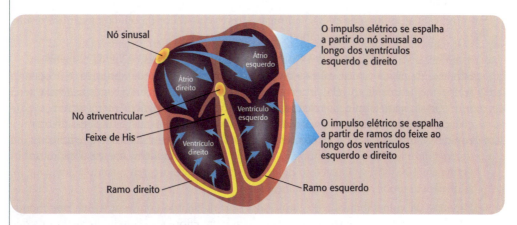

- Figura 6.1. Condução cardíaca normal.
[Fonte: Arquivo do Autor.]

Informações técnicas dos desfibriladores

A maioria dos desfibriladores são energizados, o que significa que esses aparelhos carregam um capacitor com uma determinada voltagem e entregam uma quantidade de energia pré-determinada, em Jaules. A quantidade de energia que chega ao miocárdio é dependente dessa voltagem selecionada e da impedância transtorácica (que é variável para cada paciente). Outros dois tipos de desfibriladores, menos utilizados na prática clínica, são:

» Desfibriladores baseados na impedância: permite a seleção da corrente elétrica baseada na impedância transtorácica;[6]
» Desfibriladores baseados em corrente: a dose de corrente elétrica liberada é fixa, independente da impedância transtorácica individual e do peso do paciente.[7-9]

Os desfibriladores também podem entregar energia em diferentes formatos de ondas, definidas como monofásicas ou bifásicas. Inicialmente, os desfibriladores utilizavam apenas ondas monofásicas, que são altamente efetivas. Toda a energia elétrica é aplicada em um único sentido vetorial, enquanto nos desfibriladores bifásicos, parte da corrente é administrada em um sentido e a outra parte no sentido inverso (inversão da polaridade), terminalizando as arritmias mais rapidamente e com uso de menores doses de energia. Por isso, atualmente, são os mais utilizados.

Eletrofisiologia da cardioversão e desfibrilação

A cardioversão elétrica finaliza a arritmia por meio de um choque sincronizado de energia, que despolariza o tecido ao redor do circuito de reentrada e também todo tipo de tecido excitado, impedindo que esse circuito único se propague ou sustente uma reentrada elétrica, como ocorre no *flutter* atrial, na taquicardia de reentrada nodal atrioventricular, na taquicardia de reentrada atrioventricular e na taquicardia ventricular monomórfica.

Apesar do amplo uso na prática clínica, o mecanismo eletrofisiológico em nível orgânico, ainda é controverso sobre como a cardioversão ou a desfibrilação terminalizam a fibrilação ventricular ou atrial, pois essas arritmias envolvem múltiplos circuitos de reentrada.[11]

A desfibrilação ocorre quando certa densidade de corrente atinge o miocárdio. Entretanto, ainda é incerto a quantidade ideal e qual energia é necessária para gerar uma densidade de corrente homogênea.

Em nível celular, o fluxo de energia entregue através e ao redor da célula miocárdica resulta em alteração nos potenciais transmembranas.[10]

Duas teorias são descritas: a da massa crítica e a do limite superior da vulnerabilidade.

» Hipótese da massa crítica: sabe-se que para ocorrer a extinção da fibrilação, é necessário relativamente um alto nível de energia desfibrilatório.[12,13] De acordo com essa teoria, seria necessário uma determinada massa de miocárdio disponível para manter a arritmia e para ela acabar, todo o miocárdio deveria ser despolarizado uniformemente.[14] Essa teoria usa como base uma evidência eletrofisiológica obtida por meio de um estudo que utilizava um sistema de mapeamento computadorizado que gravava simultaneamente o eletrocardiograma em 120 locais.[12] O sucesso da desfibrilação apenas ocorreu quando a atividade foi alinhada em todos os sítios, simultaneamente.
» Hipótese da vulnerabilidade do limite superior: de acordo com essa teoria, um choque com baixa voltagem de energia poderia induzir a uma fibrilação com limite superior à que está ocorrendo, desencadeando o termino da primeira.[15]

Fatores que influenciam o sucesso da desfibrilação e cardioversão

Há vários fatores influenciadores na taxa de sucesso de uma cardioversão e/ou desfibrilação. Existem fatores relacionados ao paciente (tipo e a duração da arritmia, a impedância da caixa torácica), relacionados ao aparelho (eletrodos) e fatores relacionados à entrega da energia (quantidade em Jaules, tipo de onda).

Fatores relacionados ao aparelho

■ *Eletrodos*

Posição dos eletrodos colocada no paciente, tamanho das pás, tipos de eletrodos se adesivo ou manual.

■ *Posicionamento dos eletrodos*

O local do tórax onde os eletrodos são colocados no paciente influenciam o caminho da corrente transtorácica, durante a desfibrilação externa. Anatomicamente, as pás ou eletrodos devem ser posicionados adequadamente no tórax, em um local mais apropriada para a entrega de energia ao miocárdio.

Há duas formas mais utilizadas para o posicionamento dos eletrodos de desfibrilação no tórax:

» Orientação anterolateral: necessita de menor movimentação do paciente e é a forma mais utilizada (Figura 6.2). A pá ou eletrodo da mão direita é posicionado na linha intermamilar esquerda, lateral ao tecido mamário, ao nível do mamilo e a da mão esquerda à direita do externo, abaixo da clavícula;

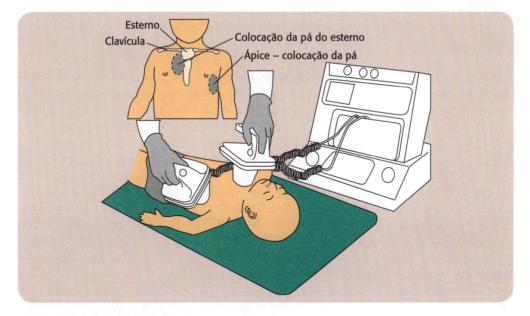

■ Figura 6.2. Orientação anterolateral.

Orientação anteroposterior: com as pás centralizadas no meio do tórax, no externo e a posterior posicionada no meio da porção superior do dorso (Figura 6.3). Esse posicionamento pode ser preferível ao utilizarmos eletrodos adesivos, de tamanho adultos em crianças < 10 kg, por ausência de eletrodos pediátricos disponíveis no momento da intercorrência. Isso evita que as pás se sobreponham ou se conectem durante a realização do choque elétrico.

Se opta pelo uso das pás, elas devem ser aplicadas firmemente e com certa pressão no tórax (Figura 6.2).

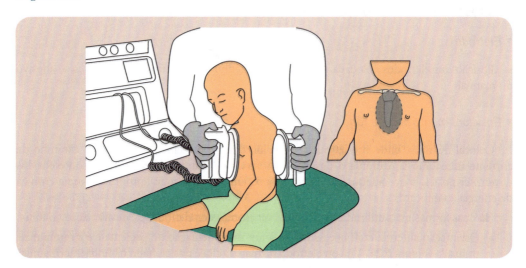

- **Figura 6.3. Orientação anteroposterior.**

[Fonte: reproduced with permission from: Scarfone RJ, Cho CS. Cardioversion and Defibrillation. In: Textbook of Pediatric Emergency Procedures, 2nd ed, King C, Henretig FM (Eds), Lippincott Williams & Wilkins, Philadelphia 2008. Copyright © 2008 Lippincott Williams & Wilkins. www.lww.com.]

- *Tamanho das pás*

É um importante fator de determinação do fluxo da corrente transtorácica durante o contrachoque externo.[15] A utilização de pás com grandes superfícies está associada à diminuição na resistência e aumento da corrente, podendo interferir com necrose miocárdica.

- *Pás manuais × pás adesivas*

As pás manuais parecem ser mais efetivas do que as autoadesivas. Isso foi ilustrado em um estudo randomizado com 201 pacientes com fibrilação persistente submetidos à cardioversão.[16] A taxa de sucesso foi significativamente maior nos pacientes que foram utilizadas pás manuais (96% *versus* 88%), provavelmente pela redução da impedância transtorácica. Não há estudos comparativos entre os tipos de pás em outras arritmias que necessitem de cardioversão, como taquicardia com reentrada nodal atrioventricular, *flutter* atrial ou desfibrilação. Entretanto, a realização do procedimento não deve ser adiada pela presença de apenas um dos tipos disponíveis.

Tamanho eletrodos

Em geral, devemos utilizar as maiores disponíveis desde que elas não se toquem. Pás e eletrodos de adultos são recomendados para crianças com peso maior que 10 kg. Dessas, as de 12 cm de diâmetro parecem ser superiores às de 8 cm de diâmetro.[11] Pás pediátricas devem ser utilizadas em crianças pequenas < 10 kg (Figura 6.4).[14]

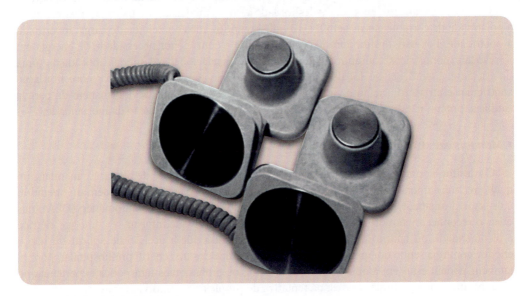

■ **Figura 6.4. Tamanhos de eletrodos.**
[Fonte: Reproduzida com a permissão de: Scarfone RJ, Cho CS. Cardioversion and Defibrillation. In: Textbook of Pediatric Emergency Procedures, 2nd ed, King C, Henretig FM (Eds), Lippincott Williams & Wilkins, Philadelphia 2008. Copyright © 2008 Lippincott Williams & Wilkins. www.lww.com.]

Interface peito-eletrodo

Eletrodos e pás devem ser colocados no tórax, evitando o contato contínuo pois podem distribuir energia entre eles ao invés de enviá-la ao coração. Evitar também contato com álcool e gel de ultrassom, pois além de diminuir a eficácia, o álcool isopropílico pode ser inflamável.

Desfibrilação

A desfibrilação é um envio de choque elétrico ao coração, assincrônico, ou seja, pode ocorrer em qualquer fase do ciclo cardíaco.

Apesar de amplamente utilizado, há controvérsias na literatura sobre os mecanismos eletrofisiológicos que terminalizariam arritmias que envolvem circuitos de microreentradas múltiplas, como a fibrilação atrial ou ventricular.

A fibrilação envolve toda a fibra miocárdica ventricular e atrial sendo considerada um ritmo caótico instável.

Tipos de desfibriladores
- *Monofásico* versus *bifásico*

Como descrito anteriormente, os desfibriladores podem ser classificados de acordo com o formato da onda. Os monofásicos, como sugere o próprio nome, descarregam energia em uma polaridade, e sua corrente elétrica é em apenas uma direção. Poucos ainda são fabricados, porém, muitos deles permanecem em uso. Os desfibriladores mais modernos são bifásicos. Eles revertem a polaridade da corrente elétrica em 5 a 10 milissegundos após o início da descarga, invertendo a polaridade. Por isso, desfibrilam mais efetivamente e com menor necessidade de energia em relação aos monofásicos, causando menos complicações relacionadas à energia aplicada no tórax do paciente. Esse benefício foi demonstrado em modelos animais e humanos com fibrilação ventricular e atrial.[17] Entretanto, ambos se mostram igualmente eficazes no manejo da parada cardíaca, porém, não há diferença em desfechos clínicos como diminuição da mortalidade.

- *Manuais* versus *semiautomáticos*

Os desfibriladores podem ser classificados de acordo com o modo de operação: manuais, no qual o reconhecimento do ritmo cardíaco e a administração de choque dependem do operador, e os semiautomáticos, também conhecidos como desfibrilador externo automático (DEA), nos quais o reconhecimento do ritmo é realizado pelo dispositivo que informa se o choque elétrico é recomendado ou não no tratamento do paciente, sendo que a decisão de aplicar ou não o choque continua sendo do operador. Eles são muito utilizados no cenário pré-hospitalar, porém, também podem estar em ambiente hospitalar onde os profissionais têm pouca experiência no reconhecimento de arritmias graves, na tentativa de propiciar a desfibrilação precoce.

- *Dose de desfibrilação*

Doses de 2 J/kg para a primeira tentativa, 4 J/kg na segunda tentativa e 4 J/kg ou maior (máximo dose 10 J/kg, ou a dose adulta máxima de 200 J bifásico ou 360 J monofásico) para as doses subsequentes na criança com fibrilação ventricular (FV) ou taquicardia ventricular sem pulso (TVp), de acordo com as diretrizes do PALS.[8,9] Entretanto, a dose ótima de energia recomendada em crianças ainda não está claramente estabelecida.[15]

- *DEA – desfibrilador externo automático*

O FDA aprovou o uso de desfibrilador externo automático em crianças devido aos recentes avanços tecnológicos, com alta acurácia na detecção de ritmos anormais na faixa etária pediátrica, com alta sensibilidade em detectar FV e alta especificidade em identificar ritmos não chocáveis.[18] Recente recomendação da American Heart Association e *guidelines* americanos colocam que DEA pode ser utilizado para desfibrilar crianças em ambiente pré-hospitalar em pacientes com FV ou TV em pulso.[19,20]

Assim, as recomendações preferenciais do uso de desfibriladores em pediatria são:[21-22]
1. Desfibriladores manuais;
2. DEA com atenuador de energia para crianças < 8 anos de idade, cujas pás e cabos diminuem a energia entregue;
3. DEA sem atenuador de energia.

Para desfibrilação intra-hospitalar, não há estudos comparando desfibriladores manuais com AED em crianças, nem *guidelines* sugerindo quais tipos devem ser utilizados.[23-25]

■ Utilização DEA

O uso cada vez mais crescente dos DEA em ambiente extra-hospitalar é devido a seu fácil manuseio. O aparelho possui uma voz de comando que orienta o usuário em um passo a passo simples e intuitivo, assim que ele é ligado:

» Coloco eletrodos no tórax do paciente. Na pá adesiva, existe um desenho explicativo da colocação. Em crianças < 8 anos, usar pás com atenuador de energia. A posição anterior/apex é a mais recomendada, apesar da anterior/posterior ser a ideal para crianças pequenas para evitar o contato entre elas;
» Coloque o plugue das pás no aparelho, algumas versões possuem uma luz indicativa do local a ser conectado;
» Afaste-se do paciente enquanto a máquina analisa o ritmo cardíaco;
» Se o choque for indicado, realize compressões torácicas enquanto o aparelho estiver carregando;
» Pare as compressões, afaste-se do paciente, certifique-se que todos ao redor estejam afastados, avise que irá realizar o choque e aplique o choque, pressionando o botão do aparelho;
» Retome as compressões imediatamente após a realização do choque.

■ Dose DEA

A maioria dos DEAs em uso atualmente entrega energia entre 150 a 360 Joules, dependendo do modelo (Figura 6.5). O DEA de adulto pode ser usado a partir de 8 anos de idade. Para menores, utilizar o atenuador de energia, que acaba disparando de 35 a 50 J, dependendo de cada modelo. Alguns permitem doses subsequentes maiores.[25,26] A descarga não é baseada no peso da criança, mas a quantidade de energia capaz de produzir dano miocárdico é muito maior que a dose necessária para desfibrilação.[27]

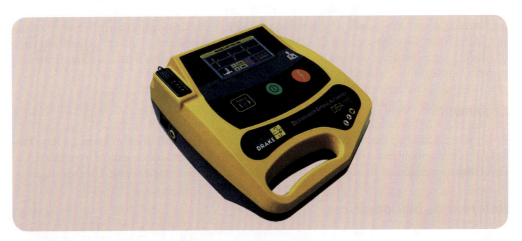

■ Figura 6.5. Modelo de desfibrilador externo automático (DEA).
[Fonte: acervo do autor.]

Cardioversão

Cardioversão é a descarga elétrica sincronizada ao complexo QRS, evitando que o choque seja liberado em porções do ciclo de relativa refratariedade, evitando gerar uma fibrilação ventricular.

Mecanismo de ação

A cardioversão elétrica consegue reestabelecer o ritmo sinusal mais efetivamente nas taquicardias relacionadas à reentrada. O choque elétrico despolariza as fibras cardíacas excitáveis do miocárdio e possibilita o aumento de sua refratariedade, interrompendo os circuitos de reentrada e promovendo homogeneidade tissular. Entretanto, tal procedimento torna-se ineficaz quando a taquicardia provém de desordens na formação do impulso. Em tais casos, mesmo havendo sucesso após a descarga elétrica, a taquiarritmia pode se reestabelecer em poucos segundos.

Dose de cardioversão

Dose de 0,5 a 1 J/kg para a primeira tentativa, e doses subsequentes de 2 J/kg para crianças com taquiarritmias com instabilidade hemodinâmica, como a taquicardia supraventricular (SVT), fibrilação atrial, *flutter* atrial ou taquicardia ventricular com pulso, de acordo com as diretrizes do PALS.[8,9]

Desfibriladores externos automáticos (DEA) não entregam choques sincronizados e, por isso, não podem ser utilizados para cardioversão elétrica.

Complicações

A principal complicação específica da cardioversão elétrica é a formação de novas arritmias. Geralmente, são ocasionadas por sincronização inadequada, ocorrendo principalmente durante o segmento ST ou onda T. Ocasionalmente, até mesmo as cardioversões corretamente sincronizadas podem gerar fibrilação ventricular. Em geral, esses casos são episódios transitórios, não necessitando de tratamento.

Outras complicações do uso de terapia elétrica são lesão miocárdica, queimaduras e, como geralmente paciente em parada cardiopulmonar está em uso de oxigênio a 100% por meio de ventilação bolsa-valva-máscara e o O_2 é potencialmente inflamável quando em contato com eletricidade, é importante remover todas as fontes de oxigênio que esteja a pelo menos 1 metro do paciente no momento da desfibrilação.

Seguimento

Após a realização de desfibrilação ou cardioversão com sucesso, o paciente deverá ser hospitalizado para monitoramento cardíaco, preferencialmente em uma unidade de terapia intensiva (UTI). Em crianças, dependendo da etiologia, causas cardiológicas e toxicológicas devem ser investigadas.

Referências bibliográficas

1. Zoll PM, Linenthal AJ, Gibson W, et al. Termination of ventricular fibrillation in man by externally applied electric countershock. N Engl J Med 1956; 254:727.

2. Lown B, Amarasingham R, Neuman J. New method for terminating cardiac arrhythmias. Use of synchronized capacitor discharge. JAMA 1962; 182:548.
3. Alexander S, Kleiger R, Lown B. Use of external electric countershock in the treatment of ventricular tachycardia. JAMA 1961; 177:916.
4. Zoll PM, Linentha AJ. Termination of refractory tachycardia by external countershock. Circulation 1962; 25:596.
5. Paul MH, Miller RA. External electrical termination of supraventricular arrhythmias in congenital heart disease. Circulation 1962; 25:604.
6. Kerber RE, Martins JB, Kienzle MG, et al. Energy, current, and success in defibrillation and cardioversion: clinical studies using an automated impedance-based method of energy adjustment. Circulation 1988; 77:1038.
7. Lerman BB, Halperin HR, Tsitlik JE, et al. Relationship between canine transthoracic impedance and defibrillation threshold. Evidence for current-based defibrillation. J Clin Invest 1987; 80:797.
8. Kerber RE, Jensen SR, Gascho JA, et al. Determinants of defibrillation: prospective analysis of 183 patients. Am J Cardiol 1983; 52:739.
9. Lerman BB, DiMarco JP, Haines DE. Current-based versus energy-based ventricular defibrillation: a prospective study. J Am Coll Cardiol 1988; 12:1259.
10. Plonsey R, Barr RC. Effect of microscopic and macroscopic discontinuities on the response of cardiac tissue to defibrillating (stimulating) currents. Med Biol Eng Comput 1986; 24:130.
11. Mower MM, Mirowski M, Spear JF, et al. Patterns of ventricular activity during catheter defibrillation. Circulation 1974; 49:858.
12. Witkowski FX, Penkoske PA, Plonsey R. Mechanism of cardiac defibrillation in open-chest dogs with unipolar DC-coupled simultaneous activation and shock potential recordings. Circulation 1990; 82:244.
13. Chen PS, Shibata N, Dixon EG, et al. Activation during ventricular defibrillation in open-chest dogs. Evidence of complete cessation and regeneration of ventricular fibrillation after unsuccessful shocks. J Clin Invest 1986; 77:810.
14. Zipes DP, Fischer J, King RM, et al. Termination of ventricular fibrillation in dogs by depolarizing a critical amount of myocardium. Am J Cardiol 1975; 36:37.
15. Kerber RE, Jensen SR, Grayzel J, et al. Elective cardioversion: influence of paddle-electrode location and size on success rates and energy requirements. N Engl J Med 1981; 305:658.
16. Kirchhof P, Mönnig G, Wasmer K, et al. A trial of self-adhesive patch electrodes and hand-held paddle electrodes for external cardioversion of atrial fibrillation (MOBIPAPA). Eur Heart J 2005; 26:1292.
17. Schuder JC, McDaniel WC, Stoeckle H. Defibrillation of 100 kg calves with asymmetrical, bidirectional, rectangular pulses. Cardiovasc Res 1984; 18:419.
18. Al-Khatib SM, Stevenson WG, Ackerman MJ, et al. 2017 AHA/ACC/HRS Guideline for Management of Patients With Ventricular Arrhythmias and the Prevention of Sudden Cardiac Death: A Report of the American College of Cardiology/American Heart Association Task Force on Clinical Practice Guidelines and the Heart Rhythm Society. J Am Coll Cardiol 2018; 72:e91.
19. Lynch B, Einspruch EL, Nichol G, et al. Effectiveness of a 30-min CPR self-instruction program for lay responders: a controlled randomized study. Resuscitation 2005; 67:31.
20. Meischke HW, Rea T, Eisenberg MS, et al. Training seniors in the operation of an automated external defibrillator: a randomized trial comparing two training methods. Ann Emerg Med 2001; 38:216.
21. Kerber RE, Becker LB, Bourland JD, et al. Automatic external defibrillators for public access defibrillation: recommendations for specifying and reporting arrhythmia analysis algorithm performance, incorporating new waveforms, and enhancing safety. A statement for health professionals from the American Heart Association Task Force on Automatic External Defibrillation, Subcommittee on AED Safety and Efficacy. Circulation 1997; 95:1677.
22. Nishiyama T, Nishiyama A, Negishi M, et al. Diagnostic Accuracy of Commercially Available Automated External Defibrillators. J Am Heart Assoc 2015; 4.
23. Field JM, Hazinski MF, Sayre MR, et al. Part 1: executive summary: 2010 American Heart Association Guidelines for Cardiopulmonary Resuscitation and Emergency Cardiovascular Care. Circulation 2010; 122:S640.
24. Valenzuela TD, Roe DJ, Nichol G, et al. Outcomes of rapid defibrillation by security officers after cardiac arrest in casinos. N Engl J Med 2000; 343:1206.
25. Bækgaard JS, Viereck S, Møller TP, et al. The Effects of Public Access Defibrillation on Survival After Out-of-Hospital Cardiac Arrest: A Systematic Review of Observational Studies. Circulation 2017; 136:954.
26. Carpenter J, Rea TD, Murray JA, et al. Defibrillation waveform and post-shock rhythm in out-of-hospital ventricular fibrillation cardiac arrest. Resuscitation 2003; 59:189.
27. van Alem AP, Sanou BT, Koster RW. Interruption of cardiopulmonary resuscitation with the use of the automated external defibrillator in out-of-hospital cardiac arrest. Ann Emerg Med 2003; 42:449.

CAPÍTULO 7

Marca-Passo Cardíaco

- Célia Maria Camelo Silva
- João Chaker Saba
- Veridiana Silva de Andrade
- Nelson Americo Hossne Junior

Introdução

É crescente o número de crianças que necessitam de marca-passos, sejam temporários ou permanentes. Os aparelhos de estimulação artificial, inicialmente grandes e rudimentares, hoje dispõem de uma sofisticada tecnologia contida em reduzidos e multiprogramáveis dispositivos eletrônicos implantáveis, ampliando assim o seu campo de ação, principalmente para a população pediátrica.[1-6]

Conhecimentos básicos sobre o uso do marca-passo na faixa etária pediátrica é essencial no atendimento médico de urgência e pós-operatório de cirurgia cardíaca.

Particularidades para o uso de marca-passo em crianças

A estimulação cardíaca artificial na criança pode ser realizada por via endocárdica ou epicárdica. Na estimulação epicárdica, o eletrodo é fixado na superfície do coração através de uma toracotomia ou esternotomia, enquanto na estimulação endocárdica, o eletrodo é posicionado e fixado por meio de acesso transvenoso. Precisamos considerar o tamanho corporal, o diâmetro venoso, a presença de comunicações intracardíacas e o risco de trombose ao realizar a escolha do modo de estimulação mais adequado para cada paciente.

Considerando que a estimulação cardíaca indicada na infância será mantida por um longo período de tempo, dada a melhora dos sintomas e redução da mortalidade e espera-se, nessa população, uma maior incidência de eventos adversos.

A necessidade de inúmeras intervenções cirúrgicas ao longo da vida, para contemplar trocas de geradores ou implante de novos cabos-eletrodos, pelo desgaste ou disfunções dos mesmos, aumenta a incidência de lesões valvares, infecções do sistema de estimulação cardíaca e obstruções do sistema venoso, além de profundas repercussões psicossociais nessa população.

O crescimento somático, a pequena superfície corporal da criança e a frequente associação com anomalias cardíacas constituem um verdadeiro desafio para a estimulação cardíaca efetiva, tanto temporária quanto em longo prazo.

No que diz respeito aos aspectos técnicos relacionados ao implante do marca-passo, a via endocárdica é sabidamente preferida para implante de marca-passo em adultos. Contudo, pensamos que nas crianças e neonatos a via de acesso deve ser preferencialmente epicárdica, a despeito das críticas relacionadas ao desempenho inferior dos cabos-eletrodos epicárdicos em longo prazo (maiores limiares de estimulação e impedâncias). O reduzido calibre de suas veias dificulta ou impossibilita o acesso e passagem dos cabos-eletrodos endocárdicos (transvenosos).[1-6] Além disso, pacientes com cardiopatias congênitas com *shunts* direita-esquerda apresentam contraindicação formal ao uso de eletrodos endocárdicos, devido ao risco de embolia sistêmica. Segundo as recentes diretrizes europeias, é preferível adiar a estimulação endocárdica em pacientes jovens para minimizar os riscos associados à presença de múltiplos cabos-eletrodos intracavitários.[5]

A pequena dimensão torácica e abdominal de neonatos e lactentes torna estética e funcionalmente complicado o posicionamento mesmo dos menores geradores disponíveis atualmente.

Com relação ao seguimento pós-operatório, as características físicas dos cabos-eletrodos e a consequente aderência ao tecido circundante conferem um certo grau de rigidez ao sistema, incompatíveis com a velocidade de crescimento da criança. Com isso, em pouco tempo, os eletrodos tornam-se curtos em relação ao tamanho corporal, ficando sujeitos a estiramento e culminando com aumento dos limiares de estimulação ou rompimento do seu revestimento ou condutor elétrico (fraturas), resultando em disfunção do sistema e necessidade de troca.[6-8]

O longo período de estimulação cardíaca artificial e a necessidade de múltiplas abordagens cirúrgicas para trocas de geradores e/ou eletrodos, associados a frequente presença de cardiopatias congênitas e suas peculiaridades anatômicas, influenciam a decisão do especialista tanto no tempo de indicação quanto no tipo de estimulação mais adequada para cada paciente.[6-8]

Indicações de estimulação cardíaca artificial na população pediátrica

Marca-passo temporário/provisório

- *Marca-passo temporário por via epicárdica*

A estimulação cardíaca temporária por via epicárdica é usada de rotina nas crianças submetidas à cirurgia cardíaca como suporte no pós-operatório. Os resultados da estimulação atrioventricular se mostraram superiores quando comparados à estimulação ventricular exclusiva, pela manutenção do sincronismo da contração atrioventricular e otimização do débito cardíaco. Além disso, a estimulação cardíaca permite uma maior liberdade no uso de medicamentos que possam deprimir a frequência cardíaca, como alguns antiarrítmicos.[1-2]

» Técnica

Na estimulação epicárdica, os eletrodos são fixados em nível atrial e ventricular na superfície do coração por meio de uma toracotomia ou esternotomia e, posteriormente, conectados a uma fonte geradora de marca-passo externo. Convencionalmente os fios de eletrodos atriais são exteriorizados a direita do esterno; enquanto os ventriculares, à esquerda.[1,2,6]

- *Marca-passo temporário por via endocárdica*

A via endocárdica para estimulação cardíaca temporária tem utilização restrita aos casos clínicos com distúrbios de condução agudos acompanhados de sintomas de baixo débito cardíaco, decorrentes da baixa frequência cardíaca, como bloqueios AVs secundários a miocardites, endocardites na região do trígono fibroso mitroaórtico, doenças autoimunes com descompensação aguda, intoxicação medicamentosa, descompensação aguda de BAVT congênito com seguimento ambulatorial e BAVT tardio pós correção cirúrgica de cardiopatias congênitas.[8] Conforme já mencionado, a via endocárdica restringe-se quase exclusivamente a crianças com peso acima de 15 kg, cujo sistema venoso possa comportar o implante de um eletrodo endocárdico. Naturalmente, a decisão da melhor via deve ser individualizada para cada paciente.

» Técnica

A técnica consiste na colocação de um cateter bipolar no trabeculado da região subtricúspidea ou ponta do ventrículo direito. Esse posicionamento deve ser feito sob visão radioscópica, muitas vezes com o auxílio de ecocardiograma e com monitoração eletrocardiográfica, mantendo todos os cuidados assépticos.

» Vias de acesso

O acesso venoso pode ser feito pela dissecção da veia jugular direita ou em crianças maiores pela punção da veia jugular interna ou subclávia.

■ Marca-passo provisório cutâneo transtorácico

O uso do marca-passo provisório cutâneo transtorácico, por empregar alta energia, é bastante doloroso e deve ser utilizado apenas em situações de extrema emergência, com o paciente inconsciente ou sedado, enquanto se providencia o implante de marca-passo temporário epicárdico ou endocárdico. Os estímulos são aplicados diretamente na parede torácica (sistema de alta energia), por meio da colocação de pás autoadesivas.

■ Como ajustar os parâmetros do marca-passo provisório

1. Limiar de comando: é a menor quantidade de energia aplicada ao músculo cardíaco capaz de despolarizá-lo. Para regular o limiar de comando, ajusta-se o gerador ainda desligado para o modo assincrônico, com frequência acima da frequência cardíaca do paciente e amplitude mínima. Aumenta-se progressivamente a energia até que se obtenha a captura do ritmo (normalmente, visualizável pela presença da espícula de estímulo cardíaco artificial ao ECG). Mantém-se a amplitude em cerca de 2 a 3 vezes o valor do limiar encontrado assegurando-se, desse modo, a margem de segurança adequada sem, no entanto, realizar-se a estimulação com excessiva energia, o que, em caso de competição com o ritmo cardíaco, acarretaria maior risco de fibrilação ventricular.
2. Limiar de sensibilidade: é o poder de captação, pelo eletrodo, dos sinais cardíacos resultantes da despolarização. Para regular o limiar de sensibilidade o gerador dever ser ajustado para sensibilidade máxima (menor valor numérico de sensibilidade no gerador) e para uma frequência inferior à do paciente. Diminui-se progressivamente a sensibilidade até o momento que se observa competição com o ritmo do paciente, instante em que se determina o limiar de sensibilidade. Deve-se regular a sensibilidade abaixo desse limiar encontrado, o que garante uma margem de segurança.[1,2] Todavia, deve-se ter a cautela de não programar a sensibilidade com valores numericamente muito baixos (quer dizer,

gerador mais sensível), de modo a aumentar o risco de inibição indevida do marca-passo por interferências externas (p.ex. miopotenciais).

Cuidados com marca-passo provisório

O paciente com marca-passo temporário exige uma série de cuidados para evitar falhas de estimulação que podem ser causadas por perda de contato dos fios com a fonte geradora, desgaste da bateria, curto circuito entre os terminais do cabo-eletrodo, deslocamento do eletrodo, elevação do limiar de estimulação ou de sensibilidade, perfuração ventricular, infecção. Assim, deve-se reduzir ao máximo o número de conexões, fixar o gerador, isolar as conexões, testar diariamente os limiares programando uma margem de segurança de 20% para eles, checar radiologicamente a posição dos eletrodos, manter curativo asséptico junto à introdução do cabo-eletrodo. O marca-passo temporário deve permanecer no máximo por 15 dias ou tão logo quanto seja possível sua substituição por um sistema definitivo.[1,2]

Principais causas de falha de estimulação

- » Perda de contato dos fios com a fonte geradora;
- » Desgaste da bateria do gerador;
- » Curto circuito entre os terminais do cabo-eletrodo;
- » Deslocamento do eletrodo;
- » Elevação do limiar de estimulação ou de sensibilidade;
- » Perfuração ventricular;
- » Inibição por interferências externas;
- » Infecção.

Marca-passo definitivo

A principal indicação para implante de marca-passo cardíaco definitivo em crianças é a bradiarritmia primária, como no bloqueio atrioventricular congênito; ou secundária, no pós-operatório de cirurgias cardíacas. Outras condições patológicas que podem exigir o implante de marca-passo definitivo, são a doença do nó sinusal, a síndrome do QT longo congênito e os bloqueios atrioventriculares adquiridos não cirúrgicos.[1-8]

Indicações

É fundamental ressaltar que a investigação da correlação entre a bradicardia e os sintomas é mandatória; assim como a exclusão de eventuais causas reversíveis, para isto é necessário realizar história clínica e exames complementares – eletrocardiograma (ECG), Holter, radiografia de tórax, teste ergométrico e ecocardiograma.

História clínica

Deve-se investigar quanto aos sintomas de baixo débito cardíaco causados pela bradicardia, como tontura, pré-síncope e síncope, que podem ou não ser acompanhados de palidez e/ou cianose. Outros sinais clássicos do baixo débito persistente devem ser pesquisados, como dispneia, fadiga, intolerância ao exercício e insuficiência cardíaca. Na dependência da faixa etária acometida podemos encontrar, também, dificuldade de amamentação, inapetência, baixo ganho ponderoestatural, déficit de aprendizado, irritabilidade e alterações do sono.

■ Eletrocardiograma

Constitui o método diagnóstico mais específico para o registro das bradiarritmias, sinusais, bloqueios atrioventriculares e intraventriculares. Suas limitações aparecem nas manifestações intermitentes da doença, dificultando o registro das alterações. Nessa situação, torna-se necessária a utilização de exames que permitam o registro prolongado do eletrocardiograma (ECG), como o Holter ou, mais raramente, o looper. Tais exames, além de possibilitar o registro das bradiarritmias esporádicas e/ou raras, permitem uma excelente correlação clínico-eletrocardiográfica. A bradicardia na infância é definida por diferentes valores de frequência cardíaca, que necessitam ser ajustados à idade da criança. e sua análise pode ser baseada nos registros do ECG ou do Holter, como indicado nas Tabelas 7.1 e 7.2.

■ Tabela 7.1. Bradicardia baseada na frequência cardíaca do ECG durante o estado de vigília, de acordo com a idade

Idade	Frequência cardíaca
0-3 anos	< 100 bpm
3-9 anos	< 60 bpm
9-16 anos	< 50 bpm

■ Tabela 7.2. Bradicardia baseada na frequência cardíaca do Holter de 24 horas, durante o estado de sono ou vigília, de acordo com a idade

Idade	Frequência cardíaca
0-2 anos	< 60 bpm, durante o sono, < 80 na vigília
2-6 anos	< 60 bpm durante o sono ou vigília
6-11 anos	< 45 bpm durante o sono ou vigília
Superior a 11 anos	< 40 bpm durante o sono ou vigília

■ Radiografia de tórax

Radiologicamente, podemos observar um aumento progressivo da área cardíaca nas crianças com bradicardia.

■ Teste ergométrico

Indicado em crianças maiores, pode ser realizado para a avaliação de adequada resposta cronotrópica. Também pode ter utilidade no diagnóstico e controle dos portadores de síndrome do QT longo, e na programação de sensores nos portadores de marca-passo.

Ecocardiograma

Fornece informações importantes acerca da anatomia e função cardiovascular, como a dimensão das câmaras cardíacas, a presença ou não de *shunts* intracavitários e malformações cardíacas, além de permitir a avaliação da função ventricular. Torna-se um exame obrigatório, tanto na avaliação inicial, quanto no acompanhamento clínico-cardiológico dos portadores de marca-passo.

Indicações

A indicação para implante de marca-passo definitivo em crianças e adultos jovens com bloqueio AV congênito inclui:[1,2,4-6]

- » Frequência cardíaca < 55 bpm em neonatos ou < 40 bpm em crianças e adolescentes ou < 70 bpm, se associado a cardiopatias congênitas;
- » Bradicardia sintomática;
- » Intolerância ao exercício;
- » Pausas > 3 segundos em vigília ou > 5 segundos durante sono;
- » Ritmo de escape com QRS alargado;
- » Disfunção ventricular, sinais de insuficiência cardíaca ou dilatação ventricular;
- » QTc longo
- » Ectopias ventriculares complexas; e
- » Ectopias ventriculares ao exercício com tempo de recuperação prolongado;
- » Bloqueio AV pós-operatório de cardiopatia congênita: no bloqueio AV avançado de segundo ou terceiro grau que persiste por mais de 10 dias.

Principais situações que requerem implante de marca-passo definitivo

Bloqueio AV pós operatório

A indicação para implante de marca-passo definitivo no BAV não congênito (pós-operatório) inclui bloqueios de segundo e terceiro grau associados à bradicardia sintomática, disfunção ventricular e bloqueios de segundo ou terceiro grau, mesmo assintomáticos, porém persistindo por mais do que 10 dias no pós-operatório ou sem perspectiva de recuperação (pela associação a maior risco de morte súbita nessa população).[1,2,4-6]

Doença do nó sinusal

A doença do nó sinusal com indicação de marca-passo definitivo na população pediátrica é rara, exceto quando adquirida após cirurgias corretivas para cardiopatia congênita como cirurgia de Mustard ou Senning, operação tipo Fontan, ou correção de defeito do septo atrial tipo seio venoso.

A indicação para implante de marca-passo definitivo nesses pacientes inclui doença do nó sinusal com bradicardia sintomática (incluindo síndrome bradi-taqui), bradicardia sinusal com frequência de repouso < 40 bpm, ou pausas ventriculares > 3 segundos associada à cardiopatia congênita complexa.[1,2,4-6]

▪ BAV adquirido não cirúrgico

O BAV adquirido pode apresentar variadas etiologias, como miocardites, endocardite bacteriana, doença de Chagas, meningite, doenças autoimunes, síndrome do QT longo, doença de Lenegre, tumores do nó AV, oftalmoplegia externa progressiva e distrofia miotônica. Na maioria dos casos é necessário implante de marca-passo temporário para permitir o tratamento da doença de base pois, além das mesmas geralmente apresentam sintomas graves, a bradicardia pode ser reversível após a instituição dos tratamentos específicos. Se o bloqueio não regredir após 15 dias do início do processo agudo, recomenda-se o implante de marca-passo definitivo.[3]

▪ Síndrome do QT longo congênito

A Síndrome do QT longo é uma canalopatia com distúrbio de repolarização manifestado no ECG de superfície pelo prolongamento do intervalo QT; e pode se manifestar com síncopes, convulsões ou morte súbita. Em crianças, a manifestação precoce da doença acarreta mudanças no estilo de vida e, nesses casos, o tratamento com torna-se imperativo.

O risco cardíaco é influenciado pelo gênero, genótipo, exposição a gatilhos de arritmia e eventos cardíacos anteriores.

▪ Modo de estimulação

Os diversos modos de estimulação são classificados de acordo com um código internacional contendo cinco letras, possibilitando o entendimento imediato do sistema global de funcionamento do marca-passo:

1. Primeira letra: cavidade estimulada;
2. Segunda letra: cavidade sentida;
3. Terceira letra: modo de funcionamento;
4. Quarta letra: programabilidade, resposta de frequência ou presença de telemetria;
5. Quinta letra: dispositivos antitaquicardia.

A escolha do modo de estimulação implica no implante de um cabo eletrodo (VVI, VVIR, AAI ou AAIR) ou dois cabos eletrodos (DDD ou DDDR) e, apesar da estimulação atrioventricular preservar o cronotropismo sinusal e manter o sincronismo atrioventricular, as crianças portadoras de bloqueio AV congênito com coração estruturalmente normal geralmente toleram muito bem a estimulação univentricular nos primeiros anos de vida.

Nas cardiopatias congênitas com ventrículo único ou nas canalopatias, a estimulação bicameral atrioventricular (DDD ou DDDR) demonstra maior benefício, ao preservar o sincronismo AV, acarretando incremento de até 15% no débito cardíaco (Figuras 7.1 e 7.2).

O amplo acesso ao coração obtido pela toracotomia permite o implante dos eletrodos atrial e ventricular, e favorece o modo de estimulação atrioventricular mesmo em neonatos e lactentes.

As crianças apresentam frequências cardíacas mais elevadas, mesmo no repouso, sendo comuns frequências de repouso entre 120 e 150 bpm, e maior que 200 bpm durante atividade.

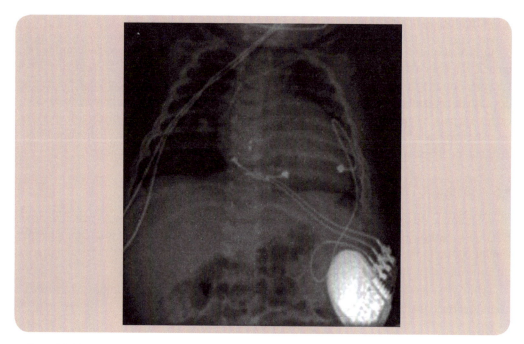

- Figura 7.1. Marca-passo bicameral atrioventricular com eletrodos epicárdicos bipolares e gerador alojado em abdôme.

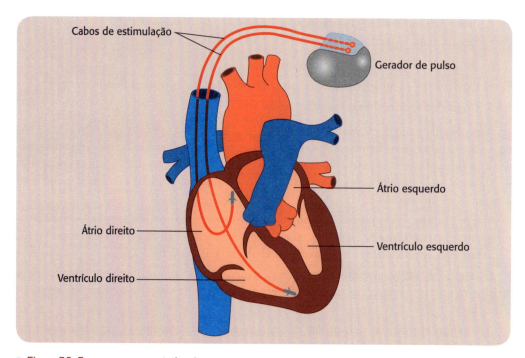

- Figura 7.2. Esquema representativo das estruturas do marca-passo DDD endocárdico.

Muitos marca-passos não conseguem sincronizar frequências sinusais além de 180 bpm. Esses limites para frequência máxima podem resultar em bloqueio AV 2:1 eletrônico com queda abrupta e sintomática da frequência cardíaca estimulada e; ainda, uma diminuição substancial do desempenho ao exercício e do consumo máximo de oxigênio. Além disso, frequências cardíacas mais elevadas resultam em aumento da utilização da bateria, o que pode ter um impacto significativo na longevidade dos geradores de impulsos.

As faixas de frequência cardíaca fisiologicamente atingíveis na criança influenciam a decisão na escolha do modo de estimulação e exigem uma personalização da programação, com prolongamento do limite de frequência cardíaca máxima e otimização do intervalo AV. Com base no tamanho do paciente e suas necessidades, selecionamos o dispositivo com tamanho e volume apropriados.

Entretanto, algumas crianças apresentam graus variados de disfunção ventricular esquerda secundário ao estímulo artificial ventricular direito, podendo necessitar da mudança do sítio de estimulação para o VE ou até, em casos selecionados, implante de ressincronizador cardíaco.[19]

No acompanhamento, uma alternativa muito interessante para a população pediátrica é o uso de monitoramento remoto dos dispositivos, permitindo controle mais rigoroso sobre as medidas funcionais dos mesmos e detecção precoce de eventos adversos.

▪ Aspectos técnicos

Reiterando, a escolha do tipo de eletrodo utilizado depende da análise de múltiplos fatores: tamanho corporal, diâmetro venoso, presença de *shunts* ou anomalias anatômicas e risco de trombose. Geralmente, o implante endocárdico é recomendado para as crianças maiores, enquanto o epicárdico é recomendado para crianças menores e/ou com acesso venoso difícil.[1,2,4,5-8]

Stojanov et al. implantaram eletrodos transvenosos em 105 crianças com média de idade de 5,7 anos e, com 25% dos implantes da amostra em crianças com peso < 10 kg, não relataram disfunção de eletrodos, infecção ou falha de sensibilidade, no período de acompanhamento de 6,7 anos.[12]

Kammeraad et al. utilizaram eletrodos transvenosos em 39 crianças com peso médio de 4,6 kg e idade média de 3,3 meses. Em acompanhamento de 4,3 anos, foi necessária extração de 11 eletrodos em 9 pacientes, por trombose do sistema venoso ou infecção.[13]

Complicações como trombose sintomática do cabo atrial, tromboembolismo pulmonar e síndrome da veia cava superior têm sido reportados com a utilização de eletrodos endocárdicos.[14,15]

A incidência de tromboembolismo pulmonar sintomático com o uso de eletrodos endocárdicos em pacientes sem *shunts* intracardíacos é de 0,6 a 3,5%,[16] e o uso de aspirina ou anticoagulante oral preventivo não evita completamente a ocorrência do mesmo.[17]

A oclusão venosa é a maior complicação relacionada ao implante de cabos eletrodos endocárdicos, especialmente nas crianças com vasos de pequeno calibre. Após o implante de cabos eletrodos endocárdicos, a ocorrência de oclusão venosa varia de 15 a 30% nos adultos e nas crianças é de aproximadamente 20%.

Outra complicação do implante endocárdico é a exacerbação da insuficiência tricúspide, que pode ocorrer pela passagem do cabo eletrodo através da válvula. Geralmente, esse impacto é discreto e hemodinamicamente bem tolerado; porém, há relatos de casos onde houve necessidade de intervenção cirúrgica para reparo da válvula afetada.[18]

Preferencialmente, a estimulação ventricular deve ser realizada no ventrículo esquerdo/sistêmico, a fim de se diminuir eventuais riscos de insuficiência cardíaca após estimulação artificial em longo prazo.[11]

A Tabela 7.3 mostra a comparação entre os cabos eletrodos epicárdicos e endocárdicos.

■ Tabela 7.3. Comparação entre eletrodos epicárdicos e endocárdicos

	Epicárdico	Endocárdico
Grau de invasibilidade	Maior (toracotomia ou esternotomia)	Menor
Limiar de estimulação do eletrodo	Limiares maiores (os eletrodos eluidos em corticoide minimizaram o risco)	Geralmente limiares menores
Trombose sistêmica	Ausente	Alto risco na presença de *shunts*
Oclusão venosa	Ausente	Possível
Extração por infecção	Necessita toracotomia ou esternotomia	Pequena experiência em extração transvenosa. Cirurgia cardíaca e utilização de circulação extracorpórea pode ser necessária

Falhas de funcionamento do marca-passo

As principais falhas de funcionamento do marca-passo são:

» Falha de captura: ocorre quando o estímulo (espículas) do marca-passo não acarreta despolarização.

» Falha de sensibilidade: ocorre quando na presença de batimentos próprios, o gerador não reconhece esses batimentos e estimula o coração (espículas).

» A interferência eletromagnética pode causar mau funcionamento do marca-passo. Deve-se ter cautela com detectores de metal usados rotineiramente para a segurança, telefones celulares próximo do sítio de implante do gerador, brincadeiras com ímãs, esportes de contato, diatermia e fios de alta tensão.

Referências bibliográficas

1. Singh HR, Batra AS, Balaji S. Pacing in children. Ann Pediatr Cardiol. 2013; 6(1): 46-51.
2. Takeuchi D, Tomizawa Y. Pacing device therapy in infants and children: a review. J Artif Organs 2013; 16:23-33.
3. Kubus P, Materna O, Gebauer RA, et al. Permanent epicardial pacing in children: long-term results and factor modifying outcome. Europace. 2012; 14: 509-14.
4. Villain E. Indications for pacing in patients with congenital heart disease. Pacing Clin Electrophysiol. 2008;31:S17–20
5. Brignole M, Auricchio A, Baron-Esquivias G, et al. ESC Guidelines on cardiac pacing and cardiac resynchronization therapy: The Task Force on cardiac pacing and resynchronization therapy of the European Society of Cardiology (ESC). Developed in collaboration with the European Heart Rhythm Association (EHRA). European Heart Journal, 2013; 34(29): 2281-329.
6. Costa R, da Silva KR, Martinelli Filho M, et al. Marca-passo cardíaco definitivo em crianças com bradicardia pós-operatória: resultados tardios. Braz J Cardiovasc Surg, 2005; 20(4):392-7.
7. Papadopoulos N, Rouhollapour A, Kleine P, Moritz A, Bakhtiary F. Europace. Long-term follow-up after steroid-eluting epicardial pacemaker implantation in young children: a single centre experience, EP Europace, Volume 12, Issue 4, April 2010, p. 540-3.

8. Stojanov PL, Savic DV, Zivkovic MB, Calovic ZR. Permanent endovenous pediatric pacing: absence of lead failure - 20 years follow-up study. Pacing Clin Electrophysiol. 2008;31:1100-7.
9. Khairy P, Landzberg MJ, Gatzoulis MA, Mercier LA, Fernandes SM, Cote JM, et al. Transvenous pacing leads and systemic thromboemboli in patients with intracardiac shunts: a multicenter study. Circulation 2006;113:2391-7.
10. Singh HR, Batra AS, Balaji S. Pacing in children. Ann Pediatr Cardiol. 2013;6(1):46-51.
11. van Geldorp IE, Vanagt WY, Prinzen FW, Delhaas T. Chronic ventricular pacing in children: toward prevention of pacing-induced heart disease. Heart Fail Rev 2011;16:305-14.
12. Stojanov PL, Savic DV, Zivkovic MB, Calovic ZR. Permanent endovenous pediatric pacing: absence of lead failure – 20 years follow-up study. Pacing Clin Electrophysiol. 2008;31:1100-7.
13. Kammeraad JA, Rosenthal E, Bostock J, et al. Endocardial pacemaker implantation in infants weighing < or = 10 kilograms. Pacing Clin Electrophysiol. 2004;27(11):1466-74.
14. Coleman DB, DeBarr DM, Morales DL, Spotnitz HM. Pacemaker lead thrombosis treated with atrial thrombectomy and biventricular pacemaker and defibrillator insertion. Ann Thorac Surg. 2004;78:e83-4.
15. Ruge H, Wildhirt SM, Poerner M, et al. Severe superior vena cava syndrome after transvenous pacemaker implantation. Ann Thorac Surg. 2006;82:e41-2.
16. Wierzbowska K, Krzeminska-Pakula M, Marszal-Marciniak M, et al. Symptomatic atrial pacemaker lead thrombosis: detection by echocardiography and successful surgical treatment. Pacing Clin Electrophysiol. 2001;24:391-3.
17. Khairy P, Landzberg MJ, Gatzoulis MA, et al. Transvenous pacing leads and systemic thromboemboli in patients with intracardiac shunts: a multi-center study. Circulation. 2006;113:2391-7.
18. Webster G, Margossian R, Alexander ME, et al. Impact of transvenous ventricular pacing leads on tricuspid regurgitation in pediatric and congenital heart disease patients. J Interv Card Electrophysiol. 2008;21(1):65-8.
19. Janousek J, Kubus P. What's new in cardiac pacing in children? Curr Opin Cardiol. 2014;29(1):76-82.

CAPÍTULO 8

Circulação Extracorpórea em Cirurgia Cardíaca

- José Cícero Stocco Guilhen

Introdução

A cirurgia cardíaca com circulação extracorpórea (CEC) representa uma das conquistas mais importantes da medicina do século XX. O advento da CEC foi responsável por permitir o tratamento de doenças cardíacas jamais imaginado anteriormente. A primeira CEC foi realizada em 1953, por John Gibbon, no Jefferson Medical College na Filadélfia em um paciente de 18 anos de idade portador de comunicação interatrial.

Na fase inicial da CEC, o fator limitante maior era a dificuldade em oxigenar o sangue do paciente, sendo inúmeros os relatos de acidentes com embolização aérea que muitas vezes culminavam na morte do paciente. A primeira máquina de CEC disponível comercialmente foi a máquina Mayo-Gibbon, desenvolvida por Kirklin et al., na Mayo Clinic, sendo essa a máquina mais utilizada nas décadas de 1950 e 1960.[3,4] Durante os 60 anos seguintes, as técnicas de perfusão e as modificações nos dispositivos de CEC permitiram o uso desse dispositivo em todas as faixas de idade e peso, com baixos índices de complicações.

Os principais pontos que influenciam o prognóstico durante as cirurgias com CEC, guardadas as devidas proporções para cada doença, são: manejo da pressão arterial e fluxo sanguíneo durante a CEC, a distribuição de oxigênio, correção da glicose sanguínea e o manejo restrito da temperatura e do PH.

Componentes da CEC

A circulação extracorpórea consiste no uso de tubos (plástico ou silicone) que transportam o sangue venoso do paciente para um reservatório (reservatório venoso) de onde o sangue passa pelo oxigenador, pelo trocador de calor e é impulsionado de volta para o paciente por uma bomba (rolete ou bomba centrífuga) (Figura 8.1).

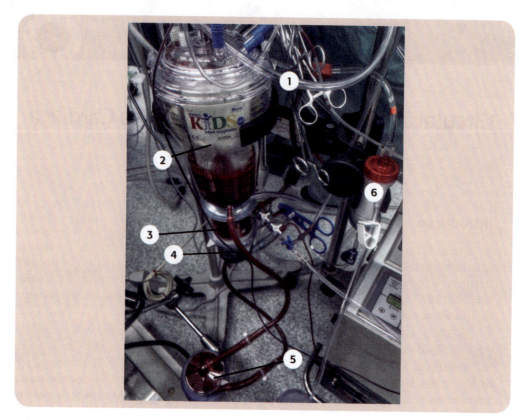

- Figura 8.1 Componentes e montagem do sistema de circulação extracopórea. (1) Tubos; (2) Reservatório venoso; (3) Oxigenador; (4) Trocador de calor; (5) Bomba centrífuga/rolete; (6) Hemoconcentrador.

[Fonte: acervo do autor.]

Cânulas

As cânulas são a conexão entre os sistemas arteriais e venosos do paciente e as faces arteriais e venosas do circuito de CEC. Elas são assim denominadas cânula arterial e cânula venosa dependendo das características em sua construção e seu sítio de instalação no paciente.

» Cânula arterial: construídas em plástico, algumas com ponta de metal, aço laminado ou alumínio, são o ponto de menor calibre e maior resistência, seu turbilhonamento pode gerar hemólise em gradientes de pressão acima do recomendado pelo fabricante. Assim, recomenda-se o uso do maior diâmetro possível com gradiente abaixo de 100 mmHg entre o pré- e o pós-cânula.

» Cânula venosa: vários tipos e desenhos com ponta em plástico ou metal. Comumente, possuem um arame em espiral no corpo para evitar dobras durante as manobras. Suas pontas são multiperfuradas, o que evita colabamento do vaso sobre ela em caso de drenagem exuberante. O tamanho e tipo escolhido dependem do procedimento e do peso do paciente, considerando 1/3 da drenagem pela cava superior, 2/3 pela cava inferior ou total pelo átrio direito ou veia femoral.

Conjunto de tubos e conectores

A tubulação do circuito de CEC interconecta todos os principais componentes do circuito. Devem ter características como suportar as diferentes pressões e temperaturas submetidas, resistir ao estresse mecânico dos roletes, ser inerte e permitir os processos de esterilização. Vários materiais podem ser utilizados na fabricação, sendo o cloreto de polivinila (PVC) transparente o mais comum. Algumas equipes solicitam tubos de PVC mais maleáveis, o que pede a adição de Ftalato (DEHP) na fabricação desses, mas recentemente alguns fabricantes tem desenvolvido alternativas mais seguras para reduzir a dureza dos tubos. Além dele, o silicone e o látex também são utilizados na caçapa dos roletes e nos tubos de água, ambas vias de menor pressão e com maior variação térmica.

O comprimento e o diâmetro dos tubos são definidos por características como pressão e fluxo a que esse será submetido. Tubos de 1/4 de polegada para aspiradores e cardioplegia, tubos de 3/8 de polegada para as linhas de cava dupla, de bomba e arterial e tubos de 1/2 polegada para a linha venosa.

Os conectores são os componentes responsáveis por adaptar diferentes diâmetros, bifurcações e componentes do circuito de CEC. Fabricados em policarbonato, devem ter as mesmas características dos tubos como resistência a extremos de temperatura, estresse, esterilização, não possuir locais de estagnação sanguínea e não gerar grande turbulência para evitar hemólise.

Oxigenador

Na circulação sanguínea, o nosso pulmão possui capacidade de oxigenar aproximadamente 6 L de sangue por minuto. Em condições de atividade física, a necessidade de oxigênio aumenta consideravelmente e nossos pulmões são capazes de oxigenar até 30 L de sangue por minuto, se necessário.

Durante a cirurgia cardíaca, a oxigenação é equivalente a de um indivíduo em repouso, portanto, a ventilação artificial é capaz de suprir as necessidades, porém o oxigenador precisa apresentar algumas características especificas para se tornar apto:

» Oxigenar de 5-6 L de sangue por minuto e manter a saturação entre 95% e 100%;
» O oxigenador deve ser capaz de remover o CO_2 em quantidades adequadas, mantendo uma PCO_2 compatível com a temperatura e o metabolismo existente;
» Grande capacidade de trocas gasosas para permitir sua operação com pequeno volume de perfusato (sangue que circula no circuito);
» Os fenômenos mecânicos para as trocas gasosas devem ser delicados para evitar destruição dos elementos figurados do sangue ou a desnaturação proteica;
» Sua construção deve ser simples e segura;
» Deve ser fácil e rápido de montar e operar;
» Deve ter mínima ou nula tendência à formação de microêmbolos;
» Deve ser o mais completo possível, evitar aparelhos adicionais ou acessórios para aprimorar suas funções;
» Ser construído com materiais atóxicos, quimicamente inertes, biocompatíveis e resistentes aos choques acidentais e às alterações de temperatura do seu conteúdo;
» Deve ter acoplado em seu circuito um eficiente permutador térmico.

Atualmente, os oxigenadores mais utilizados são os de membrana capilar, em função da sua simplicidade e eficiência. Esses oxigenadores são construídos com fibras capilares ocas, com microporos e hidrofóbico.

As membranas atualmente são constituídas por polipropileno, material plástico multiperfurado que permite a realização de trocas gasosas que mimetizam as que ocorrem na membrana alveolar.

Bombas propulsoras

Atualmente, as bombas propulsoras disponíveis para a utilização na circulação extracorpórea são as de rolete, que impulsionam o sangue por deslocamento positivo, e as bombas centrífugas, em que o sangue é impulsionado por energia cinética.

A criação da bomba de roletes foi atribuída a De Bakey no ano de 1934, porém, em 1855 Porter e Bradley haviam patenteado essa bomba de giros de rolete.

O modelo original sofreu diversas modificações até chegar no modelo de De Bakey, com duplos roletes, que é o modelo que foi introduzido em procedimentos de hemodiálise e também na CEC.

A bomba de roletes é constituída por um leito rígido em formato de U, onde nesse leito rígido vai ser fixado um tubo elástico, flexível, esse tubo é fixado nas fivelas para evitar que ele se mova durante o uso. No centro, existe um eixo no qual os roletes são fixados e separados um do outro por um ângulo de 180°, ou seja, enquanto um rolete está terminando a sua rotação o outro está começando, portanto, o tubo está sempre sendo comprimido, o que garante o fluxo contínuo.

Os tubos que são utilizados na caçapa das bombas de rolete devem apresentar algumas características essenciais, como ser um material flexível, levemente elástico, com boa estabilidade térmica, livre de espalação: não pode liberar fragmentos na corrente sanguínea do paciente e também deve apresentar uma excelente memória, ou seja, após uma força traumática cessar, ele deve imediatamente retornar a sua forma original.

Os principais materiais utilizados com essa finalidade são o silicone, o poliuretano e o polivinil.

O conceito de bomba centrífuga foi introduzido em 1968 por Raffertty. O tipo mais comum de bomba centrífuga funciona com um conjunto de cones concêntricos, o mais externo de policarbonato, contém um orifício central que é a entrada e um orifício lateral que é de saída, aos quais se adaptam as linhas correspondentes.

O cone mais interno possui um acoplamento magnético, que vai ser acoplado a um disco imantado que está ligado ao console da bomba e esse rotor faz os múltiplos cones girarem, formando um redemoinho e gerando então a energia cinética.

O giro do cone interno, faz os demais cones girar com isto produz um efeito semelhante à de um redemoinho. A criação da força centrífuga e sua transmissão ao sangue produzem o fluxo sanguíneo.

Filtro arterial

Esse filtro serve como uma proteção contra a embolia gasosa, evitando a embolização aérea quando houver a entrada acidental de maiores volumes de ar na linha arterial.

Os filtros arteriais devem possuir um prime baixo, ser de fácil enchimento e evacuação do ar do seu interior e devem permitir a monitoração da pressão da linha arterial ou gradiente de pressão através do filtro.

O balanço adequado entre uma grande área útil de filtração e um pequeno volume de enchimento é obtido por meio da acomodação do tecido utilizado no filtro, a principal forma de acomodar o tecido é o fole de sanfona.

A utilização dos filtros arteriais requer alguns cuidados, como possuir uma linha de segurança em forma de Y, que permite retirar o filtro de circulação em casos de obstrução, oclusão ou disfunção.

Hemoconcentrador

Também conhecido como ultrafiltro, o hemoconcentrador é de um conjunto de milhares de fibras hidrofílicas ocas semipermeáveis dispostas em paralelo dentro de um cilindro oco rígido de policarbonato transparente. Essas fibras são mais comumente manufaturadas em polisulfona, mas também podem ser de diacetato de celulose e cuprofano. Existem duas conexões nas extremidades para entrada e saída de sangue e duas conexões na lateral do hemoconcentrador para saída do hemofiltrado, composto de água e pequenas moléculas que atravessam os poros das fibras capilares.

O diâmetro interno das fibras é de aproximadamente 200 microns, as paredes possuem 12 a 15 microns e os poros do ultrafiltro filtram substâncias entre 10 e 35 Angstron. Dessa maneira, o filtro permite a passagem de água e substâncias com peso molecular inferior a 20.000 Daltons, como Ca^{++}, K^+, Mg^+, dobutamina, frações de heparina, fentanil, lidocaína, furosemida etc.

A ultrafiltração é governada pela diferença de pressão hidrostática através da membrana, ou seja, quanto maior a diferença de pressão hidrostática entre o interior e o exterior da membrana, mais eficiente e mais rápida será a ultrafiltração. Resume-se essa diferença como pressão transmembrana (PTM) pela fórmula:

$$PTM = Pe + Ps/2 + Pn$$

Sendo:

PTM = pressão transmembrana (mmHg);

Pe = pressão do sangue na entrada do ultrafiltro (mmHg)

Ps = pressão do sangue na saída do ultrafiltro (mmHg)

Pn = valor da pressão negativa aplicada ao efluente do ultrafiltro (mmHg)

Anticoagulação

A anticoagulação, normalmente realizada com uso de heparina não fracionada, é obrigatória nos pacientes que serão submetidos à CEC. Deve ser utilizado de 4-6 mg/kg de peso do paciente com o objetivo de atingir um tempo de coagulação ativado (TCA) acima de 480 segundos para iniciar a CEC.

Após o término do procedimento e a remoção das cânulas arteriais e venosas, é realizada a reversão total ou parcial da heparina. Para a reversão, é utilizada a protamina na dose de 1 UI (uma unidade) de protamina para cada 1 UI (unidade) de heparina, lembrando que 1 mg (um miligrama) de heparina corresponde a 50 unidades dessa medicação.

Canulação para CEC

Para realizar a CEC, é necessário uma via para a drenagem do sangue venoso (cânulas venosas) e uma via para o sangue arterial. Isso é estabelecido pela canulação de vasos centrais ou periféricos.

Canulação central

A canulação central é a mais utilizada durante os procedimentos para as correções de cardiopatias congênitas ou adquiridas e consiste na canulação das veias cavas (superior e inferior) ou diretamente no átrio direito para a drenagem venosa, enquanto a canulação arterial é realizada, usualmente, pela aorta ascendente. Para tanto, são utilizadas cânulas específicas para isso e com tamanhos diferentes para cada faixa de peso dos pacientes.

Canulação periférica

Nessa modalidade, a canulação pode ser realizada pelas artérias e veias femorais ou pelo pescoço da criança. A canulação periférica é mais utilizada quando há necessidade de iniciar a circulação extracorpórea antes da abertura do tórax, como nos casos de reoperações onde há grande risco de lesão das estruturar cardíacas durante a abertura do esterno.

A canulação femoral é a mais utilizada em adultos e pode ser utilizada nas crianças acima de 10 quilos, que apresentam diâmetros da artéria e veia femoral adequados para a canulação. Podendo a canulação ser feita de modo percutâneo, sem necessidade de dissecção (Figura 8.2).

A canulação cervical é a técnica de eleição nos neonatos e crianças abaixo de 10 quilos. Geralmente, é utilizado uma cânula especifica para a drenagem venosa introduzida na veia jugular interna que chega até o átrio direito para melhor drenagem. Para a canulação arterial, uma cânula própria é introduzida de maneira que fique locada no início do arco aórtico (Figura 8.3). O posicionamento das cânulas pode ser verificado com auxílio de ecocardiograma ou fluoroscopia.

Resposta do organismo à CEC

O paciente no qual o fluxo sanguíneo está sendo temporariamente provido pela máquina de circulação extracorpórea está em um estado anormal, que acomete a maioria, senão todos os sistemas fisiológicos. Todos os componentes das respostas inflamatórias, humoral e celular são ativados. Sendo a resposta inflamatória sistêmica observada comparável à resposta cirúrgica e ao trauma, mas de maneira exacerbada.

Circulação Extracorpórea em Cirurgia Cardíaca

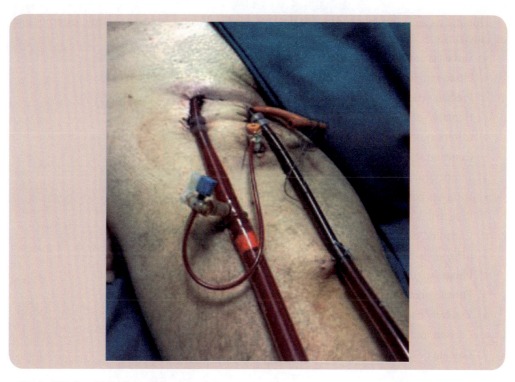

- Figura 8.2. Canulação femoral por punção.

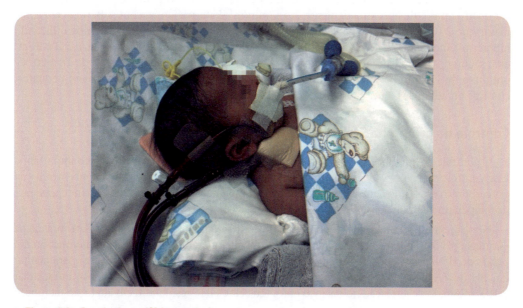

- Figura 8.3 . Canulação periférica cervical.

Durante a CEC, um grande número de variáveis fisiológicas está sob controle externo, total ou parcialmente:
- » Variáveis controláveis:
- » Fluxo sanguíneo (débito cardíaco);
- » Pressão venosa sistêmica;
- » Hematócrito;
- » Composição química do perfusato (sangue do circuito);
- » Concentração de oxigênio e gás carbônico arterial;
- » Temperatura do perfusato e do paciente.
- » Variáveis parcialmente controláveis:
- » Resistência vascular sistêmica;
- » Consumo oxigênio celular;
- » pH e acidemia;
- » Fluxo sanguíneo nos órgãos;
- » Função orgânica (rins, fígado, pulmão, cérebro, etc).
- » Variáveis não controláveis:
- » Cascata inflamatória;
- » Cascata de coagulação.

Fluxo sanguíneo durante a CEC

Durante a circulação extracorpórea, o fluxo sanguíneo é ajustado pelo perfusionista. Esse fluxo deve ser ajustado de acordo com a idade, peso e a temperatura corporal do paciente. Na prática, quando a temperatura está acima de 28 °C, o fluxo para lactentes e crianças de até quatro anos é de aproximadamente 2,5 L/min/m². Para pacientes com superfície corpórea maior que 2,0 m², um fluxo de 1,8 a 2,0 L/min/m² é suficiente. Quando estamos utilizando hipotermia moderada, o fluxo da CEC pode ser reduzido para aproximadamente 1,7 L/min/m² com segurança. Nas cirurgias realizadas com hipotermia profunda, temperatura de 18 a 20 °C, um fluxo de 1 L/min/m² pode ser utilizado com segurança por longos períodos em neonatos, crianças ou adultos (Figura 8.4).

Controle do pH: Alpha Stat *versus* pH Stat

O controle do equilíbrio acidobásico durante a circulação extracorpórea é muito importante. Esse controle pode ser realizado de duas maneiras, uma fazendo a correção da concentração de gás carbônico de acordo com a temperatura (pH Stat) ou manter essa concentração independente da temperatura (Alpha Stat).

No manejo Alpha Stat, o pH é mantido em 7,40 independente da temperatura corporal; já na estratégia pH Stat, o pH é corrigido de acordo com a temperatura. Durante a hipotermia, há um estado de alcalose metabólica, na estratégia pH Stat o CO_2 é incorporado ao sistema para manter um pH de 7,4 naquela determinada temperatura. Isso cria um estado de acidose intracelular (pHi), resultado de alteração no balanço entre íons H^+ e OH^-, resultando em alteração na função

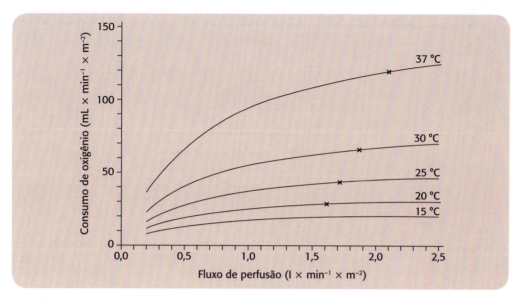

- Figura 8.4. Fluxo sanguíneo e consumo de oxigênio, de acordo com a temperatura corporal.

[Fonte: adaptada de Kirklin/Barratt-Boyes, 3. ed.]

das enzimas intracelulares. Portanto, a grande vantagem do método Alpha Stat é a preservação do pHi e, portanto, a manutenção da ação enzimática celular.

O método preferencial de manejo do pH em crianças e neonatos é o Alpha Stat, no entanto, alguns grupos utilizam o método pH Stat durante a hipotermia profunda e parada circulatória total.

Refêrencias bibliográficas

1. Gomes WJ, Saba JC, Buffolo E. 50 anos de circulação extracorpórea no Brasil: Hugo J. Felipozzi, o pioneiro da circulação extracorpórea no Brasil. Rev Bras Cir Cardiovasc. 2005;20(4):1-6.
2. Romaine-Davis A. Philadelphia, PA: University of Pennsylvania Press; 1991. John Gibbon and His Heart-Lung Machine; p. 69.
3. Kirklin JW, Dushane JW, Patrick RT, et al. Proc staff meet Mayo Clin. 1955; 30(10):201-6.
4. Jones RE, Donald DE, Swan HJ, Harshbarger HG, et al. Proc Staff Meet Mayo Clin. 1955; 30(6):105-13.
5. Kaukuntla H, Harrington D, Bilkoo I, et al. Temperature monitoring during cardiopulmonary by-pass – do we undercool or overheat the brain?. Eur J Cardiothorac Surg. 2004; 26(3):580-5.
6. Shann KG, Likosky DS, Murkin JM, et al. An evidence-based review of the practice of cardiopulmonary bypass in adults: a focus on neurologic injury, glycemic control, hemodilution, and the inflammatory response. J Thorac Cardiovasc Surg. 2006; 132(2):283-90.
7. Grocott HP, Mackensen GB, Grigore AM, et al. Neurologic Outcome Research Group (NORG). Cardiothoracic Anesthesiology Research Endeavors (CARE) Investigators' of the Duke Heart Center. Stroke. 2002; 33(2):537-41.
8. Jonas RA, Bellinger DC, Rappaport LA, et al. Relation of pH strategy and developmental outcome after hypothermic circulatory arrest. J Thorac Cardiovasc Surg. 1993; 106:362-368.
9. Somero GN, Withe FN. Enzymatic consequences under alpha-stat regulation. In Rahn H, Prakash O (eds): Acid base Regulation and Baby Temperature. Boston, Nijhoff, 1985, pp 55-80.

CAPÍTULO 9

Oxigenação por Membrana Extracorpórea (ECLS/ECMO) e Dispositivo de Assistência Ventricular (DAV)

- Daniel Garros
- Felipe Resende Caino
- Grace Caroline Van Leeuwen Bichara

Introdução

ECLS é a sigla que significa suporte de vida extracorpóreo (do inglês *extracorporeal life support*). O ECLS inclui terapias com foco em oxigenação, remoção de dióxido de carbono, suporte cardíaco ou uma combinação delas, e também inclui suporte hemodinâmico, como dispositivos de assistência ventricular (DAVs, abreviada em inglês como VADs). O termo ECLS tem sido usado de forma intercambiável com o termo ECMO (oxigenação por membrana extracorpórea), mas a ECMO é o termo preferido quando o objetivo é a troca de oxigênio e dióxido de carbono por meio de um oxigenador de membrana e um circuito extracorpóreo com bomba. De maneira geral, em nosso meio, o termo classicamente usado é ECMO. DAV se refere a todo equipamento que apenas oferece um reforço ou substituição de um ventrículo sem oxigenador acoplado; será alvo de discussão na segunda parte desse capítulo.

ECMO

A ECMO é uma técnica de suporte temporário de vida que conecta a circulação do paciente a um circuito externo com bomba ("coração") e um oxigenador de membrana ("pulmão"). para transferir oxigênio para o sangue e o acesso ao sangue é feito de maneira muito similar a outros tipos de circulação extracorporal conhecidos da medicina por muitas décadas, como a hemodiálise. A ECMO fornece um mecanismo para a troca gasosa, bem como suporte hemodinâmico, sendo indicada para todo paciente com insuficiência cardiopulmonar aguda, potencialmente reversível, levando a risco de vida, sem resposta a terapia convencional aplicada e já otimizada.

DAV

Os dispositivos de assistência ventricular (DAVs) são bombas mecânicas que assumem a função do ventrículo em falência e restauram a hemodinâmica normal e o fluxo sanguíneo para os órgãos-alvo. Esses dispositivos são úteis em três grupos de pacientes.

1. Pacientes que necessitam de assistência ventricular para permitir que o coração descanse e recupere sua função. É fundamental nesses casos se obter drenagem completa do ventrículo para esvaziá-lo, diminuir o trabalho miocárdico e maximizar a perfusão subendocárdica. Na maioria das vezes, são pacientes com choque pós-cardiotomia;
2. Pacientes que necessitam de ponte para transplante, com miocardite aguda ou pos-quimioterapia, cardiomiopatia, infarto do miocárdio (em crianças em coronária anômala) ou doença cardíaca terminal, onde não se espera que recuperem a função cardíaca adequada;
3. Ponte para a recuperação. Hoje se sabe que existem mecanismos que levam ao remodelamento cardíaco e ou a recuperação miocárdica com melhora da função ventricular esquerda, permitindo o explante.

Neste capítulo, após discutirmos a utilização da ECMO, vamos revisar brevemente os DAVs mais comumente usados em pediatria, alertando ao leitor que a tecnologia nessa área está evoluindo rapidamente e atualizações frequentes na literatura são necessárias.

Tipos de ECMO

Durante o suporte extracorpóreo, o sangue é drenado do paciente para uma bomba externa (rolamento ou centrífuga), que bombeia o sangue através de uma membrana de troca (silicone ou oxigenador de polimetilpenteno) para oxigenação e remoção de CO_2, passando por um aquecedor para então retornar o sangue para a circulação do paciente (Figura 9.1).

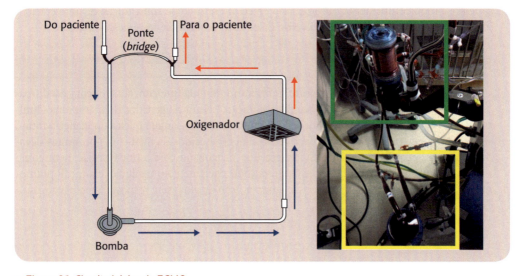

- Figura 9.1. Circuito básico de ECMO.
  [Fonte: acervo dos autores.]

Classificação das Modalidades de ECMO segundo a nomenclatura de Maastrich

» ECMO cardíaca: quando a indicação primária de suporte na insuficiência ventricular esquerda e/ou direita por meio de suporte de troca cardíaca e gasosa. Embora não impliquem nenhum modo ECLS específico ou configuração de canulação, a ECMO V-A é a mais utilizada;

» ECMO respiratória: quando a indicação primária é para suporte na insuficiência respiratória, fornecendo troca gasosa. Embora não impliquem nenhum modo ECLS específico ou configuração de canulação, a ECMO V-V é a mais utilizada;

» ECPR: aplicação de ECMO V-A de rápida implantação, geralmente por canulação periférica, para fornecer suporte circulatório em pacientes nos quais a ressuscitação cardiopulmonar convencional (RCP) não obtém sucesso no retorno sustentado da circulação espontânea (ROSC sustentado);

» EISOR (*extracorporeal interval support for organ retrieval*): uso de ECMO V-A para proporcionar a perfusão tecidual em doadores de órgãos sem batimentos cardíacos no intervalo entre a declaração de morte e a recuperação de órgãos.

Configurações da ECMO

» Venoarterial (V-A): a ECMO V-A fornece suporte cardíaco e pulmonar. O sangue é drenado do lado venoso da circulação e bombeado de volta, oxigenado, no lado arterial. As cânulas podem ser colocadas via central (transtorácica) no átrio direito e aórta, modo frequentemente utilizadas em pacientes cardíacos pós-operatórios ou periférico por punção percutânea ou dissecção dos vasos.

A drenagem é feita com uma cânula inserida na veia jugular interna direita, ou na veia femoral ou diretamente no átrio direito. O sangue é bombeado de volta à aorta por meio de uma cânula colocada no lado da circulação sistêmica, via artéria carótida direita até o arco aórtico, ou pela artéria femoral até a aorta abdominal alta, sendo bombeado no sentido do coração, ou ainda diretamente na aorta pela canulação central.

» Venoveno arterial (VV-A): anteriormente chamada de VAV, essa é uma configuração híbrida de suporte extracorpóreo VV e VA em que o circuito extracorpóreo drena o sangue do sistema venoso e retorna nos sistemas venoso e arterial sistêmico. A ECMO VV-A fornece suporte pulmonar (componente VV) e cardíaco (componente VA) em pacientes com insuficiência cardiopulmonar combinada.

» Venovenosa (V-V): A ECMO V-V fornece suporte pulmonar. O sangue é drenado do lado venoso da circulação e bombeado de volta, oxigenado, também no lado venoso. Nessa modalidade, o sangue é drenado do átrio direito pelos orifícios posteriores e inferiores de uma cânula de duplo lúmen inserido na jugular direita e retornado ao mesmo átrio direito pelos orifícios anteriores da mesma cânula, que sendo esses orifícios de retorno do sangue oxigenado direcionado para a valva tricúspide. As novas canulas de dupla via tem um orifício na veia cava superior e um na cava inferior no mesmo canal e o retorno por outro canal com seu orifício de saída direcionado para válvula tricúspide (p. ex., Avalon Elite Bi-caval, Getinge, SW e OriGen Dual Lumen, Austin, Tx, USA) (Figura 9.2). Para sua colocação apropriada se faz necessário a verificação da posição do orifício de saída com Ecocardiograma.

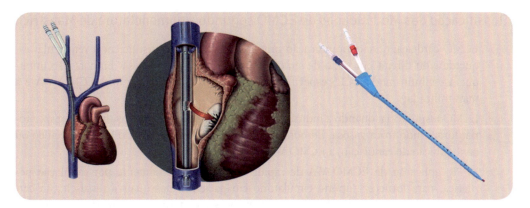

- Figura 9.2. Avalon Elite Bi-Caval (esquerda) e OriGen Dual Lumen (direita).

[Fonte: cortesia das empresas.]

Uma das limitações da ECMO V-V é a recirculação do sangue já oxigenado de volta para o circuito da ECMO, sem chegar ao paciente. A recirculação pode ser causada por mau posicionamento das cânulas, hipovolemia, pneumotórax, tamponamento cardíaco, disfunção ventricular ou fluxo sanguíneo na ECMO muito elevado.

Na falta de cânulas de duplo lúmen (como no Brasil), e/ou em crianças maiores se pode utilizar em ECMO V-V com duas cânulas, removendo o sangue da veia jugular e devolvendo-o pela veia femoral ou vice-versa.

A ECMO V-V se requer um coração com função normal. Não há suporte hemodinâmico direto, mas a melhora da oxigenação e da acidose, assim como a redução dos parâmetros de ventilação mecânica acarretam numa melhora hemodinâmica secundária. Essa modalidade de ECMO evita a canulação da artéria carótida ou femoral, diminuindo as complicações decorrentes da canulação arterial como as embolizações sistêmicas por ar ou coágulos. O uso da ECMO V-V aumentou muito nos últimos anos; em cerca de 40% dos casos respiratórios neonatais e 50% dos pediátricos se utiliza ECMO V-V.

Tanto na ECMO V-V como na V-A se pode utilizar um acesso secundário para se obter maior fluxo de drenagem, sendo a veia cefálica a mais utilizada. Essa estratégia é especialmente útil nos casos de choque séptico, onde altos fluxos (> 150 mL/kg/min) são necessários (Figura 9.3).

Critérios de Indicação para ECMO

Respiratório

A seleção dos pacientes se faz baseada no risco de grave de morte, e de lesão pulmonar grave e irreversível se a terapêutica de ventilação mecânica convencional for continuada. Por isso a reversibilidade da condição é fundamental, sendo que a ECMO vai proporcionar um repouso respiratório e hemodinâmico com melhoras gasométricas.

As recomendações do grupo de consenso em SDRA são:

- » SDRA pediátrica grave, causa reversível ou candidato a transplante pulmonar;
- » Troca gasosa inadequada antecedida de ventilação protetora

Oxigenação por Membrana Extracorpórea (ECLS/ECMO) e Dispositivo de Assistência Ventricular (DAV)

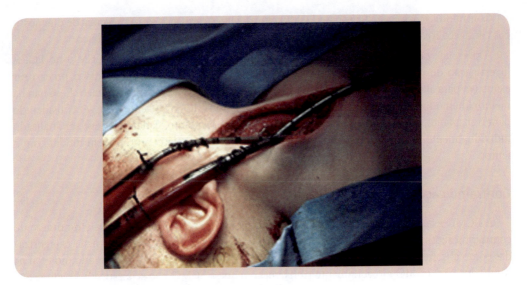

■ **Figura 9.3. Cânulas arterial e cânula venosa.**
[Imagem de arquivo pessoal, Stollery Children's Hospital, (DG). Uso com permissão.]

» Avaliação cuidadosa e estruturada do quadro clínico e a contribuição da ECMO no quadro geral do paciente;
» Avaliação seriada (em vários momentos) do paciente e não somente num ponto;
» Considerar com cuidado a contribuição da ECMO para a qualidade de vida futura do paciente e a probabilidade de benefício a longo prazo.

Entre os critérios pediátricos, estão:

» Índice de oxigenação (IO)* maior que 40 por 6h em ventilação mecânica invasiva (VMI) e/ou ventilação oscilatória de alta frequência (VOAF);
» IO acima de 35 por mais de 12h;
» Efeitos adversos da ventilação mecânica, p. ex. pneumotórax repetitivos;
» Ventilação mecânica maior ou igual que 10-12 dias;
» Hipercapnia com pH < 7,1 por 4 horas;
» Deterioração aguda com terapia ideal, após usos de posição prona e VOAF se possível.

*IO = pressão média das vias aéreas (cmH_2O) × FiO_2 (%)/PaO_2 (mmHg)

ECMO cardíaca

Entre as indicações cardíacas ou hemodinâmicas para pacientes pediátricos:

» Insuficiência cardiovascular grave, mas potencialmente reversível que não responde a drogas vasoativas, vasodilatadoras ou antiarrítmicas;
» Persistência de saturação venosa central (PVC) < 60% e pH < 7,15;
» Não conseguir desmamar de circulação extracorpórea após Cirurgia;
» Arritmia grave com má perfusão;
» Rápida deterioração ventricular ou disfunção grave.

Contraindicações específicas para ECMO em pacientes cardíacos são a presença de diagnósticos cardíacos irreparáveis e que não qualificam tampouco para transplante cardíaco.

A presença de lesão residual pode ser a causa de o paciente precisar de ECMO no PO. A investigação de um paciente que precisa ser colocado em ECMO no PO cardíaco precisa ser exaustiva para afastar lesões residuais utilizando a ecografia e o cateterismo cardíaco. E, se não há melhora hemodinâmica após um prazo de 3 a 7 dias em ECMO, o paciente deve ser considerado para transplante, se não há contraindicação específica. No entanto, cada caso deve ser analisado individualmente, uma vez que as contraindicações podem ser relativas ou podem mudar com o tempo.

Contraindicações gerais para ECMO

A ECMO está sendo oferecida a pacientes progressivamente mais complexos e o número de contraindicações continua a diminuir. Contraindicações contemporâneas podem ser categorizadas como absolutas e relativas. Pacientes de alto risco também pode ser considerado, no qual os resultados com ECMO são geralmente ruins, mesmo que a ECMO não seja especificamente contraindicada. A consulta a um centro especializado em ECMO deve ser feita para esses pacientes desse terceiro grupo.

Contraindicações absolutas

- » Anormalidades cromossômicas letais (por exemplo, trissomia 13 ou 18);
- » Comprometimento neurológico grave (p. ex., hemorragia intracraniana com efeito de massa);
- » Receptores alogênicos de transplante de medula óssea com infiltrados pulmonares;
- » Malignidade incurável;
- » Prematuridade (menor de 34 semanas).

Contraindicações relativas

- » Duração da ventilação mecânica pré-ECLS > 14 dias;
- » Procedimentos neurocirúrgicos recentes ou hemorragia intracraniana (nos últimos 1-7 dias, dependendo do aconselhamento neurocirúrgico);
- » Doença crônica pré-existente com prognóstico ruim a longo prazo;
- » Peso abaixo de 3 kg (alguns centros, 2 kg);
- » Acesso venoso inexistente (somente canulação central possível).

Pacientes de alto risco

- » Lactentes com coqueluche, pneumonia fúngica ou herpes *simplex* disseminado;
- » Infecção por citomegalovírus;
- » Disfunção severa de múltiplos órgãos;
- » Coagulopatia grave ou trombocitopenia.

Início da assistência em ECMO

A ECMO é iniciada de forma urgente, salvo algumas exceções como nas indicações eletivas para cirurgia de via aérea. Após a avaliação médica e a confirmação da necessidade de ECMO, o processo de canulação deve ocorrer no menor tempo possível e de forma organizada e segura.

Desse modo, os centros de ECMO devem possuir protocolos estabelecidos e *checklists* completos para auxiliar na rápida instalação, com as responsabilidades de cada profissional previamente determinadas.

A escolha da configuração da ECMO e os sítios de canulação devem ser discutidos em equipe, assim como o tamanho ideal das cânulas para atingir o fluxo sanguíneo adequado.

Usualmente, se inicia com fluxo de 120 mL/kg/min para RN, 100 mL/kg/min para lactentes e 80 mL/kg/min para crianças maiores, ajustando o fluxo conforme parâmetros hemodinâmicos e laboratoriais (pressão arterial, saturação arterial e venosa mista, lactato, perfusão periférica e de órgão-alvo). Pacientes em choque séptico refratário e pacientes com shunts cirúrgicos geralmente necessitam de fluxos maiores (120-180 mL/kg/min).

Atenção especial deve ser dada a estabilização e monitoração do paciente enquanto se prepara para o início da ECMO, já que são pacientes muito instáveis.

» Geralmente em crianças, a canulação é feita cirurgicamente, embora canulação percutânea tem sido cada vez mais descrita na literatura. Logo após a incisão da pele, um bolus de 50-100 U/kg de heparina intravenosa deve ser feito e após 5 minutos coletado exame de TCA (feito a beira leito). Para canulação segura, é necessário valores de TCA acima de 300 s.

» Imediatamente após o início da ECMO os parâmetros de ventilação devem ser ajustados para ventilação ultraprotetora (ou de repouso) e iniciar desmame gradativo de drogas vasoativas. Iniciar monitoração de pressões do circuito (pré-membrana, pós-membrana e pressão de acesso). Os parâmetros ventilatórios podem variar de acordo com a patologia e as características do paciente, mas de uma forma geral mantemos o PEEP 6-10, *Driving pressure* 10 (evitar mais que 15), FR 10 e FiO_2 40-60%.

Manejo diário

1. Avaliação do paciente
   » Sinais vitais: FC, PA, PVC, $SatO_2$, temperatura, $ETCO_2$;
   » Exame físico geral: pulsos, perfusão, edema, úlcera de pressão etc.;
   » Função renal, volemia e diurese: observar sinais de hematúria e hemólise. Evitar sobrecarga hídrica. Terapia de reposição renal lenta pode ser conectada ao circuito da ECMO;
   » Sedação e analgesia: o objetivo é manter conforto do paciente e a segurança da canulação, visando evitar a hipersedação e prevenindo a síndrome de abstinência e o *delirium*. A farmacocinética e farmacodinâmica das medicações em ECMO são peculiares e devem ser levadas em consideração ao se escolher as drogas para serem utilizadas. Uma boa combinação é dexmedetomidina (0,3-0,7 mcg/kg/h) ou midazolan (1-5 mcg/kg/min) e morfina (20-100 mcg/kg/h) ou fentanyl (2-5 mcg/kg/hora).

2. Checagem do circuito
   » Visualização sistemática desde a cânula venosa até a cânula arterial;
   » Procura de trombos, ar, integridade das conexões, diferença de coloração entre o lado venoso e arterial do circuito;

- » Uma boa fonte de luz é importante para ajudar a identificar trombos, fibrina, ar e rachaduras;
- » Verificar as RPMs, fluxo sanguíneo do paciente e do circuito, *sweep*, FiO$_2$ e pressões;
- » O *handcrank* e a bateria de *back-up* devem estar prontos e acessíveis;
- » Hemoderivados para emergência disponíveis. Sempre checar quantidades;
- » Pinças para clampeamento devem estar sempre disponíveis no carrinho de ECMO.

3. Coleta de exames
- » 6/6h: gasometria arterial e venosa, lactato, eletrólitos, Hb/Ht, plaquetas e TTPA;
- » 12/12h: gasometria pós membrana, fibrinogênio e INR;
- » 1 × ao dia: hemograma, ureia, creatinina, DHL, bilirrubinas, TGO, TGP, albumina e PCR;
- » Colher hemocultura diária nos 1os 3 dias e depois somente quando clinicamente indicado (suspeita de sepse);
- » Nem todos os serviços no Brasil têm disponível a dosagem de antiXa e hemnoglobina livre no plasma. Se houver a possibilidade, o antiXa é usado para guiar a anticoagulação e a hemoglobina livre para monitorar hemólise.

4. Ajustes conforme resultados
- » Ajustar fluxo de O$_2$ (*sweep*) para manter PCO$_2$ do paciente entre 40-50;
  - Aumentar fluxo de O$_2$ se PCO$_2$ do paciente maior que 50;
  - Reduzir fluxo de O$_2$ se PCO$_2$ do paciente menor que 40;
- » Ajustar FiO$_2$ da ECMO manter PaO$_2$ pós-membrana 150-200 (ECMO VA) e > 250 (ECMO VV);
  - Aumentar FiO$_2$ para aumentar a PaO$_2$ pós-membrana;
  - Reduzir FiO$_2$ para reduzir a PaO$_2$ pós-membrana;
- » A saturação arterial e venosa central do paciente são ajustadas com o fluxo da ECMO;
  - Na ECMO VA, o objetivo é oferecer fluxo suficiente para manter saturação venosa e NIRS acima de 65%, além de boa perfusão de órgão-alvo;
  - Na ECMO VV, o fluxo da ECMO deve ser ajustado para manter boa saturação arterial de O$_2$ (ao redor de 85%) com a menor taxa de recirculação possível (monitorada pela saturação venosa), além de boa perfusão de órgão-alvo.

Anticoagulação

O fornecimento e monitoramento de terapia antitrombótica para ECMO é um desafio. Idealmente, a função plaquetária e a ativação da hemostasia devem ser inibidas para minimizar a formação de coágulos no circuito do ECMO e para o paciente, mantendo a atividade pró-coagulante endógena para prevenir complicações hemorrágicas.

A heparina não fracionada (HNF) continua sendo o agente mais utilizado, usualmente em doses entre 15 e 30 UI/kg/h.

Cada programa de ECMO terá que apresentar uma abordagem para monitorar o efeito anticoagulante da HFN que funciona melhor para seus pacientes em seu centro. A dosagem à beira do leito do tempo de coagulação ativada (TCA) é usada em muitos centros no Brasil como o método de escolha para verificar o efeito da heparina e a qualidade da anticoagulação. O TCA ideal seria entre 160 e 200, podendo variar entre 140 e 220 dependendo do aparelho e da circunstância do paciente. Ele pode ser alterado por disfunção plaquetária, hemodiluição, hipotermia etc. A relação de TTPA também pode servir como parâmetro para monitorar a anticoagulação em ECMO, usualmente mantendo entre 1,8 e 2,5 vezes o valor de referência. A maioria dos serviços na América do Norte e Europa utiliza a dosagem do fator Anti-Xa como monitoramento da anticoagulação. Esse teste mede indiretamente a ação da heparina no sangue, analisando sua inibição da atividade do fator Xa. Se objetiva um nível entre 0,3 e 0,6. Não existe boa correlação numérica entre o Anti-Xa e o TCA, sendo que esse último serve como teste rápido à beira de leito para ver tendências, enquanto se espera o nível de Anti-Xa. Muitos centros de ECMO na Europa e Austrália, no entanto, utilizam tão somente em crianças abaixo de 10 kg o TCA e, acima desse peso, o TTPA – ideal manter entre 1,5 e 2 vezes o normal.

Novos anticoagulantes estão surgindo no mercado, especialmente da categoria dos inibidores diretos da trombina. A Bivaluridina é o mais promissor na ECMO, com o acompanhamento da Tempo de tromboplastina parcial (TPP) sendo medida para verificar a adequação da anticoagulação. Ideal é estar entre 1,5 e 2,5 vezes o normal.

Novos circuitos e componentes biocompatíveis de ECMO estão associados com menos tromboses de circuito, hemólise e outras complicações mecânicas. Em última análise, isso implicará em melhora da aplicação da ECMO, podendo resultar em menos complicações melhoria os resultados dos pacientes.

Retirada da ECMO

ECMO V-V

» Recrutamento pulmonar adequado, sem derrame pleural; Raio X com melhora importante;
» Desafio diário de oxigênio – teste de hiperóxia (O_2 a 100% no aparelho de ventilação mecânica, com gasometria prévia e após 1 hora sem aumentar outros parametros ventilatórios); espera-se que PaO_2 suba mais que 50-80;
» Desmame lentamente fluxos (20-30 ml/kg/min redução a cada 2 horas, até 30 mL/kg/hora; mantenha fluxo baixo por 12 h. Repita o procedimento no dia seguinte para ver se mantem parâmetros bons;
» Continue a remover o líquido até não esteja mais edemaciado;
» Reduza os fluxos a um mínimo tolerável sem causar trombose nas cânulas;
» Diminua o fluxo de varredura de gás (*sweep*) para mínimo e então remova o fluxo clampeando o tubo;
» Aumente parâmetros do ventilador para um volume tidal de 6 mL/kg/min, e FiO_2 até 0,6;
» Interrompa o fluxo de oxigênio para a membrana (*capping*);
» Se o paciente se mantém estável com gasometria aceitável por mais de 4 h, em tentativas repetidas (1-3 dias), estará pronto para sair de ECMO V-V.

ECMO V-A

» Comece a reduzir fluxos assim que a fração de ejeção melhorar;
» Tolere uma SvO_2 > 50-60%, ideal acima de 60%;

» Remova líquido agressivamente até que paciente esteja sem edema importante, e euvolêmico;
» Diminuir gradativamente (a cada 2 horas) o fluxo para 5-10 mL/kg/min;
» Mínimo 25-50 mL/min (risco de coagulação de cânula); manter fluxo baixo por 30-60 minutos sob risco de trombosar cânulas. Retorna para fluxo maior à espera do momento de decanular. Esse é um suporte cardíaco mínimo, baixo fluxo cria *shunt* D-E;
» Realizar ecocardiograma, obter gasometria arterial, lactato cada 15-30 min inicialmente;
» Monitore continuamente SpO_2, SvO_2, $ETCO_2$, NIRS, hemodinâmica;
» Ajuste a ventilação, inotrópicos conforme necessário (aumento não demasiado);
» Não clampear as linhas arteriais e venosas até a decanulação.

Obs.: somente faça clampeamento de cânula de O_2 e de *sweep* se o problema cardíaco se acompanhou de pulmão comprometido e for necessário testar a capacidade respiratória fora de ECMO.

Prognóstico e acompanhamento da ECMO

Neonatologia

A sobrevida pós-ECMO entre os pacientes neonatais varia de acordo com a doença de base, com os casos com causas respiratórias apresentando os melhores resultados, demonstrando cerca de 75% de sobrevida até a alta hospitalar, segundo os relatórios ELSO e LATAM ELSO.

Dentre todas as causas respiratórias, os neonatos com síndrome de aspiração de mecônio (SAM) apresentam a maior taxa de sobrevida: 94% para alta hospitalar. VV ECMO é geralmente usado para SAM, que está associado a uma menor taxa de riscos e complicações, como infartos cerebrais e convulsões, e pequenas alterações nos padrões de fluxo sanguíneo.

Por outro lado, os pacientes tratados com ECMO para causas cardíacas têm uma menor taxa de sobrevida, perto de 45%. Entre os pacientes tratados com ECMO para causas cardíacas estão notavelmente aqueles com cardiomiopatia e miocardite, com taxas de sobrevida até a alta hospitalar de 61 e 51%, respectivamente. Nos últimos anos, a ECMO tem sido utilizada como uma ferramenta de ressuscitação cardiopulmonar (como parte das medidas de ressuscitação – *E-CPR*) com resultados variáveis, com taxas de sobrevivência próximas de 40-50%.

A sobrevida e o prognóstico neurológico em cinco anos entre pacientes submetidos a ECMO para causas não cardíacas é, em geral, muito bom, mas piora com menor idade gestacional, menor peso ao nascer e maior OI pré-ECMO. Os piores resultados na evolução neurológica são com pacientes com diagnóstico de choque séptico. No entanto, fatores preexistentes e a gravidade dos recém-nascidos ao entrarem em ECMO parecem ser os principais determinantes do prognóstico a longo prazo.

O prognóstico respiratório a longo prazo depende da etiologia de base, do grau de barotrauma e da duração da exposição ao oxigênio. Entre 10 e 30% dos pacientes com hérnia diafragmática congênita apresentam episódios de sibilância aos 10 anos de idade e cerca de 50% apresentam hiperinsuflação e episódios de obstrução das vias aéreas.

Pediatria

A sobrevida pós-ECMO é menor nos pacientes pediátricos do que nos neonatais, embora haja um melhor prognóstico no grupo com insuficiência respiratória, especialmente nos pacientes com asma, pneumonia por aspiração, pneumonia viral e síndrome da angústia respiratória aguda pós-operatória ou pós-traumática. A pneumonia viral é a condição mais comum que leva à ECMO pediátrica; entre suas etiologias, o vírus sincicial respiratório tem a maior taxa de sobrevivência pós-ECMO com 70%. Pacientes com pneumonia causada por outros vírus e por *Bordetella pertussis* apresentam taxas de sobrevida inferiores a 56% e 39%, respectivamente.

Os pacientes pediátricos que recebem ECMO por causas cardíacas têm uma taxa de sobrevida um pouco maior do que seus pares neonatais (55% de sobrevida até a alta hospitalar), destacando as taxas de sobrevida de 72% e 61% para miocardite e cardiomiopatia, respectivamente.

DAV

Descrevemos a seguir de forma resumida os tipos de DAV e como funcionam. É importante destacar que cada país tem suas regulamentações específicas quanto a uso de tecnologia de saúde, por isso não descrevemos os regimes de uso aprovados nos EUA, Europa ou Brasil.

DAV de curta duração

Os DAVs de curta duração (Figura 9.4) são usados no tratamento agudo do choque cardiogênico ou disfunção ventricular durante ou pós cirurgia cardíaca com a expectativa de recuperação do paciente. Esses dispositivos são implementados por horas a dias (< 14 dias), como uma "ponte para a decisão". Vale destacar que em nosso meio, a ECMO ainda é utilizada para esse propósito, mas se sabe que o ideal é mudar para um dispositivo que exija menor suporte pessoal e menor anticoagulação, e os resultados em termos de alcançar o transplante são superiores.

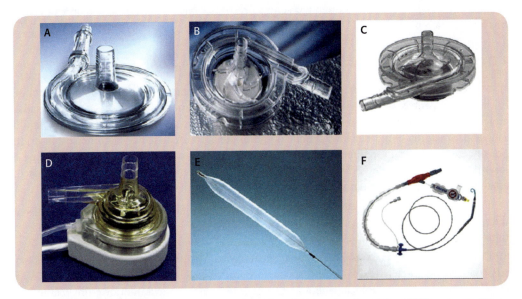

- Figura 9.4. DAVs de curta duração. (A) Maquet Rota-Flow; (B) Thoratec CentriMag; (C) Thoratec PediMag; (D) Tanden Heart; (E) Bomba tipo balão intra-aórtico pediátrico; (F) Abiomed Impella.

[Fonte: reproduzido e adaptado de Chopski SG, et al. Artificial Organs 2017;41(1):E1-E14.]

CentriMag e PediMag (Thoratec Corporation, USA)

Esses DAV são bombas centrífugas extracorpóreas de uso a curto prazo, como suporte para VE, VD ou biventricular em crianças e adultos. Elas têm rotores magneticamente suspensos para minimizar o desgaste e o risco de hemólise e trombose. O Centri-Mag pode fornecer 0,5-10 L/min de fluxo sanguíneo com um volume de *priming* de 33 mL.

Numa versão menor, o PediMag fornece fluxos entre 0,4 e 1,7 L/min de sangue com um volume de ejeção de 14 mL. É utilizada em doentes com área de superfície corporal inferior a 1,3 m^2. Para suporte do VE a cânulas se inserem no átrio e na aorta esquerdos e, para o suporte ao VD, no átrio direito e na artéria pulmonar. Essas bombas estão disponíveis no Brasil.

RotaFlow (Maquet, USA)

É uma bomba de circulação centrífuga com um impulsor levitando magneticamente e pode fornecer fluxos de até 10 L/min. A bomba tem um volume de *priming* baixo (32 mL) e é capaz de suportar pacientes de diversos tamanhos. É uma bomba muito usada em circuitos de ECMO. Ela está disponível no Brasil.

TandemHeart (LivaNova, London, UK)

Dispositivo extracorpóreo de que é inserido percutaneamente na veia femoral e posicionado no AE por uma punção do septo atrial. O sangue é removido do AE e bombeado para a artéria femoral. Esse DAV se usa para pacientes com superfície corporal superior a 1,3 m^2 sendo usado como uma ponte para a recuperação de pacientes com miocardite aguda, ou como uma ponte para a VAD ou para transplante. Uma das vantagens é a descompressão AE por meio da septectomia. Embora seja projetado para suporte de VE, também tem sido aplicado em casos de apoio do lado direito e biventricular, porém para curto prazo (6 horas). Uma versão pediátrica está em fase final de desenvolvimento.

O Impella 5.0 e o Impella 2.5 (AbioMed, Inc., Danvers, MA, EUA)

São bombas de fluxo axial intravasculares contidas em cateter para pacientes em choque cardiogênico. Ambas as bombas operam sendo inseridas na artéria femoral e são posicionadas através da válvula aórtica com a entrada (*inlet*) retirando sangue do VE e a saída (*outlet*) ejetando sangue para a aorta. O Impella LP 5.0 pode bombear até 5 L/min de fluxo sanguíneo e é inserido por um cateter de 21 Fr, enquanto o Impella LP 2.5 pode produzir até 2,5 L/min de fluxo e é inserido por um cateter de 13 Fr. Ambas as bombas são capazes de aumentar o débito cardíaco, assim como a perfusão coronariana, e podem fornecer até 14 dias de suporte.

O Impella LD é um dispositivo similar ao Impella LP 5.0 com um método de implantação diferente. O LD é implantado por toracotomia para conectar uma cânula à aorta para assim permitir o acesso à valva aórtica.

O Impella RP é uma bomba de sangue separada para suporte do RV sendo capaz de ser passada por um cateter de 11 Fr. O dispositivo é inserido pela veia femoral e dentro da veia cava inferior. A bomba é colocada com a entrada (*inlet*) na veia cava inferior e uma cânula de nitinol flexível engloba o AD, a válvula tricúspide, o VD e a valva pulmonar, de modo que a saída (*outlet*) da bomba está na artéria pulmonar. A Impella RP pode fornecer até 5 L/min de fluxo com um tempo de suporte de até 14 dias.

As bombas de fluxo axial Impella tem ainda uso limitado na população pediátrica, apesar de seu sucesso em adultos. O diâmetro grande do Impella LP 5.0 em comparação com pequenos vasos pode exigir um corte direto do vaso femoral ou a esternotomia invasiva e o implante de cânula para inserção direta na aorta abdominal em lactentes e crianças menores. As complicações com o sistema Impela ainda são bastante frequentes em pediatria, como sangramentos, tromboses e embolias distais, hemólise e isquemia de membros inferiores.

DAVs de longa duração

Os dispositivos mecânicos de longo prazo são empregados em pacientes que provavelmente não se recuperam de disfunção cardíaca e precisam de suporte além de 14 dias (Figura 9.5). Existem basicamente dois tipos de DAV nesses casos crônicos: DAVs de fluxo pulsátil (que refletem mais proximamente a fisiologia) e DAVs de fluxo contínuo não pulsátil (semelhante a ECMO). O coração de Berlim EXCOR é o protótipo de um DAV do tipo pulsátil, e os demais são de fluxo contínuo.

Embora os DAV de fluxo pulsátil forneçam suporte superior e maior durabilidade em comparação com a ECMO, elevados índices de eventos adversos persistem, incluindo acidente vascular cerebral, infecções e sangramento. Por isso, existe uma tendência mundial de maior uso dos DAVs de fluxo contínuo e aperfeiçoar essa tecnologia.

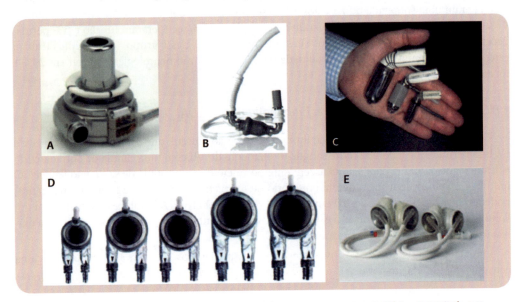

- Figura 9.5. DAVs de longa duração: (A) HeartWare; (B) Thoratec HeartMate II; (C) Jarvik 2000 (adulto, criança e lactente – Es para Dir); (D) Berlin Heart EXCOR; (E) Syncardia, coração artificial total.

[Fonte: Reproduzido e adaptado de Chopski, SG et al. Artificial Organs 2017;41(1):E1-E14.]

- *"Berlin Heart EXCOR" ou Coração de Berlim (Berlin Heart GmbH, Berlim, Alemanha)*

É um dispositivo paracorpóreo pulsátil que pode suportar pacientes em uma ampla variedade de tamanhos, de lactentes a adolescentes (10, 15, 25, 30,50 e 60 mL de volume de ejeção). A bomba é acionada pneumaticamente com um bolsa de sangue de poliuretano que é acionado pela pressurização e esvaziamento de uma cavidade de ar separada. Um lado da membrana de silicone está a bolsa de ar pressurizado, e do outro o sangue numa mesma câmera metálica. A rugosidade na membrana de silicone tem importância clínica na avaliação do paciente, denotando ejeção deficiente ou falta de volume conforme se apresenta na visualização externa direta. As cânulas de silicone são usadas para conectar o dispositivo ao paciente e ocasionalmente, são colocadas por antecipação já como parte dos circuitos de ECMO para o suporte de transição a longo prazo.

O EXCOR está disponível no Brasil e alguns serviços tem acumulado boa experiência. Ele tem sido usado com sucesso em pacientes com ICC para melhorar as circulações pulmonar e sistêmica. A implantação cirúrgica pode ser complicada pela anatomia do paciente e por cirurgias prévias com fibrose excessiva, e também pode dificultar na hora de transplantar o paciente – prolongando mais o tempo de transplante, para o que o time tem que ser alertado.

A incidência de complicações neurológicas com o Coração de Berlin ainda preocupa muito, sendo superiores às descritas com ECMO. Jordan et al. relataram as conclusões do estudo multicêntrico de 204 crianças que receberam o Coração de Berlin EXCOR, com 73 complicações neurológicas em 59 pacientes, sendo que 29% tiveram mais que um evento neurológico. A maioria dos eventos neurológicos foi acidente vascular cerebral isquêmico.

A sobrevida geral dos pacientes portadores de EXCOR tem sido acima de 50%, com melhores resultados sendo em pacientes com IC relacionada a cardiomiopatias e miocardites. Almond et al. relataram uma sobrevida de 75% aos 12 meses, em 204 receptores do Coração de Berlim em 47 instituições, sendo que 64% chegaram ao transplante, 6% recuperaram função e 5% permaneceram vivos com DAV continuado. O estudo revelou que, desse grupo, 59 pacientes tinham cardiopatia congênita com uma mortalidade de 47%. Disfunção neurológica ocorreu em 29% e foi a maior causa de morte.

▪ HEARTWARE HVAD (Heart-Ware, Framingham, MA, EUA)

Esse DAV é uma bomba centrífuga, fluxo contínuo não pulsátil, que é implantada no ápice do LV. Isso permite que a bomba retire sangue diretamente do VE com uma cânula de entrada curta e descarregue o sangue para a aorta ascendente por meio de uma cânula de saída não flexível. O impulsor é apoiado por meio de um equilíbrio de forças hidrodinâmicas e levitação magnética, podendo fornecer fluxos de 2 a 10 L/min para 1.800 a 4.000 rpm. A bomba é compacta com um volume de 50 cc e um peso de 145 g. O dispositivo é alimentado por uma transmissão transcutânea que é conectada a um controlador externo.

Limitações do uso de dispositivos em pacientes pediátricos incluem a restrição para uma concentração de ASC maior que 1 m2 e peso maior que 20 kg.

▪ THORATEC HEARTMATE II e III (Abbott Corp, St. Paul, MN, USA)

É um dos DAV de fluxo contínuo mais implantados para pacientes adultos com ICC. O impulsor é apoiado por rolamentos de esfera e copo imersos em sangue, que permitem que a bomba opere a velocidades até 15.000 rpm e gerar fluxos sanguíneos de 0,5 a 10 L/min. A fonte de energia são bateria recarregáveis, pesando aproximadamente 450 g cada. Um par de baterias oferece 12 h de suporte ininterrupto.

Um dos melhores estudos com Heartmate II é o de Cabrera et al., publicado em 2013, que revisou pacientes pediátricos com esse DAV. O estudo incluiu 28 pacientes com idades entre 11 e 18 anos, 1,2 m² ou maior e comparou a um grupo de 359 jovens adultos com idades entre 19 e 39 anos. Cardiomiopatia dilatada foi o diagnóstico mais comum e dois pacientes pediátricos tinham cardiopatia congênita. O grupo pediátrico teve um aumento do sangramento e recuperação mais demorada no pós-operatório no período. Os dois grupos tiveram resultados positivos com índices de complicações semelhantes nos dois grupos; 58% dos pacientes pediátricos e 73% dos adultos jovens estavam em suporte aos 6 meses.

- **SYNCARDIA TAH (SynCardia Systems, Inc., Tucson, AZ, USA)**

Como um DAV de longo prazo, o SynCardia TAH é acionado pneumaticamente, tem um volume de 70 mL e pode suportar pacientes com BSA maior que 1,7 m². Um dispositivo menor de 50 mL para suportar pacientes na faixa de BSA de 1,2 a 1,7 m² existe para pacientes pediátricos.

A completa remoção dos ventrículos e válvulas permite o suporte mecânico das circulações sistêmica e pulmonar.

- **JARVIK 2000 FLOWMAKER (Jarvik Heart, Inc., Nova York, NY, EUA)**

É um DAV de longo prazo que é implantado diretamente no ápice do VE e transfere sangue por meio de um enxerto de Gore-Tex para a aorta descendente. O dispositivo existe em três tamanhos (adulto, criança e criança) para suportar uma ampla gama de tamanhos de pacientes. A bomba tem um impulsor que é ancorado por rolamentos de cerâmica lubrificados a sangue e gira a 8.000-12.000 rpm para gerar vazões de 3 a 7 L/min. Embora a bomba seja projetada para o VE, ela adaptado para apoiar o RV para promover apoio biventricular.

Seleção de tipo de equipamento

O clínico deve analisar os seguintes fatores para determinar a seleção de dispositivos:

1. Qual é a doença subjacente? O que está causando a insuficiência cardíaca (IC)? Cardiopatias Congênitas (CC) estruturais podem estar levando a uma falha na circulação ou é uma forma "simples" de insuficiência miocárdica?
2. Qual é a estimativa prevista de tempo que o suporte de DAV será necessário? Em cenários como miocardite ou insuficiência cardíaca, suporte usando um DAV temporário pode ser suficiente, enquanto em IC mais crônica um suporte prolongado com dispositivos duráveis pode ser necessário.
3. Que ventrículo (s) requerendo suporte: O paciente parece ter insuficiência biventricular ou é apenas um ventrículo que necessita de suporte? Isto é um fator crucial para a estratégia de implantação cirúrgica e para o manejo pós-operatório.
4. Qual é o peso do paciente e a área de superfície corporal (ASC)? O tamanho permanece um fator importante para a seleção de dispositivos em crianças, quando comparado com adultos.
5. O paciente será capaz de receber alta ou há algo que impeça a alta?

Usando as respostas para essas perguntas, a equipe médica deve selecionar o dispositivo adequado para o paciente e evitar a incompatibilidade de tamanho do dispositivo.

Os aparelhos mais usados atualmente (em adultos) são o HeartMate II/III, o Heartware Ventricular Assist Device e, em menor número, DuraHeart e o Berlin Heart. O desenvolvimento de DAVs de fluxo contínuo específico para crianças, como o Infant Jarvik, ainda sendo testado, está por ser aprovado.

Não há dúvida de que os resultados encorajadores da tecnologia DAV de fluxo contínuo em adultos tiveram um impacto profundo em seu uso em crianças. Para adolescentes quase adultos, que necessitam de um DAV de esquerda isolado (DAV-E), com fluxo contínuo tipo implantável é o mais comumente indicado. Ainda não está claro qual é o tamanho do corte para o uso desses dispositivos em crianças menores.

Cada um dos dispositivos de fluxo contínuo atuais (Heart Mate II / III, HVAD) na prática clínica tem sua própria idade aprovada e faixa de superfície corporal que varia, mas é em torno de 1,2 m². Dispositivos de fluxo contínuo dominam agora o campo em crianças acima de 5 anos (56% entre 6 e 10 anos de idade e atingindo 90% das crianças mais velhas) e os resultados parecem não ser inferiores aos dispositivos pulsáteis. Abaixo dessa faixa, há resultados mistos sobre desfecho e eventos adversos conforme o Registro Europeu de Pacientes com Suporte Circulatório Mecânico (EUROMACS)]. Para uma área de superfície corpórea menor de 0,6 m², o coração (pulsátil) de Berlim EXCOR continua sendo o standard. A nova câmara de bomba Berlin Heart EXCOR de 15 ml parece fechar uma lacuna para crianças com menos de 0,5 m². No geral, as crianças que pesam menos de 10 kg ainda precisam ser avaliadas com muito cuidado se tiverem doença coronariana e/ou disfunção hepática, porque seus resultados são inferiores.

Defendemos o uso de um DAV intracorpóreo sempre que possível, por várias razões, incluindo o fato da contínua melhora na sobrevida, a melhoria da capacidade de reabilitação e melhoria na qualidade de vida. No paciente que é agudo tipo pós-operatório, ou incapaz de desmame da CEC ou deteriora-se agudamente na UTI após cirurgia, recomendamos o uso inicial da ECMO ou um DAV como o PediMag (dependendo na função pulmonar). Se o choque cardiogênico pós-operatório se desenvolve de súbito e requer suporte mecânico urgente, se deve iniciar ECMO perifericamente. No entanto, uma vez determinado que não há patologia pulmonar, o paciente deve ser convertido e um DAV sem oxigenador para permitir a recuperação. Especificamente, tentamos evitar o uso de um oxigenador sempre que possível.

A Tabela 9.1 sumariza os diversos dispositivos e suas indicações e perfis.

■ Tabela 9.1. Dispositivos e indicações

Duração	Dispositivo (fabricante)	Posição mais frequente	Tipo de bomba	Recomendação do tamanho adequado do paciente (superfície corpórea)
Curta duração	RotaFlow (Maquet)	Canulação central	Contínua	Sem mínimo
	PediMag/Centrimag (Thoratec)	Canulação central	Contínua	Sem mínimo
	Tandem Heart (CardiacAssist)	Percutâneo	Contínua	> 1,5 m² A
	Impella 2.5/5 (Abiomed)	Percutâneo	Contínua	> 1,5 m² A
Longa duração	Berlin EXCOR (Berlin Heart)	Paracorpóreo	Pulsátil	Sem limite
	SynCardia TAH 70 cc (CardioWest)	Corpóreo	Pulsátil	> 1,7 m² B

Continua

■ Tabela 9.1. Dispositivos e indicações (continuação)

Duração	Dispositivo (fabricante)	Posição mais frequente	Tipo de bomba	Recomendação do tamanho adequado do paciente (superfície corpórea)
Longa duração	SynCardia TAH 50 cc (CardioWest)	Corpóreo	Pulsátil	> 1,2 m² B
	HVAD (HeartWare)	Pericárdica	Contínua	> 1,5 m² A
	Heart Mate II (Thoratec)	Bolsa pré-peritoneal	Contínua	> 1,5 m² A

A: pode ser usado *off-label* em crianças menores; B: medida ideal é determinada por estudo com reconstrução tridimensional e cirurgia virtual. [Fonte: traduzido e adaptado de Lorts A, Blume ED. Pediatric mechanical circulatory support: available devices and outcomes as bridge-to-transplant therapy. Current Opinion in Organ Transplantation 2015:20(5):557-561.]

Quando indicar um VAD para paciente em IC ou choque cardiogênico?

■ *Sistemas de classificação INTERMACS/PEDIMACS*

O INTERMACS é um banco de dados colaborativo patrocinado pelo NHLBI Americano, e coleta informações sobre dispositivos mecânicos de suporte circulatório duráveis aprovados pelo FDA (com capacidade uso domiciliar) implantados nos EUA. Existe um subgrupo dentro do sistema que é a versão pediátrica, e se chama PediMACS (Tabela 9.2).

O sistema não é apenas um registro, mas com os dados que se obteve ao longo dos anos, um sistema de risco foi delineado para seleção de pacientes para decisão de que tipo de suporte deve ser adotado. Para adultos, se usa a classificação de risco INTERMACS com graduações de 1 a 6. Em pediatria, a adaptação de acordo com sintomatologia e apresentação clínica permitiu a criação do sistema de risco PediMACS.

Os serviços especializados utilizam a classificação "PediMACS" para classificar os pacientes em IC e orientam para o momento de coloca-los em assistência. Veja a classificação geral e os modificadores no final da Tabela 9.2.

O momento adequado para colocar o paciente em suporte com DAV é a chave para o sucesso. Os pacientes em PediMACS 1 tendem a ter mais alta mortalidade quando comparados com classe 2 ou 3. O importante é se evitar o colapso circulatório e disfunção irreversível de órgãos sem expor o paciente a um risco inerente aos dispositivos. Pacientes que utilizaram ECMO *versus* em DAVs como ponte para transplante cardíaco têm maior mortalidade hospitalar por estarem com comprometimento físico, dentre outras razões. Um recente estudo demonstra que mais de um terço dos pacientes implantados com dispositivos extracorporais de fluxo contínuo foram submetidos a transplante com sucesso por 6 meses. Os programas estão conseguindo isso com as cânulas da EXCOR (Berlinheart) em combinação com um dispositivo extracorporais de fluxo contínuo.

■ Tabela 9.2. Sistema de classificação PediMACS

PediMACS 1	"Choque cardiogênico crítico" descreve um paciente que é "quase morrendo", pois o paciente apresenta hipotensão arterial com risco de vida e suporte pressórico inotrópico em rápida escalada, com hipoperfusão de órgãos críticos frequentemente confirmada pela piora da acidose e dos níveis de lactato. Esses pacientes tem modificadores A ou SCT – veja a seguir.
PediMACS 2	"Paciente em declínio progressivo"; descreve um paciente que demonstra ser "dependente" de suporte inotrópico, mas, no entanto, mostra sinais de deterioração contínua em nutrição, função renal, hepática e respiratória, retenção de líquido, com taquiarritmias, ou outros indicadores maiores de status. Paciente em *profile 2* também descreve um caso de sobrecarga de volume refratária, no qual as infusões de inotrópicos não podem ser mantidas por causa de arritmias, isquemia clínica, ou outra intolerância. Pode ter modificador A ou SCT.
PediMACS 3	"Estável, mas dependente de inotrópicos"; descreve um paciente clinicamente estável em doses leves a moderadas de inotrópicos intravenosos (ou tem dispositivo de suporte circulatório) após repetida documentação de falha no desmame sem hipotensão sintomática, piora dos sintomas ou disfunção orgânica progressiva (geralmente renal). É fundamental monitorar nutrição, função renal, balanço hídrico e estado geral cuidadosamente, a fim de distinguir entre um paciente verdadeiramente estável no perfil de paciente 3 e um doente que teve um declínio não apreciado, tornando-o Perfil de paciente 2. Esse paciente pode estar em casa ou no hospital. Paciente perfil 3 pode ter o modificador A e, se está no hospital com suporte circulatório, pode ter modificador SCT. Se o paciente estiver em casa a maior parte do tempo em infusão inotrópica ambulatorial, esse paciente pode ter um modificador PF se retornar com frequência ao hospital.
PediMACS 4	"Sintomas em repouso"; descreve um paciente que está em casa em uso terapia oral, mas frequentemente apresenta sintomas de congestão em repouso ou com atividades da vida diária (AVD). Criança pode ter ortopneia, falta de ar durante as AVD (p. ex., vestir ou tomar banho), sintomas gastrintestinais (desconforto abdominal, náuseas, falta de apetite), ascite incapacitante ou edema periférico grave (extremidade ou facial). Esse paciente deve ser cuidadosamente considerado para tratamento mais agressivo e um regime de acompanhamento intenso, que em alguns casos podem revelar uma falta de aderência que comprometeria os resultados com qualquer terapia. Esse paciente pode ter modificadores A e/ou PF.
PediMACS 5	"Intolerante à esforço"; descreve um paciente que está confortável em repouso, mas incapaz de se envolver em qualquer atividade, vivendo predominantemente dentro de casa ou confinado em casa. Esse paciente não apresenta sintomas congestivos, mas pode ter sobrecarga de volume crônica, frequentemente com disfunção renal, e pode ser caracterizado como intolerante ao exercício. Esse paciente pode ter modificadores A e/ou PF.
PediMACS 6	"Limitação de exercício"; também descreve um paciente que se sente confortável em descansar sem evidência de sobrecarga de líquidos, mas quem é capaz de fazer alguma atividade leve. Atividades da vida diária são atividades confortáveis e pequenas saídas fora de casa como visitar amigos ou ir a um restaurante, pode ser realizada, mas resulta em fadiga dentro de alguns minutos por qualquer esforço físico significativo. Esse paciente tem episódios ocasionais de agravamento dos sintomas e, provavelmente, foi hospitalizado por IC no último ano. Esse paciente pode ter modificadores A e/ou PF.
PediMACS 7	"Classe 3 NYHA" ou "Classe III de Ross"; descreve um paciente clinicamente estável com um nível razoável de atividade confortável, apesar de histórico de descompensação anterior que não é recente. Esse paciente é, geralmente, capaz de andar mais de um quarteirão. Qualquer descompensação que exija administração de diuréticos intravenoso ou hospitalização no mês anterior fazem dessa pessoa um perfil de paciente 6 ou inferior. Esse paciente pode ter apenas um modificador A.

Continua

■ Tabela 9.2. Sistema de classificação PediMACS (continuação)

Modificadores	
A: arritmia	Esse modificador pode alterar qualquer perfil. Taquiarritmias ventriculares recorrentes que recentemente contribuíram substancialmente para o curso clínico geral. Isso inclui choques frequentes do CDI ou necessidade de desfibrilador externo, geralmente mais de duas vezes por semana.
SCT: suporte circulatório temporário	Esse modificador pode alterar apenas pacientes confinados ao hospital, Perfis de pacientes 1 ou 2 e 3 (um paciente listado como Perfil do paciente 3 estável em inotrópicos que estiveram em casa até a admissão eletiva para DVA implantável não pode ter um modificador SCT); O suporte inclui, mas não está limitado a IABP, ECMO, RotaFlow, Tandem Heart, Levitronix, BVS 5000 ou AB5000, Impella, Sorin Revolution, Biomedicus.
PF: passageiro frequente	Esse modificador foi projetado para os perfis do paciente 4, 5 e 6. Esse modificador pode alterar o perfil do paciente 3 se normalmente em casa (a admissão frequente exigiria a escalonação do perfil do paciente 7 para o perfil do paciente 6 ou pior). O PF é usado para um paciente que exige frequentes visitas de emergência ou hospitalizações para usar diuréticos intravenosos, ultrafiltração ou terapia inotrópica breve. Frequentemente, seriam pelo menos duas visitas/admissões de emergência nos últimos 3 meses ou 3 vezes nos últimos 6 meses. Nota: se as admissões forem desencadeadas por taquiarritmia ou choques do CDI, o modificador a ser aplicado será A, não PF.

[Fonte: adaptada do sistema STS PediMACS original, Guia de Uso clínico. (STS PediMACS Site Users' Guide 2018; version 5, p. 20-22 (STS).]

Mantendo o paciente em DAV

A anticoagulação do paciente em DAV pode variar de acordo com o aparelho usado. De modo geral, os pacientes receberão uma combinação de uma droga antiadesão plaquetária (aspirina ou Dypiridamol) e uma droga do tipo antitrombótica, sendo a heparina de cadeia curta ou de cadeia longa.

O protocolo de Edmonton (*Edmonton Anticoagulation and Platelet Inhibition Protocol*) é o mais empregado. Ele utiliza teste de tromplastina parcial (TTP) e o fator anti-Xa como parâmetros, mas também leva em consideração o tromboelastograma (TEG).

Inicia com heparina sistémica, doses adequadas para manter o INR entre 2,7 e 3,7. O Dypiridamol e iniciado quando não há sangramento, se usa por aproximadamente 48 horas e depois que o tubo torácico foi removido, com paciente sem sangramento e se alimentando, inicia-se a Aspirina 1 mg/kg/dia, dividido em duas doses. Depois, se faz a transição para enoxaparina com o objetivo de manter um nível de Anti-Xa entre 0,6 e 1,0 U/mL em pacientes < 12 meses ou warfarina com o objetivo de um INR de 2,7 a 3,7 em pacientes ³ 12 meses de idade.

É importante seguir um protocolo e não permitir que se mude até que haja evidência clínica que obrigue à mudança. (Protocolo baseado em Steiner ME, Bomgaars LR, Massicotte MP; Berlin Heart EXCOR Pediatric VAD IDE study investigators. Antithrombotic therapy in a prospective trial of a pediatric ventricular assist device. ASAIO J. 2016 Nov; 62(6):719-27.)

Em adolescentes, com Heart Mate II, um dos protocolos mais usados é:
» Dentro de 48 h da implantação e quando não há mais sangramento, inicia com heparina não fracionada ou heparina de baixo peso molecular;
» Objetivo é PTT de 40-45s nas primeiras 48 h, com aumento a seguir de PTT a 50-60 s por 96 h;

» Inicia warfarin dentro de 48 h para se obter um INR de 2,0-2,5 pelo dia 5-7 de pós-operatório;
» Descontinue heparina quando o INR estiver a 2,0;
» Inicia a aspirina (81-325 mg) 2-5 dias pós-implante (se não houver sangramento);
» Manter INR a 2,0-2,5 e aspirina a longo prazo.

Argatroban e bivalirudina são inibidores parenterais diretos da trombina (DTIs) que têm sido usados com sucesso em pacientes com DAV e ECMO. Cada vez mais, os centros pediátricos têm relatado uma boa experiência com bivalirudina, tanto no dispositivo EXCOR como na ECMO em pacientes que "falharam" com a heparina.

Ao contrário da heparina, a bivalirudina pode inibir a trombina ligada ao coágulo. Esse medicamento pode ser monitorado com PTT, titulando 1,5 a 2 vezes o valor normal, embora a resposta não seja linear e o PTT frequentemente "estabiliza" apesar do aumento da dose de bivalirudina. Quando há estase venosa, a bivalirudina é metabolizada por degradação proteolítica, reduzindo seu efeito anticoagulante, o que poderia ser uma preocupação em pacientes com função cardíaca ruim.

Complicações dos DAVs

Aproximadamente 60% dos pacientes em DAV tem pelo menos um sangramento grave, infecção, mau funcionamento do dispositivo ou evento neurológico. A maioria dessas complicações ocorre precocemente (< 3 meses) no curso de suporte do paciente. Quase um quarto dos pacientes teve um grande evento hemorrágico ou infecção em recente revisão. Isso acontece em todos tipos de dispositivos, porém os de fluxo contínuo extracorporal tem taxas significativamente mais altas. Porém, a incidência de acidente vascular cerebral (AVC) tipo hemorrágico é baixo e não difere entre os dispositivos, sendo predominantes em pediatria os AVC tipo isquêmicos, por tromboembolismo.

Conclusão

A introdução da assistência respiratória e cardíaca com ECMO para pacientes gravemente enfermos em nossas UTIs representa um novo horizonte terapêutico de importante impacto. Um serviço de cirurgia cardíaca pediátrica moderno necessita do suporte de ECMO para ser completo, e estudos demonstram que, assumindo que os pacientes tratados com ECMO teriam morrido sem esse suporte, a mortalidade cirúrgica ajustada com combinação de casos diminuiu quase um terço (30%), segundo Bratton et al. (2017). Do mesmo modo, a prolongada espera de um transplante cardíaco ou pulmonar devido à falta de órgãos pode ser possível hoje em maior número de pacientes com o advento da assistência tipo DAVs. Cabe investir nessa área, em serviços especializados quaternários, para os quais os pacientes podem ser transferidos.

Referências bibliográficas

1. Noah MA, Peek GJ, Finney SJ, Griffiths MJ, Harrison DA, Grieve R, et al. Referral to an extracorporeal membrane oxygenation center and mortality among patients with severe 2009 influenza A(H1N1). JAMA. 2011;306(15):1659-68.
2. Morales DLS, Rossano JW, VanderPluym C, Lorts A, Cantor R, St Louis JD, et al. Third Annual Pediatric Interagency Registry for Mechanical Circulatory Support (Pedimacs) Report: Preimplant Characteristics and Outcomes. Ann Thorac Surg. 2019;107(4):993-1004.

3. Broman LM, Taccone FS, Lorusso R, Malfertheiner MV, Pappalardo F, Di Nardo M, et al. The ELSO Maastricht Treaty for ECLS Nomenclature: abbreviations for cannulation configuration in extracorporeal life support - a position paper of the Extracorporeal Life Support Organization. Crit Care. 2019;23(1):36.
4. Kolff WJ, Berk HT, ter Welle M, van der LEY AJ, van Dijk EC, van Noordwijk J. The artificial kidney: a dialyser with a great area. 1944. Journal of the American Society of Nephrology. 1997;8(12):1959-65.
5. George HÁ, Clowes J. Extracorporeal Maintenance of Circulation and Respiration. Physiological Reviews. 1960;40(4):826-919.
6. Kanto WPJ, Shapiro MB. The Development of Prolongued Extracorporeal Circulation. In: Zwischenberger JB, Bartlett RH, editors. ECMO - Extracorporeal Cardiopulmonary Support in Critical Care. Ann Arbor, Michigan, USA: ELSO; 1995. p. 14-25.
7. Zapol W, Snider M, Hill J, al. E. Extracorporeal membrane oxygenation in severe acute respiratory failure: A randomized prospective study. JAMA. 1979;242(20):2193-6.
8. Bartlett RH, Andrews AF, Toomasian JM, Haiduc NJ, Gazzaniga AB. Extracorporeal membrane oxygenation for newborn respiratory failure: forty-five cases. Surgery. 1982; 92(2): 425-33.
9. Baffes TG, Fridman J, Bicoff J, Whitehill J. Extracorporeal Circulation for Support of Palliative Cardiac Surgery in Infants. The Annals of Thoracic Surgery. 1970;10(4):354-63.
10. Bartlett RH, Gazzaniga A, Wetmore N, Rucker R, Huxtable R. Extracorporeal membrane oxygenation (ECMO) in the treatment of cardiac and respiratory failure in children. Trans Am Soc Artif Intern Organs.1980;26:578-81.
11. ELSO ELSO. International Summary 2018. Disponível em: https://www.elso.org/Registry/Statistics/InternationalSummary.aspx. Acesso em 17/8/2021.
12. Maksoud-Filho JG, Diniz EMA, Ceccon MEJ, et al. Circulação extracorpórea prolongada (ECMO) em recém-nascido com insuficiência respiratória por Síndrome de Aspiração Meconial: efeitos da administração de surfactante exógeno. J Pediatr (Rio J). 2001;77(3):243-8.
13. Dipchand AI, Kirk R, Naftel DC, Pruitt E, Blume ED, Morrow R, et al. Ventricular Assist Device Support as a Bridge to Transplantation in Pediatric Patients. J Am Coll Cardiol. 2018;72(4):402-15.
14. Miana L, Viotto G, Caneo LF, Turquetto A, Tanamati C, Foronda G, et al. Rational Use of Mechanical Circulatory Support as a Bridge to Pediatric and Congenital Heart Transplantation Braz J Cardiovasc Surg. 2018; 33(3): 242-9.
15. Schweiger M, Lorts A, Conway J. Mechanical circulatory support challenges in pediatric and (adult) congenital heart disease. Curr Opin Organ Transplant.2018;23(3).
16. Rossano JW, Lorts A, VanderPluym CJ, Jeewa A, Guleserian KJ, Bleiweis MS, et al. Outcomes of pediatric patients supported with continuous-flow ventricular assist devices: A report from the Pediatric Interagency Registry for Mechanical Circulatory Support (PediMACS). J Heart Lung Transplant.2016;35(5):585-90.
17. Cabrera AG, Sundareswaran KS, Samayoa AX, Jeewa A, Dean McKenzie E, Rossano JW, et al. Outcomes of pediatric patients supported by the HeartMate II left ventricular assist device in the United States. J Heart Lung Transplant.2013;32(11):1107-13.
18. Miller JR, Lancaster TS, Callahan C, Abarbanell AM, Eghtesady P. An overview of mechanical circulatory support in single-ventricle patients. Transl Pediatr.2018;7(2):151-61.
19. Lorts A, Blume ED. Pediatric mechanical circulatory support: available devices and outcomes as bridge-to-transplant therapy. Curr Opin Organ Transplant.2015;20(5).
20. Kirklin JK, Naftel DC, Kormos RL, Pagani FD, Myers SL, Stevenson LW, et al. Interagency Registry for Mechanically Assisted Circulatory Support (INTERMACS) analysis of pump thrombosis in the HeartMate II left ventricular assist device. J Heart Lung Transplant. 2014;33(1):12-22.
21. Dalton HJ, Macrae DJ, Pediatric Acute Lung Injury Consensus Conference Group. Extracorporeal support in children with pediatric acute respiratory distress syndrome: proceedings from the Pediatric Acute Lung Injury Consensus Conference. Pediatr Crit Care Med 2015;16(5 Suppl 1):S111-S7.
22. Thiagarajan RR, Barbaro RP, Rycus PT, Mcmullan DM, Conrad AS, Fortenberry JD, et al. On behalf of the ELSO member centers. ASAIO J. 2017;63(1):60-67.
23. Dimas VV, Murthy R, Guleserian KJ. Utilization of the Impella 2.5 micro-axial pump in children for acute circulatory support. Catheter Cardiovas Interv.2014;83(2):261-2.
24. Jordan LC, Ichord RN, Reinhartz OJ. Neurological complications and outcomes in the Berlin Heart EXCOR(R) pediatric investigational device exemption trial. Am Heart Assoc. 2015;4:e001429 doi: 10.1161/JAHA.114.001429.
25. Almond CS, Morales DL, Blackstone EH, et al. Berlin Heart EXCOR pediatric ventricular assist device for bridge to heart transplantation in US children. Circulation. 2013; 127: 1702-11.
26. Raffini L. Anticoagulation with VADs and ECMO: walking the tightrope. ASH Education Book. Hemat 2017;2017(1):674-680. doi: 10.1182/asheducation-2017.1.674.
27. Ryerson LM, Lequier LL. Anticoagulation management and monitoring during pediatric extracorporeal life support: a review of current issues. Front Pediatr.2016;4:67.

28. Bratton S, Chand T, Barrett CS, et al. Pediatr Crit Care Med 2017;18:779-86.
29. Sadeghi A, Marelli D, Talamo M, Fazio D, Laks H. Short-term bridge to transplant using the BVS 5000 in a 22 kg child. Ann Thorac Surg.2000; 70: 2151-3.
30. Ashton RC Jr, Oz MC, Michler RE, et al. Left ventricular assist device options in pediatric patients. ASAIO J.1995;41:M277-80.
31. Reinhartz O, Keith FM, El-Banayosy A, McBride LR, Robbins RC, Copeland JG, Farrar DJ. Multicenter experience with the thoratec ventricular assist device in children and adolescents. J Heart Lung Transplant.2001;20(4):439-48.
32. VanderPluym CJ, Rebeyka IM, Ross DB, Buchholz H. The use of ventricular assist devices in pediatric patients with univentricular hearts; J Thorac Cardiovasc Surg. 2011; 141(2): 588-59.

CAPÍTULO 10

Oxigenoterapia Convencional em Pediatria

- Cíntia Johnston

Introdução

O oxigênio (O_2) teve sua reconhecida importância vital desde sua descoberta por Joseph Priestly, na Inglaterra, em 1775, o qual produziu O_2 aquecendo óxido de mercúrio com raios solares convergidos por lentes. Foi ele também que comentou pela primeira vez sobre a possibilidade de toxicidade, quando da exposição por longos períodos em ambientes ricos de O_2. Em 1780, Chaussier utilizou o O_2 em recém-nascidos com dificuldade respiratória. Desde então, a administração do O_2 vem sendo uma modalidade terapêutica utilizada para reduzir a hipoxemia aguda, diminuir os sintomas da hipoxemia crônica e reduzir o trabalho cardiorrespiratório de pacientes com hipoxemia resultante de condições clínicas como infecções do sistema respiratório superior e/ou inferior que, quando moderadas ou graves, podem levar à insuficiência ventilatória aguda (IVA) leve, moderada ou grave.

A oxigenoterapia é a principal medida de suporte no tratamento inicial da IVA. Definida como a incapacidade do sistema respiratório de atender às demandas de O_2 e/ou eliminar dióxido de carbono produzido pelo organismo. Nos pacientes hipoxêmicos, a aplicação do O_2, quando aplicado corretamente, é responsável pela redução da morbimortalidade.

O O_2 suplementar pode ser utilizado de forma aguda ou crônica. Os pacientes devem ser previamente analisados e selecionados para que o uso do O_2 terapêutico reverta os efeitos da hipoxemia sem promover efeitos deletérios a sua administração, pois, por mais benéfica que ela seja, a oxigenoterapia não é isenta de riscos.

Definições

A oxigenoterapia consiste no tratamento da hipoxemia por meio da inalação de O_2 a uma pressão parcial maior que a do ar ambiente, o que facilita as trocas gasosas e reduz o trabalho respiratório. Deve ser utilizada com a finalidade de aumentar a concentração da fração inspirada de oxigênio (FiO_2) ofertada ao paciente. Sendo necessário o conhecimento dos seus métodos de administração (interfaces) e da necessidade ou não do uso de umidificação, além dos seus efeitos benéficos e adversos. Embora o conteúdo de O_2 no ar inspirado determine a quantidade de O_2 disponível, é sua pressão parcial o principal determinante para seu transporte por meio dos pulmões e para os tecidos.

O O_2 constitui aproximadamente 21% do ar ambiente, ao nível do mar, e o ar seco contém O_2 a uma pressão de 0,21 × 760 mmHg (pressão barométrica) = 159,6 mmHg. Durante a inspiração, o ar inalado é umidificado e aquecido pelo vapor d'água, que exerce uma pressão parcial de 47 mmHg à temperatura corporal (37 °C). A pressão parcial de O_2 no ar inspirado (PiO_2) será de 160 – 47 mmHg = 113 mmHg. Nos alvéolos, a presença do gás carbônico ($PaCO_2$ = 40 mmHg) reduz ainda mais a pressão parcial de O_2 alveolar (PAO_2).

A pressão parcial de O2 arterial (PaO_2) é sempre menor do que a PAO_2, devido ao gradiente de difusão e à mistura venosa normal (aproximadamente 3% a 5% do débito cardíaco constituem o *shunt* fisiológico).

A principal indicação do uso da oxigenoterapia é o tratamento da hipóxia tecidual, por meio de adequada oxigenação tecidual com a menor FiO_2 possível. A definição de hipoxemia varia com a idade e doença do paciente. O uso de O_2 suplementar visa manter a PaO_2 ³ 60 mmHg e SaO_2 ³ 90-92%, em lactentes e criança com idade acima de 1 ano e PaO_2 ³ 50 mmHg e SaO_2 entre 92-96% em neonatos, a depender da idade gestacional (IG) de nascimento. São aceitos níveis inferiores de oxigenação em lactentes ou crianças com cardiopatia congênita ou doenças respiratórias crônicas.

A necessidade de O_2 suplementar poderá ser determinada por meio da história ou condição clínica e avaliação física do paciente à beira do leito, associada a métodos não invasivos de avaliação da oxigenação, por meio da oximetria de pulso e/ou pela análise dos gases sanguíneos. A Tabela 10.1 resume os sinais respiratórios, cardiovasculares e neurológicos que auxiliam na detecção clínica de hipoxemia.

A escolha da forma de administração dependerá da necessidade clínica de cada paciente e da eficiência do sistema a ser utilizado. Os cateteres nasais são de fácil utilização, proporcionam uma FiO_2 entre 24% e 40%, porém se deslocam facilmente. O uso de máscaras nasais também é

■ Tabela 10.1. Sinais clínicos de hipoxemia

Sistemas	Hipoxemia leve a moderada	Hipoxemia grave
Respiratórios	» Taquipneia » Dispneia » Palidez	» Taquipneia » Dispneia » Cianose
Cardiovasculares	» Taquicardia » Hipertensão leve » Vasocontrição periférica	» Taquicardia, bradicardia eventual » Arritmias » Hipertensão e hipotensão eventual
Neurológicos	» Agitação » Desorientação » Cefaleia » Obnubilação	» Sonolência » Confusão » Visão borrada » Visão tubular » Perda da coordenação » Comprometimento do julgamento » Reação lenta » Coma
Outros		» Baqueteamento digital, em casos crônicos

[Fonte: acervo do autor.]

simples e fornece FiO_2 de até 60%. Entretanto, apresenta algumas desvantagens: difícil fixação, interferência na alimentação, expectoração e aspiração de vias aéreas. O capacete para recém-nascidos permite ofertar uma FiO_2 próxima de 100%. A oxitenda para lactentes e pré-escolares permite ofertar uma FiO_2 de até 60%. Ambos devem conter gás aquecido e têm, como maiores problemas, o ruído em seu interior e a dificuldade para a alimentação da criança e para a aspiração de vias aéreas, assim como dificuldades em manter a umidificação adequada do gás ofertado.

Mesmo sendo essencial à vida, o O_2, como qualquer medicamento, quando administrado de forma indevida, pode ser tóxico e ter sérias consequências. Altas concentrações de O_2 suplementar, por longos períodos podem produzir efeitos tóxicos nos pulmões e em outros órgãos/sistemas. A toxicidade depende de fatores como pressão absoluta de O_2, duração da exposição e da sensibilidade individual.

Dentre os efeitos colaterais do uso de O_2, observam-se: retinopatia da prematuridade, doença pulmonar crônica (DPC) e displasia broncopulmonar (DBP) em prematuros, atelectasia por altas concentrações de O_2 e dano epitelial pulmonar devido ao estresse oxidativo. A toxicidade do O_2 pode causar traqueobronquite, depressão da atividade mucociliar, náuseas, anorexia e cefaleia situações reversíveis com a suspensão da oxigenoterapia. Entretanto, a saturação arterial de O_2 (SaO_2) muito baixa pode resultar em aumento da resistência vascular pulmonar, limitação do crescimento somático e morte súbita em crianças com doença pulmonar crônica. A probabilidade de que isto ocorra pode ser significativamente reduzida assegurando-se o fornecimento de uma PaO_2 normal para a idade. Por essa razão recomenda-se a oxigenoterapia após avaliação rigorosa quanto à sua real necessidade e, durante seu uso, a monitoração contínua da PaO_2, SpO_2 e dos sinais vitais (FC, temperatura e FR).

Indicações

- » Hipoxemia;
- » Aumento do trabalho respiratório (*work of breathing* – WOB);
- » Aumento do trabalho cardíaco;
- » Hipertensão pulmonar primária e secundária;
- » Transporte de pacientes em uso contínuo de O_2;
- » Aplicação em pacientes que necessitam de inalação de medicações;
- » Doenças crônicas (pulmonares, cardíacas e/ou neurológicas) associadas à hipoxemia;
- » Administração de O_2 no período perioperatório: a suplementação de O_2 melhora a função imunológica. O aumento da tensão de O_2 tecidual no subcutâneo diminui a taxa de infecção da ferida no pós-operatório. Tem-se demonstrado também que a suplementação de O_2 diminui a taxa de náusea e vômito após procedimentos de laparoscopia e cirurgia abdominal.

Contraindicações

Existem algumas contraindicações relativas para a oxigenoterapia, dentre elas estão a hiperoxia, por isso deve-se administrar a menor FiO_2 possível; pacientes crônicos retentores de gás carbônico (CO_2), que quando submetidos a altas taxas de FiO_2 podem apresentar redução da PaO_2 e depressão do centro respiratório; pacientes com hipoventilação, que necessitam de suporte com oxigenoterapia, devem ser monitorados continuamente.

Precauções e complicações

» Indução de hipoventilação;
» Toxicidade pelo uso prolongado de O_2, que pode ocasionar alterações metabólicas e das células das vias aéreas. Pacientes submetidos ao tratamento com quimioterapia apresentam maior vulnerabilidade à toxicidade pulmonar pelo O_2, o que pode resultar em fibrose e/ou enfisema pulmonar;
» Atelectasias de reabsorção, quando utilizadas altas taxas de FiO_2;
» Ressecamento da mucosa nasal, faríngea e da traqueia;
» Pode ocasionar complicações por queimaduras;
» Um fluxo inadequado de gás resulta em menor oferta de FiO_2, com uma alta demanda inspiratória e consequente inadequada entrega de O_2 ao paciente;
» Irritação da pele decorrente do tipo de material utilizado para fixar ou administrar o O_2 e/ou por excesso de pressão na face durante a fixação da interface de administração;
» Obstrução nasal, especialmente em pacientes neonatais e pediátricos;
» Risco de aspiração de conteúdo gástrico, quando utilizada máscara facial como interface de administração da FiO_2 e, consequente, redução da entrega de O_2 ao paciente.

Reações adversas e intervenções necessárias

Quando existem sinais de hipoventilação (redução do nível de consciência associada à retenção de CO_2) detectados durante a administração de O_2, o médico e/ou fisioterapeuta devem ser notificados e os mesmos devem realizar a análise dos gases sanguíneos. Se a hipoventilação for confirmada, deve-se reduzir a FiO_2 e efetuar uma nova avaliação respiratória (e dos sistemas necessários) do paciente após a redução da FiO_2. A decisão médica de continuar com a administração da oxigenoterapia irá depender dos efeitos fisiológicos da hipoxemia apresentados pelo paciente.

Nos casos de hiperoxemia [(pacientes adultos: SaO_2 > 92% ou PaO_2 > 80 mmHg); (pacientes pediátricos e neonatais: SaO_2 > 92% ou PaO_2 > 60-80 mmHg, dependendo da idade) durante longo período] deve-se ficar atento para a redução imediata da FiO_2.

Os efeitos adversos relacionados à hiperoxia acometem os sistemas respiratório, cardiovascular, neurológico e hematológico (Tabela 10.2), além de produzir espécies reativas de O_2. A exposição a níveis elevados de O_2 pode induzir a tosse, respiração mais curta, diminuição da capacidade vital, aumento da permeabilidade alveolocapilar, ocasionando edema intersticial e fibrose pulmonar.

■ Tabela 10.2. Efeitos adversos da hiperoxia

Órgãos/sistemas	Efeitos adversos
Pulmonar	» Atelectasias de reabsorção » Liberação da vasoconstrição pulmonar hipóxica, ocasionando piora da ventilação/perfusão » Diminuição da ventilação » Extravasamento capilar pulmonar (toxicidade pelo O_2)

Continua

■ Tabela 10.2. Efeitos adversos da hiperoxia (continuação)

Órgãos/sistemas	Efeitos adversos
Cardiovascular	» Vasoconstrição coronariana » Aumento da resistência vascular sistêmica (aumento do trabalho cardíaco) » Diminuição do débito cardíaco (diminuição do fornecimento de O_2) » Lesão de reperfusão pós infarto do miocárdio » Piora da evolução pós-ressuscitação neonatal
Neurológico	» Lesão neuronal pós-parada cardíaca em adultos » Aumento da mortalidade após acidente vascular cerebral leve/moderado
Hematológico	» Diminuição do tamponamento de CO_2 pela hemoglobina (efeito Haldane)

[Fonte: modificada de Howard L, 2009.]

Equipamentos e materiais para administração de O_2

A seleção apropriada da interface para a administração da oxigenoterapia deve ser baseada na oferta necessária da FiO_2 para reduzir a hipoxemia, para o conforto do paciente e praticidade de uso. A maioria das interfaces estão disponíveis em tamanhos específicos para pacientes adultos, pediátricos e neonatais. Cada interface compartilha características, capacidades e limitações (Tabelas 10.3 e 10.4). A utilização de interfaces adequadas para a idade pode evitar as irritações na pele e a obstrução nasal.

■ Tabela 10.3. Tipos de interfaces, fluxos e fração inspirada de oxigênio (FiO_2) para pacientes lactentes e crianças maiores

Tipo de interface	Fluxo (L/min) lactentes	Fluxo (L/min) crianças	FiO_2	Comentários
Cânula nasal	0,5-4	0,25-2	21% a 44%	Fluxo aproximado de 4 L. FiO_2 utilizada para reduzir o V_E.
Máscara simples	6-10	5-8	varia entre 35% e 60%	Fluxo aproximado de 4 L. Tamanho 5, permite fluxo mínimo para não haver reinalação de CO_2.
Máscara de Venturi®				Verificar o tipo de conector intermediário para conexão para um fluxo adequado e da FiO_2 correspondente.
Máscara com reinalação parcial	10-12	10-12	varia entre 50% e 95%	O fluxo deve ser suficiente para manter o reservatório da bolsa da desinsuflação à inspiração.
Máscara sem reinalação	10-15	10-15	varia entre 50% e 100%	O fluxo deve ser suficiente para manter o reservatório da bolsa da desinsuflação à inspiração.
Aerossol	8-12	8-12	Varia de acordo com o fluxo	
Capacete	> 7 L/min	> 7 L/min	21% a 100%	
Tenda	> 12 L/min	> 12 L/min	21% a 50%	

[Fonte: acervo do autor.]

- **Tabela 10.4. Sistemas de fornecimento de O_2**

Sistema	Fluxo de O_2 (L/min)	FiO_2 (%)	Considerações
Baixo fluxo			
Cânula nasal	1-6	0,24-0,44	Mais confortável do que as máscaras. Pode ocasionar irritação das narinas e da pele ao redor das orelhas.
Máscara facial simples	5-10	0,30-0,60	Útil para transporte do paciente. Pode ser desconfortável.
Alto fluxo			
Sistema Venturi®	4-12	0,24-0,50	Útil em pacientes com retenção crônica de CO_2 (DPOC).
Máscara facial com reinalação parcial	8-12	0,40-0,70	Boa para utilização por curto período (24h) em pacientes necessitando FiO_2 mais elevadas.
Máscara sem reinalação	10-15	0,60-0,80	Ajustar o fluxo para manter o reservatório cheio (evitar o colapso durante a respiração).

O desempenho das interfaces depende da quantidade de O_2 que essa pode fornecer e se a FiO_2 fornecida é fixa ou varia de acordo com alterações da demanda ventilatória do paciente. As interfaces de liberação de O_2 são classificadas pelo seu modelo. Existem quatro modelos básicos:

» Sistemas de baixo fluxo: promovem amplas variações na concentração de O_2 conforme alterações da demanda ventilatória do paciente e fornecem baixas FiO_2, incluem a cânula nasal, cateter nasal de baixo fluxo (Figuras 10.1 e 10.2);

» Sistemas com reservatórios: que envolvem a cabeça e parte do corpo do lactente. Os principais tipos utilizados em lactentes e crianças são: oxitendas, capuz ou capacete e incubadoras. Fornecem FiO_2 moderadas e variáveis (Figuras 10.3 e 10.4);

» Sistemas com reservatório: incorporam o mecanismo de coleta e armazenamento de O_2 entre as inspirações do paciente, fornecem FiO_2 mais elevadas do que os sistemas de baixo fluxo. Os sistemas com reservatório incluem a máscara simples, reinalantes e não reinalantes (Figuras 10.5, 10.6 e 10.7);

» Sistema de alto fluxo: libera fluxo de gás superior a demanda inspiratória do paciente, não ocorrendo diluição do ar ambiente, assegurando FiO_2 fixa, com concentrações de O_2 baixas a moderadas. Composto pelo sistema de Venturi® (arrastamento de ar). A FiO_2 é regulada pela escolha e o tamanho do adaptador do jato. Quanto menor for o orifício, maior a velocidade do O_2 o e maior a quantidade de ar arrastado (Figura 10.8).

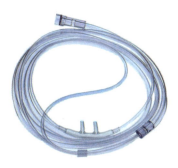

- **Figura 10.1. Cateter nasal.**

Oxigenoterapia Convencional em Pediatria

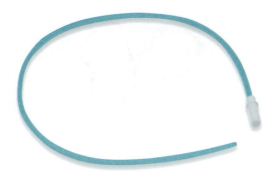

- Figura 10.2. Cateter nasal simples.

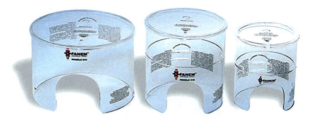

- Figura 10.3. Capacete de oxigênio.

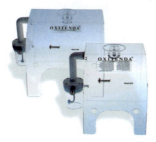

- Figura 10.4. Oxitenda.

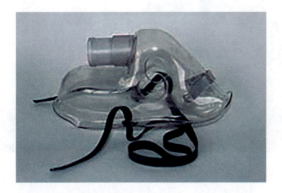

- Figura 10.5. Máscara simples para oxigenoterapia.

Manual de Dispositivos em UTI Pediátrica e Neonatal

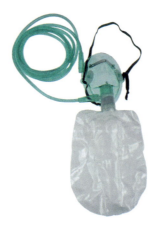

- Figura 10.6. Máscara reinalante com reservatório para oxigenoterapia.

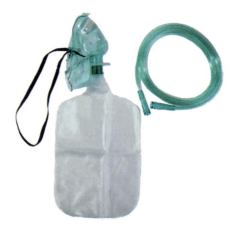

- Figura 10.7. Máscara não reinalante com reservatório para oxigenoterapia.

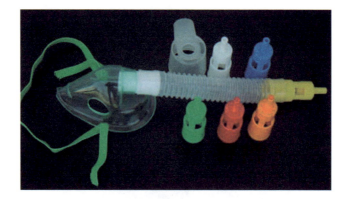

- Figura 10.8. Sistema de Venturi® para o fornecimento da FiO_2 desejada. Deve-se seguir o fluxo indicado nas válvulas (de acordo com a sua cor, conforme orientação do fabricante).

A escolha da interface ideal para a administração da oxigenoterapia é determinada pela necessidade de fluxo necessário para ofertar a FiO_2 adequada a cada caso clínico. Quando se optar pela oferta da FiO_2 pelas interfaces de baixo fluxo de O_2 deve-se basear nas reservas fisiológicas e no volume minuto (VE) do paciente. Quando for necessário, ofertar uma demanda de fluxo inspiratória mais elevada ao paciente, um sistema de alto fluxo é mais apropriado (sistema de Venturi® ou cateter nasal de alto fluxo).

Abaixo estão as equações que permitem calcular a FiO_2 estimada nos dispositivos de FiO_2 variável com a demanda ventilatória, tais como as interfaces cânula nasal e cateter nasal de baixo fluxo:

Equação 1: FiO_2 estimada = FiO_2 atmosférica + 4 × O_2 ofertado (L/min)

OU

Equação 2: FiO_2 estimada = (20) + 4 × O_2 ofertado (L/min)

Exemplos:
1. Cânula nasal de baixo fluxo com 2 L/min de O_2 ofertado é equivalente a uma FiO_2 = (20 + 4 × 2) = 28%
2. Máscara facial de baixo fluxo com 5 L/min de O_2 ofertado é equivalente a uma FiO_2 = (20 + 4 × 5) = 40%
» Na oxitenda ou capacete: a FiO_2 pode ser estimada pela seguinte equação: FiO_2 = fluxo de O_2 + (0,21 × fluxo de ar)/fluxo total

Observe nas Tabelas 10.3 e 10.4 os tipos de sistemas de fornecimento de O_2, taxas de fluxo aplicadas e FiO_2 correspondes e considerações.
» Umidificação adequada: quando o O_2 é ofertado por cateter nasal menor ou igual a 4 L/min não é necessário umidificação do gás ofertado; quando utilizado sistema de baixo fluxo de O_2.

Fluxômetros de oxigênio

Dispositivos para regular e controlar a velocidade do fluxo de gás de alta pressão ao paciente, proveniente de uma central de carga ou cilindro de gás. Os fluxômetros podem ser de três tipos:
1. Limitador de fluxo;
2. Medidor de Bourdon;
3. Tubo de Thorpe.

Limitador de fluxo

Dispositivo de medição de fluxo de orifício fixo, calibrado para liberar fluxo específico em pressão constante (50 psig libras/polegadas²). Tipicamente, esses dispositivos são utilizados para fornecer baixos fluxos de O_2 ou ar na faixa de 0,5 a 3 L/min (Figura 10.9).

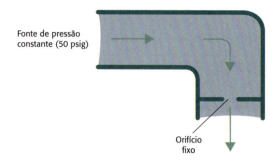

- Figura 10.9. Tipo de fluxômetro: limitador de fluxo.
  [Modificado de Scanlan CG, et al., 2000.]

Medidor de Bourdon

Mede o fluxo utilizado em combinação com a válvula redutora de pressão ajustável. Ao contrário do limitador de fluxo opera em pressões variáveis, conforme ajuste via válvula redutora de pressão. Em ambos a força da gravidade não afeta a medição. O medidor de Bourdon é a melhor escolha numa situação de transporte do paciente, com fonte de O_2 portátil, quando o fluxômetro não pode ser mantido numa posição vertical (Figura 10.10).

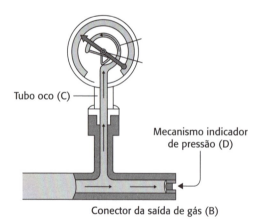

- Figura 10.10. Tipo de fluxômetro: medidor de Bourdon.
  [Modificado de Scanlan CG, et al., 2000.]

Fluxômetro tubo de Thorpe

Dispositivo de medição de fluxo utilizado com maior frequência na prática clínica. Pode estar acoplado a uma fonte de 50 psig (libras/polegadas), seja uma válvula de pressão pré-regulada ou uma saída de estação ao lado da cama do paciente. Em comparação com os fluxômetros Limitador de Fluxo e Medidor de Bourdon, o Tubo de Thorpe funciona como um dispositivo de fluxo de orifício variável e de pressão constante (Figura 10.11).

Oxigenoterapia Convencional em Pediatria | 115

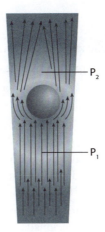

- **Figura 10.11. Tipo de fluxômetro: tubo de Thorpe.**
[Modificado de Scanlan CG, et al., 2000.]

O tubo de Thorpe é composto por tubo transparente e afilado, contendo uma esfera flutuante. O diâmetro do tubo aumenta de baixo para cima. O fluxo de gás suspende a esfera flutuante para cima contra a força da gravidade. A esfera flutuante estabiliza-se quando a diferença de pressão (força para cima) se torna equivalente à força oposta (para baixo) da gravidade. Para a leitura do fluxo, devemos comparar a posição da esfera flutuante com uma escala calibrada adjacente, normalmente calibrada em 1 L/min (Figura 10.12).

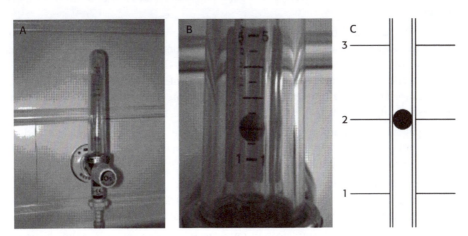

- **Figura 10.12. Fluxômetro mostrando a correta oferta de oxigênio (2 L/min), indicada pelo centro da esfera alinhado com a taxa de fluxo desejada.**
[Modificado de O' Driscoll BR, et al., 2008.]

A única limitação desse medidor de fluxo é a força da gravidade. Tendo vista que esse instrumento demonstra precisão apenas quando em posição vertical, devemos tomar cuidado de não modificar sua posição durante o uso, principalmente em situações de transporte do paciente. Em situações em que o fluxômetro não poderá ser mantido em posição vertical, recomenda-se o uso do Medidor de Bourdon.

Procedimento

» Checar a prescrição médica se solicitação de oxigenoterapia (incluindo o fluxo e a FiO_2);
» Verificar se estão disponíveis os equipamentos necessários na unidade;
» Conversar com o paciente e/ou familiar e explicar o procedimento;
» Montar o equipamento e conectar no fluxômetro;
» Ajustar o fluxo necessário de O_2: quando utilizado o sistema de Venturi®, ajustar o fluxo de acordo com o conector que indica a FiO_2 a qual esse é capaz de fornecer; quando utilizados sistemas com reinalação parcial ou sem reinalação ajustar o fluxo elevado para manter inflada a bolsa de reserva durante a inspiração. Cuidado: fluxos muito elevados nesses sistemas podem aumentar o trabalho da musculatura expiratória;
» Colocar a interface na face do paciente. As máscaras faciais não devem apresentar escape de gás para garantir a oferta da FiO_2 selecionada;
» Verifique o conforto e a tolerância do paciente.

Transporte de pacientes que necessitam de oxigenoterapia

O transporte de crianças gravemente enfermas envolve riscos, de forma que a decisão do transporte deve ter como base os benefícios potenciais que superem os riscos com o transporte, que podem ser minimizados por meio do planejamento cuidadoso, atuação de uma equipe multiprofissional especializada e uso apropriado de equipamentos. A razão básica para o transporte é a necessidade de cuidados adicionais (tecnologia/especialistas), não disponíveis onde o paciente se encontra.

O transporte pode ser intra ou inter-hospitalar. O transporte intra-hospitalar pode ser necessário para a realização de testes diagnósticos (tomografia computadorizada, ressonância magnética, entre outros), para intervenções terapêuticas (Centro Cirúrgico) ou para a internação em Unidades de Cuidados Intensivos ou transferência para enfermarias. O transporte inter-hospitalar é realizado sempre que houver necessidade de maiores recursos humanos, diagnósticos, terapêuticos e de suporte avançado de vida, não disponíveis no hospital de origem.

O principal cuidado durante a transferência intra ou inter-hospitalar de pacientes pediátricos e neonatais em IVA tratados com O_2 suplementar é manter as vias aéreas pérveas (evitando obstruções por secreções) e evitar a hipoxemia.

Deve-se utilizar dispositivos de oxigenoterapia que promovam conforto ao paciente e uma FiO_2 adequada para manter as trocas gasosas, para garantir saturação de pulso da O_2 (SpO_2) > 90-92% em pacientes pediátricos e entre 94-96% para pacientes neonatais, a depender da IG de nascimento.

Caso o paciente necessite de intubação intratraqueal e uso de ventilação pulmonar mecânica (VPM) deve-se evitar o deslocamento da cânula intratraqueal, certificando-se da adequada fixação e posicionamento da cânula intratraqueal e permeabilidade de vias aéreas, assim como cuidados gerais, como manutenção da temperatura adequada, por meio de incubadoras, cobertores e colchões térmicos, em crianças e principalmente neonatos; evitar o deslocamento de drenos de tórax, e cateteres intravenosos durante o transporte.

No transporte aéreo, em razão de algumas particularidades determinadas pela Lei de Dalton, a pressão atmosférica cai à medida que a altitude aumenta, então ocorre redução da PaO_2, podendo ser necessário aumentar a FiO_2 ofertada. Com o aumento da altitude a temperatura e umidificação do ambiente também reduzem intensamente, a equipe de transporte deve utilizar todos os recursos disponíveis para garantir ambiente térmico e ofertar FiO$_2$ adequada, umidificada e, se possível, aquecida.

O principal fator determinante da qualidade dos cuidados durante o transporte é o treinamento e a eficiência da equipe de transporte. Os equipamentos para monitoração são especialmente importantes durante o transporte (Tabela 10.5). Na Tabela 10.6, está apresentado um modelo de verificação de itens que poderá ser aplicado antes do transporte do paciente.

■ Tabela 10.5. Equipamentos necessários para o transporte

- Bolsas infláveis com máscaras de tamanho adequado (múltiplos tamanhos);
- Máscaras, capacetes, tendas, cateteres nasais – para fornecer oxigênio;
- Guedel de todos os tamanhos;
- Laringoscópio e lâminas de diversos tamanhos e curvaturas;
- Cânulas traqueais de diversos tamanhos com e sem balonete;
- Pinça de Magil;
- Pilhas e lâmpadas extra para laringoscópio;
- Material para cricotireoidotomia;
- Reservatório de oxigênio, tanque/compressor de ar;
- Misturador ar/oxigênio;
- Nebulizador;
- Sistema de umidificação e aquecimento dos gases;
- Sistema de vácuo;
- Escalpes, jelcos de vários calibres;
- Agulhas e seringas de diversos tamanhos, torneiras (três vias);
- Fita adesiva, compressas, ataduras, esparadrapos e micropore;
- Algodão, gazes, cotonetes;
- Luvas estéreis;
- Luvas, aventais, máscaras;
- Cateter venoso profundo, cateter umbilical;
- Agulhas de punção intraóssea;
- Material para dissecção de vasos (bandeja estéril);
- Material para sutura;
- Material para drenagem torácica;
- Equipos de soro;
- Bomba de infusão contínua, bomba de seringa;
- Sondas gástricas;
- Sondas de aspiração;
- Sondas vesicais;
- Imobilizador cervical, talas acolchoadas, dispositivos de contenção;
- Maca, incubadora, cobertores;
- Carregador de bateria;
- Foco, lanterna;
- Aparelho de ventilação pulmonar mecânica;
- Monitores:
  - Oxímetro de pulso;
  - Monitor de eletrocardiograma com fios de derivação;
  - Monitor de pressão arterial não invasivo (manguito de todos os tamanhos).

[Fonte: modificada de Traiber et al., 2006.]

Tabela 10.6. Modelo para a verificação de itens antes do transporte intra ou inter-hospitalar

Via aérea
» A via aérea está segura?
» É necessária intubação?
» O tubo intratraqueal está bem posicionado? Com fixação adequada?
» Material para aspiração de via aérea?
» A quantidade de oxigênio é suficiente para o transporte?
Circulação
» Perfusão adequada?
» Pressão sanguínea adequada?
Temperatura
» Hipo ou hipertermia?
Monitoração
» Os equipamentos estão funcionando?
» Os limites de alarme estão ajustados?
» Baterias estão carregadas? Existem baterias reserva?
Drogas/fluidos
» Sedação/analgesia adequadas?
» Infusão com volume suficiente para o percurso?
» Todos os medicamentos necessários estão presentes?
Procedimento
» Acesso intravenoso estabelecido?
» Sonda nasogástrica? (obstrução intestinal/íleo/paciente ventilado)
» Cateter uretral? (inconsciente/sedação)
» Dreno de tórax?
Comunicação
» Os pais foram informados?
» Cópias de registros, exames e radiografias foram providenciados?
» Hospital de referência ou unidade hospitalar foi informado do horário previsto de saída/tempo de transporte?

Como proceder durante o transporte de crianças que necessitam de oxigenoterapia

- » Obter um cilindro/torpedo de O_2. Verifique o seu conteúdo;
- » Girar a válvula do cilindro para sair os debris/resíduos acumulados;
- » Utilizar um regulador com um parafuso redondo para modificar/alterar os orifícios no cilindro. Nunca utilizar esse parafuso para outra finalidade;
- » Apertar o regulador. Girar a válvula para verificar a pressão ofertada;
- » Anexar o sistema de fornecimento para o transporte;
- » Depois do transporte, retornar o cilindro para uma área segura. Marcar os cilindros vazios, conferir a entrega de O_2 pelo sistema;
- » Avaliar o adequado funcionamento dos dispositivos de oxigenoterapia e bolsas autoinfláveis;

- » Seguir a prescrição médica do fluxo e a forma de administração de O_2;
- » Manutenção da permeabilidade das vias aéreas;
- » Caso haja indicação iminente ou potencial de intubação intratraqueal durante o transporte, avaliar o posicionamento e fixação adequada da cânula;
- » Conferir o aparelho de VPM em relação ao seu funcionamento, baterias e alimentação elétrica nos veículos;
- » Instalar o aparelho de VPM e ajustar os parâmetros ventilatórios, promovendo oxigenação e ventilação adequadas;
- » Conjuntamente com a equipe promover avaliações constantes (condição cardiovascular, perfusão tecidual, oxigenação e ventilação); clinicamente e por meio da monitoração não invasiva (eletrocardiograma, pressão arterial, oxímetro de pulso, capnó- grafo, entre outros);
- » Colaborar com os membros da equipe quando necessário.

Após os procedimentos

- » Monitorar o efeito da oxigenoterapia com a oximetria de pulso e/ou análise dos gases sanguíneos, se necessário;
- » Verificar a tolerância do paciente à utilização do sistema/interface;
- » Verificar periodicamente o funcionamento do sistema;
- » Caso ocorra intolerância do paciente à utilização do sistema/interface e/ou não resposta à oxigenoterapia, trocar o sistema e/ou fluxo e FiO_2 ofertados.

Considerações finais

O O_2 é considerado um medicamento e a sua utilização deve seguir a prescrição médica. Quando o paciente está com desconforto respiratório e com hipoxemia a suplementação de O_2 deve ser a prioridade. Deve-se selecionar o sistema, fluxo e FiO_2 apropriados de acordo com as condições clínicas de cada paciente. O conhecimento das características dos sistemas de fornecimento de O_2 auxilia na melhor escolha para o fornecimento adequado do gás. O O_2, quando aplicado adequadamente, melhora a evolução clínica do paciente. Considerado muito importante o trabalho conjunto da equipe multiprofissional (médicos, fisioterapeutas e enfermeiras) na implementação, monitoração e retirada do O_2.

Referências bibliográficas

1. Oakes DF. Clinical practitioner's guide to respiratory care. Old Town, ME: Heath Educator Publications, Inc 1998; 144-6.
2. AARC Clinical Practice Guideline: "Oxygen in the Acute Care Hospital".
3. AARC Clinical Practice Guideline: "Neonatal and Pediatric Oxygen Delivery".
4. Gramlich T. Oxygen therapy. In: Barnhart SL, Czervinske MP (eds). Perinatal and pediatric respiratory care. Philadelphia: WB Saunders Co, 1995.
5. Kreisman H, Wolkive N. Pulmonary toxicity of antineoplastic therapy. In: Perry MC (ed). The chemotherapy source book. Baltimore: Williams & Wilkins, 1992.
6. Rosenow EC III et al. Drug-induced pulmonary disease: an update. Chest 1992; 102:239-50.
7. Twohig KJ, Matthay RA. Pulmonary effects of cytotoxic agents other than bleo-mycin. Clinics in Chest Medicine 1990; 11(1):31-49.

8. American Academy of Pediatrics & American Heart Association. Airway, Ventila- tion, And Management of Respiratory Distress And Failure. In: MF Hazinski (ed.). PALS Provider Manual. South Deerfield, MA: Channing Bete Company 2002. p. 88-90.
9. American Association for Respiratory Care. AARC Guidelines: Selection of an oxygen delivery device for neonatal and pediatric patients. Respiratory Care 2002; 47(6):707-16.
10. Branson RD. Gas Delivery Systems: Regulators, Flowmeters, and Therapy De- vices. In: RD Branson, DR Hess, RL Chatburn (eds). Respiratory Care Equipment. Philidelphia, PA: Lippincott Williams and Wilkins, 1999. p. 63-81.
11. Cairo JM. Administering Medical Gases: Regulators, Flowmeters, and Controlling Devices. In: JM Cario, SP Pilbeam (eds). Mosby's Respiratory Care Equipment. St. Louis, Missouri: Mosby's, Inc, 1999. p. 68-79.
12. Scanlan CL, Wilkins RL, Stoller JK. Armazenamento e Liberação de Gases Me- dicinais. In: Scanlan CL. Fundamentos da Terapia Respiratória de Egan. São Paulo: Editora Manole, 2000. p. 754-9.
13. O' Driscoll, Howard LS, Davidson AG. British Thoracic Society Guideline For Emergency Oxygen Use in Adult Patients. Thorax 2008; 68(VI): vi-vi 68.
14. Traiber C, Andreolio C, Luchese S. Transporte Inter-hospitalar de crianças criti- camente doentes. Porto Alegre: Scientia Medica, PUC-RS 2006; 16(3):119-25.
15. Junior GAP, Nunes TL, Filho-Basile A. Transporte do paciente crítico. Ribeirão Preto: Medicina 2001; 34:143-53.
16. Howard LS. Oxygen therapy. Clin Med 2009; 9(2):156-9.
17. Kabon B, Kurz A. Optimal perioperative oxygen administration. Curr Opin Anaesthesiol 2006; 19(1):11-8.
18. Capellier G, Maupoil V, Boussat S et al. Oxygen toxicity and intolerance. Minerva Anestesiol 1999; 65(6):388-92.
19. Pruitt WC, Jacobs M. Breathing lessons: basics of oxygen therapy. Nursing 2003; 33(10):43-5.
20. Walsh BK, Smallwood CD. Pediatric Oxygen Therapy: A Review and Update. Respir Care. 2017 Jun;62(6):645-661. doi: 10.4187/respcare.05245. PMID: 28546370.
21. Kapadia V, Oei JL. Optimizing oxygen therapy for preterm infants at birth: Are we there yet? Semin Fetal Neonatal Med. 2020 Apr;25(2):101081. doi: 10.1016/j.siny.2020.101081. Epub 2020 Jan 16. PMID: 32044281.
22. Mayoralas-Alises S, Carratalá JM, Díaz-Lobato S. New Perspectives in Oxygen Therapy Titration: Is Automatic Titration the Future? Arch Bronconeumol (Engl Ed). 2019 Jun;55(6):319-327. English, Spanish. doi: 10.1016/j.arbres.2018.09.006. Epub 2018 Nov 7. PMID: 30414709.
23. Bach JR, Turcios NL, Wang L. Respiratory Complications of Pediatric Neuromuscular Diseases. Pediatr Clin North Am. 2021 Feb;68(1):177-191. doi: 10.1016/j.pcl.2020.09.006. PMID: 33228931.
24. Napolitano N, Berlinski A, Walsh BK, Ginier E, Strickland SL. AARC Clinical Practice Guideline: Management of Pediatric Patients With Oxygen in the Acute Care Setting. Respir Care. 2021 Jul;66(7):1214-1223. doi: 10.4187/respcare.09006. Epub 2021 Mar 31. PMID: 33790048.

Internet (acesso livre)

1. Camargo PAB, Pinheiro AT, Hercos ACR, Ferrari GF. Oxigenoterapia inalatória em pacientes pediátricos internados em hospital universitário. Rev Paul Pediatr 2008; 26(1):43-4. Disponível em: http://www.scielo.br/pdf/rpp/v26n1/a07v26n1.pdf.
2. Villaescusa JU, Bartolomé SM, Escobar C, Cid JLH, Lozano MJS. Alvarez AC. Experiencia con la oxigenoterapia de alto flujo en cánulas nasales. An Pediatr (Barc). 2008; 68(1):4-8. Disponível em: http:// www.external.doyma.es/pdf/37/37v68n01a13114463pdf001.pdf.
3. Ferrari D. Terapia Intensiva Moderna: Insuficiência Respiratória Aguda. Disponível em: http://www.medicinaintensiva.com.br/IRpA.htm.
4. Interfaces Hudson Disponível em: http://www.hudsonrci.com/Products/product_results.asp.
5. Interfaces e fluxômetros Newmed Disponível em: http://www.newmed.com.br/index.php?page=produto&cat=20.
6. Interfaces Fanem. Disponível em: www.fanem.com.br/BR/produtos.php.

CAPÍTULO 11

Terapêutica de Oxigenoterapia Utilizando a Cânula Nasal de Alto Fluxo

- Werther Brunow de Carvalho

Introdução

O emprego do sistema de oxigenoterapia empregando a cânula nasal de alto fluxo (CNAF) tem tido um rápido crescimento de utilização clínica, sendo aplicada em uma grande variedade de indicações clínicas em neonatologia e pediatria. O alto fluxo é fornecido por meio das narinas, empregando um gás fresco e aquecido a 37 °C, sendo completamente umidificado com taxas de fluxo variáveis por meio do sistema. A fração inspirada pode ser titulada entre 0,21 e 1,0.

Devido à sua aplicação fácil, efetividade e segurança adequadas, a CNAF é considerada, no momento, um sistema de suporte respiratório essencial em cuidado intensivo.

As características de funcionamento da CNAF estão evidenciadas no diagrama de um sistema, conforme a Figura 11.1.

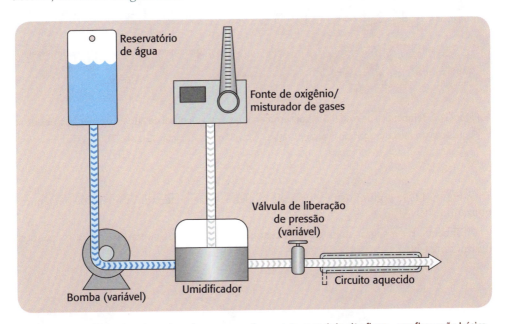

- Figura 11.1. Sistema de oxigenoterapia empregando o cateter nasal de alto fluxo – configuração básica.
[Fonte: adaptada de Lee JH, et al., 2013.]

O sistema de CNAF consiste de um sistema aberto e possui um misturador de ar/oxigênio, podendo produzir fluxos de gás variáveis, o que permite a sua aplicação em neonatologia/pediatria/adulto. Esses gases são aquecidos em uma temperatura próxima da temperatura corpórea (37 °C), umidificados e fornecidos para o paciente pela uma cânula nasal. Existem diversas empresas que produzem diferentes circuitos e sistemas com métodos variáveis de aquecimento e umidificação.

Mecanismos de ação

A possibilidade de ajuste da FiO_2 e do aquecimento com uma umidade relativa próxima de 100%, pode evitar a lesão mucosa e o desconforto do paciente respirar ar frio e seco. A umidificação aquecida melhora a depuração de secreções e diminui o broncospasmo. Um princípio básico da utilização da CNAF é a pré-seleção de um fluxo de oxigênio elevado maior do que o fluxo de demanda inspiratório, de acordo com o cenário clínico, determinando a "lavagem" das vias aéreas superiores, diminuindo a resistência nasal e o espaço morto (Figura 11.2).

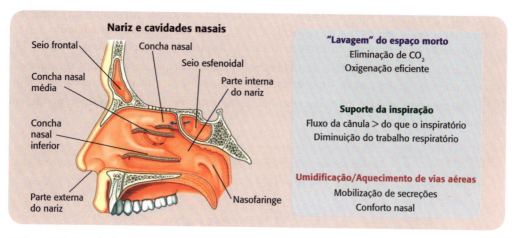

■ **Figura 11.2.** Terapêutica de oxigenoterapia empregando o cateter nasal de alto fluxo: mecanismos de ação.
[Fonte: acervo do autor. Imagem adaptada de Grays's Anatomia para Estudantes, Elsevier, 2011. p. 975.]

A Figura 11.3 a seguir ilustra a técnica e os efeitos relacionados ao emprego da oxigenoterapia utilizando a CNAF.

A Tabela 11.1 a seguir delineia os mecanismos de ação relacionados com a oxigenoterapia utilizando a CNAF.

Terapêutica de Oxigenoterapia Utilizando a Cânula Nasal de Alto Fluxo | 123

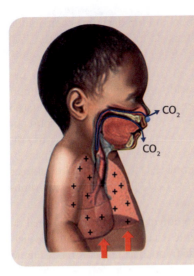

- CNAF fornece um fluxo de oxigênio monofásico:
  - Aquecido e umidificado (100% BTPS)

- "Sistema aberto" ocasionando extravasamento de gás

- Melhora a oxigenação:
  - Aumenta a PaO_2 (FiO_2), umidade, PEEP

- Melhora a ventilação:
  - Diminui a $PaCO_2$, aumenta o volume corrente, diminui a frequência respiratória e a ventilação-minuto
  - Diminui a reinalação de CO_2, a partir do espaço morto anatômico

- O fluxo terapêutico indicado e empregado varia de serviço para serviço

■ **Figura 11.3. Oxigenoterapia empregando a cânula nasal de alto fluxo umidificada e aquecida – Técnica e efeitos clínicos.**
[Fonte: adaptada de Nielsen KR, 2018.]

■ **Tabela 11.1. Terapêutica empregando o cateter nasal de alto fluxo – mecanismos de ação**

Mecanismos	Descrição
1. Lavagem do espaço morto	Diminuição do espaço morto tornando a ventilação-minuto mais eficiente
2. Diminuição do trabalho inspiratório	Fluxo inspiratório que permite eliminar a resistência nasal
3. Melhora da mecânica pulmonar	Gás aquecido e umidificado melhorando a condutância, complacência e elasticidade pulmonar
4. Eliminação do trabalho metabólico associado com o condicionamento do gás	Atenua a perda de água e energia associada com o condicionamento do gás inspiratório
5. Fornecimento de uma pressão de distensão leve	Fluxo pode ser restrito para fornecer uma pressão de distensão positiva para o recrutamento pulmonar
6. Melhora da mobilização de secreções	Umidificação ideal dos gases inspirados restaura a função mucociliar e diminui os sintomas da agudização da via aérea

[Fonte: adaptada de Lodeserto FJ, et al., 2018.]

Os estudos atuais indicam que a oxigenoterapia utilizando a CNAF induzem uma pressão positiva na via aérea ocasionando recrutamento alveolar de regiões com colapso, aumentando a capacidade residual funcional (Goligher EC et al, 2017).

A utilização de CNAF oferece algumas vantagens em termos da sua aplicação na criança com bronquiolite aguda e desconforto respiratório. Devido a esse fato, o seu uso tem aumentado, comparativamente ao uso de oxigenoterapia empregando sistemas de baixos fluxos não umidificados e em relação à pressão positiva contínua nasal em vias aéreas. Como a patogênese da falência respiratória aguda na bronquiolite é multifatorial, mas principalmente devida a uma obstrução das pequenas vias aéreas. Sinha IP et al, 2015, elaboraram um diagrama comparando a patogênese na bronquiolite aguda e os possíveis mecanismos da utilização da CNAF/CPAP, conforme a Figura 11.4 a seguir.

O muco intraluminal e a presença de debris ocasionam obstrução da via aéreas (A) e um aumento da resistência (B). O fornecimento de oxigênio aquecido e umidificado pode diminuir a quantidade de muco (A1) e devido ao fornecimento de pressão positiva no final da expiração (PEEP), quando do emprego da CPAP (e possivelmente pela CNAF) podem ajudar a sobrepor a resistência da via aérea (B1). O auxílio para sobrepor a resistência da via aérea (A1 e B1) diminuem a possibilidade de atelectasia (C1), aumentando o fornecimento de oxigênio para os tecidos (D1) e ajudando a diminuir a fadiga muscular respiratória (E1). O aumento dos esforços respiratórios pode causar colapso das vias aéreas em lactentes (F) e a PEEP pode ajudar a diminuir essa possibilidade (F1).

As respostas fisiológicas à CNAF incorporam um aumento do volume pulmonar no final da expiração, da pressão na via aérea, como colocado anteriormente e da oxigenação, além dos efeitos da lavagem do espaço morto, do trabalho respiratório e da frequência respiratória. A Figura 11.5 a seguir evidencia esses efeitos que têm um impacto na melhora do conforto e oxigenação das crianças com falência respiratória.

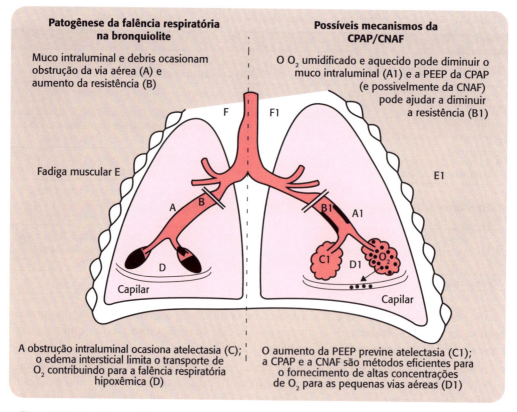

- Figura 11.4. Mecanismos da falência respiratória e possíveis ações da CPAP e oxigenoterapia com CNAF.

[Fonte: adaptada de Sinha, IP et al., 2015.]

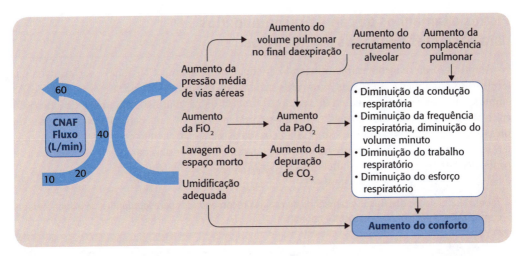

- Figura 11.5. Efeitos fisiológicos da oxigenoterapia com CNAF e possível impacto do fluxo empregado.
[Fonte: adaptada de Ricard JD et al., 2020.]

Em pacientes adultos com falência respiratória aguda e pneumonia, um índice denominado ROX (frequência Respiratória-OXigenação) analisa a relação SpO_2/FiO_2 para a frequência respiratória e avalia o risco da falha da CNAF como uma terapêutica mantida em um período de 12 horas (Figura 11.6).

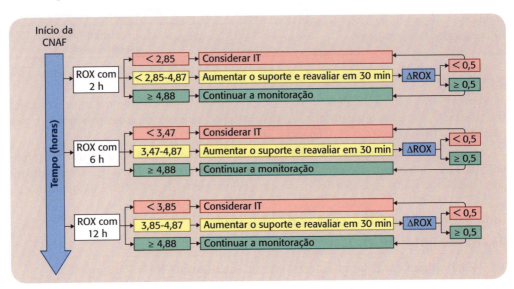

- Figura 11.6. Utilização do índice ROX para auxiliar na decisão do aumento de suporte ventilatório, reavaliação após 30 minutos de início e intubação traqueal.
[Fonte: adaptada de Ricard JD, et al., 2020.]

Nenhum escore pode substituir a observação clínica à beira do leito de crianças graves com falência respiratória, mas ele pode ser útil para um manejo mais seguro desses pacientes, evitando uma intubação traqueal mais tardia.

Fluxos e tamanhos da cânula recomendados para pacientes neonatais e pediátricos

A aplicação da oxigenoterapia utilizando a oxigenoterapia com CNAF deve ser avaliada em termos dos tamanhos das cânulas, pois essas variam de acordo com a idade e peso corpóreo. As empresas recomendam que a área de secção transversa da cânula, não seja maior do que 50% em relação aos espaços das narinas, pois aumentariam o risco de uma elevação não esperada da pressão da via aérea. Isso significa que o diâmetro da câmera externa não deve ser maior que dois terços da narina. Os fluxos recomendados e os tamanhos das cânulas para pacientes neonatais e pediátricos estão colocados na Tabela 11.2.

■ Tabela 11.2. Seleção dos fluxos e tamanhos de cânulas recomendados para terapêutica de oxigenoterapia com CNAF em pacientes pediátricos e neonatais

Idade	Peso corpóreo (kg)	Fluxo (L/min)	Tamanho da cânula recomendado pela empresa	
			Fischer & Paykel®	Vapotherm®
≤ 1 mês	< 4	5-8	Pequeno, médio	Neonatal, lactente
1 mês -1 ano	4-10	8-20	Médio, grande	Pequeno Pediátrico
1-6 anos	10-20	12-25	Grande, extra grande	Pequeno pediátrico, pediátrico (pequeno adulto)
6-12 anos	20-40	20-30	Extra grande, pequeno	Pediátrico (pequeno adulto)
12-18 anos	> 40	25-50	Pequeno, médio	Pediátrico (pequeno adulto), adulto

[Fonte: acervo do autor.]

Recentemente, um estudo delineou a primeira linha para o suporte respiratório em crianças (FIRST-ABC), colocando o tratamento padrão, critérios clínicos e orientação para o início, manutenção e o desmame da CNAF (Figura 11.7).

Recomenda-se que os pacientes sejam avaliados de acordo com a resposta ao tratamento, prontidão para o desmame e para se interromper o uso da CNAF. Deve-se avaliar a sequência do fluxograma pelo menos duas vezes por dia, nas visitas à beira do leito, de preferência multiprofissional.

Indicações e contraindicações da utilização da cânula nasal de alto fluxo

A seguir delineamos algumas indicações para a utilização da CNAF:
- » Pacientes com respiração espontânea que necessitam terapêutica suplementar com O_2;
- » Qualquer paciente que esteja com máscara de O_2 E QUE: 1: não seja complacente com a interface; 2: não melhore; 3: ou tenha um aumento do trabalho respiratório;
- » Suporte pós-extubação traqueal ou desmame da ventilação com pressão positiva não invasiva;
- » Pacientes que necessitam suplementação de umidade e calor adequados para as vias aéreas.

Em neonatologia temos algumas indicações, de acordo com a Figura 11.8 colocada a seguir.

Terapêutica de Oxigenoterapia Utilizando a Cânula Nasal de Alto Fluxo

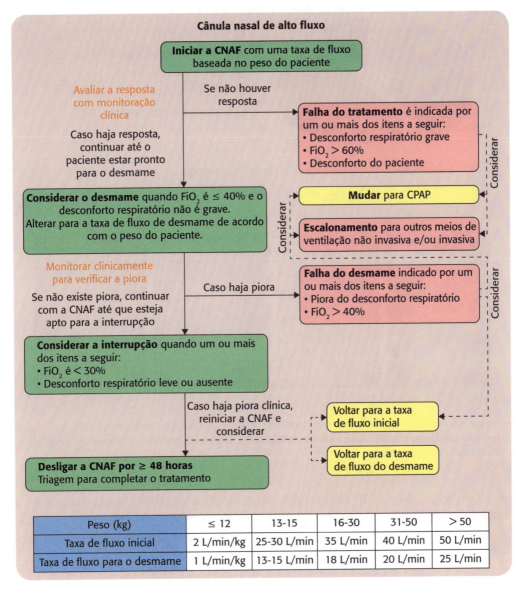

■ Figura 11.7. Fluxograma para o fornecimento da CNAF.
[Adaptada de Richards-Belle A et al, 2020.]

Em nosso Centro Neonatal, utilizamos de maneira pioneira a CNAF em dois casos com atelectasia em pós-operatório de cirurgia neonatal (Figura 11.9).

Não existe uma recomendação (diretriz) de associações ou sociedades para a utilização da oxigenoterapia com CNAF no suporte respiratório em recém-nascidos (RNs) prematuros. Entretanto, o sistema de CNAF tem uma ação na mecânica pulmonar, apesar de não existir uma mensuração da possível pressão aplicada. Adicionalmente, a CNAF é indicada nessa população para suporte respiratório pós-extubação, sendo pelo menos equivalente à CPAP nasal, mas tem se demonstrado

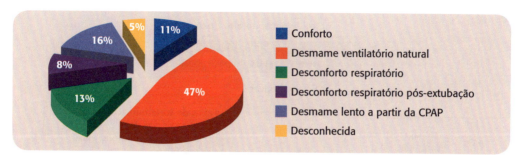

- Figura 11.8. Cateter nasal de alto fluxo – indicações em neonatologia.
[Fonte: acervo do autor.]

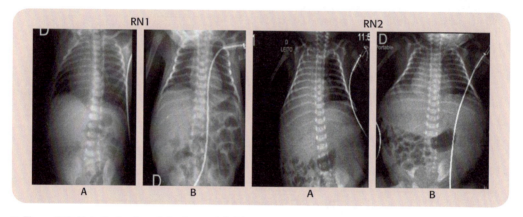

- Figura 11.9. Atelectasia pós-extubação em dois RNs com doenças cirúrgicas: evolução radiológica após aplicação de cânula nasal de alto fluxo. Verificar no Raio-X B a melhora da expansão pulmonar após a aplicação da cânula nasal de alto fluxo.
[Fonte: adaptada de Paula LCS, et al., 2014.]

menos efetivo do que a CPAP nasal em RNs abaixo de 28 semanas de gestação. Demonstra-se também que ela é um método possível de ser aplicado para desmame da CPAP nasal.

A aplicação da CNAF também é uma boa opção no suporte respiratório de crianças com COVID-19.

Nos itens a seguir ressaltamos algumas contraindicações da utilização da CNAF:
» Pacientes sem respiração espontânea;
» Pacientes com desvio de septo;
» Pacientes com trauma facial grave ou alterações faciais.

Sintetizando as indicações para utilização da oxigenoterapia com a CNAF, ela tem sido utilizada de uma maneira progressiva em Pediatria e Neonatologia, sendo que uma boa parte dos pacientes, tem diagnóstico de bronquiolite aguda. Entretanto outras indicações têm sido avaliadas: asma aguda, pneumonia, síndrome do desconforto respiratório agudo em pediatria, apneia do sono, transporte intra- e extra-hospitalar de pacientes graves e suporte respiratório pós extubação traqueal, crianças com acometimento respiratório por COVID-19. Adiciona-se a progressiva utilização em neonatologia com melhora da mecânica respiratória, para suporte pós-extubação traqueal e para desmame após a utilização de CPAP nasal.

Monitoração

A monitoração padrão deve incluir a frequência cardíaca, traçado de eletrocardiograma, pressão arterial não invasiva, oximetria de pulso e a pletismografia respiratória. Não existe a necessidade de se monitorar a capnografia, mas algumas cânulas possuem a possibilidade de se mensurar o CO_2 expirado, mas o valor obtido não reflete de modo acurado a $PaCO_2$, portanto, a utilização da monitoração transcutânea de CO_2 poderá fornecer uma informação mais adequada da possibilidade de hipoventilação.

A seguir inserimos uma figura com o protocolo de utilização da cânula nasal de alto fluxo em pacientes com falência respiratória internados em pediatria intensiva no Peru-Lima (Figura 11.10).

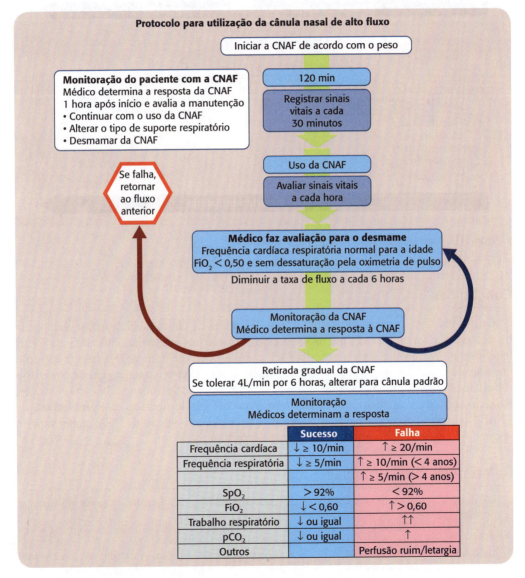

■ Figura 11.10. Protocolo para a utilização da CNAF.
[Fonte: adaptada de Nielsen KR, et al., 2018.]

De acordo com esse protocolo de pesquisa, a indicação é para a utilização de CNAF pós-extubação traqueal para se verificar se essa diminuía a duração da ventilação invasiva. O protocolo foi inserido sem o fluxo de acordo com L/kg/min já abordados em tabela anterior e diferente do proposto no fluxograma original dos colegas peruanos.

A seguir delineamos um *continuum* para suporte respiratório em pediatria, de acordo com as evidências atuais em termos de conhecimento resultantes dos estudos clínicos em neonatologia e pediatria (Figura 11.11).

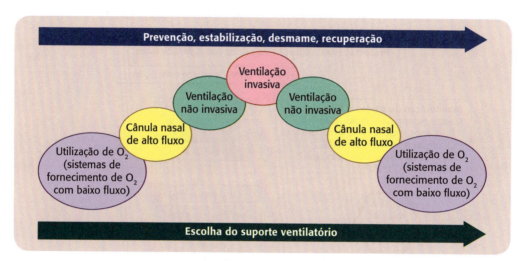

- Figura 11.11. *Continuum* do suporte respiratório na criança.

[Fonte: acervo do autor.]

Conclusões

Os sistemas atuais para fornecimento da CNAF diferem da cânula nasal de oxigenoterapia de baixo fluxo que fornecem oxigênio não aquecido, não adequadamente umidificado e da CPAP, que fornece uma pressão de via aérea pré-selecionada. A CNAF fornece oxigênio aquecido e umidificado com uma taxa de fluxo a ser selecionada de acordo com o peso da criança e o cenário clínico. Existe uma aceitação cada vez maior para o seu uso, devido à aparente eficácia clínica e à sua fácil utilização. Entretanto, ainda existe uma certa ausência de diretrizes em relação ao uso da CNAF. No futuro, havendo resultados favoráveis é provável que o papel da CNAF como suporte respiratório em neonatologia/pediatria poderá se expandir.

Referências bibliográficas

1. Goligher EC, Slutsky AS. Not Just Oxygen? Mechanisms of Benefit from High-Flow Nasal Cannula in Hypoxemic Respiratory Failure. Am J Respir Crit Care Med 2017;195(9):1128-30.
2. Lee JH, Rehder KJ, Williford L, et al. Use of High Flow Nasal Cannula in Critically Ill Infants, Children, and Adults: A Critical Review of the Literature. Review Intensive Care Med. 2013;39(2):247-57.
3. Lodeserto FJ, Kettich TM, Rezaie SR. High-flow nasal cannula: mechanisms of action and adult and pediatric indications. Cureus 2018;10:e3639.
4. Mikalsen IB, Davis P, Oymar K. High flow cannula in children: a literature review.Scand Trauma Resusc Emerg Med 2016;24:93.

5. Nielsen KR, Ellington LE, Grayet AJ, al. Effect of High-Flow Nasal Cannula on Expiratory Pressure and Ventilation in Infant, Pediatric, and Adult Models. Respir Care 2018; Respir Care; 63(2):147-57.
6. Paula LCS, Siqueira FC, Juliani RCTP, et al. Post-extubation atelectasis in newborns with surgical diseases: a report of two cases involving the use of a high-flow nasal cannula. Rev Bras Ter Intensiva. 2014; 26(3): 317-20.
7. Ricard JD, Roca O, Lemiale V, et al. Use of nasal high flow oxygen during acute respiratory failure. Intensive Care Med. 2020 Sep 8. doi: 10.1007/s00134-020-06228-7. Online ahead of print.
8. Sinha IP, McBride AKS, Smith R, et al. CPAP and High-Flow Nasal Cannula Oxygen in Bronchiolitis. Chest. 2015;148(3):810-23.

CAPÍTULO 12

Pressão Positiva Contínua em Vias Aéreas em Neonatologia

- Maria Esther Jurfest Rivero Ceccon
- Nádia Sandra Orozco Vargas

Introdução

Nas últimas décadas com o desenvolvimento de novas terapêuticas e avanços tecnológicos, tem se observado o aumento na sobrevida de recém-nascidos (RN) prematuros de muito baixo peso (RNPT), principalmente os de muito baixo peso (< 1.500 g). Embora tenha ocorrido redução na mortalidade, observa-se elevação das morbidades, especialmente complicações pulmonares como a displasia broncopulmonar (DBP), observada em geral em RNs que foram ventilados invasivamente.

Na tentativa de minimizar a lesão pulmonar e complicações da ventilação mecânica invasiva tentando principalmente diminuir a incidência da DBP, a pressão positiva contínua das vias aéreas (CPAP) tem sido indicada nesse tipo de RNPT.

Histórico do uso do CPAP nasal (CPAPn) em recém-nascidos

A VNI utilizando CPAP nasal foi utilizada ela primeira vez em 1971 por Gregory.

Com esse tipo de ventilação consegue-se:

1. Aumentar a capacidade residual funcional (CRF), adequar os distúrbios da ventilação/perfusão, reduzir o *shunt* intrapulmonar e consequentemente melhorar a oxigenação arterial;
2. Prevenir o colapso alveolar e melhorar a complacência pulmonar, preservando a função do surfactante alveolar;
3. Estabilizar a caixa torácica e otimizar a atividade do diafragma;
4. Redistribuir o líquido pulmonar;
5. Estabilizar e aumentar o diâmetro das vias aéreas superiores, prevenindo a sua oclusão e diminuindo a sua resistência.

Os RN que se beneficiam com esse tipo de tratamento são os que apresentam insuficiência respiratória moderada a grave e essa é primeira escolha em RNs com síndrome de desconforto respiratório e, nesses RNs, tem como objetivo manter o recrutamento pulmonar ou a capacidade residual funcional. Taquipneia transitória com insuficiência respiratória por líquido pulmonar é outra das indicações e na apneia refratária ao tratamento clínico.

Prevenção da intubação traqueal

» Os estudos de CPAP na prevenção de intubação traqueal foram publicados em 2004 por Manzar et al. Em um estudo piloto, não controlado, envolvendo 16 RN com desconforto respiratório no qual demonstraram que o uso da ventilação não invasiva (VNI) foi capaz de evitar IOT em 81% dos casos (Figura 12.1A e B).

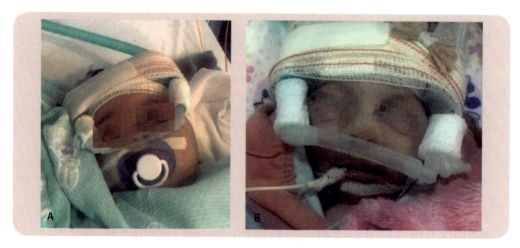

- Figura 12.1. A e B: Indicações de uso do CPAP nasal no período neonatal.

» Recentemente, foi publicada uma metanálise que avaliou, em RNPT e/ou recém-nascido de muito baixo peso (RNMBP) o uso de CPAP logo após o nascimento, não houve diferença em relação a DBP, hemorragia periventricular, neuropatia da prematuridade e óbito.
» A pronga bem adaptada deve ser introduzida na narina sem que entre em contato com a pele que fica entre o lábio superior e a entrada das narinas. A pesar de não haver evidências cientificas favoráveis, pode se utilizar a colocação de hidrocoloide nas narinas e de bandagem adesiva na região supralabial para fixação da pronga (Figura 12.2).

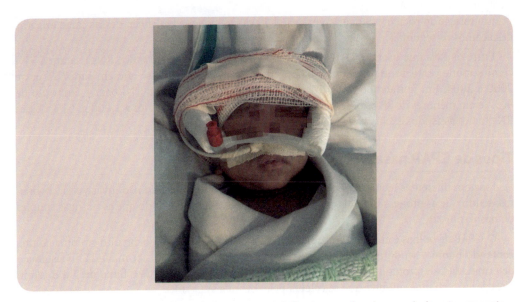

■ Figura 12.2. Posicionamento adequado da pronga nasal, fixada com a bandagem adesiva e touca; septo nasal protegido com a placa de hidrocoloide.

Recomendações para o uso do CPAP nasal

Contraindicações de uso do CPAP nasal no período neonatal

- » Malformação abdominal ou torácica (gastrosquise, onfalocele e hérnia diafragmática);
- » Malformação de face (sequência de Pierre Robin) ou lesão de face;
- » Instabilidade hemodinâmica;
- » Ausência de *drive* respiratório.

Um grande desafio em relação à ventilação não invasiva tem sido a interface entre o paciente e o aparelho, entre o circuito do aparelho e a via aérea do paciente. Alguns aspectos relacionados à interface incluem:

1. Desconforto;
2. Desenvolvimento de lesão devido à pressão aplicada à pele e estruturas subjacentes;
3. Umidificação inadequada;
4. Espaço morto ventilatório;
5. Extravasamento do oxigênio.

No paciente pediátrico grave a presença de úlceras de pressão relacionadas com dispositivos respiratórios tem uma prevalência de 60,1% e, entre essas, 78,8% estão relacionadas especificamente ao uso do CPAP.

Em relação ao paciente pediátrico/neonatal grave que pode se beneficiar dessas características destacamos os seguintes:

Entre os RNs que usaram CPAPn no período de 1996 a 2000, 60% dos RNs usaram a VNI como suporte ventilatório nas primeiras horas de vida, aumentando esse número para 75% entre 2000 a 2004. Em se tratando de RNPT de muito baixo peso o uso de VNI ocorre em torno de 40%, e em menores de 28 sem de Idade Gestacional ou com peso inferior a 1.000 g, 61% desses RNs foram assistidos exclusivamente com VNI.

Tipos de CPAP nasal

Existem diferentes técnicas para a aplicação de suporte respiratório não invasivo em neonatos, sendo que as prongas binasais curtas são os sistemas mais efetivos do que as prongas simples ou nasofaringeas.

O CPAP de bolhas é empregado submergindo o ramo expiratório do circuito em uma coluna contendo líquido, sendo que a quantidade de pressão necessária para ser mantida no sistema é determinada pela profundidade da submersão, em geral 6 cm³ de água e fluxo de 5 a 8 L/min (três vezes o volume minuto, que se calcula pela fórmula (VC ´ FR)

A utilização de sistemas como capacete cefálico e capacetes com pressão negativa são atualmente de uso excepcional em neonatologia para suporte respiratório não invasivo.

As prongas nasais são o sistema mais efetivo e mais comumente empregado para fornecer CPAPn. Caso a boca do RN permaneça aberta, pode ocorrer um grande escape de gás, razão pela qual se recomenda o uso de chupeta, para reduzir o nível de extravasamento.

Características das prongas

As prongas devem ser largas o suficiente (para minimizar o extravasamento do gás), para preencher as narinas sem ocasionar uma palidez ao redor dos tecidos, evitando assim as lesões nasais.

É essencial usar produtos que funcionem como uma barreira para a pele para prevenir a possibilidade de lesão nasal.

Algumas prongas nasais são específicas, sendo comercialmente disponíveis como Infant Flow (Figura 12.3), a SiPAP (Figura 12.4) e Arabella (Figura 12.5).

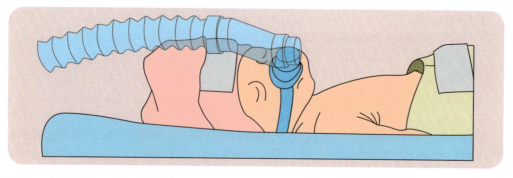

■ **Figura 12.3. Sistema Infant Flow®.**
[Adaptação do CPAPn em um recém-nascido.]

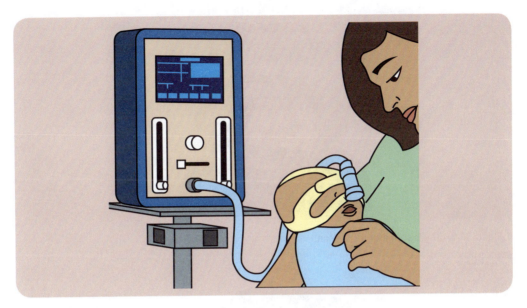

- Figura 12.4. Sistema SiPAP.

[Fonte: Acervo do autor.]

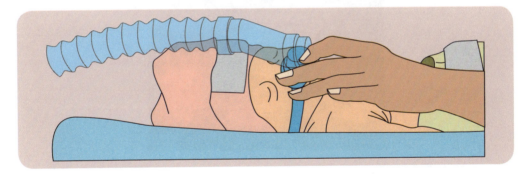

- Figura 12.5. Sistema Arabella.

[Fonte: Acervo do autor.]

O sistema Infant Flow apresenta uma tecnologia variável de fluxo empregando um gerador de fluxo de duplo jato, com a utilização de uma tecnologia fluídica para fornecer uma CPAP constante na via érea proximal da narina da criança, com redirecionamento do gás, permitindo um menor trabalho respiratório e menor resistência expiratória comparada às outras tecnologias de CPAP nasal.

Não existem trabalhos até o momento que demonstrem a superioridade de uma forma de pronga ou uma forma de CPAPn em relação a outra, mas as prongas são formatadas de um modo tal que a entrada de gás estabilize a pressão média de vias aéreas e com uma curvatura que diminua o trabalho respiratório.

Para a utilização de CPAPn com geração de pressão por médio de aparelhos de VPM ou sistemas *free-standing* como CPAPn de bolhas, pode se empregar vários tipos diferentes de prongas. As mais comumente utilizadas são Hudson (Figura 12.6), a RAM (Figura 12.7) e a Inca (Figura 12.8).

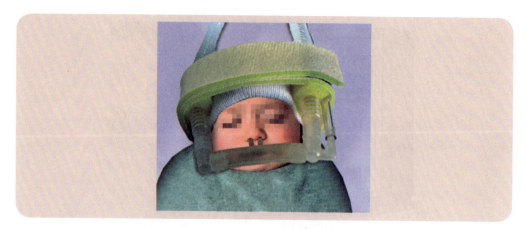

- Figura 12.6. CPAPn com pronga Hudson.

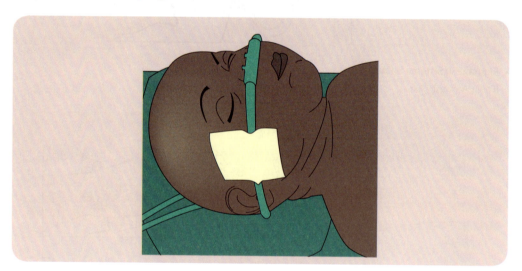

- Figura 12.7. Aplicação de CPAPn com a cânula RAM.

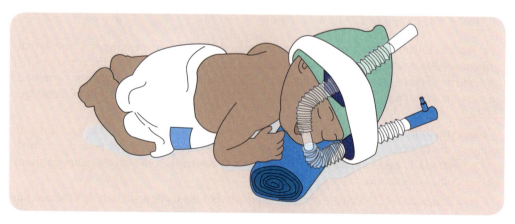

- Figura 12.8. CPAPn com pronga Inca.

A cânula RAM não pode ser utilizada como CPAPn de bolhas, pois não possui um ramo expiratório para gerar pressão na coluna de água. A expiração por meio desse sistema ocorre por extravasamento pelo nariz e pela boca.

A utilização de máscaras (Figura 12.9) para o emprego de CPAPn é realizada para a reanimação. Adaptada a uma bolsa-valva ou a um aparelho de VPM em T.

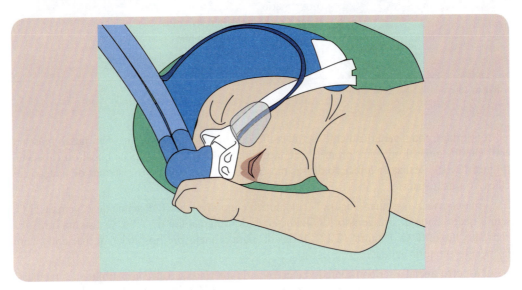

- Figura 12.9. Aplicação da máscara nasal para o uso do CPAPn.

Características das interfaces e aplicação de um sistema seguro para ventilação não invasiva

A Tabela 12.1 mostra as características de um sistema de interface ideal.

- Tabela 12.1. Características de uma interface e sistema seguro ideais para ventilação não invasiva

	Interface ideal
Interface e sistema seguro	» Livre de extravasamento
	» Boa estabilidade
	» Não traumático
	» Pequeno peso
	» Uso prolongado
	» Não deformável
	» Material não alergênico
	» Baixa resistência ao fluxo de gás
	» Mínimo espaço morto
	» Baixo custo
	» Fácil de ser manufaturado
	» Disponível em vários tamanhos

Continua

■ Tabela 12.1. Características de uma interface e sistema seguro ideais para ventilação não invasiva (continuação)

Sistema seguro ideal	» Estável (evitando movimentos ou deslocamento da interface) » Fácil de colocar ou remover » Não traumático » Leve e macio » Material que permite a respiração » Disponível em vários tamanhos » Lavável para utilização em cuidados domiciliares » Disponível para uso hospitalar

[Fonte: adaptada de Nava, et al., 2009.]

A interface pode, genericamente, ser classificada em seis categorias: máscara nasal, máscara com almofada nasal, máscara oronasal, de face total, máscara oral ou peça bucal ou capacete. (Figura 12.10). Realiza-se a fixação dessas máscaras com fitas de velcro, sistemas de fixação cefálica, toucas (capacete).

A máscara de Boussignac (Figura 12.11), fornece um nível de CPAP acima de 7.5 cm de H_2O, sem a necessidade de um gerador de fluxo separado ou aparelho de VPM. O sistema funciona com alto fluxo de O_2 (Figura 12.12), indicado para manejo pré-hospitalar de pacientes com falência respiratória aguda.

O aspecto inicial a ser considerado na escolha da interface são as compatibilidades técnicas, qual o aparelho de suporte ventilatório e circuitos serão usados; aspectos relacionados à segurança; tamanho da interface e o cenário no qual a VNI será instalada.

As limitações existentes para utilização de máscara facial são a presença de aumento de adenoides, pólipos ou rinite, que podem ocasionar dificuldade para o seu uso em crianças maiores

Treinamento da equipe de saúde para utilização adequada da interface

A equipe de saúde deve estar bem treinada, ter experiência e possuir um protocolo para a utilização do CPAP. A equipe deve estar familiarizada com os diferentes tipos de sistemas, saber as suas vantagens e desvantagens, como realizar a instalação e a monitoração adequada da criança.

E fundamental que a equipe relacionada aos cuidados da saúde seja treinada para selecionar a interface mais adequada para cada criança criticamente enferma.

Os pacientes neonatais e pediátricos apresentam um alto risco para o desenvolvimento de úlceras de pressão, pois a pele tem estágio ainda imaturo, com comprometimento da perfusão periférica.

A presença de úlcera de pressão que ocorre em cenário hospitalar é classificada como evento grave quando evolui para os estágios II e III (Tabela 12.2).

A presença de trauma nasal devido à utilização de pressão positiva continua em RNs é uma complicação comum, mas a ocorrência de erosão e necrose é mais rara. O trauma nasal representa um desconforto para o paciente, sendo possível a infecção local e sistêmica constituindo um risco de sequela funcional ou cosmética a longo prazo.

Pressão Positiva Contínua em Vias Aéreas em Neonatologia

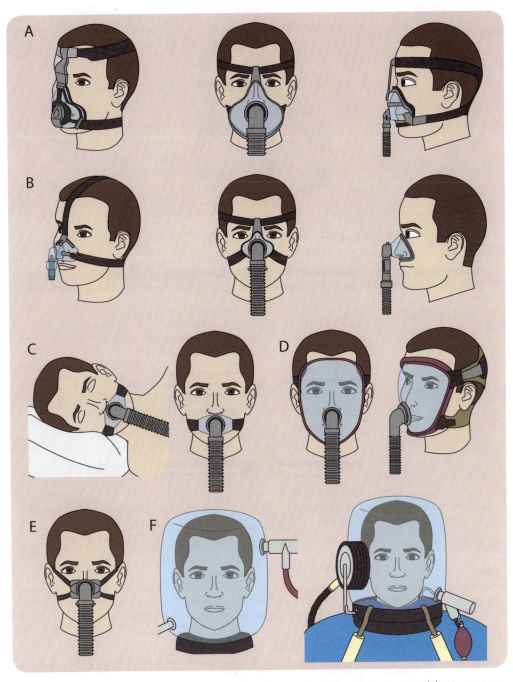

■ Figura 12.10. Principais sistemas de interface para utilização da ventilação não invasiva. (A) Máscaras oronasais; (B) figuras de máscaras nasais (frente × perfil); (C) máscaras orais; (D) máscaras de face frontal; (E) sistema com almofada nasal; (F) sistemas utilizando capacetes.

[Adaptada de Bril AK, 2015 e Bughardt JC et al, 2012.]

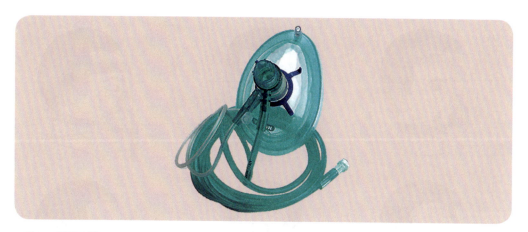

- Figura 12.11. Máscara de Boussingnac.

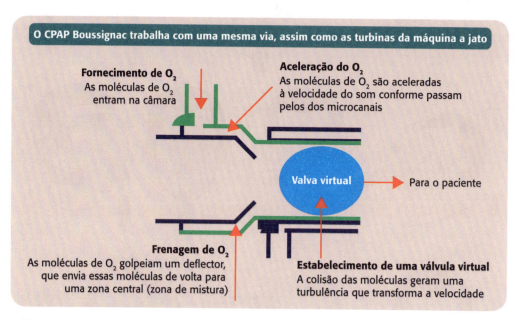

- Figura 12.12. Representação esquemática do CPAP de Boussignac.

[Fonte: Johnson C, et al. Consenso ventilação pulmonar mecânica em pediatria/neonatal. Tema: Ventilação não invasiva com pressão positiva – VNIPP. Disponível em: <http://www.sbp.com.br/fileadmin/user_upload/2015/02/CONSENSO-VENTILACAO-PULMONAR-MECANICA-EM-PEDIATRIA-VNIPP.pdf>. Acesso em 30 jun 2018.]

- Tabela 12.2. Classificação das úlceras de pressão

Estágio I	Eritema sem a presença de escaldo, que pode ser doloroso, mole, quente ou frio no tecido adjacente
Estágio II	Perda parcial da derme (úlcera aberta superficial ou uma vesícula intacta)
Estágio III	Perda da derme com elementos subdérmicos visíveis
Estágio IV	Presença da úlcera de pressão com perda tecidual de espessura total com exposição de tendões, músculo ou osso

De acordo aos aspectos descritos por Fischer et al. (2010), as lesões nasais podem ser classificadas em (Figura 12.13):
» Estagio I: pele intacta, apresenta hiperemia nasal;
» Estagio II: ulceração de pele, com perda parcial de espessura da pele;
» Estagio III: necrose e perda total da pele.

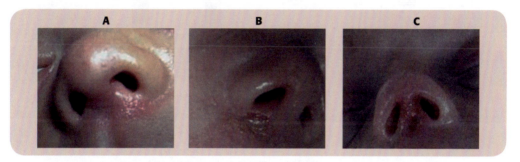

■ Figura 12.13. Classificação do trauma nasal. (A) Estágio I: eritema sem presença de escaldo; (B) Estágio II: erosão superficial; (C) Estágio III: necrose da espessura total da pele.

» A frequência de lesão nasal e variável de centro para centro, Young et al. Relatam que 35% dos RNPT que usaram CPAP apresentaram hiperemia de septo com cerca de 8 dias de uso.
» Segundo estudo realizado em nosso meio, 79% dos RNPT apresentaram hiperemia do septo, 19% ulceração e menos de 1% necrose de septo e o fator de risco era a utilização por mais dias.
» A adaptação e o posicionamento adequados da pronga são cuidados importantes para evitar lesão nasal (Figura 12.14).

Com base nas evidências e na prática diária, o Consenso Brasileiro de Ventilação em Pediatria e Neonatologia elaborou algumas recomendações para o uso de CPAPn em neonatologia.

As recomendações de nível A são que o CPAP pode ser utilizado como método de suporte ventilatório na insuficiência respiratória aguda hipoxêmica e após a extubação com pressões acima de 5 cm de H_2O, ofertada por meio de aparelhos de VPM ou por selo d´água. Deve ser usada preferencialmente a pronga binasal.

A utilização do CPAP como suporte na sala de parto e na prevenção de apneias é nível B, e o CPAP como suporte ventilatório para RN com menos 30 semanas de idade gestacional e como suporte na sala de parto em RNs com risco de SDR é nível D.

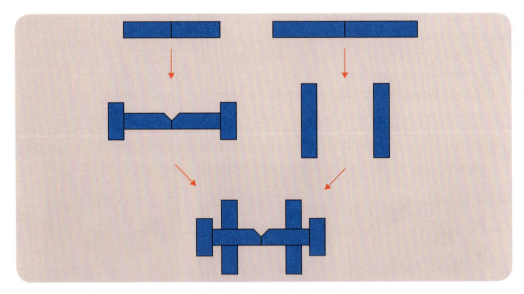

- Figura 12.14. Representação esquemática da fixação de bandagem adesiva.

[Fonte: Johnson C, et al. Consenso ventilação pulmonar mecânica em pediatria/neonatal. Ventilação não invasiva com pressão positiva – VNIPP. Disponível em:<http://www.sbp.com.br/fileadmin/user_upload/2015/02/CONSENSO-VEN-TILACAO-PULMONAR-MECANICA-EM-PEDIATRIA-VNIPP.pdf>. Acesso em 30/jun/2018.]

Prevenção das lesões cutâneas associadas ao uso do CPAP

Como recomendação fundamental, indica-se fazer a avaliação da pele abaixo dos sistemas de interface no mínimo duas vezes ao dia para observação visual de possíveis lesões e com uma frequência maior nas crianças que tenham contato com fluidos e que apresentem edema.

Antes de colocar o CPAP, é necessária a aplicação de curativos protetores para diminuir as forças de pressão, fricção e a influência da umidade.

Algumas outras recomendações para diminuir a pressão da interface são:

1. Colocar o dedo indicador e médio entre a interface e a pele do paciente antes de fixar;
2. Colocar o circuito do aparelho de VPM em um suporte para evitar o possível deslocamento da interface.

Na criança, é importante a escolha adequada do tamanho da pronga, de acordo com a face, além do ajuste correto das fitas para fixação.

Para controle da umidade, deve-se manter sempre a pele seca e limpa.

Para o tratamento das lesões cutâneas existe necessidade de classificar qual o tipo de lesão está presente, ter uma valorização sequencial da lesão, com os seguintes dados: descrição da lesão, avaliação relacionada à dor, o uso de medidas para o tratamento específico da ferida, objetivando a infecção, inflamação e exsudato, limpeza da ferida usando solução salina ou outras soluções caso ocorra infecção, desbridamento no caso de tecido desvitalizado.

Conclusões

O CPAP é comumente usado em UTI Neonatal para falência respiratória. Não existe uma interface ideal e apropriada para todas as situações clínicas da faixa etária, mas a disponibilização de diversos tamanhos de interfaces nasais e oronasais para escolher à beira do leito na unidade de cuidados intensivos é importante.

A falha na escolha da interface e a assincronia paciente-aparelho de suporte respiratório pode determinar um fornecimento inadequado da ventilação e consequentemente falha no tratamento. Vários fatores interligados podem contribuir com essa evolução, tais como:

» Seleção inadequada da interface;
» Extravasamentos;
» Úlcera de pressão;
» O tipo de pronga é mais importante do que a ventilação aplicada para o sucesso.

Independente de todos os avanços relacionados ao CPAP, a intolerância a interface continua sendo o fator principal de falha no tratamento. Por isso, a eficiência do tratamento com CPAP deve ser controlada de maneira estreita por meio da monitoração dos sinais clínicos (desconforto respiratório, frequência respiratória, utilização de trabalho muscular acessório, bem como, por meio da análise dos gases sanguíneos (pH, PaO_2 e $PaCO_2$).

Apêndice I

Com o aumento da sobrevida do RNPT, observa-se a elevação das morbidades, especialmente complicações pulmonares como DBP devido a necessidade de suporte ventilatório invasivo. Assim na tentativa de minimizar as complicações causadas pela ventilação pulmonar invasiva, procura-se usar o CPAP para poder retirar precocemente o suporte ventilatório invasivo (Figura 12.15).

Embora os estudos ainda sejam poucos, o uso de CPAP nasal em Neonatologia tem se mostrado eficaz no tratamento da síndrome do desconforto respiratório, na redução de apneias e após extubação.

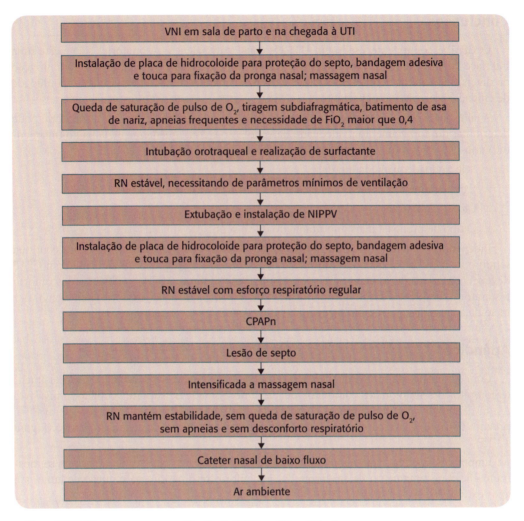

- Figura 12.15. Fluxograma para a aplicação de CPAP em Neonatologia.

[Fonte: Johnson C, et al., Consenso ventilação pulmonar mecânica em pediatria/neonatal. Ventilação não invasiva com pressão positiva – VNIPP. Disponível em: <http://www.sbp.com.br/fileadmin/user_upload/2015/02/CONSENSO-VENTILACAO-PULMONAR-MECANICA-EM-PEDIATRIA-VNIPP.pdf>. Acesso em 30/jun/2018.]

Referências bibliográficas

1. AARC Clinical Practice Guideline. Application of Continuous Positive Airway Pressure to Neonates via Nasal Prongs, Nasopharyngeal Tube, or Nasal Mask, 2004 Revision & Update. Respir care 204;49(9):1100-8.
2. Arnim AOVSA, Jamal SM, John-Stewart GC, et al. Pediatric Respiratory Support Technology and Practices: A Global Survey. Healthcare (Basel). 2017;5(3). pii: E34.
3. Bhandari V, Gavino RG, Nedrelow JH, et al. A randomized controlled trial of synchronized nasal intermitente positive pressure ventilation in RDS. J Perinatol. 2007;27(11):697-703.
4. Black J, Alves P, Brindle CT, et al. Use of wound dressings to enhance prevention of pressure ulcers caused by medical devices. Int Wound J. 2015;12(3):322-7.
5. Brill AK. Choosing the interface. In: Simonds AK. ERS practical handbook of noinvasive ventilation.European respiratory Society, publications; 2015. p.26-34.

6. Burghardt JC, Robinson JM, Kubik L, et al. Critical care nursing made incredibly early! 3rd ed. Philadelphia: Lippincott Williams & Wilkins; 2012.
7. Carvalho WB, Johnston C. The fundamental role of interfaces in noninvasive positive pressure ventilation. Pediatr Crit Care Med. 2006;7(5):495-6.
8. Clark M, Black J, Alves P, et al. Systematic review of the use of prophylactic dressings in the prevention of pressure ulcers. Int Wound J. 2014;11(5):460-71.
9. Cooper KL. Evidence-based prevention of pressure ulcers in the intensive care unit. Crit Care Nurse. 2013;33(6):57-66.
10. Countney S. Nasal interfaces for noinvasive ventilation. In: Donn SM, Sinha SK. Manual of neonatal respiratory care. Cham, Switzerland: Springer International Publishing; 2017. p.239-40.
11. Demaret P, Mulder A, Loeckx I, et al. Non-invasive ventilation is useful in paediatric intensive care units if children are appropriately selected and carefully monitored. Acta Paediatr. 2015;104(9):861-71.
12. De Paoli AG, Davis PG, Faber B, et al. Devices and pressure sources for administration of nasal continuous positive airway pressure (NCPAP) in preterm neonates. Cochrane Database Syst Rev. 2008 Jan 23;(1):CD002977.
13. Diblasi RM. Nasal continuous positive airway pressure (CPAP) for the respiratory care of the newborn infant. Respir Care. 2009;54(9):1209-35.
14. Dewez JE, van den Broek N. Continuous positive airway pressure (CPAP) to treat respiratory distress in newborns in low- and middle-income countries. Trop Doct. 2017;47(1):19-22.
15. Diez T, Fernandes A, Raposo B, et al. Prevenção de úlceras da face, em pessoas submetidas a Ventilação Não Invasiva, indicadores sensíveis aos cuidados de enfermagem: Revisão sistemática da literatura. Journal of Aging & Inovation, 2015;4(3):54-66.
16. Estrellado-Cruz WL, Beckerman RC. Control of ventilation and apnea. In: Goldsmith JP, Karotkin EH. Assisted Ventilation of the Neonate. 5th ed. Philadelphia: Elsevier Sauders; 2011. p.47-70.
17. Fauroux B, Leroux K, Desmarais G, et al. Performance of ventilators for noninvasive positive-pressure ventilation in children. Eur Respir J. 2008;31(6):1300-7.
18. Fischer C, Bertelle V, Hohlfeld J, et al. Nasal trauma due to continuous positive airway pressure in neonates. Arch Dis Child Fetal Neonatal Ed. 2010;95(6):F447-51. Fischer HS, Ullrich TL, Bührer C, Czernik C, Schmalisch G. Influence of mouth opening on oropharyngeal humidification and temperature in a bench model of neonatal continuous positive airway pressure. Med Eng Phys. 2017;40:87-94.
19. García-Fernández FP, Agreda JJ, Verdú J, et al. A new theoretical model for the development of pressure ulcers and other dependence-related lesions. J Nurs Scholarsh. 2014;46(1):28-38.
20. Günlemez A, Isken T, Gökalp AS, et al. Effect of silicon gel sheeting in nasal injury associated with nasal CPAP in preterm infants. Indian Pediatr. 2010;47(3):265-7.
21. Hansen M, Lambert W, Guise JM, et al. Out-of-hospital pediatric airway management in the United States. Resuscitation. 2015;90:104-10.
22. Heath Jeffery RC, Broom M, Shadbolt B, et al. CeasIng Cpap At standard criteriA (CICADA): Implementation improves neonatal outcomes. J Paediatr Child Health. 2016; 52(3):321-6.
23. Hogeling M, Fardin SR, Frieden IJ, et al. Forehead pressure necrosis in neonates following continuous positive airway pressure. Pediatr Dermatol. 2012;29(1):45-8.
24. Holbrook JT, Sugar EA, Brown RH, et al. American Lung Association Airways Clinical Research Centers. Effect of Continuous Positive Airway Pressure on Airway Reactivity in Asthma. A Randomized, Sham-controlled Clinical Trial. Ann Am Thorac Soc. 2016;13(11):1940-50.
25. Hutchison AA, Bignall S. Non-invasive positive pressure ventilation in the preterm neonate: reducing endotrauma and the incidence of bronchopulmonary dysplasia. Arch Dis Child Fetal Neonatal Ed. 2008;93(1):F64-8.
26. Hybášková J, Jor O, Novák V, et al. Drug-Induced Sleep Endoscopy Changes the Treatment Concept in Patients with Obstructive Sleep Apnoea. Biomed Res Int. 2016; 2016:6583216.
27. Jatana KR, Oplatek A, Stein M, et al. Effects of nasal continuous positive airway pressure and cannula use in the neonatal intensive care unit setting. Arch Otolaryngol Head Neck Surg. 2010;136(3):287-91.
28. Jiang LP, Tu Q, Wang Y, et al. Ischemia-reperfusion injury-induced histological changes affecting early stage pressure ulcer development in a rat model. Ostomy Wound Manage. 2011;57(2):55-60.
29. Johnson C, Barbosa AP, Horigoshi NK, et al. Consenso ventilação pulmonar mecânica em pediatria/neonatal. Tema: Ventilação não invasiva com pressão positiva – VNIPP. Disponível em: http://www.sbp.com.br/fileadmin/user_upload/2015/02/CONSENSO-VENTILACAO-PULMONAR-MECANICA-EM-PEDIATRIA-VNIPP.pdf. Acesso em: 30/jun/2018).
30. Kopelman AE, Holbert D. Use of oxygen cannulas in extremely low birthweight infants is associated with mucosal trauma and bleeding, and possibly with coagulase-negative staphylococcal sepsis. J Perinatol. 2003;23(2):94-7.
31. Kopelman BI, Santos AMN, Goulart AL, et al. Diagnóstico e tratamento em neonatologia. In: Miyoshi MH, Yada M. CPAP pressão positiva contínua em vias aéreas. São Paulo: Atheneu; 2004. p.139-47.

32. Kugelman A, Feferkorn I, Riskin A, Chistyakov I, Kaufman B, Bader D. Nasal intermittent mandatory ventilation versus nasal continuous positive airway pressure for respiratory distress syndrome: a randomized, controlled, prospective study. J Pediatr. 2007;150(5):521-6.
33. Lemyre B, Davis PG, De Paoli AG, et al. Nasal intermittent positive pressure ventilation (NIPPV) versus nasal continuous positive airway pressure (NCPAP) for preterm neonates after extubation. Cochrane Database Syst Rev. 2017 Feb 1;2:CD003212.
34. Lemyre B, Davis PG, De Paoli AG, et al. Nasal intermittent positive pressure ventilation (NIPPV) versus nasal continuous positive airway pressure (NCPAP) for preterm neonates after extubation. Cochrane Database Syst Rev. 2014 Sep 4;(9):CD003212.
35. Lima Serrano M, González Méndez MI, Carrasco Cebollero FM, et al. Risk factors for pressure ulcer development in Intensive Care Units: A systematic review. Med Intensiva. 2017;41(6):339-46.
36. Mahmoud RA, Roehr CC, Schmalisch G. Current methods of non-invasive ventilatory support for neonates. Paediatr Respir Rev. 2011;12(3):196-205.
37. Manilal-Reddy PI, Al-Jumaily AM. Understanding the use of continuous oscillating positive airway pressure (bubble CPAP) to treat neonatal respiratory disease: an engineering approach. J Med Eng Technol. 2009;33(3):214-22.
38. Morley C. Which neonatal nasal CPAP device should we use in babies with transient tachypnea of the newborn? J Pediatr (Rio J). 2011;87(6):466-8.
39. Mortamet G, Amaddeo A, Essouri S, et al. Interfaces for noninvasive ventilation in the acute setting in children. Paediatr Respir Rev. 2017;23:84-88.
40. Munckton K, Ho KM, Dobb GJ, et al. The pressure effects of facemasks during noninvasive ventilation: a volunteer study. Anesthesia. 2007;62(11):1126-31.
41. Murray PG, Stewart MJ. Use of nasal continuous positive airway pressure during retrieval of neonates with acute respiratory distress. Pediatrics. 2008;121(4): e754-8.
42. Nascimento RM, Ferreira ALC, Coutinho ACFP, et al. Frequência de lesão nasal em neonatos por uso de pressão positiva contínua nas vias aéreas com pronga. Rev latino-am Enfermagem 2009;17:4.
43. Nava S, Navalesi P, Gregoretti C. Interfaces and humidification for noninvasive mechanical ventilation. Respir Care. 2009;54(1):71-84.
44. Nist MD, Rodgers EA, Ruth BM, et al. Skin Rounds: A Quality Improvement Approach to Enhance Skin Care in the Neonatal Intensive Care Unit. Adv Neonatal Care. 2016;16 (Suppl 5S):S33-S41.
45. Ntigurirwa P, Mellor K, Langer D, et al. A health partnership to reduce neonatal mortality in four hospitals in Rwanda. Global Health. 2017;13(1):28.
46. Owen LS, Morley CJ, Davis PG. Neonatal nasal intermittent positive pressure ventilation: a survey of practice in England. Arch Dis Child Fetal Neonatal Ed. 2008;93(2): F148-50.
47. Pelligra G, Abdellatif MA, Lee SK. Nasal continuous positive airway pressure and outcomes in preterm infants: A retrospective analysis. Paediatr Child Health. 2008;13(2):99-103.
48. Poli JA, Richardson CP, DiBlasi RM. Volume Oscillations Delivered to a Lung Model Using 4 Different Bubble CPAP Systems. Respir Care. 2015;60(3):371-81.
49. Racca F, Appendini L, Berta G, et al. Helmet ventilation for acute respiratory failure and nasal skin breakdown in neuromuscular disorders. Anesth Analg. 2009;109(1):164-7.
50. Ragesh R, Sharma A, Sharma SK. Interfaces for noinvasive ventilation: general elements and options. In: Esquinas AM. Noinvasive ventilation in High-risk infections and mass causualty events. Basel: Springer-Verlag Wien; 2014. p.17-27.
51. Raurell-Torredà M, Romero-Collado A, Rodríguez-Palma M, et al. Prevention and treatment of skin lesions associated with non-invasive mechanical ventilation. Recommendations of experts. Enferm Intensiva. 2017;28(1):31-41.
52. Rodrigues MP, Gardenghi G. O uso pressão positiva contínua nas vias aéreas (CPAP) nasal em recém-nascidos pré termo. Artigo revisão.
53. Sai Sunil Kishore M, Dutta S, Kumar P. Early nasal intermittent positive pressure ventilation versus continuous positive airway pressure for respiratory distress syndrome. Acta Paediatr. 2009;98(9):1412-5.
54. Saugstad OD. Delivery room management of term and preterm newly born infants. Neonatology. 2015;107(4):365-71.
55. Schallom M, Cracchiolo L, Falker A, et al. Pressure Ulcer Incidence in Patients Wearing Nasal-Oral Versus Full-Face Noninvasive Ventilation Masks. Am J Crit Care. 2015;24(4):349-56.
56. Schindler CA, Mikhailov TA, Kuhn EM, et al. Protecting fragile skin: nursing interventions to decrease development of pressure ulcers in pediatric intensive care. Am J Crit Care. 2011;20(1):26-34.
57. Schonhofer B. Starting and stopping acute NIV: when and why? In: Simonds AK. ERS Practical Handbook of Noinvasive. Ventilation. European Respiratory Society, Publications; 2015. p.102-10.
58. Silva DM, Chaves EMC, Farias LM, et al. Uso de pressão contínua das vias aéreas em recém-nascidos: conhecimento da equipe de enfermagem. Rev Rene.2010;11 (N especial):195-203.

59. Sinha IP, McBride AKS, Smith R, et al. CPAP and High-Flow Nasal Cannula Oxygen in Bronchiolitis. Chest. 2015;148(3):810-23.
60. Sivieri EM, Foglia EE, Abbasi S. Carbon dioxide washout during high flow nasal cannula versus nasal CPAP support: An in vitro study. Pediatr Pulmonol. 2017;52(6):792-798.
61. Stevens TP, Harrington EW, Blennow M, et al. Early surfactant administration with brief ventilation vs. selective surfactant and continued mechanical ventilation for preterm infants with or at risk for respiratory distress syndrome. Cochrane Database Syst Rev. 2007 Oct 17;(4):CD003063.
62. Stewart S, Huang J, Mohorikar A, et al. AHI Outcomes Are Superior after Upper Airway Reconstructive Surgery in Adult CPAP Failure Patients. Otolaryngol Head Neck Surg. 2016;154(3):553-7.
63. Subramaniam DR, Mylavarapu G, McConnell K, et al. Compliance Measurements of the Upper Airway in Pediatric Down Syndrome Sleep Apnea Patients. Ann Biomed Eng. 2016;44(4):873-85.
64. Subramaniam P, Henderson-Smart DJ, Davis PG. Prophylactic nasal continuous positive airways pressure for preventing morbidity and mortality in very preterm infants. Cochrane Database Syst Rev. 2005 Jul 20;(3):CD001243. Review. Update in: Cochrane Database Syst Rev. 2016;(6):CD001243.
65. Visscher MO, White CC, Jones JM, et al. Face Masks for Noninvasive Ventilation: Fit, Excess Skin Hydration, and Pressure Ulcers. Respir Care. 2015;60(11):1536-47.
66. Wilkinson D, Andersen C, O'Donnell CP, De Paoli AG. High flow nasal cannula for respiratory support in preterm infants. Cochrane Database Syst Rev. 2011 May 11;(5):CD006405.
67. Wiswell TE, Courtney SE. Noinvasive respiratory support. In: Goldsmith JP, Karotkin EH. Assisted ventilation of the neonate. 5th ed. Philadelphia: Saunders; 2011. p.185-9.
68. Yong SC, Chen SJ, Boo NY. Incidence of nasal trauma associated with nasal prong versus nasal mask during continuous positive airway pressure treatment in very low birthweight infants: a randomised control study. Arch Dis Child Fetal Neonatal Ed. 2005;90(6):F480-3.

CAPÍTULO 13

Ventilação Não Invasiva com Dois Níveis de Pressão

- Flavia Andrea Krepel Foronda

Introdução

A insuficiência respiratória aguda permanece uma das principais causas de internação em unidades de terapia intensiva pediátrica (UTIP) correspondendo cerca de 46 a 59% das internações sendo que 68% desses pacientes irão necessitar de algum tipo de suporte ventilatório.[1] Embora a ventilação mecânica invasiva seja a terapia classicamente empregada nesses pacientes, a ventilação não invasiva (VNI) vem ganhando espaço, rapidamente, como primeira linha de intervenção. A VNI é, sem dúvida nenhuma, uma das principais inovações da atualidade no ambiente da terapia intensiva pediátrica e, vem sendo cada vez mais utilizada, apesar de pouca evidência científica em casos de insuficiência respiratória aguda em crianças.[2] Um dos poucos estudos realizados que puderam demonstrar efetividade da VNI foi um trabalho em que 50 crianças com asma, bronquiolite ou pneumonia foram randomizadas para receber VNI com dois níveis de pressão ou terapia convencional e mostrou uma redução na taxa de intubação traqueal no grupo submetido a VNI (28% *versus* 60% - p = 0,045).[3] Como a realização de estudos controlados e randomizados na atualidade é muito difícil, uma vez que não colocar VNI em uma criança com desconforto respiratório levanta questões éticas, foi realizado estudo de coorte usando "*propensity score matching*" na tentativa de comparar crianças com características semelhantes que receberam primeiro VNI ou primeiro ventilação invasiva e o resultado foi uma redução da mortalidade em 3,1%, uma redução no tempo de ventilação em 1,6 dias e diminuição no tempo de internação na UTIP em 2,1 dias no grupo que recebeu primeiro VNI.[4]

A VNI é uma estratégia muito atraente em crianças, uma vez que é administrada por meio de uma interface, sem necessidade de intubação traqueal, preservando a via aérea e suas defesas naturais, reduzindo infecções e lesão pulmonar e evitando sedação excessiva. Recente estudo[5] mostra a experiência na Itália onde dados coletados em 13 UTIP sobre como é realizado o suporte ventilatório mostrou um aumento de 11,6% em 2006 para 18,2% em 2012 no uso da VNI em pacientes internados sem suporte ventilatório inicial. Numa pesquisa realizada com 353 médicos nos Estados Unidos, os investigadores encontraram que 99% dos respondedores usam VNI na sua prática clínica com cerca de 60% dos entrevistados utilizando a VNI como terapia inicial.[6]

Existem diversas formas de aplicar VNI sendo que, neste capítulo, trataremos da VNI com dois níveis de pressão (inspiratório e expiratório). A VNI com dois níveis de pressão tem o objetivo de melhorar a ventilação e eliminação de gás carbônico (CO_2) do paciente, uma vez que, cria um gradiente de pressão que facilita o movimento de ar para dentro e fora dos pulmões. Além disso, assim como na pressão positiva contínua na via aérea (CPAP) ocorre também uma melhora na capacidade residual funcional e diminuição do trabalho respiratório com melhora na oxigenação.[7]

Indicação e contraindicação

É importante diferenciar insuficiência respiratória de falência respiratória. Detectar rapidamente a gravidade da situação é de extrema relevância para selecionar o tipo de suporte respiratório a ser iniciado (Tabela 13.1).[8]

■ Tabela 13.1. Diferença entre insuficiência e falência respiratória[8]

Insuficiência	Falência
Taquipneia	Dispneia grave ou apneia
Retrações (intercostal, subcostal)	Hipóxia: $FiO_2 > 50\%$ para $Sat > 92\%$
Gemido expiratório	Hipercarbia: $CO_2 > 50$ mmHg
Batimento de asa de nariz	Acidemia respiratória com pH < 7,35
Uso de musculatura acessória	Exaustão de musculatura respiratória
Agitação	Diminuição do nível de consciência

A VNI deve ser iniciada em pacientes com insuficiência respiratória aguda com o objetivo de evitar a intubação traqueal. Seu uso é recomendado na ausência de contraindicações (Tabela 13.2).[7]

■ Tabela 13.2. Contraindicações a VNI[7]

Apneias frequentes ou graves
Hérnia diafragmática não operada
Cirurgia recente de via aérea superior ou trato digestivo alto
Deformidades faciais, trauma ou queimadura
Pneumotórax não drenado
Glasgow < 8 (depressão do *drive* respiratório)
Risco de aspiração (ausência de reflexo de tosse ou vômitos incoercíveis)
Instabilidade hemodinâmica grave ou parada cardiorrespiratória
Pressão intracraniana elevada
Hemorragia digestiva alta
Falência respiratória (pH < 7,25; $PCO_2 > 65$ mmHg; $FiO_2 > 50\%$)

Uma vez avaliado o paciente, dependendo das características clínicas do quadro respiratório vai ser optado por uma forma de suporte respiratório: ventilação invasiva, cateter nasal de alto fluxo (CNAF), CPAP ou VNI. Segue quadro da escolha da terapia inicial (Figura 13.1).[8]

Ventilação Não Invasiva com Dois Níveis de Pressão

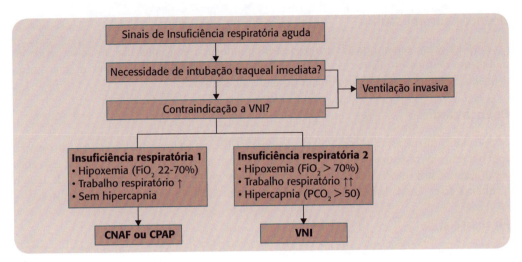

Figura 13.1. Fluxograma para escolha da modalidade de suporte respiratório.[8]

Tipos de insuficiência respiratória aguda

O uso da VNI pode ser mais ou menos indicado de acordo com o tipo de insuficiência respiratória.

Asma

Basnet e colaboradores,[9] em um estudo piloto com 20 crianças admitidas com crise asmática, randomizadas para receber VNI com dois níveis de pressão e tratamento convencional ou somente tratamento convencional, mostrou que a melhora clínica foi mais rápida no grupo com VNI que também precisou menos de outras terapêuticas adjuvantes como Heliox e Sulfato de Magnésio. Miguel-Díez estudou crianças admitidas com asma durante um período de 8 anos (2002-2010) e observou um aumento no uso da VNI nesses pacientes e uma concomitante queda no número de internações, no tempo de internação e no custo.[10]

Bronquiolite

O uso da VNI na Bronquiolite vem ganhando cada vez mais popularidade. Vários estudos demonstraram queda nas taxas de intubação traqueal e no tempo de internação em UTIP na última década relacionado ao uso da VNI nessa patologia de modo que, atualmente, é uma modalidade consagrada.[11]

Síndrome do desconforto respiratório agudo (SDRA)

Em 2015, foram publicadas pelo Pediatric Acute Lung Injury Consensus Conference Group[12] recomendações sobre SDRA pediátrica. A recomendação quanto a VNI foi de que pode ser tentada desde que seja num centro experiente e de forma precoce, na fase inicial da doença. Esse grupo concluiu que pacientes imunossuprimidos têm maior risco de complicações associadas à ventilação mecânica invasiva e podem se beneficiar de uma intervenção precoce com VNI. Eles não recomendam VNI para SDRA grave.

Doença neuromuscular

A VNI é comumente indicada em pacientes com doença neuromuscular. Pode ser usada no tratamento de uma insuficiência respiratória aguda como também como primeira intervenção naqueles pacientes portadores de uma hipoventilação crônica.

Doença cardíaca

A maior parte dos estudos com VNI em doenças cardíacas, na faixa etária pediátrica, tem relação com o momento da extubação traqueal. Os estudos mostram que o uso da VNI com sucesso após extubação traqueal em crianças com doenças cardíacas pode diminuir a taxa de mortalidade, tempo de internação em unidade de terapia intensiva pediátrica (UTIP) e necessidade de reintubação.[13]

Fibrose cística

Uma das doenças pulmonares crônicas mais graves na faixa etária pediátrica é a fibrose cística. Estudos vêm demonstrando vários benefícios em usar a VNI nessas crianças para melhorar a atividade diária. A VNI pode aprimorar a função pulmonar, prolongar e melhorar a qualidade de vida e ainda contribuir para uma melhor evolução após transplante pulmonar.[14]

Interfaces

Uma vez optado pela VNI o próximo passo é definir a interface a ser utilizada. Existem diferentes tipos de interfaces e a escolha apropriada é de extrema importância para o sucesso da modalidade. Nos pacientes gravemente enfermos a interface ideal deveria ser pequena e com um espaço morto mínimo, ter pouco escape, ser leve e confortável, fácil de colocar e retirar, feita de material não alergênico, baixo custo e transparente para que se possa monitorar a face da criança e ainda ter uma fixação que possa conferir estabilidade e prevenir grandes escapes. A fixação da interface é muito importante, uma vez que, uma fixação inapropriada pode estragar o efeito de uma máscara bem adaptada. Vantagens e desvantagens das diferentes interfaces para VNI em insuficiência respiratória aguda são descritas na Tabela 13.3.[15]

- Tabela 13.3. Vantagens e desvantagens das diferentes interfaces[15]

Tipo	Vantagens	Desvantagens
Máscara nasal	» Fácil adaptação » Permite tossir, comer, falar e usar chupeta » Sem risco de aspiração » Menor distensão gástrica » Baixo risco de asfixia	» Escape pela boca » Não indicada se obstrução nasal ou respiradores bucais » Úlcera de pressão
Pronga nasal	» Contato mínimo » Confortável	» Não indicada se obstrução nasal ou respiradores bucais
Máscara orofacial	» Melhor troca gasosa » Melhor ventilação » Sem escape pela boca	» Risco de aspiração » Claustrofobia » Distensão gástrica » Limita alimentação e fala

Continua

- Tabela 13.3. Vantagens e desvantagens das diferentes interfaces[15] (continuação)

Tipo	Vantagens	Desvantagens
Máscara facial total	» Menor úlcera de pressão » Confortável	» Claustrofobia » Aumento do espaço morto » Risco de aspiração
Capacete	» Permite comer, tossir, falar e usar chupeta » Sem úlceras de pressão » Confortável » Menor resistência ao fluxo com melhor tolerância	» Aumento do espaço morto » Dificuldade umidificação » Claustrofobia » Ruido

Estudos recentes mostram que, na Europa, o capacete vem sendo cada vez mais utilizado em todas as faixas etárias pediátricas. Grupo italiano demonstrou aumento no seu uso de 2006 em comparação com 2012 e identificou uma melhor aceitação, especialmente em lactentes jovens, com menor necessidade de sedação.[5] Infelizmente, no momento, ainda não dispomos de capacetes para uso em crianças no Brasil.

Segue imagens das diferentes interfaces (Figura 13.2 a 13.7).

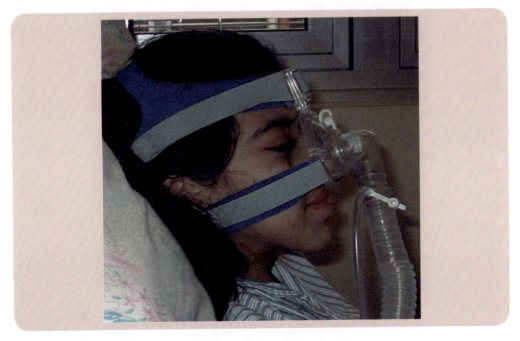

- Figura 13.2. Máscara nasal.

[Fonte: arquivo pessoal.]

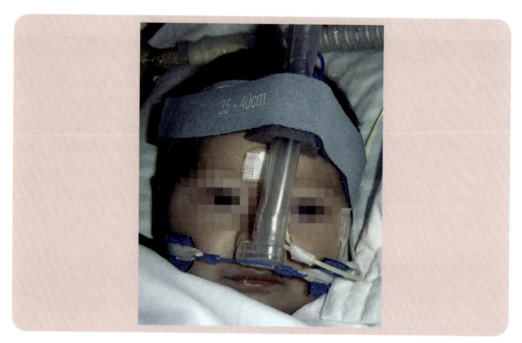

- Figura 13.3. Prong nasal.
  [Fonte: arquivo pessoal.]

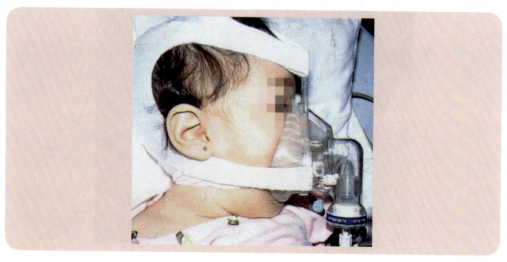

- Figura 13.4. Máscara orofacial.
  [Fonte: arquivo pessoal.]

Ventilação Não Invasiva com Dois Níveis de Pressão

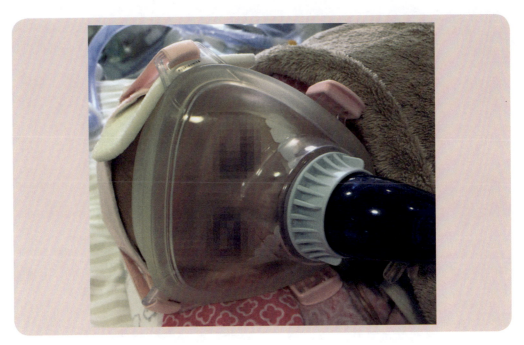

- **Figura 13.5.** Máscara facial total.
  [Fonte: arquivo pessoal.]

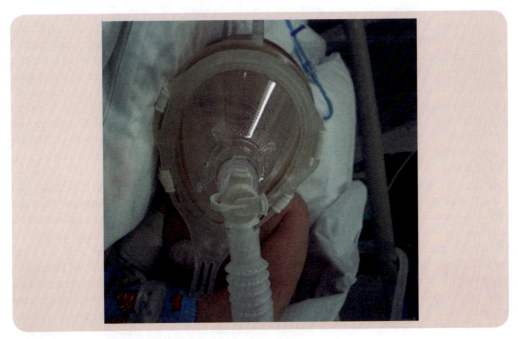

- **Figura 13.6.** Máscara facial total adaptada com orofacial de adulto.
  [Fonte: arquivo pessoal.]

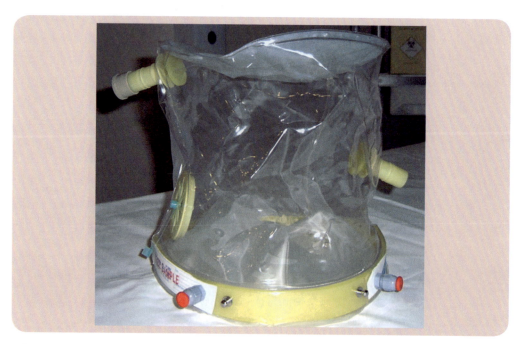

- Figura 13.7. Capacete.

[Fonte: arquivo pessoal.]

Como iniciar

Na prática, qualquer aparelho de ventilação pulmonar mecânica (VPM) e modo ventilatório podem ser utilizados de forma não invasiva, desde que o seu funcionamento não seja prejudicado pela presença de vazamento. Os aparelhos de VPM específicos para VNI têm como característica principal a presença de um circuito único, por onde ocorrem tanto a inspiração como a expiração. Um orifício localizado na porção distal desse circuito é obrigatório para minimizar a reinalação de CO_2 durante a inspiração. Esse orifício faz com que haja um vazamento contínuo de ar pelo circuito, eliminando o CO_2 exalado pelo paciente durante a expiração. Por esse motivo, os aparelhos de VPM específicos para VNI foram desenhados para funcionar na presença de vazamento. Tolerância ao vazamento, boa sincronia paciente-aparelho de VPM e preço competitivo são as principais vantagens desses aparelhos de VPM, quando comparados aos aparelhos de VPM de UTIP. Porém, os aparelhos de VPM utilizados nas UTIP têm, atualmente, a opção de módulo não invasivo, com compensação de escape podendo ser utilizado tanto de forma invasiva como não invasiva. Os parâmetros inicias vão depender de cada paciente e suas necessidades. A frequência respiratória vai depender da faixa etária e da necessidade de suporte do paciente. O valor da pressão expiratória (EPAP) tem relação direta com oxigenação. Deve ser iniciado com valores de 5-6 cmH_2O e pode ser titulado até no máximo 10-12 cmH_2O dependendo do tipo de comprometimento pulmonar. A pressão inspiratória (IPAP) é aplicada sobre o EPAP e quanto maior a diferença entre as duas pressões maior o volume corrente ofertado. Portanto, a IPAP deve ser titulada para atingir uma expansão torácica adequada com eliminação de CO_2 eficiente. Ainda, é de extrema importância, o ajuste do disparo ou *trigger*. A sensibilidade do disparo deve ser ajustada para que o paciente consiga iniciar uma respiração espontânea com facilidade sem que ocorra auto ciclagem (disparo sem esforço do paciente). O tempo de subida ou *rise time* se refere ao tempo que demora para o aparelho atingir a pressão de IPAP determinada e vai ajudar no conforto do paciente. Alguns pacientes preferem uma subida mais lenta para melhor distribuição da ventilação, porém pacientes com resistência de via aérea aumentada podem preferir uma subida mais agressiva.[7]

Como melhorar o conforto do paciente

Sem dúvida, um ponto importante na manutenção da VNI é o conforto do paciente (Figura 13.8).

Para melhorar o conforto várias técnicas ambientais são implementadas. Qualquer ação que possa deixar a criança mais segura e tranquila é de grande valor. Colo da mãe, música, filmes, livros e até rede é possível implementar. Além disso, muitas vezes a criança não consegue ser tranquilizada por estar com fome. Alguns estudos demonstram segurança em alimentar as crianças durante o suporte de VNI.[16]

No entanto, em alguns casos, vai ser necessário algum tipo de agente sedativo para garantir que o suporte respiratório seja ofertado de forma correta, especialmente, nos casos em que a VNI vai ser utilizada por tempo mais prolongado. Nesse sentido, estudos recentes vêm mostrando eficácia e segurança no uso da dexmedetomidina como sedativo contínuo e exclusivo durante a VNI.[17] Os efeitos colaterais observados foram mínimos, principalmente cardiovasculares e foram facilmente reversíveis com redução da dose ou infusão de volume.

Outra forma de intensificar o conforto do paciente é melhorando a sincronia entre o paciente e o aparelho de VPM. Nesse contexto surge o Neurally Adjusted Ventilatory Assist (NAVA) que parece trazer benefícios. O NAVA é uma nova modalidade, por enquanto só disponível nos aparelhos de VPM Servo, que detecta a excitação diafragmática. Por meio de uma sonda com eletrodos na ponta, é possível captar a excitação diafragmática e informar ao aparelho que o paciente quer respirar. Como não depende de variação de fluxo ou pressão permite, mesmo com o escape da máscara, detectar com maior precisão quando o paciente precisa de suporte. No NAVA, quando

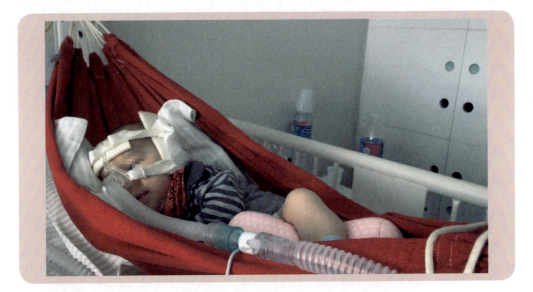

Figura 13.8. Paciente em VNI com máscara nasal dormindo em rede.
[Fonte: arquivo pessoal.]

aumenta a excitação diafragmática, aumenta também o suporte e quando diminui reduz o suporte proporcionalmente, melhorando a sincronia tanto na inspiração quanto na expiração da criança. Baudin e colaboradores fizeram um estudo em que foi avaliada a presença de assincronia durante o uso de VNI-NAVA comparado com VNI na modalidade pressão controlada e foi observada uma melhora significativa na interação entre o paciente e o aparelho de VPM durante a VNI-NAVA.[18]

Monitoração e fatores preditivos de falha

Tão importante quanto todo o esforço para fazer a VNI dar certo é reconhecer quando a terapêutica não está funcionando. O atraso na indicação de intubação traqueal pode trazer deterioração clínica com aumento de morbidade e mortalidade.[19] Para isso, se faz essencial uma monitoração adequada e a busca de fatores preditivos de falha.

A monitoração é clínica: nível de consciência, movimentação da parede torácica, uso de musculatura respiratória acessória, conforto do paciente, sincronia do esforço respiratório com o aparelho de VPM, saturação de oxigênio e frequência respiratória (FR) e cardíaca (FC). A reavaliação deve ser frequente para observar a resposta ao tratamento e adequar os parâmetros do aparelho de VPM. Se não houver uma melhora clínica no período de 1-2 horas após início da intervenção, o suporte respiratório deve ser ampliado e a intubação traqueal está indicada.

Vários estudos foram realizados tentando identificar quais seriam os fatores preditivos de falha de VNI (Tabela 13.4).[19]

■ Tabela 13.4. Estudos de fatores preditivos de falha de VNI[19]

Estudos	Idade (anos)	% sucesso	Fatores preditivos
Campion, 2006	Mediana 0,1	83	Apneia, ↑PaCO$_2$ admissão, ↑PRISM
Bernet, 2005	Mediana 2,4	57	FiO$_2$ > 0,8 c/ 1h
Joshi, 2007	Mediana 13	62	Idade < 6 anos FiO$_2$ > 0,6 e PaCO$_2$ > 55
Essouri, 2006	Média 5,3	73	ARDS, ↑PELOD
Lum, 2011	Mediana 0,7	76	↑FiO$_2$, ↑PRISM, sepse
Munoz-Bonet, 2010	Média 7,1	81	MAP > 11,5 e FiO$_2$ > 0,6
Mayordomo-Colunga, 2009	Mediana 0,9	84	Sem redução da FR c/ 1 e 6h ↑PRISM

Com base na Tabela 13.4 podemos resumir como fatores mais importantes: alta necessidade de FiO$_2$ para manter uma saturação do paciente entre 92 e 97%, não apresentar queda na frequência respiratória e o tipo de insuficiência respiratória, sendo que a presença de síndrome do desconforto respiratório agudo (SDRA) é um fator preditivo de falha. Além disso, pacientes muito graves com escores de PELOD e PRISM altos na admissão vão ter menos chance de sucesso na modalidade.

Recentemente, estudo utilizando a relação da saturação (SpO$_2$) com fração inspirada de oxigênio (FiO$_2$), chamada relação S/F mostrou ser um bom fator preditivo de falha de VNI, sendo que o valor de corte foi uma S/F ≤ 193 com 1 hora de terapêutica.[20] Esse índice tem a facilidade de ser não invasivo (dispensa coleta de gasometria) e contínuo, podendo identificar mais precocemente casos de falha. É importante ressaltar que existe uma boa correlação da S/F desde que o paciente tenha uma saturação entre 80-97%. Quando a saturação está acima de 97% a curva de dissociação da hemoglobina fica achatada e a confiabilidade da S/F se perde.

Segurança e complicações

Todos os aparelhos de ventilação precisam de dispositivos de segurança. É importante definir alarmes para evitar complicações para o paciente. Em geral, o alarme de apneia é 10-15 segundos para lactentes jovens, 15-20 segundos para crianças e 20-30 segundos para adolescentes. O alarme de alta pressão é colocado em torno de 5-10 cm H_2O acima do IPAP e o alarme de baixa pressão é colocado acima do EPAP e abaixo do IPAP. Os alarmes de alto volume e alta frequência respiratória normalmente são colocados em 30% acima do que está sendo ofertado. É importante ainda deixar uma ventilação de *backup*, caso o paciente não apresente uma respiração efetiva.[7] As principais complicações vistas em VNI são: distensão gástrica, aspiração, conjuntivite, pneumotórax e úlceras de pressão. De todas as complicações, a que mais podemos prevenir é a úlcera de pressão (Figuras 13.9 e 13.10).

A distensão gástrica e aspiração podem ser minimizadas elevando o decúbito do paciente, tomando precaução com os esquemas de alimentação, procedimentos de aspiração cuidadosos evitando reflexo de náusea e vômitos e posicionamento adequado do paciente. Pneumotórax pode ser evitado prestando atenção nas mudanças de volume corrente ofertado, conforme ocorre uma melhora do quadro pulmonar e acertar os alarmes de alta pressão ou alto volume para prevenir essa intercorrência. Úlceras de pressão vêm sendo descritas em cerca de 4-27% das crianças em VNI e pode variar desde uma discreta hiperemia da pele até uma lesão bem profunda com exposição de osso ou músculo.[7] Vischer et al.[21] investigaram fatores contribuintes para

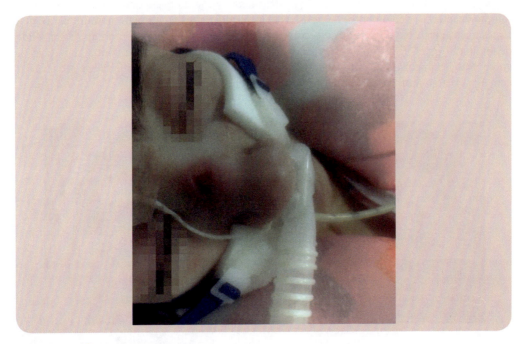

■ Figura 13.9. Úlcera de pressão por VNI.
[Fonte: arquivo pessoal.]

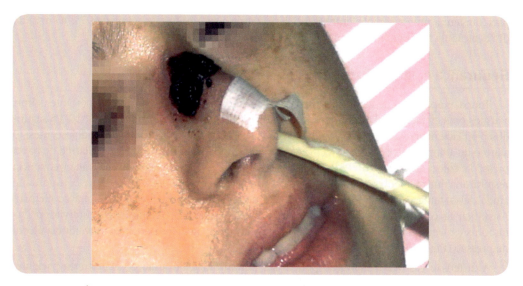

- **Figura 13.10. Úlcera de pressão por VNI.**
  [Fonte: arquivo pessoal.]

o desenvolvimento de úlceras por pressão e encontraram que as úlceras são mais graves com o uso de máscara orofacial, são mais frequentes em crianças com deformidades craniofaciais e o principal ponto de acometimento é a região de base nasal. Em geral, essas lesões são menos frequentes com o uso da máscara facial total. Por esse motivo, é muito importante proteger a pele do paciente desde o início do uso da VNI. Além disso, a monitoração dos estágios de lesão e a rotação de interfaces com pontos de pressão em locais diferentes são de extremo valor para evitar lesões mais graves. No nosso serviço costumamos proteger a pele com um produto de gel sólido denominado O'gel. Esse produto tem formato anatômico e alivia o atrito com a superfície de apoio. Não ficam colados a pele podendo ser colocados e retirados com facilidade e são laváveis com água fria ou morna e sabão neutro (Figura 13.11).

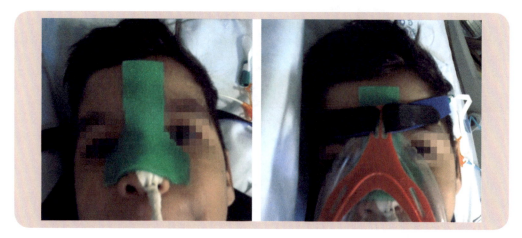

- **Figura 13.11. Protetor nasal para máscara de VNI: O'gel.**
  [Fonte: arquivo pessoal.]

Conclusão

A VNI é uma importante modalidade de suporte respiratório em UTIP que vem sendo cada vez mais implementada nos nossos dias com uma tendência de ser ainda mais importante no futuro com o surgimento de novas modalidades e novas interfaces. A escolha do paciente adequado, bem como da interface mais apropriada, técnicas para melhorar o conforto da criança e monitoração de complicações são essenciais para uma utilização com sucesso.

Referências bibliográficas

1. Wang BC, Pei T, Lin CB, et al. Clinical characteristics and outcomes associated with nasal intermittent mandatory ventilation in acute pediatric respiratory failure. World J Crit Care Med. 2018;7(4):46-51.
2. Ducharme-Crevier L, Essouri S, Emeriaud G. Noninvasive ventilation in pediatric intensive care: from a promising to an established therapy, but for whom, when, why, and how? Pediatr Crit Care Med. 2015;16(5):481-2.
3. Yañez LJ, Yunge M, Emilfork M, et al. A prospective, randomized, controlled trial of noninvasive ventilation in pediatric acute respiratory failure. Pediatr Crit Care Med. 2008;9(5):484-9.
4. Morris JV, Ramnarayan P, Parslow RC, et al. Outcomes for Children Receiving Noninvasive Ventilation as the First-Line Mode of Mechanical Ventilation at Intensive Care Admission: A Propensity Score-Matched Cohort Study. Crit Care Med. 2017;45(6):1045-53.
5. Wolfler A, Calderini E, Iannella E, et al. Evolution of Noninvasive Mechanical Ventilation Use: A Cohort Study Among Italian PICUs. Pediatr Crit Care Med. 2015;16(5):418-27.
6. Fanning JJ, Lee KJ, Bragg DS, et al. U.S. attitudes and perceived practice for noninvasive ventilation in pediatric acute respiratory failure. Pediatr Crit Care Med. 2011;12(5):e187-94.
7. Fedor KL. Noninvasive Respiratory Support in Infants and Children. Respir Care. 2017;62(6):699-717.
8. Viscusi CD, Pacheco GS. Pediatric Emergency Noninvasive Ventilation. Emerg Med Clin North Am. 2018;36(2):387-400.
9. Basnet S, Mander G, Andoh J, et al. Safety, efficacy, and tolerability of early initiation of noninvasive positive pressure ventilation in pediatric patients admitted with status asthmaticus: a pilot study. Pediatr Crit Care Med. 2012;13(4):393-8.
10. de Miguel-Díez J, Jiménez-García R, Hernández-Barrera V, et al. National trends in hospital admissions for asthma exacerbations among pediatric and young adult population in Spain (2002-2010). Respir Med. 2014;108(7):983-91.
11. Ganu SS, Gautam A, Wilkins B, et al. Increase in use of non-invasive ventilation for infants with severe bronchiolitis is associated with decline in intubation rates over a decade. Intensive Care Med. 2012;38(7):1177-83.
12. Group PALICC. Pediatric acute respiratory distress syndrome: consensus recommendations from the Pediatric Acute Lung Injury Consensus Conference. Pediatr Crit Care Med. 2015;16(5):428-39.
13. Gupta P, Kuperstock JE, Hashmi S, et al. Efficacy and predictors of success of noninvasive ventilation for prevention of extubation failure in critically ill children with heart disease. Pediatr Cardiol. 2013;34(4):964-77.
14. Flight WG, Shaw J, Johnson S, et al. Long-term non-invasive ventilation in cystic fibrosis – experience over two decades. J Cyst Fibros. 2012;11(3):187-92.
15. Mortamet G, Amaddeo A, Essouri S. Interfaces for noninvasive ventilation in the acute setting in children. Paediatr Respir Rev. 2017;23:84-8.
16. Leroue MK, Good RJ, Skillman HE, et al. Enteral Nutrition Practices in Critically Ill Children Requiring Noninvasive Positive Pressure Ventilation. Pediatr Crit Care Med. 2017;18(12):1093-8.
17. Venkatraman R, Hungerford JL, Hall MW, et al. Dexmedetomidine for Sedation During Noninvasive Ventilation in Pediatric Patients. Pediatr Crit Care Med. 2017;18(9):831-7.
18. Baudin F, Pouyau R, Cour-Andlauer F, et al. Neurally adjusted ventilator assist (NAVA) reduces asynchrony during non-invasive ventilation for severe bronchiolitis. Pediatr Pulmonol. 2015;50(12):1320-7.
19. Najaf-Zadeh A, Leclerc F. Noninvasive positive pressure ventilation for acute respiratory failure in children: a concise review. Ann Intensive Care. 2011;1(1):15.
20. Mayordomo-Colunga J, Pons M, López Y, et al. Predicting non-invasive ventilation failure in children from the SpO_2/FiO_2 (SF) ratio. Intensive Care Med. 2013;39(6):1095-103.
21. Visscher MO, White CC, Jones JM, et al. Face Masks for Noninvasive Ventilation: Fit, Excess Skin Hydration, and Pressure Ulcers. Respir Care. 2015;60(11):1536-47.

CAPÍTULO 14

Tipos de Interfaces para Ventilação Não Invasiva em Pediatria-Neonatologia

- Werther Brunow de Carvalho

Introdução

Um dos aspectos mais desafiadores em relação à prática do suporte respiratório não invasivo tem sido a interface entre o paciente e o aparelho, entre o circuito do aparelho e a via aérea do paciente e entre os esforços respiratórios do paciente e do aparelho, visto que muitas crianças apresentam lesões cutâneas/desconforto relacionados diretamente à máscara/interface.

As interfaces são sistemas que permitem ao aparelho de ventilação pulmonar mecânica (VPM) ser conectado com a face da criança para a realização do suporte não invasivo. Um dos principais aspectos para o sucesso da ventilação não invasiva (VNI) é o desempenho adequado destas interfaces, desde que o paciente vai ser ventilado sem a utilização de uma via aérea artificial (tubo intratraqueal). Até a alguns anos atrás a utilização desses sistemas de interface era mais difícil em neonatologia/pediatria, pois não era disponível uma seleção adequada para estas faixas etárias e os dispositivos utilizados para pacientes adultos não eram adequados.

A seleção da interface adequada vai depender do cenário clínico que a criança/recém-nascido (RN) esteja apresentando, assim como sua preferência quando esta pode se manifestar de algum modo (verbalmente, gestos). Na prática clínica diária, mesmo atualmente, temos encontrado algumas dificuldades e limitações em relação à utilização de interfaces, principalmente de acordo com a estrutura técnico-administrativa do hospital. Portanto, o ato de iniciar a VNI pode ser de grande trabalho e estresse, assim como recompensador, desde que haja estrutura hospitalar, treinamento e experiência adequados das equipes de saúde envolvidas.

Alguns desafios relacionados à interface incluem: desconforto; desenvolvimento de lesão devido à pressão aplicada à pele e estruturas subjacentes; umidificação inadequada; espaço morto ventilatório e problemas relacionados ao desencadeamento "gatilho" e pressão fornecida pelo aparelho de suporte respiratório, particularmente quando existe extravasamento de gás.

A Figura 14.1 nos fornece uma auditoria dos suportes respiratórios utilizados em países de baixa renda e de renda média, incluindo a oxigenioterapia, a terapêutica de oxigenoterapia com cânula nasal de alto fluxo e vários tipos de suporte respiratório não invasivo.

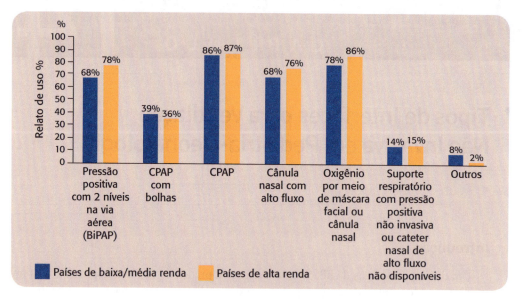

- Figura 14.1. Formas de suporte respiratório não invasivo utilizadas em diferentes países com cenários econômicos.

[Adaptada de Arnim AOSA et al., 2017.]

Observe que o suporte respiratório não invasivo mais comumente utilizado foi a pressão positiva contínua em vias aéreas (CPAP) seguido por oxigenioterapia por meio de máscara facial ou cânula nasal. Entretanto, a utilização de CPAP com bolhas foi baixa, tanto em países com renda média e alta renda.

No paciente pediátrico grave, a presença de úlceras de pressão (Figura 14.2) relacionadas com dispositivos respiratórios tem uma prevalência de 60,1% e, dentre essas, 78,8% estão relacionadas especificamente com o emprego de CPAP.

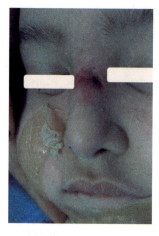

- Figura 14.2. Paciente apresentando lesão ao nível da ponte nasal devido ao uso de interface para suporte respiratório não invasivo.

[Acervo do autor.]

O manejo da interface com a seleção adequada, sua colocação e escolha do tamanho apropriado para a criança, têm uma relação com o sucesso ou fracasso da VNI, assim como com a incidência de lesões de pele relacionadas à sua utilização. Adicionalmente, permite um melhor grau de conforto para o paciente (recomenda-se que dependendo do tipo de sistema utilizado não se retire os óculos da criança), visto que esse fato é um motivo frequente de interrupção da VNI, pelo nível de extravasamento de gás, que terá uma relação com a sincronização da criança-aparelho de VPM, que também é um fator de risco para falha do suporte respiratório não invasivo.

Fisiopatologia e racionalização em relação à utilização da ventilação não invasiva

O sucesso da utilização da VNI depende do entendimento da fisiopatologia e do mecanismo de ação da VNI. O sistema respiratório consiste de dois compartimentos diferentes:

» O pulmão, responsável pelas trocas gasosas;
» A bomba respiratória, que realiza a ventilação.

Baseado nesses conceitos, o suporte ventilatório tem dois objetivos, de acordo com a Figura 14.3.

Comparativamente a pacientes adultos, o padrão respiratório na criança caracteriza-se por um menor volume corrente e uma frequência respiratória maior. Na falência respiratória os volumes correntes diminuem de maneira associada a um aumento da frequência respiratória. O suporte respiratório necessita desse modo, fornecer volumes correntes com uma frequência respiratória relativamente alta. Quando o paciente se encontra no modo de ventilação espontânea, o aparelho deve ser capaz de detectar o esforço inspiratório do paciente (por alteração da pressão ou fluxo) e fornecer um volume ou pressão pré-selecionado, sem um atraso de tempo compatível com a frequência respiratória do paciente, portanto, tempos de desencadeamento "gatilho" excedendo 100 milissegundos podem ser muito longos e inadequados, pois um paciente poderá ter que terminar a sua inspiração antes do fornecimento do volume ou pressão pelo aparelho de VPM. Lembre-se que o esforço inspiratório pode ser extremamente alto nos casos de obstrução das vias aéreas superiores ou fibrose cística e muito baixo nos casos de doença neuromuscular, devido à fraqueza dos músculos respiratórios, havendo dificuldade para o sistema detectar o

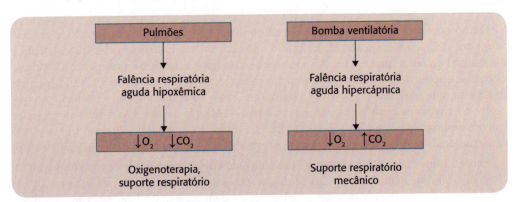

■ Figura 14.3. Fisiopatologia e princípios do tratamento do paciente com falência respiratória aguda: hipoxêmica/hipercápnica.

[Adaptada de Schönhofer B, 2015.]

início da inspiração nesses pacientes. Os extravasamentos de gás são a principal causa de ventilação inefetiva, pois determinam a persistência da hipercapnia, assincronia paciente-aparelho de VPM e falha da VNI, sendo que em crianças mais jovens o efeito adverso é mais pronunciado, pois o extravasamento de volume representa um percentual muito grande do seu volume corrente. Observar também que o grande volume da interface em relação ao volume corrente do paciente pode aumentar o risco de reinalação de gás.

Existem dois tipos de VNI:

1. CPAP nasal (CPAPn), aplica uma pressão positiva constante em todo o ciclo respiratório, enquanto o paciente responde espontaneamente;
2. Ventilação assistida com pressão positiva não invasiva (VPPNI), quando o esforço inspiratório espontâneo do paciente pode desencadear o aparelho de VPM e fornecer uma pressão positiva pré-selecionada, permitindo teoricamente, um melhor suporte respiratório.

Em termos práticos, o sucesso da implementação da VNI depende: da interface, da escolha do aparelho de VPM, da equipe médica e multiprofissional, do treinamento da equipe médica e multiprofissional e da localização em que se utiliza o suporte não invasivo.

Devido à utilização da VNI, as crianças ficam susceptíveis às forças implicadas com a possibilidade de lesão associada ao sistema, sendo que as principais responsáveis por essas lesões são: pressão, fricção (deslizamento do sistema) e cisalhamento. Associa-se a essas lesões, como fator responsável, a umidade empregada no sistema.

A lesão se apresenta como uma inflamação e erosão da pele e da mucosa do paciente, devida à isquemia tecidual e comprometimento do fornecimento de oxigênio e nutrientes pelos capilares, assim como uma eliminação prejudicada de substâncias oriundas do metabolismo, a qual se acumula e pode causar vasodilatação a nível local. Esse fato contribui para a formação de edema e a pressão aumentada da interface sobre os vasos sanguíneos ocasionam mais edema e isquemia. O edema é um substrato importante para a evolução da lesão porque tensiona a pele tornando-a mais friável. As úlceras vão se desenvolver devido à pressão aplicada ao tecido submetido por ciclos de isquemia-reperfusão com a produção de radicais livres tóxicos. Entretanto, essa pode se produzir por um único ciclo de duas horas de isquemia.

Adiciona-se a esses fatores a presença da sudorese provocando alterações que podem macerar a pele e aumentar o coeficiente de fricção que causa a possibilidade de remoção da superfície epidérmica, determinando uma susceptibilidade maior aos efeitos da pressão aplicada.

Outra força interveniente é a fricção, quando duas superfícies estão em contato se movem na mesma direção, mas em sentido contrário, havendo oposição de uma delas (sistema com o dispositivo) e a outra (pele). A fricção pode ser de dois tipos: estática ou dinâmica. Na condição estática, o dispositivo é colocado com uma pressão excessiva, exercendo uma força contra a pele da criança, que associada à gravidade produz um efeito de cisalhamento (semelhante ao que ocorre no alvéolo na lesão pulmonar induzida pela VPM). Na dinâmica, o sistema de interface tem um deslizamento em relação à posição inicial (sendo facilitado pela sudorese, umidade pela condensação do ar, má fixação do dispositivo) encontrada pela resistência ao nível da pele.

Existem outros fatores de risco associados com o desenvolvimento de lesões cutâneas na VNI, como instabilidade hemodinâmica (aumenta a resposta inflamatória ao nível da lesão produzida pelo sistema da interface), medicações vasoativas (podem ocasionar vasoconstrição com diminuição da perfusão dos tecidos), fornecimento inadequado de nutrição (o catabolismo proteico pode alterar a pressão oncótica e facilitar a formação de edema) e duração da VPM (associa-se com imobilidade, diminuição do nível de consciência).

Em relação ao paciente pediátrico/neonatal grave, além dos fatores de risco discutidos, destacamos:
- O baixo peso ao nascimento;
- Idade gestacional do RN;
- Permanência prolongada na unidade de terapia intensiva (UTI) pediátrica/neonatal;
- Crianças menores de dois anos de idade.

Interfaces nasais para ventilação não invasiva no recém-nascido

O emprego de CPAPn nas crianças com a síndrome do desconforto respiratório tem como objetivo manter o recrutamento pulmonar ou a capacidade residual funcional. Existem diferentes técnicas para a aplicação do suporte respiratório não invasivo em neonatologia, sendo que as prongas binasais curtas são sistemas mais efetivos do que as prongas simples ou nasofaríngeas. A CPAP com bolhas é empregada submergindo o ramo expiratório do circuito em uma coluna contendo líquido, sendo que a quantidade de pressão necessária para ser mantida no sistema é determinada pela profundidade da submersão e é, geralmente, independente da taxa de fluxo. A CPAP com bolhas pode ser mais efetiva do que a CPAP padrão.

A utilização de sistemas como capacete cefálico e capacetes com pressão negativa são atualmente de uso excepcional em neonatologia para suporte respiratório não invasivo.

As prongas nasais são os sistemas mais efetivos e comumente empregados para fornecer CPAPn. Caso a boca do RN permaneça aberta, pode ocorrer um grande escape de gás, ocasionando um menor fornecimento de CPAPn e, desse modo, recomenda-se a utilização de uma chupeta, visto que esta pode reduzir o nível de extravasamento. As prongas devem ser largas o suficiente (para minimizar o extravasamento) para preencher as narinas sem ocasionar uma palidez ao redor dos tecidos, evitando uma lesão nasal. É essencial utilizar produtos que funcionem como uma barreira de pele para prevenir a possibilidade de lesão nasal, pois essas, algumas vezes, podem ser permanentes. Produtos comerciais como colódio são disponíveis ou pode-se utilizar outras barreiras de proteção da pele. É essencial que se tenha um excelente cuidado relacionado à enfermagem e fisioterapia para prevenção das lesões.

Algumas prongas nasais são específicas, sendo comercialmente disponíveis como: Infant Flow (Figura 14.4), SiPAP e Arabella.

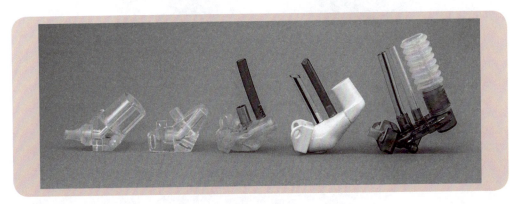

- Figura 14.4. Sistema Infant Flow para aplicação de CPAPn.
[Fonte: Drevhammar T et al., 2020.]

Esse sistema apresenta uma tecnologia com variação de fluxo empregando um gerador de fluxo de duplo jato, com a utilização de um sistema fluídico para fornecer uma CPAP constante na via aérea proximal da narina da criança, com redirecionamento do gás, permitindo um menor trabalho respiratório e menor resistência expiratória comparativamente a outras tecnologias de CPAPn.

Não existem pesquisas randomizadas controladas até o momento que demonstre a superioridade de uma forma de pronga ou uma forma específica de CPAPn em relação à outra, mas as prongas são formatadas de um modo tal que a entrada de gás estabilize a pressão média de vias aéreas e com uma curvatura que diminua o trabalho respiratório.

Para a utilização de CPAPn com geração de pressão por aparelhos de VPM ou sistemas *free-standing*, como CPAPn com bolhas, pode-se empregar vários tipos diferentes de prongas. As mais comumente utilizadas são: Hudson (Figura 14.5), RAM (Figura 14.6) e Inca.

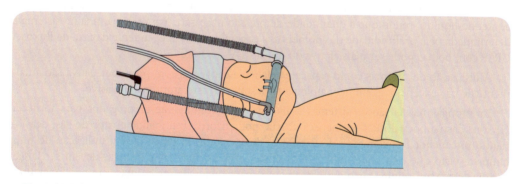

- **Figura 14.5. Aplicação de CPAPn com a pronga Hudson.**
[Adaptada de Davis P et al., 2001.]

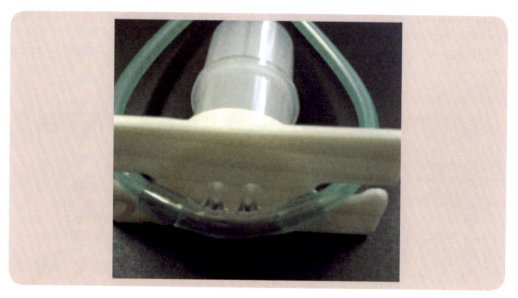

- **Figura 14.6. Cânula RAM.**
[Fonte: Iyer NP et al., 2015.]

Ressalte-se que a cânula RAM não pode ser utilizada com CPAPn com bolhas, pois não possui um ramo expiratório para gerar pressão na coluna de água. A expiração por meio desses sistemas ocorre por meio de extravasamento de gás pelo nariz e pela boca.

A utilização de máscaras para o emprego do CPAPn é realizada para a ressuscitação na sala de reanimação e na UTI neonatal. A máscara é adaptada a uma bolsa de insuflação de gás ou a uma peça T. não se utiliza máscara para o fornecimento de CPAPn quando a interface é inadequada (necessidade de material apropriado). As máscaras nasais podem ser utilizadas com alguns sistemas de CPAPn, mais frequentemente com sistemas empregando fluxo variável (Infant Flow ou SiPAP).

Características das interfaces e aplicação de um sistema seguro para ventilação não invasiva

A Tabela 14.1 sintetiza as características de um sistema de interface ideal.

■ Tabela 14.1. Características de uma interface e sistema seguro ideais para VNI

Interface e sistema seguro
» Interface ideal
» Livre de extravasamento
» Boa estabilidade
» Não traumático
» Pequeno peso
» Uso prolongado
» Não deformável
» Material não alergênico
» Baixa resistência ao fluxo de gás
» Mínimo espaço morto
» Baixo custo
» Fácil de ser manufaturada
» Disponível em vários tamanhos
Sistema seguro ideal
» Estável (evitando movimentos ou deslocamento da interface)
» Fácil de colocar ou remover
» Não traumático
» Leve e macio
» Material que permite a respiração
» Disponível em vários tamanhos
» Lavável para utilização em cuidados domiciliares
» Disponível para uso hospitalar

[Adaptada de Nava S et al., 2009.]

A interface pode, genericamente, ser classificada em seis categorias: máscara nasal, máscara com almofada nasal, máscara oronasal, de face total, máscara oral ou peça bucal e o capacete (Figura 14.7). Com exceção da peça bucal e do capacete, as outras interfaces são confeccionadas com material macio em todo o formato da máscara. Normalmente, realiza-se a fixação destas máscaras com fitas de velcro, sistemas de fixação cefálica, toucas (capacete).

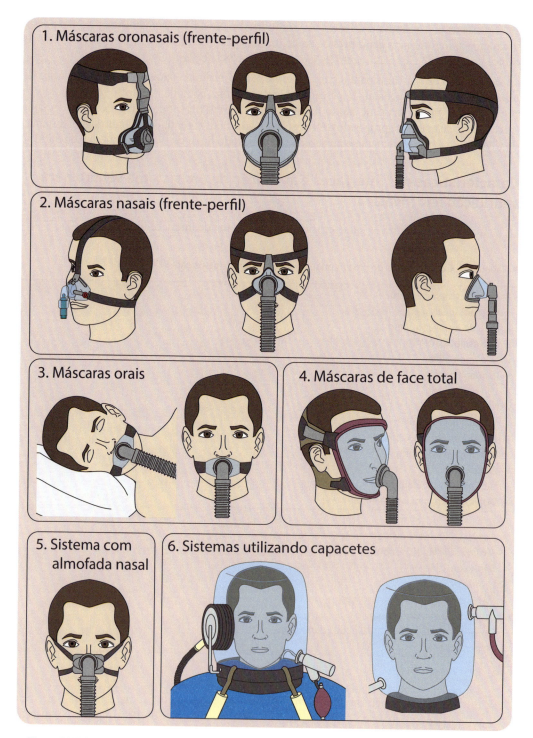

- Figura 14.7. Seis principais sistemas de interface para utilização da ventilação não invasiva.
[Adaptada de Brill AK, 2015 e Burghardt JC, et al, 2012.]

A máscara de Boussignac fornece um nível de CPAP acima de 7,5 cmH$_2$O, sem a necessidade de um gerador de fluxo separado ou aparelho de VPM.

O sistema funciona com alto fluxo de O$_2$ (Figura 14.8), sendo a sua indicação ideal para manejo pré-hospitalar de pacientes com falência respiratória aguda, mas existe a necessidade de mais pesquisas para recomendar esta opção de suporte ventilatório no setor de emergência.

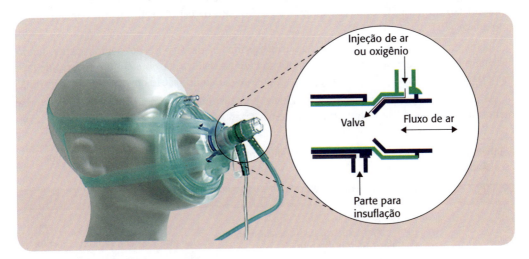

- Figura 14.8. Esquema do CPAP de Boussignac.
[Adaptada de Sehlin M et al., 2011.]

O aspecto inicial a ser considerado quando se faz a escolha da interface são as compatibilidades técnicas: qual o aparelho de suporte ventilatório e circuitos serão utilizados; aspectos relacionados à segurança; tamanho da interface e o cenário no qual a VNI será instalada.

Seleção da interface para VNI

A VNI é considerada atualmente um tratamento efetivo e baseado em evidência em vários cenários clínicos de neonatologia/pediatria, com o desenvolvimento de novos desenhos e tipos de materiais relacionados à interface, aumentando a segurança e o conforto para esses pacientes. As classes de interface para ventilação não invasiva estão delineadas na Tabela 14.2 a seguir.

- Tabela 14.2. Classes de interfaces para ventilação não invasiva

» Interface oral
» Máscara nasal
» Oronasal
» Face total
» Capacete
» Com almofada nasal
» Construída de acordo com a necessidade do paciente e híbrida

[Adaptada de Ragesh R et al., 2014.]

Antes de selecionar a interface para a VNI deve-se explicar ao paciente os seus benefícios e como funciona esse tipo de suporte não invasivo. Após esse passo, devemos selecionar o sistema de interface mais adequado para que possamos obter sucesso quando da aplicação da VNI.

As diferenças em relação às classes de interface estão relacionadas à região anatômica de cobertura da face pelo sistema. A máscara nasal cobre apenas o nariz, enquanto a máscara facial cobre a região do nariz e da boca. O sistema com almofada nasal consiste de dois coxins que se fixam abaixo do nariz. O capacete cobre a região inteira da cabeça sem ter um contato direto com a face.

As máscaras nasais são disponíveis para todas as idades, desde o RN até o adolescente, sendo habitualmente a primeira escolha, comparativamente ao sistema nasobucal ou máscaras de face total, devido ao espaço morto menor, principalmente para a utilização em crianças mais jovens.

As máscaras nasais são mais fáceis e práticas para se aplicar e têm a vantagem de ocasionar menos ansiedade que é um ponto importante nas crianças gravemente enfermas (Tabela 14.3).

■ Tabela 14.3. Vantagens e desvantagens de diferentes interfaces para ventilação não invasiva em um cenário com a criança grave

Tipo	Vantagens	Desvantagens
Nasal	» Fixação fácil » Permite a criança tossir, se alimentar, falar e utilizar chupeta » Baixo risco para claustrofobia » Menor distensão gástrica » Baixo risco de asfixia no caso de mau funcionamento do aparelho de VPM	» Extravasamento pela boca » Não está indicada se houver respiração bucal » Não está indicada se houver obstrução nasal » Úlceras de pressão na pele
Pronga nasal	» Mínimo contato com a interface » Confortável	» Não está indicada se houver respiração bucal » Não está indicada se houver obstrução nasal
Máscara oronasal	» Melhora a troca gasosa » Melhora a ventilação minuto » Sem extravasamento pela boca	» Risco de aspiração » Claustrofobia » Distensão gástrica » Limita a possibilidade de se alimentar e falar
Máscara face total	» Menos úlceras de pressão » Confortável	» Distensão gástrica » Claustrofobia » Maior espaço morto » Risco de aspiração
Capacete	» Permite à criança comer, tossir, falar e utilizar chupeta » Sem úlceras de pressão » Menor resistência ao fluxo, maior tolerância às altas pressões » Mais confortável	» Maior espaço morto » Adaptação ao aparelho de VPM » Dificuldade para umidificação » Claustrofobia, ruído

[Adaptada de Mortamet G et al, 2016]

Apesar da ausência de dados disponíveis na literatura, as máscaras nasais ocasionam menos distensão gástrica, permitindo uma melhor tolerância para a criança poder se alimentar. Devido ao fato de não cobrirem a boca, estas máscaras têm uma maior segurança relacionada ao risco de aspiração. Entretanto, existem limitações na utilização da máscara facial: a presença de adenoide, pólipos ou rinite podem ocasionar dificuldade para o seu uso. A respiração bucal é um achado comum na falência respiratória aguda, fazendo desse fato uma limitação para uso desta interface na criança gravemente enferma.

Treinamento da equipe de saúde para utilização adequada da interface

Adicionalmente à necessidade de se ter disponível e selecionar adequadamente a interface, a equipe de saúde deve estar bem treinada, ter experiência e possuir um protocolo para a utilização da VNI (Figura 14.9).

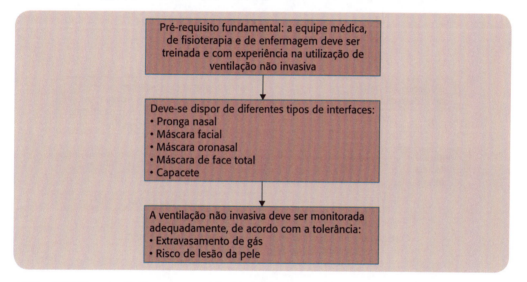

- Figura 14.9. Recomendações para o manejo da ventilação não invasiva no cenário da criança grave.
[Adaptada de Mortamet G et al., 2016.]

A equipe deve estar familiarizada com os diferentes tipos de sistemas, saber as suas vantagens e desvantagens, como realizar a instalação e a monitoração adequada da criança. A Figura 14.10 delineia a avaliação da compatibilidade da interface, aparelho de VPM e do circuito.

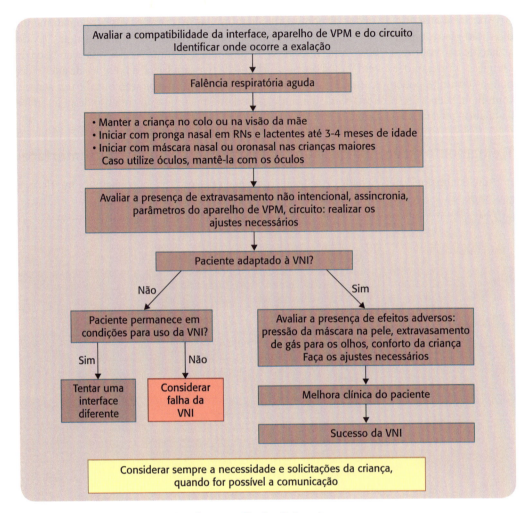

- Figura 14.10. Estratégias para a interface e ventilação não invasiva.
[Fonte: acervo o autor.]

Cuidados na fixação/lesões cutâneas pelo uso do sistema de interface

Os pacientes neonatais e pediátricos apresentam um alto risco para o desenvolvimento de úlceras de pressão, pois a pele tem estágio ainda imaturo, com comprometimento da perfusão periférica, dependendo do caso clínico, retenção de fluido nos casos de hiper-hidratação, estando também relacionado ao tipo de sistema de interface empregado. A presença de úlcera de pressão que ocorre no nível de cenário hospitalar é classificada como um evento grave quando evolui para os estágios II e III.

As úlceras de pressão se desenvolvem a partir de uma pressão aplicada sobre a epiderme, resultando em isquemia e lesão, podendo progredir para camadas mais profundas da pele. Estabelece-se o ciclo de agudização de isquemia-reperfusão com formação de radicais citotóxicos livres, mas a lesão ocorre após um período curto de isquemia. As úlceras de pressão são classificadas como:

» Estágio I: eritema sem a presença de escaldo, que pode ser doloroso, mole, quente ou frio no tecido adjacente;
» Estágio II: perda parcial da derme (úlcera aberta superficial ou uma vesícula intacta);
» Estágio III: perda da derme com elementos subdérmicos visíveis;
» Estágio IV: presença da úlcera de pressão com perda tecidual de espessura total com exposição de tendões, músculo ou osso.

Na Figura 14.11, evidencia-se imagens coloridas representativas das condições da pele com vários estágios da úlcera de pressão.

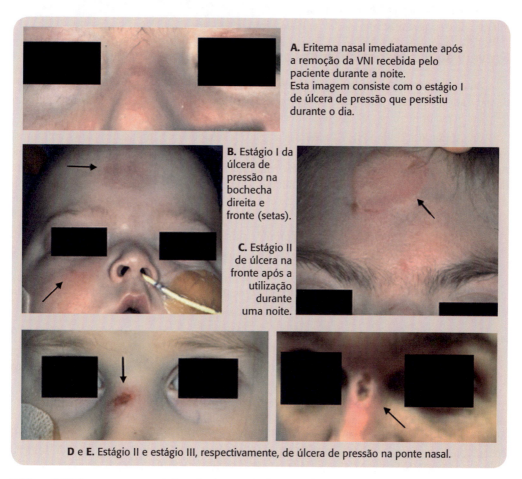

■ Figura 14.11. Imagens representativas de cinco pacientes com alterações da pele e subcutâneo.
[Adaptada de Visscher MO et al., 2015.]

A presença de trauma nasal devido à utilização de pressão positiva contínua em RNs é uma complicação comum, mas a ocorrência de erosão e necrose é mais rara. O trauma nasal representa um desconforto para o paciente, possibilidade de infecção local e sistêmica e um risco de uma sequela funcional ou cosmética a longo prazo. A Figura 14.12 demonstra três estágios relacionados ao trauma nasal em RNs.

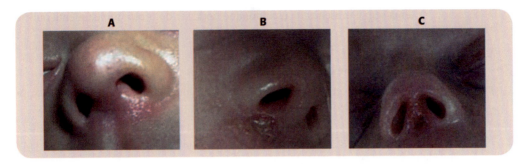

- Figura 14.12. Classificação do trauma nasal.

[Adaptada de Fischer C et al., 2010.]

Prevenção das lesões cutâneas associadas com a VNI

Como recomendação fundamental, indica-se fazer a avaliação da pele abaixo dos sistemas de interface no mínimo duas vezes ao dia para observação visual de possíveis lesões e com uma frequência maior nas crianças que tenham contato com fluidos e que apresentem edema clínico.

Antes da utilização da VNI, é necessária a aplicação de curativos protetores para diminuir as forças de pressão, fricção e a influência da umidade. Apesar de não existir evidência de superioridade de um curativo sobre o outro, esses evitam deslocamento da máscara devida à umidade ou por excesso de peso da gravidade, facilitando uma melhor sincronização paciente-aparelho de VPM sem a necessidade de apertar em excesso a máscara contra a pele, além de proporcionar um maior conforto para a criança.

Algumas outras recomendações para diminuir a pressão da interface são:

» Colocar o dedo indicador e médio entre a interface e a pele do paciente antes fazer a fixação;
» Colocar o circuito do aparelho de VPM em um suporte para evitar o possível deslocamento da interface.

Na criança, é importante a escolha adequada relacionada ao tamanho da máscara, de acordo com a face, além do ajuste correto das fitas para fixação.

Em relação às medidas preventivas para controle da umidade, deve-se manter a pele sempre seca e limpa. A aplicação de produtos que funcionem como uma barreira ajuda em relação a esse aspecto.

Para o tratamento das lesões cutâneas existe necessidade de classificar qual o tipo de lesão está presente, ter uma valorização sequencial da lesão, com documentação (descrição), avaliação relacionada à dor com utilização de medidas dirigidas para o seu tratamento, tratamento específico da ferida, objetivando a infecção, inflamação e exsudato, limpeza da ferida utilizando solução salina ou outras soluções caso ocorra a presença de infecção, desbridamento, no caso da presença de tecido desvitalizado.

Referências bibliográficas

1. Arnim AOSA, Jamal SM, John-Stewart GC et al. Pediatric respiratory support technology and practices: a global survey. Healthcare 2017;5(34):1-11.
2. Black J, Alves P, Brindle CT, et al. Use of wound dressings to enhance prevention of pressure ulcers caused by medical devices. Int Wound J. 2015;12(3):322-7.

3. Brill AK. Choosing the interface. In: Simonds AK (ed.). ERS Practical Handbook of Noinvasive Ventilation. European Respiratory Society, Publications, 2015.p. 26-34.
4. Burghardt JC, Robinson JM, Kubik L, et al. Critical care nursing made incredibly easy!. 3. ed. Lippincott Williams & Wilkins, 2012.
5. Courtney S. Nasal interfaces for noinvasive ventilation. In: Donn SM, Sinha SK (eds). Manual of Neonatal Respiratory Care. Springer International Publishing Switzerland, 2017, p. 239-40.
6. Davis P, Davies M, Faber B. A randomised controlled trial of two methods of delivering nasal continuous positive airway pressure after extubation to infants weighing less than 1000 g: binasal (Hudson) versus single nasal prongs. Arch Dis Child Fetal Neonatal Ed 2001;85:F82-F5.
7. Demaret P, Mulder A, Leockx I, et al. Non-invasive ventilation is useful in paediatric intensive care units if children are appropriately selected and carefully monitored. Acta Paediatrica 2015;104:861-71.
8. Diez T, Fernandes A, Raposo B, et al. Prevenção de úlceras da face em pessoas submetidas à ventilação não invasiva, indicadores sensíveis aos cuidados de enfermagem: Revisão sistemática de literatura. Journal of Aging et Innovation 2015:4:54-66.
9. Drevhammar T, Berg N, Kjell Nilsson L, et al. Flows and function of the Infant Flow neonatal continuous positive airway pressure device investigated with computational fluid dynamics. Acta Paediatrica. 2020;00:1-7.
10. Fischer C, Bertelle V, Hohlfeld J, et al. Nasal trauma due to continuous positive airway pressure in neonates. Arch Dis Child Fetal Neonatal Ed. 2010;95(6):F447-51.
11. Iyer NP, Chatburn R. Evaluation of a Nasal Cannula in Noninvasive Ventilation Using a Lung Simulator. Respir Care 2015;60(4):508-12.
12. Lima Serrano M, González Méndez MI, Carrasco Cebollero FM, et al. Risk factors for pressure ulcer development in Intensive Care Units: A systematic review. Med Intensiva. 2017;41(6):339-46.
13. Mortamet G, Amaddeo A, Essouri S, et al. Interfaces for noninvasive ventilation in the acute setting in children. Paediatr Respir Rev. 2017;23:84-8.
14. Nava S, Navalesi P, Gregoretti C. Interfaces and humidification for noninvasive mechanical ventilation. Respir Care. 2009;54(1):71-84.
15. Nist MD, Rodgers EA, Ruth BM, et al. Skin Rounds: A Quality Improvement Approach to Enhance Skin Care in the Neonatal Intensive Care Unit. Adv Neonatal Care. 2016;16 Suppl 5S:S33-S41.
16. Ragesh R, Sharma A, Sharma SK. Interfaces for noinvasive ventilation: general elements and options. In: Esquinas AM. Noinvasive Ventilation in High-Risk Infections and Mass Casualty Events. Springer-Verlag Wien 2014.p.17-27.
17. Raurell-Torredà M, Romero-Collado A, Rodríguez-Palma M, et al. Prevention and treatment of skin lesions associated with non-invasive mechanical ventilation. Recommendations of experts. Enferm Intensiva. 2017;28(1):31-41.
18. Schallom M, Cracchiolo L, Falker A, et al. Pressure Ulcer Incidence in Patients Wearing Nasal-Oral Versus Full-Face Noninvasive Ventilation Masks. Am J Crit Care. 2015;24(4):349-56.
19. Schönhofer B. Starting and stopping acute NIV: when and why? In: Simonds AK (ed.). ERS Practical Handbook of Noinvasive Ventilation. European Respiratory Society, Publications, 2015.p.102-10.
20. Sehlin M, Törnell SS, Öhberg F, Johansson G, et al. Pneumatic Performance of the Boussignac. CPAP System in Healthy Humans. Respir Care 2011;56(6):818-26.
21. Visscher MO, White CC, Jones JM, et al. Face Masks for Noninvasive Ventilation: Fit, Excess Skin Hydration, and Pressure Ulcers. Respir Care. 2015;60(11):1536-47.

CAPÍTULO 15

Ventilação Mecânica Invasiva – Modos e Parâmetros Iniciais

- Werther Brunow de Carvalho

O suporte ventilatório inicial e a instituição de ventilação pulmonar mecânica (VPM) são frequentemente complexos e dependentes das condições clínicas do paciente, assim como da presença ou não de patologia pulmonar obstrutiva, restritiva ou mista. Portanto, devido a esta diversidade, o manejo da criança nos primeiros minutos e horas após o emprego da VPM não pode ser delineado em simples recomendações e envolve também a prática diária, experiência do intensivista e do fisioterapeuta para uma análise sensível dos parâmetros iniciais do aparelho a serem instituídos.

Recomendações gerais para se iniciar a ventilação pulmonar mecânica

Devemos ter como objetivo as seguintes recomendações antes de iniciar a VPM:
» Objetivos iniciais:
  – Adequar as trocas gasosas baseando-se na oxigenação arterial/ventilação alveolar;
  – Diminuir o trabalho respiratório e desse modo a demanda metabólica;
  – Obter uma sincronia do paciente com o aparelho de VPM evitando picos de pressão elevados;
  – Minimizar a lesão pulmonar e diafragmática induzidas pelo aparelho de VPM.
» Objetivos clínicos:
  – Reverter a hipoxemia;
  – Reverter a acidose respiratória aguda;
  – Melhorar o desconforto respiratório;
  – Prevenir e reverter atelectasia;
  – Reverter a fadiga muscular ventilatória;
  – Diminuir a quantidade de secreções;
  – Diminuir o consumo de oxigênio miocárdico e sistêmico;
  – Estabilizar a parede torácica.
» Selecionar inicialmente uma fração inspirada de oxigênio (FiO_2) elevada, titulando tão logo possível para valores não tóxicos.
» Utilizar pressão expiratória final positiva (PEEP) de acordo com a presença (obstrutiva, restritiva ou mista) ou não de patologia pulmonar;

» Escolher parâmetros de ventilação que não limitem o tempo expiratório e que possam ocasionar a presença de auto-PEEP;

» Considerar a utilização de sedação, analgesia e ocasionalmente de bloqueio neuromuscular na presença de oxigenação e ventilação inadequadas, devido à intolerância aos parâmetros ventilatórios inicialmente selecionados.

Existe uma regra mneumônica para relembrar o manejo básico inicial do aparelho de VPM.

MOVE AIR

Onde:

M = Modo

O = Oxigênio

V = Volume (volume corrente) ou pressão

E = PEEP expiratória

A = Adequação da sedação

I = Tempo inspiratório

R = Frequência

Existem três possibilidades para se categorizar os pacientes submetidos ao suporte ventilatório, de acordo com a Figura 15.1.

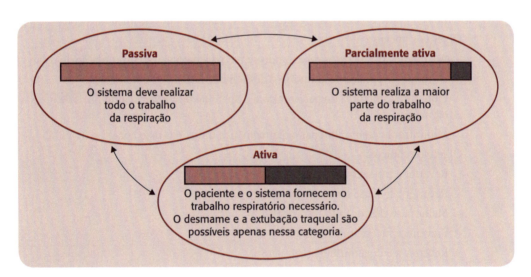

- Figura 15.1. Três categorias possíveis em pacientes submetidos à ventilação mecânica.
  [Acervo do autor.]

Seleções para o suporte ventilatório

Modo para iniciar a ventilação

Não existe evidência sobre qual seria o melhor modo ventilatório específico de fornecimento do VC para o paciente. Os modos de ventilação básicos são:
- » Ventilação assisto-controlada com volume controlado;
- » Ventilação assisto-controlada com pressão controlada;
- » Ventilação com pressão de suporte (VPS);
- » Ventilação mandatória intermitente sincronizada (VMIS) com pressão controlada;
- » Ventilação com pressão regulada e volume controlado (PRVC).

Na ventilação assisto-controlada, temos que pré-selecionar um VC (caso a ventilação seja controlada a volume) ou pré-selecionar uma pressão e tempo (se a ventilação é controlada a pressão). As Figuras 15.2 e 15.3 evidenciam a pressão, fluxo e volume no modo de volume controlado e de pressão controlada.

Na ventilação limitada a volume, a inspiração termina quando se obtém um VC pré-selecionado. Já na ventilação limitada a pressão, a inspiração termina quando se obtém uma pressão pré-selecionada, não se podendo calcular na ventilação controlada a pressão o volume-minuto, pois não temos o VC, contrariamente à ventilação controlada a volume, em que é possível calcular a ventilação-minuto (frequência respiratória × VC) da criança. O Quadro 15.1 apresenta as diferenças entre o modo controlado a pressão e a volume.

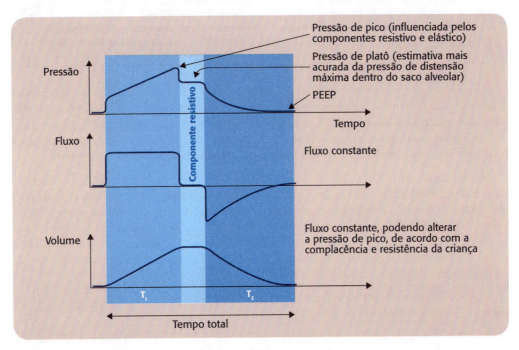

- Figura 15.2. Ventilação pulmonar mecânica com volume controlado.

[Fonte: Arquivo pessoal do autor.]

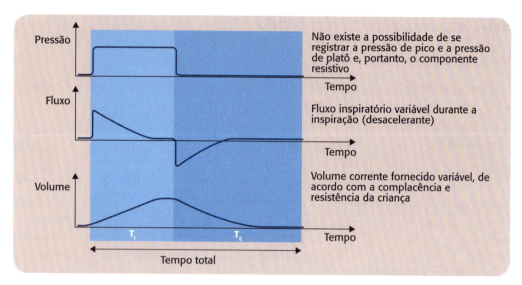

- Figura 15.3. Ventilação pulmonar mecânica com pressão controlada.
[Fonte: Arquivo pessoal do autor.]

- Quadro 15.1. Diferenças e objetivos do modo controlado a volume e controlado a pressão

Controlado a pressão	Controlado a volume
» Nível de pressão da via aérea garantido; » Volume corrente não garantido e com possibilidade de variação conforme alterações da mecânica respiratória.	» Volume corrente garantido, mesmo que haja flutuação da pressão na via aérea; » Pressão da via aérea com possibilidades de aumento a níveis inaceitáveis se a mecânica pulmonar for ruim.

Respirações adicionais pelo aparelho de VPM podem ser fornecidas, caso haja um desencadeamento pelo paciente. O intensivista clínico determina uma ventilação-minuto pela pré-seleção da frequência respiratória e VC com o aparelho fornecendo a frequência respiratória e o VC, independente da resistência e complacência pulmonar. Quando o paciente apresenta uma respiração adicional, poderá ser fornecido de modo associado ao VC pré-selecionado.

Na ventilação com PRVC, o aparelho fornece uma pressão, frequência respiratória e tempo inspiratório pré-selecionados. Esse modo de ventilação utiliza uma pressão pré-selecionada para obter um VC alvo. Ela é utilizada quando os pulmões não são complacentes e se apresentam com uma oxigenação ruim. Quando se pré-seleciona a pressão para se obter um VC, existe uma limitação da quantidade de pressão fornecida para os pulmões. O pico de pressão na via aérea é mantido em um nível constante sem muita flutuação. A Figura 15.4 evidencia os traçados de pressão, fluxo e volume no modo PRVC.

O modo de pressão regulada volume controlado é um modo de estratégia protetora pulmonar nas crianças com SDRA.

Na VPS, o paciente controla a frequência respiratória (cada respiração é desencadeada pelo paciente, desde que não exista uma pré-seleção de frequência respiratória) e desempenha uma grande influência na duração da inspiração, na taxa de fluxo inspiratório e no VC. O paciente

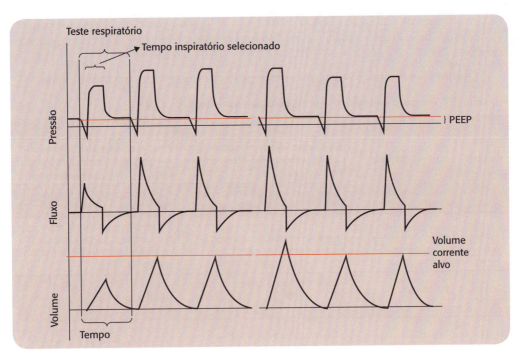

- Figura 15.4. Modo de pressão regulada volume controlado. Nesse modo, a pressão inspiratória é ajustada em resposta às alterações na mecânica ventilatória do paciente. Para iniciar, o aparelho de VPM realiza um teste respiratório para determinar a pressão necessária para se obter o volume corrente alvo.

[Fonte: Adaptada de Singer BD et al, 2011.]

pode ter um VC espontâneo rápido, podendo aumentar os volumes com a adição da pressão de suporte (PS). Essa modalidade diminui o trabalho respiratório devido à doença de base, pela presença do tubo intratraqueal, valvas inspiratórias, além de outros aspectos mecânicos dependentes do suporte ventilatório.

Uma das vantagens da VMIS é permitir que a criança assuma uma parte da sua condução (*drive*) ventilatória. As principais vantagens e desvantagens do modo VMIS estão delineadas no Quadro 15.2.

- Quadro 15.2. Vantagens e desvantagens do modo VMIS

Vantagens	Desvantagens
» A respiração mandatória é fornecida em sincronia com o esforço do paciente. Isto torna a respiração mais confortável; » Entre as respirações mandatórias, o paciente pode respirar de acordo com a sua frequência respiratória, volume corrente e fluxo; » Os músculos respiratórios do paciente permanecem ativos, de tal maneira que a atrofia por desuso é menos comum.	» O trabalho respiratório pode ser aumentado se a sensibilidade do disparo "gatilho" e o fluxo são inadequados para as necessidades do paciente; » Pode ocorrer hipoventilação se o paciente não é capaz de respirar espontaneamente e a taxa de respiração mandatória não seja selecionada em um valor suficiente; » O trabalho respiratório excessivo pode ocorrer durante a respiração espontânea, a menos que seja aplicado um nível adequado de ventilação com suporte de pressão.

À semelhança da ventilação assisto-controlada, a VMIS pode fornecer um volume corrente (VC) pré-selecionado (controlada a volume) ou uma pressão e tempo pré-selecionados (controlada a pressão).

O Quadro 15.3 resume as vantagens e desvantagens de cada um dos modos delineados.

- Quadro 15.3. Principais vantagens e desvantagens de alguns modos de VPM

Modo	Vantagens	Desvantagens
Ventilação assisto-controlada	Diminui o trabalho respiratório comparativamente à respiração espontânea	Pode ocasionar efeitos hemodinâmicos adversos determinando uma hiperventilação inadequada
Ventilação assisto-controlada com volume controlado	Garante o fornecimento de um volume corrente pré-selecionado	Pode ocasionar uma pressão inspiratória excessiva
Ventilação assisto-controlada com pressão controlada	Permite a limitação do pico de pressão inspiratória	Potencial de ocasionar hiper ou hipoventilação com alterações da resistência/complacência pulmonar
Ventilação com pressão de suporte	Conforto para a criança, melhora da interação paciente-aparelho de VPM	Tolerância variável do paciente
Ventilação mandatória intermitente sincronizada	Menor interferência com a função cardiovascular	Aumento do trabalho respiratório comparativamente à ventilação assisto-controlada

Volume corrente

O VC é a quantidade de gás fornecida em cada respiração. A adequação inicial com o uso correto do VC depende de vários fatores, particularmente da doença de base presente e que indicou a necessidade de suporte ventilatório. Em geral, o VC alvo em pediatria e neonatologia varia entre 5-8 mL/kg em relação ao peso ideal predito.

Em geral, deve-se fornecer um VC de 6-8 mL/kg para crianças com pulmões normais e de 6 mL/kg nos que apresentam doença pulmonar.

Pico de pressão inspiratória

O pico de pressão inspiratória (PIP) é a pressão máxima na via aérea obtida durante uma respiração mandatória. Os aparelhos de medicação podem permitir uma pré-seleção direta da PIP. Geralmente, objetivamos uma pressão de platô (pressão no final de uma pausa inspiratória refletindo a pressão necessária para vencer a complacência do sistema respiratório) ao redor de 28-30 cmH$_2$O, para diminuir o risco de barotrauma (ex.: pneumotórax) e distensão alveolar excessiva (ver Figura 15.5).

Na Figura 15.5, é possível observar que a pressão de condução "*drive pressure*" é a diferença da pressão de platô menos a PEEP e é devida à complacência (VC/complacência) e que a diferença da pressão de pico menos a pressão de platô é devida à resistência (R × fluxo). Outro componente da PIP está relacionado ao aumento na fase de fluxo inspiratório e é devida à resistência (R × fluxo).

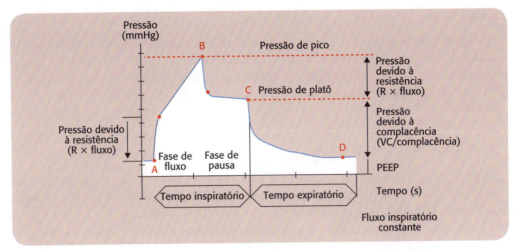

- Figura 15.5. Diagrama das pressões das vias aéreas em relação ao tempo durante a VPM.
  [Fonte: Arquivo pessoal do autor.]

Frequência respiratória

A frequência respiratória é o número de respirações por minuto. Pode-se incluir na programação do aparelho de ventilação associada às respirações espontâneas da criança ou uma combinação das duas.

Habitualmente em pediatria, seleciona-se uma frequência de ciclagem respiratória de 2/3 em relação à frequência respiratória normal para a faixa etária pediátrica. Para crianças pequenas, pode se selecionar 30 rpm/min, 20 rpm/min para escolares e 12 rpm/min para adolescentes. Pode-se utilizar um ajuste da ventilação-minuto que tenha como objetivo uma hiperventilação terapêutica leve ($PaCO_2$ aproximadamente 32 mmHg), como na hipertensão intracraniana e na hipertensão pulmonar.

Pressão expiratória final positiva

A PEEP é a pressão na via aérea no final da expiração. A aplicação da PEEP é realizada com o objetivo de prevenir o colapso do alvéolo no final da expiração. O valor numérico frequentemente aplicado para início da VPM é de 5-8 cmH$_2$O. Utilizar 4-5 cmH$_2$O para pulmões normais, aumentando conforme a necessidade para se adequar à oxigenação nos casos de pulmões doentes ou no caso de existir malácia das vias aéreas. Entretanto, valores maiores podem ser utilizados na ventilação do paciente com síndrome do desconforto respiratório agudo (SDRA) (Figura 15.6).

PEEP mais baixas/FiO$_2$ maiores												
FiO$_2$	0,3	0,4	0,4	0,5	0,5	0,6	0,7	0,7	0,7	0,8	0,9	0,9	0,9	1,0
PEEP	5	5	8	8	10	10	10	12	14	14	14	16	18	18-24

PEEP mais elevadas/FiO$_2$ menores												
FiO$_2$	0,3	0,3	0,3	0,3	0,3	0,4	0,4	0,5	0,5	0,5-0,8	0,8	0,9	0,9	1,0	1,0
PEEP	5	8	10	12	14	14	16	16	18	20	22	22	22	22	24

- Figura 15.6. Combinações da FiO$_2$ e da PEEP – ARDS Network Study.
  A utilização ou não destas tabelas está sujeita a várias análises atualmente.
  [Fonte: acervo do autor.]

Taxa de fluxo

A taxa de fluxo assim como o padrão, varia de acordo com o modo escolhido no aparelho de ventilação e dos parâmetros clínicos. O padrão de fluxo inspiratório pode ser ajustado de acordo com o modo de ventilação selecionado (ex.: fluxo desacelerante no modo pressão controlada ou PRVC). O pico da taxa de fluxo é o máximo de fluxo fornecido pelo aparelho de VPM durante a inspiração.

Fração inspirada de oxigênio

A FiO_2 deve inicialmente ser utilizada em uma pré-seleção de 1,0, mas com o objetivo de se diminuir rapidamente para níveis não tóxicos de oxigênio. Na grande maioria das crianças, a titulação da FiO_2 pode ser realizada empregando-se o valor da saturação de pulso de oxigênio (SpO_2), evitando desse modo a coleta desnecessária de gasometria arterial somada à demora para a verificação da pressão parcial de oxigênio arterial (PaO_2).

Deve se basear, também, nas necessidades de suplementação de oxigênio antes da intubação traqueal. Caso o paciente apresente um pulmão normal, manter a saturação de pulso entre 92-96% e no caso de doença pulmonar grave ou síndrome do desconforto respiratório agudo (SDRA) objetivar uma SpO_2 de 88-92%.

Relação do tempo inspiratório: tempo expiratório

Durante a respiração espontânea da criança, a relação ins:exp é de 1:2 ou 1:3, indicando que o tempo expiratório é cerca de duas vezes o tempo para a inspiração. Baseado na idade do paciente, o tempo inspiratório pode ser 0,6 seg nas crianças e de 1 seg nas crianças mais velhas e adolescentes. O tempo inspiratório pode ser aumentado para melhorar a pressão média de vias aéreas e, em consequência, a oxigenação. Caso o tempo expiratório seja muito curto, pode haver a ocorrência de auto-PEEP.

Dependendo da patologia subjacente, a relação ins:exp pode ser alterada com o objetivo de melhorar a ventilação, podendo ser ajustada para 1:4 a 1:6 ou até maior, para permitir um tempo expiratório maior na presença de doença obstrutiva da via aérea. Ocasionalmente, pode-se selecionar uma relação ins/exp inversa (1:1 ou 2:1) para aumentar a pressão média de vias aéreas e a oxigenação.

Gatilho (disparo)

O gatilho (disparo) é um mecanismo pelo qual o aparelho de VPM inicia uma respiração assistida. Existem, habitualmente, dois modos de iniciar uma respiração fornecida pelo aparelho de VPM: desencadeada por gatilho por pressão ou por fluxo.

Quando se utiliza o disparo a pressão, o aparelho fornece uma respiração, caso a válvula de demanda perceba uma deflexão negativa na pressão da via aérea (gerada pela tentativa do paciente em iniciar a respiração) maior do que o valor selecionado para a sensibilidade de disparo. Quando se utiliza o disparo a fluxo, a respiração fornecida pelo aparelho de VPM é iniciada quando o retorno de fluxo é menor do que o fluxo fornecido, como uma consequência do esforço respiratório do paciente iniciar a respiração.

Em pediatria, as alterações do fluxo de gás são mais habitualmente utilizadas como seleção do gatilho (disparo). Nas crianças que não apresentam esforço respiratório espontâneo adequado, pode-se utilizar como gatilho o tempo.

Pressão de suporte

A PS é a quantidade de suporte fornecida pelo aparelho de VPM em cada respiração espontânea (Figura 15.7). A PS pode ser utilizada isoladamente ou em associação com outros modos de ventilação.

Diminui a força muscular do paciente e desse modo, altera o trabalho respiratório da criança. As principais vantagens e desvantagens da VPS estão colocadas no Quadro 15.4.

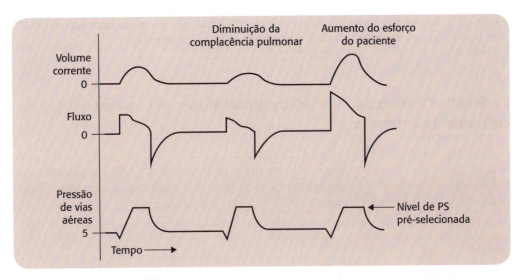

■ Figura 15.7. Ventilação com pressão de suporte.
[Fonte: Arquivo pessoal do autor.]

■ Quadro 15.4. Vantagens e desvantagens do modo de ventilação com pressão de suporte

Vantagens	Desvantagens
» O paciente pode controlar a profundidade, a extensão e o fluxo de cada respiração; » Permite uma flexibilidade no suporte ventilatório.	» Níveis excessivos de suporte podem ocasionar: ■ Alcalose respiratória; ■ Hiperinsuflação; ■ Desencadeamento inefetivo da ventilação; ■ Episódios de apneia.

Tempo de rampa

O tempo de rampa determina a velocidade de aumento do fluxo (modo volume controlado) ou pressão (modos pressão controlada e pressão regulada volume controlado), conforme demonstrado na Figura 15.8.

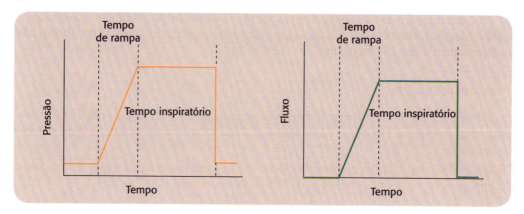

- Figura 15.8. Tempo de rampa: determina a velocidade de aumento do fluxo (modo volume controlado) ou da pressão (modos pressão controlada e pressão regulada volume controlado).

[Fonte: https://www.aic.cuhk.edu.hk/web8/mech%20vent%20intro.htm.]

Parâmetros iniciais da ventilação pulmonar mecânica para crianças criticamente enfermas

Devido à dificuldade de identificação em termos da evolução temporal das crianças que estão com ou que apresentem risco para SDRA, associado ao potencial benefício em pacientes sem SDRA, recomenda-se a VPM protetora como manejo inicial nesse grupo de pacientes no cenário perioperatório e de cuidados intensivos.

A Figura 15.9 fornece um manejo pragmático utilizando VPM protetora em pacientes com e sem SDRA.

Problemas comuns após o início da ventilação pulmonar mecânica

Alguns problemas podem aparecer após se instalar e iniciar o suporte ventilatório, sendo que os mais comuns são:
- » Picos de pressão elevados;
- » Assincronia paciente-aparelho de VPM;
- » Crianças com doença pulmonar obstrutiva;
- » Crianças com SDRA.

Caso se detecte um pico de pressão elevado, avalie a pressão de platô utilizando uma pausa inspiratória ou verifique diretamente na curva pressão-tempo, caso o modo de ventilação seja a volume controlado. Caso o pico de pressão esteja elevado e a pressão de platô baixa, você está frente a um caso de obstrução da via aérea. Se o pico de pressão e a pressão de platô estão elevados, a questão envolvida relaciona-se à complacência pulmonar.

No Quadro 15.5, é apresentada uma diferenciação diagnóstica em relação às alterações da pressão de pico e de platô.

Caso o paciente tenha uma história de um processo obstrutivo como asma, bronquiolite e apresente piora da saturação de oxigênio com aumento dos níveis de $PaCO_2$ (hipercapnia),

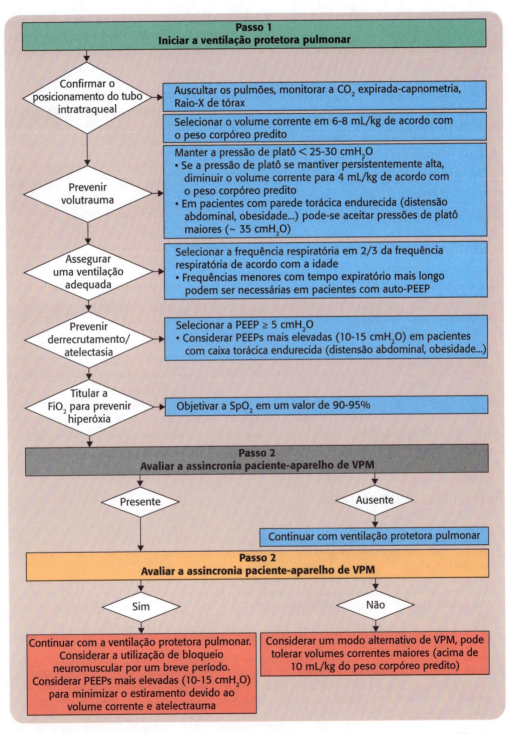

- Figura 15.9. Como pré-selecionar os parâmetros do aparelho de VPM no cenário de perioperatório e na unidade de cuidados intensivos.
[Fonte: Adaptada de Kilikaya O et al, 2013.]

deve-se realizar um diagnóstico diferencial que inclui: devido ao processo primário da doença, as crianças têm dificuldade expiratória, que deve ser verificada clinicamente e em termos da mecânica respiratória; uma das questões está relacionada à presença de auto-PEEP; as opções para o manejo desta criança são apresentadas no Quadro 15.6.

■ Quadro 15.5. Problemas com a pressão de pico e platô após o início da VPM

Pressão de pico elevada Pressão de platô baixa	Pressão de pico elevada Pressão de platô elevada
Rolha de muco	SDRA
Broncospasmo	Edema pulmonar
Obstrução (bloqueio) do tubo intratraqueal	Pneumotórax
Acotovelamento do tubo	Migração do tubo intratraqueal para um dos brônquios
	Derrame pleural

■ Quadro 15.6. Problemas relacionados à frequência respiratória e o volume corrente após o início da VPM

Diminuição da frequência respiratória	Diminuição do volume corrente
Ajustar a taxa de fluxo para taxas de fluxo inspiratório mais rápidas	Adequar a sedação
Ajustar a relação ins:exp	

Caso o paciente se apresente com agitação e dissincronia com o aparelho de VPM, esse dado pode ser secundário à "fome de ar" e as opções para o manejo da criança incluem o aumento do VC, aumento da taxa de fluxo, ajuste da relação ins:exp e a adequação da sedação. O quadro de agitação pode ser secundário ao desconforto global da criança e, nesse caso, existe a necessidade de se ajustar a sedação.

Referências bibliográficas

1. Amitai A, Mosenifar Z, et al. Ventilator Management. Updated: Oct 17, 2017. A White Paper from the American Association for Respiratory Care (AARC) and University. HealthSystem Consortium's (UHC) Respiratory Care Network. Safe initiation and management of mechanical ventilation. Irving, Texas: American Association for Respiratory Care, 2016.
2. Ashworth L, Norisue Y, Koster M, et al. Clinical management of pressure control ventilation: An algorithmic method of patient ventilatory management to address "forgotten but important variables". J Crit Care. 2018;43:169-182.
3. Ball L, Dameri M, Pelosi P. Modes of mechanical ventilation for the operating room. Best Pract Res Clin Anaesthesiol. 2015;29(3):285-99.
4. Dries DJ, Marini JJ. Mechanical ventilation. In: Ronco C, Bellomo R, Kellum J, et al. (eds). Critical Care Nephrology. 3ª ed. Elsevier, 2018. p. 10-23.
5. Kilickaya O, Gajic O. Initial ventilator settings for critically ill patients. Crit Care. 2013;17(2):123.
6. Pham T, Brochard LJ, Slutsky AS. Mechanical Ventilation: State of the Art. Mayo Clin Proc. 2017;92(9):1382-400.
7. Scott D. Weingart. Managing Initial Mechanical Ventilation in the Emergency Department. 2016;68(5):614-7.
8. Signoff ED, Adams JY, Kuhn BT. Initial of mechanical ventilation in patients with compensated respiratory failure. Hosp Med Clin 2017;6:503-16.
9. Singer BD, Corbridge TC. Pressure Modes of Invasive Mechanical Ventilation. South Med J. 2011;104(10):701-9.
10. Wilcox SR, Richards JB, Fisher DF, et al. Initial mechanical ventilator settings and lung protective ventilation in the ED. Am J Emerg Med. 2016;34(8):1446-51.
11. Zampieri FG, Mazza B. Mechanical Ventilation in Sepsis: A Reappraisal. Shock. 2017;47(1S Suppl 1):41-6.

CAPÍTULO 16

Ventilação de Alta Frequência

- Ana Paula de Carvalho Panzeri Carlotti

A ventilação de alta frequência se caracteriza pelo fornecimento de volumes correntes de 1-3 mL/kg com frequências de 3-20 Hertz (180-1.200 respirações/minuto) (1 Hz = 1 ciclo por segundo = 60 ciclos por minuto). Como proporciona trocas gasosas com volumes correntes muito pequenos, constitui estratégia de ventilação pulmonar protetora, minimizando o risco de volutrauma e atelectrauma. Os tipos de ventilação de alta frequência são ventilação de alta frequência oscilatória, ventilação de alta frequência a jato e ventilação de alta frequência por interrupção de fluxo.[1]

Ventilação de alta frequência oscilatória (VAFO)

A VAFO é a modalidade mais utilizada atualmente. Baseia-se na estratégia "*open lung*", cujo objetivo é melhorar a oxigenação pela manutenção do pulmão uniformemente inflado por período de tempo prolongado.[2] As grandes variações de pressão e volume associadas à ventilação mecânica convencional têm sido implicadas na patogênese da lesão induzida pelo ventilador, que resulta predominantemente de estresse mecânico e estiramento excessivo das regiões do pulmão que participam da ventilação (volutrauma), e abertura e fechamento cíclico da interface entre regiões pulmonares colapsadas e aeradas (atelectrauma). Além disso, as forças mecânicas aplicadas ao epitélio pulmonar que reveste as vias aéreas distais e os alvéolos desencadeiam resposta inflamatória local, que pode comprometer outros órgãos à distância e evoluir para disfunção de múltiplos órgãos (biotrauma). Desse modo, surgiu a proposta da abordagem "*open lung*", que preconiza recrutar unidades pulmonares colapsadas e mantê-las abertas durante todo o ciclo respiratório. Por fornecer volumes correntes muito pequenos ao redor de pressão média de vias aéreas (PMVA) elevada e relativamente constante, a VAFO reduz o estresse mecânico e promove a aeração uniforme do pulmão. Desse modo, melhora a relação ventilação/perfusão e, consequentemente, a oxigenação, além de diminuir o risco de volutrauma e atelectrauma. Na VAFO, os alvéolos são mantidos abertos no ramo expiratório da curva pressão-volume, na "janela de segurança", fora das zonas de sobredistensão e de colapso alveolar.[2,3]

Mecânica da VAFO

A VAFO promove pressão de distensão constante, a PMVA, com variações de pressão que oscilam em torno da PMVA com frequências muito elevadas. A mistura de ar e oxigênio umidificado passa por meio de circuito único através da membrana oscilatória, com frequência usualmente de 3 a 15 Hz, gerando volume corrente de 1 a 3 mL/kg, frequentemente menor que o espaço morto anatômico. Na VAFO, a inspiração e a expiração são ativas. O gás é forçado para dentro dos pulmões e ativamente removido das vias aéreas, conforme o diafragma ou pistão (semelhante a alto-falante) se desloca para frente e para trás, gerando uma forma de onda quase quadrada. Em virtude de seu movimento rápido, o diafragma promove oscilação de fluxo constante de gás pelas vias aéreas (*bias flow*).[3,4]

As variáveis diretamente configuradas no ventilador de alta frequência são frequência das oscilações, amplitude das oscilações (ΔP ou *power*), PMVA, taxa de fluxo e fração inspirada de oxigênio (FiO_2). O tempo inspiratório é definido como uma porcentagem do ciclo respiratório e determina a relação entre o tempo inspiratório e o expiratório (I:E). Tempos inspiratórios de 33% e 50%, que resultam em relação I:E de 1:2 e 1:1, são os mais utilizados na prática clínica. O fluxo de gás pressuriza o sistema até a PMVA desejada. O aumento da taxa de fluxo promove aumento da PMVA, o que favorece a manutenção dos alvéolos abertos e contribui para melhora da oxigenação. A amplitude das oscilações é controlada pela distância percorrida pelo pistão ou diafragma. Quanto maior o deslocamento do pistão, maior o volume corrente fornecido ao paciente. A velocidade das oscilações é determinada manipulando-se a frequência. Como a relação I:E é previamente estabelecida, quando se aumenta a frequência, a excursão do pistão é limitada pelo tempo destinado a cada ciclo respiratório. Portanto, mudanças na frequência são inversamente proporcionais à amplitude e ao volume corrente fornecido e, consequentemente, à remoção de CO_2.[3]

Trocas gasosas na VAFO

As trocas gasosas na VAFO ocorrem por vários mecanismos. Nas vias aéreas proximais, o transporte dos gases ocorre por convecção, com transição gradual para mistura de convecção e difusão conforme se progride ao longo da árvore respiratória, sendo a difusão predominante nas vias aéreas mais distais. Há também fluxo coaxial, que se caracteriza por movimento de gás para dentro no centro das grandes vias aéreas e tubo endotraqueal e fluxo de gás para fora na periferia. Movimento de pêndulo entre alvéolos adjacentes, ventilação colateral e difusão molecular em nível alveolar secundária à energia cinética das oscilações também ocorrem. Além disso, as contrações cardíacas aumentam a mistura dos gases e contribuem para as trocas gasosas durante a VAFO.[2,3]

A oxigenação (PaO_2) e a ventilação ($PaCO_2$) podem ser controladas de modo independente na VAFO. A PaO_2 é determinada pela FiO_2 e a PMVA, enquanto a $PaCO_2$ é regulada pela frequência e amplitude das oscilações. A PMVA pode ser aumentada diretamente ou ajustada pelo aumento do tempo inspiratório. O aumento da PMVA contribui para o recrutamento alveolar, melhora a relação ventilação/perfusão e, consequentemente, melhora a oxigenação. Por outro lado, o aumento excessivo da PMVA pode resultar em sobredistensão pulmonar, compressão dos capilares alveolares, piora da hipoxemia e barotrauma. A remoção de CO_2 é determinada pelo produto da frequência das oscilações pelo volume corrente ao quadrado ($f \times VC^2$).[4] Assim, mudanças no volume corrente têm maior impacto no *clearance* de CO_2 do que alterações na frequência respiratória. Como citado anteriormente, a redução da frequência das oscilações resulta em aumento do volume corrente fornecido, com consequente aumento da remoção de CO_2. Além disso, o aumento na amplitude das oscilações proporciona maior volume corrente, com grande impacto na eliminação de CO_2. A diminuição do espaço morto anatômico, pela desinsuflação do *cuff* do tubo endotraqueal também pode contribuir para melhora da ventilação. Portanto, a oxigenação melhora com aumento da FiO_2, da PMVA, ou da porcentagem do tempo inspiratório, enquanto a ventilação melhora com diminuição da frequência e aumento da amplitude das oscilações ou pela criação de extravasamento ao redor do *cuff* do tubo endotraqueal.[3]

Estudos clínicos

O estudo multicêntrico randomizado controlado do OSCILLATE *Trial Investigators*, envolvendo adultos com síndrome do desconforto respiratório agudo (SDRA) moderada a grave comparou a aplicação precoce da VAFO com a ventilação mecânica protetora convencional, com volume corrente baixo e pressão positiva no final da expiração (PEEP) elevada. Os pacientes do grupo da VAFO receberam doses maiores de sedativos, utilizaram mais bloqueadores neuromusculares e drogas vasoativas e apresentaram maior mortalidade em comparação àqueles randomizados à ventilação convencional, o que motivou a interrupção precoce do estudo.[5] O estudo multicêntrico randomizado controlado do OSCAR *Study Group* incluiu adultos com SDRA moderada a grave e hipoxemia refratária, recebendo ventilação mecânica por pelo menos dois dias. Não houve diferença na mortalidade, quando comparados os grupos VAFO *versus* ventilação convencional, nesse estudo.[6] Entretanto, metanálise de dados de pacientes individuais mostrou melhora da sobrevida associada à VAFO em pacientes com SDRA grave e hipoxemia refratária (PaO_2/FiO_2 < 64 mm Hg) na ventilação mecânica convencional.[7]

Em crianças, uma análise retrospectiva secundária de dados do estudo multicêntrico RESTORE (*Randomized Evaluation of Sedation Titration for Respiratory Failure*) comparou pacientes com insuficiência respiratória aguda submetidos à VAFO nas primeiras 24-48 horas após intubação traqueal com aqueles submetidos à ventilação mecânica convencional ou VAFO tardiamente. A VAFO iniciada precocemente se associou à maior duração da ventilação mecânica, mas não houve associação com a mortalidade, em comparação com a ventilação mecânica convencional ou a VAFO tardia.[8] Em contrapartida, estudo retrospectivo de coorte de pacientes pediátricos submetidos à VAFO de 2010 a 2014 em dois hospitais pediátricos norte-americanos mostrou que o tempo de ventilação mecânica convencional antes da transição para VAFO foi menor nos sobreviventes em comparação aos pacientes que evoluíram a óbito (1 dia *versus* 4 dias, respectivamente). Nesse estudo, a presença de comprometimento imunológico e o índice de oxigenação 24 horas após o início da VAFO acima de 29,6 se associaram à mortalidade.[9] Estudo retrospectivo observacional que incluiu dados obtidos de rede de hospitais pediátricos estadunidenses mostrou que a duração da ventilação mecânica, o tempo de internação hospitalar e a mortalidade foram maiores em pacientes com insuficiência respiratória aguda submetidos à VAFO precoce ou tardia em comparação àqueles submetidos à ventilação mecânica convencional.[10] No entanto, em recém-nascidos prematuros de muito baixo peso ao nascer, há evidências de melhor desfecho pulmonar em curto e longo prazo associado ao uso precoce de VAFO comparada à ventilação convencional.[11,12] Finalmente, dados de revisão sistemática da Cochrane, envolvendo crianças e adultos com SDRA moderada a grave, mostram que a VAFO não reduz a mortalidade, mas ressalta-se que a qualidade da evidência é muito ruim. De qualquer forma, os autores recomendam que a VAFO não seja utilizada como estratégia de primeira linha em pacientes com SDRA que necessitam de ventilação mecânica.[13]

Indicações da VAFO

A recomendação atual é que a VAFO seja utilizada em pacientes com insuficiência respiratória aguda e hipoxemia refratária à ventilação mecânica protetora convencional que não responde a estratégias que visam melhorar a oxigenação, como a posição prona.[10,13,14] É, usualmente, indicada a pacientes com SDRA com hipoxemia grave a despeito de parâmetros otimizados na ventilação protetora convencional, ou seja, saturação periférica de oxigênio (SpO_2) menor que 88% e/ou PaO_2 menor que 50 mm Hg com FiO_2 acima de 0,6, pressão inspiratória de pico 30-35 cm

H_2O e valores adequados de PEEP. Em pacientes com doença obstrutiva de vias aéreas, a VAFO deve ser considerada quando houver acidose respiratória grave refratária à terapia conservadora máxima, incluindo broncodilatadores por via endovenosa em doses elevadas. Hipertensão intracraniana constitui contraindicação relativa da VAFO, pela possibilidade de redução do retorno venoso cerebral em decorrência do aumento da pressão intratorácica relacionado à VAFO.[4]

Configurações iniciais da VAFO

Recomenda-se iniciar a VAFO com FiO_2 de 1, taxa de fluxo de 20 L/minuto, PMVA 2 a 3 cm H_2O acima da PMVA na ventilação convencional, porcentagem do tempo inspiratório de 33%, amplitude das oscilações (ΔP) ajustada para vibração adequada da caixa torácica até a raiz da coxa e frequência de 10 Hz em recém-nascidos e crianças, e de 5 a 7 Hz em adolescentes. Em pacientes com doença obstrutiva de vias aéreas, a frequência inicial deve ser de 5 a 7 Hz. A radiografia de tórax obtida uma a duas horas após o início da VAFO deve mostrar expansibilidade pulmonar até 8 a 9 arcos costais posteriores. Os valores máximos recomendados de ΔP são de 70 a 90 cm H_2O. A PMVA, idealmente, não deve ultrapassar 28 a 30 cm H_2O.[4,15]

Ajustes da VAFO

Os ajustes da VAFO de acordo com a oxigenação e a ventilação são mostrados na Tabela 16.1. As metas a serem atingidas são SpO_2 entre 88% e 92% e pH entre 7,25 e 7,35.[4,15]

■ Tabela 16.1. Ajustes da ventilação de alta frequência oscilatória (VAFO) de acordo com a oxigenação e a ventilação

Má Oxigenação (SpO_2 < 88%)*	» Aumentar FiO_2; » Aumentar PMVA (1-2 cm H_2O); » Considerar manobra de recrutamento.
Hiperoxigenação (SpO_2 > 92%)	» Diminuir FiO_2; » Diminuir PMVA (1-2 cm H_2O).
Hipoventilação (pH < 7,25)*	» Aumentar amplitude (5-10 cm H_2O); » Diminuir frequência (1-2 Hz; mínimo 5-6 Hz) se amplitude máxima.
Hiperventilação (pH > 7,35)	» Diminuir amplitude (5-10 cm H_2O); » Aumentar frequência (1-2 Hz; máximo 12 Hz) se amplitude mínima.

* Verificar a presença de extravasamento de gás e hiper/hipodistensão alveolar.
[Fonte: Adaptada de: Newborn services clinical guidelines. High frequency oscillatory ventilation (HFOV). Disponível em: https://www.starship.org.nz/for-health-professionals/newborn-services-clinical-guidelines/h/hfov-an-overview-of-high-frequency-oscillatory-ventilation/.][15]

Desmame da VAFO

Recomenda-se reduzir a FiO_2 abaixo de 0,4 antes de diminuir a PMVA (exceto quando houver hiperinsuflação). A PMVA deve ser reduzida quando a radiografia de tórax mostrar evidência de hiperinsuflação (expansão pulmonar excedendo 9 arcos costais). A redução da PMVA deve ser de 1-2 cm H_2O por vez, até 8-10 cm H_2O. A amplitude deve ser diminuída 2-4 cm H_2O a cada vez. Recomenda-se não desmamar a frequência. Deve-se considerar o retorno para a ventilação convencional quando a PMVA estiver entre 8 e 10 cm H_2O e a amplitude, entre 20 e 25 cm H_2O, na presença de estabilidade clínica e com gasometria satisfatória.[15]

Complicações da VAFO

A VAFO pode comprometer a hemodinâmica, por diminuir a pré-carga e piorar a função do ventrículo direito. O uso de VAFO com PMVA de 30 cm H_2O aumenta a pressão no átrio direito e a pressão capilar pulmonar, reduzindo o índice cardíaco e o volume de ejeção. No estudo OSCILLATE, o aumento do uso de drogas vasoativas no grupo submetido à VAFO reforça a importância desse efeito adverso e pode explicar o aumento da mortalidade associada à VAFO. Apesar de fornecer baixos volumes correntes, existe a possibilidade de a VAFO causar volutrauma, quando se utiliza frequência de oscilação relativamente baixa, o que aumenta o volume corrente a valores semelhantes àqueles fornecidos pela ventilação convencional, levando a estresse mecânico e lesão pulmonar. Outro fator que pode contribuir para lesão induzida pela ventilação é a frequência elevada aplicada pela VAFO, que pode influenciar as propriedades elásticas e friccionais do epitélio pulmonar, resultando em estresse local, formação de edema e acúmulo de líquido nos espaços aéreos. Em virtude da aplicação de pressão de distensão contínua intratorácica elevada, a VAFO pode causar sobredistensão pulmonar e pneumotórax.[2,3]

Monitoração durante a VAFO

As respostas fisiológicas e possíveis complicações relacionadas à VAFO devem ser cuidadosamente monitoradas. Ao iniciar a VAFO, recomenda-se administrar bolus de fluido. A função do ventrículo direito e sinais de aumento da pressão em território pulmonar devem ser monitorados por meio de ecocardiografia transtorácica e marcadores de perfusão tecidual, como saturação venosa central de oxigênio e *clearance* do lactato. Caso seja detectado aumento da pós-carga do ventrículo direito ou redução do débito cardíaco, deve-se reduzir a PMVA, conforme o tolerado pela oxigenação. Bolus de fluido adicional e uso de drogas inotrópicas também devem ser considerados. O recrutamento pulmonar pode ser monitorado pelo aumento na relação PaO_2/FiO_2 nas primeiras 3 a 4 horas após o início da VAFO e pela radiografia de tórax e/ou ultrassonografia pulmonar, mostrando resolução das consolidações pulmonares. Se não houver incremento satisfatório na relação PaO_2/FiO_2, considerar aumentar a PMVA até, no máximo, 30 cm H_2O, atentando-se a seus possíveis efeitos hemodinâmicos. Se mesmo com a PMVA em valores máximos toleráveis não houver melhora na oxigenação, considerar retorno à ventilação convencional e outros tratamentos adjuntos para hipoxemia grave.[2]

Particularidades do cuidado durante a VAFO

A ausculta pulmonar durante a VAFO é particularmente difícil e pouco informativa. Por isso, é importante que a equipe esteja atenta aos sinais vitais, ao *display* do ventilador e à gasometria, a fim de detectar qualquer alteração pulmonar. Além disso, uma radiografia de tórax deve ser realizada diariamente para avaliação da expansão dos pulmões. O movimento do tórax também deve ser observado com atenção, pois fornece informações importantes. Quando assimétrico, pode indicar movimentação do tubo traqueal, com intubação seletiva ou pneumotórax. Caso o movimento do tórax esteja reduzido, deve-se suspeitar de obstrução do tubo traqueal.[3]

A aspiração do tubo traqueal deve ser feita, sempre que possível, utilizando sistema fechado, para prevenir desrecrutamento pulmonar. Antes de iniciar a aspiração traqueal, aumenta-se a FiO_2 até 1, pressiona-se o botão "STOP" para interromper a oscilação e procede-se à aspiração traqueal. Após a manobra de aspiração, pressuriza-se o sistema e reinicia-se a oscilação.[15]

Ventilação de alta frequência a jato

A ventilação de alta frequência a jato se caracteriza pelo uso de ventilador de alta frequência acoplado a um ventilador convencional no tubo endotraqueal do paciente por meio de adaptador especial. O gás flui a partir de duas fontes: o ventilador a jato é a fonte dos pequenos volumes correntes fornecidos, enquanto o ventilador convencional é a fonte do fluxo *bias*. O volume corrente proveniente do ventilador a jato é resultado da pressão de condução do jato, da resistência do tubo endotraqueal e do tempo inspiratório definido. A inspiração é ativa, enquanto a expiração é passiva e impulsionada pela retração elástica dos pulmões e da caixa torácica. O tempo inspiratório e o expiratório são variáveis na maioria dos dispositivos.[1]

Ventilação de alta frequência por interrupção de fluxo

Nessa modalidade, um mecanismo de válvula no ramo expiratório do ventilador altera o fluxo rapidamente, originando fluxo de gás pulsátil. Os pequenos volumes correntes fornecidos são gerados pela rápida mudança da válvula expiratória. Alguns ventiladores convencionais proporcionam essa modalidade como modo de *back-up* para fazer a transição para alta frequência por interrupção de fluxo, sem trocar o ventilador. Devido ao seu fluxo *bias* limitado, os dispositivos de alta frequência com interrupção de fluxo são normalmente utilizados no contexto neonatal.[1]

Exemplos de dispositivos comercialmente disponíveis

O Sensormedics 3100 A/B (Viasys, Yorba Linda, CA) é um dispositivo utilizado para ventilação de alta frequência por oscilação. As oscilações são geradas por diafragma. Gás fresco é fornecido por sistema de fluxo *bias*, com frequências de 3 a 15 Hz (180-900 respirações/minuto). O Sensormedics 3100A é usado para recém-nascidos e lactentes, com fluxo bias de até 40 L/minuto e PMVA, de 3 a 45 cm H_2O. O Sensormedics 3100B é aprovado para adultos e crianças com peso maior que 35 kg. Em comparação com o 3100A, o 3100B tem diafragma mais poderoso, pode fornecer fluxo bias maior, de até 60 L/minuto e PMVA mais elevada, de até 55 cm H_2O. O ventilador de alta frequência "Life Pulse" (Bunnell, Salt Lake City, UT) é ventilador a jato utilizado em recém-nascidos. A frequência respiratória varia de 4 a 11 Hz (240-660 respirações/minuto) e a pressão de vias aéreas é monitorada no tubo endotraqueal. O Babylog 8000 plus (Dräger Medical, Telford, PA) é ventilador convencional, com a opção de ventilar em modo de alta frequência (alta frequência por interrupção de fluxo). O fluxo bias é de até 30 L/minuto e a frequência, de 5 a 20 Hz (300-1200 respirações/minuto). A ventilação de alta frequência pode ser aplicada durante pressão positiva contínua de vias aéreas (CPAP) ou ventilação mandatória intermitente sincronizada (SIMV).[1]

Referências bibliográficas

1. Heulitt MJ, Wolf GK, Arnold JH. Mechanical ventilation. In: Haelf MA, Nichols DG (Eds.). Rogers' Handbook of Pediatric Intensive Care. 4th edition. Philadelphia, Lippincott Williams & Wilkins, 2009, p. 108-16.
2. Sklar MC, Fan E, Goligher EC. High-frequency oscillatory ventilation in adults with ARDS. Past, present, and future. Chest 2017; 152:1306-17.
3. Stawicki SP, Goyal M, Sarani B. High-frequency oscillatory ventilation (HFOV) and airway pressure release ventilation (APRV): A practical guide. Journal of Intensive Care Medicine 2009; 24:215-229.
4. Kneyber MCJ, Heerde M, Markhorst DG. Reflections on pediatric high-frequency oscillatory ventilation from a physiologic perspective. Respiratory Care 2012; 57:1496-504.
5. Ferguson ND, Cook DJ, Guyatt GH, Mehta S, Hand L, Austin P, et al. High-frequency oscillation in early acute respiratory distress syndrome. The New England Journal of Medicine 2013; 368:795-805.
6. Young D, Lamb SE, Shah S, MacKenzie I, Tunnicliffe W, Lall R, et al. High-frequency oscillation for acute respiratory distress syndrome. The New England Journal of Medicine 2013; 368:806-813.
7. Meade MO, Young D, Hanna S, Zhou Q, Bachman TE, Bollen C, et al. Severity of hypoxemia and effect of high-frequency oscillatory ventilation in acute respiratory distress syndrome. American Journal of Respiratory and Critical Care Medicine 2017; 196:727-33.
8. Bateman ST, Borasino S, Asaro LA, Cheifetz IM, Diane S, Wypij D, et al. Early high-frequency oscillatory ventilation in pediatric acute respiratory failure. A propensity score analysis. American Journal of Respiratory and Critical Care Medicine 2016; 193:495-503.
9. Stewart CA, Yehya N, Fei L, Chima RS. High frequency oscillatory ventilation in a cohort of children with respiratory failure. Pediatric Pulmonology 2018; 53:816-23.
10. Gupta P, Green JW, Tang X, Gall CM, Gossett JM, Rice TB, et al. Comparison of high-frequency oscillatory ventilation and conventional mechanical ventilation in pediatric respiratory failure. JAMA Pediatrics 2014; 168:243-9.
11. Courtney SE, Durand DJ, Asselin JM, Hudak ML, Aschner JL, Shoemaker CT. High-frequency oscillatory ventilation versus conventional mechanical ventilation for very-low-birth-weight infants. The New England Journal of Medicine 2002; 347:643-52.
12. Zivanovic S, Peacock J, Alcazar-Paris M, Lo JW, Lunt A, Marlow N, et al. Late outcomes of a randomized trial of high-frequency oscillation in neonates. The New England Journal of Medicine 2014; 370:1121-30.
13. Sud S, Sud M, Friedrich JO, Wunsch H, Meade MO, Ferguson ND, et al. High-frequency oscillatory ventilation versus conventional ventilation for acute respiratory distress syndrome. Cochrane Database of Systematic Reviews 2016; 4:CD004085.
14. Ferguson ND, Guérin C. Adjunct and rescue therapies for refractory hypoxemia: prone position, inhaled nitric oxide, high frequency oscillation, extra corporeal life support. Intensive Care Medicine 2018; 44:1528-31.
15. Newborn services clinical guidelines. High frequency oscillatory ventilation (HFOV). Disponível em: https://www.starship.org.nz/for-health-professionals/newborn-services-clinical-guidelines/h/hfov-an-overview-of-high-frequency-oscillatory-ventilation/. Acesso em 13/12/2018.

CAPÍTULO 17

Monitoração da Mecânica Respiratória

- Werther Brunow de Carvalho

Medida da mecânica respiratória por meio da equação do movimento de gases

A aplicação da equação do movimento é uma alternativa para a medida da mecânica respiratória em pacientes submetidos à ventilação pulmonar mecânica (VPM). Durante a VPM controlada, a pressão total aplicada no sistema respiratório (Papl) é igual a:

$$Papl = Volume \times Elastância + Fluxo \times Resistência + PEEP\ total$$

PEEP = pressão expiratória final positiva

Onde a Papl é a pressão positiva aplicada pelo aparelho de VPM. Do ponto de vista matemático, assumindo-se que a resistência e a elastância são lineares durante o ciclo respiratório e conhecendo-se o valor da PEEP total, a equação pode ser resolvida se os três parâmetros de pressão de abertura da via aérea, fluxo e volume forem conhecidos. As limitações do método da equação do movimento estão relacionadas à afirmação da linearidade da elastância e resistência durante todo o ciclo respiratório, o qual não ocorre em várias condições patológicas.

Formas de onda no aparelho de VPM

Os aparelhos de VPM são tecnologicamente limitados como geradores de volume, pressão ou fluxo. Devido à multiplicidade de possibilidades que o paciente pode interagir com o aparelho de VPM, as conformações das formas de onda estão sujeitas a variações consideráveis. Os gráficos em tempo real são invariavelmente alterados pela presença de ruídos que determinam vibração e turbulência do fluxo de ar.

As formas de onda são classificadas na forma de escalas e alças. Na forma de escala, temos o volume, pressão e fluxo em um gráfico relacionado ao tempo. As alças são traçados de volume plotados com relação à pressão ou de fluxo com relação ao volume.

As curvas da função respiratória têm a possibilidade de analisar a fisiopatologia em uma determinada criança, detectar também alterações na condição clínica, otimizar a estratégia ventilatória e avaliar a resposta ao tratamento. Elas determinam maior conforto ao paciente, previnem complicações, avaliam a evolução relacionada à retirada gradual da VPM e ajudam a estabelecer o prognóstico. À beira do leito demonstram a presença de extravasamento de gás, indicam a presença de resistência elevada na via aérea, diagnosticam a possibilidade de acúmulo de ar, detectam a presença de volume expiratório alterado, de secreções em vias aéreas ou de água no circuito do aparelho de VPM e as alterações relacionadas à complacência pulmonar.

Curvas de volume-tempo

O gráfico da curva volume-tempo representa as alterações relacionadas ao volume corrente (VC) durante o ciclo respiratório (Figura 17.1).

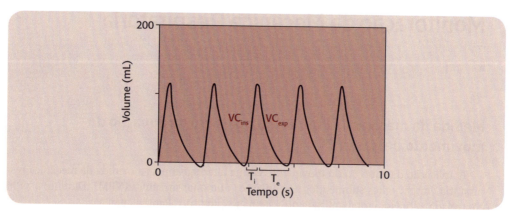

- Figura 17.1. Curva volume-tempo.
[Adaptada de Ramirez JB, 2003.]

O ramo ascendente corresponde ao volume inspirado e o descendente ao volume expirado. Caso haja uma pausa inspiratória, durante a qual não entra nem sai ar do pulmão, esta faz parte da inspiração.

A morfologia da porção horizontal da curva (pausa inspiratória) vai depender de programação do tempo inspiratório e/ou pausa inspiratória (Figura 17.2).

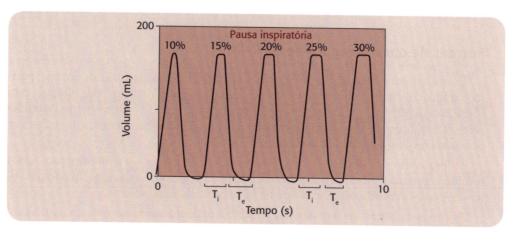

- Figura 17.2. Curva volume-tempo na modalidade volume controlado. Observa-se o aumento do ramo horizontal no final da inspiração, à medida que se aumenta a porcentagem da pausa inspiratória.
[Adaptada de Ramirez JB, 2003.]

À beira do leito a curva volume-tempo permite uma avaliação prática de acordo com a Tabela 17.1.

■ Tabela 17.1. Utilidade prática da curva volume-tempo

» Indicar a presença de extravasamento de gás. Observar que o ramo descendente não atinge o valor (linha) basal e se interrompe de maneira abrupta. Quanto mais elevado o nível de interrupção no ramo descendente, maior o grau de escape de gás.
» Pode sugerir a presença de auto-PEEP, se a expiração for muito curta não permitindo a saída completa de gás. Da mesma forma, o ramo descendente também não irá atingir a linha de base, mas aqui existe horizontalização prévia da curva antes do início da próxima inspiração.
» É essencial para indicar como o volume corrente pode ser alterado de acordo com a seleção do aparelho de VPM nos modos de suporte ventilatório parcial.
» Detectar a presença de volumes expiratórios alterados, ou seja, menores do que o volume inspiratório. Nesse caso, o ramo descendente da curva apresenta uma porção negativa. Pode-se observar esse dado em duas situações: expiração forçada do paciente e associação de um circuito respiratório com um fluxo de gás (ex.: inaloterapia por meio do circuito de VPM, utilização de óxido nítrico inalatório).

[Adaptada de Ramirez JB, 2003.]

A presença de extravasamento de gás faz com que o volume expiratório mensurado pelo sistema do aparelho de VPM seja inferior ao volume inspiratório (Figura 17.3).

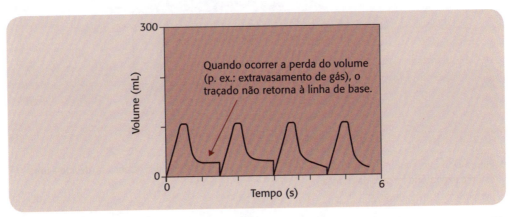

■ Figura 17.3. Curva volume-tempo na modalidade volume controlado em uma criança com escape de 17% do volume inspiratório.

[Adaptada de Ramirez JB, 2003.]

Quando a fase expiratória é muito curta e não permite a saída completa de gás, observa-se na curva volume-tempo que o ramo descendente não atinge o valor basal igual a zero (Figura 17.4).

Nesse caso, existe horizontalização da curva previamente à próxima inspiração, sugerindo o aprisionamento de gás e a presença de auto-PEEP.

Quando o volume expiratório for maior do que o inspiratório, uma curva negativa será observada no ramo descendente (Figura 17.5).

Observa-se esta condição nas situações de expiração forçada do paciente ou caso haja a adição de um fluxo de gás, como colocado anteriormente, além do administrado pelo aparelho de VPM (p. ex., inaloterapia com medicações, administração de óxido nítrico inalatório).

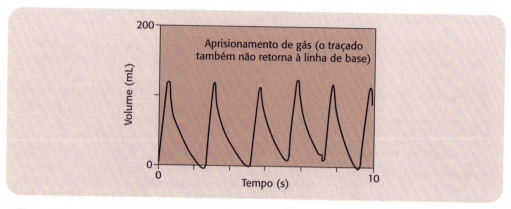

- Figura 17.4. Curva volume-tempo na modalidade volume controlado, observando-se o início da inspiração antes da saída completa do volume expiratório, com um consequente aprisionamento de gás.
[Adaptada de Ramirez JB, 2003.]

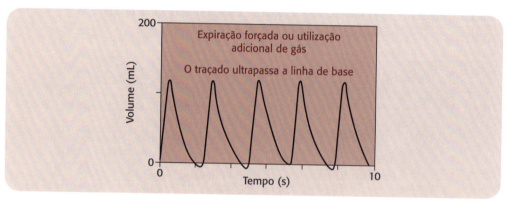

- Figura 17.5. Curva volume-tempo. Observa-se uma inflexão negativa abaixo da abcissa, devido a um esforço expiratório forçado da criança.
[Adaptada de Ramirez JB, 2003.]

Curvas de pressão-tempo

A pressão de pico na via aérea é influenciada pela resistência e pela complacência. Portanto, ela pode estar elevada quando existir estreitamento das vias aéreas ou a presença de pulmões mais duros (Figura 17.6).

Representam as alterações produzidas na pressão da via aérea durante o ciclo respiratório. Os gráficos de pressão-tempo são bastante distintos quando se empregam modalidades cicladas a volume ou a pressão. Na modalidade ciclada a volume, com um fluxo inspiratório constante, a curva apresenta quatro segmentos (Figura 17.7).

Distingue-se também na curva três pontos:

1. Corresponde ao pico de pressão inspiratória.
2. Corresponde à pressão de platô ou pressão no final da pausa inspiratória; e
3. Corresponde à PEEP.

Monitoração da Mecânica Respiratória   205

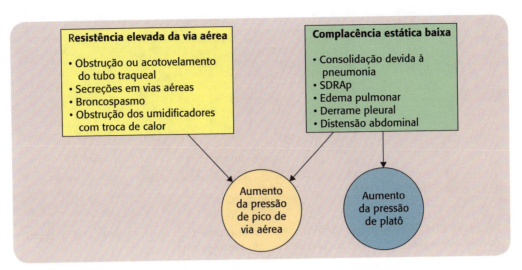

- Figura 17.6. Causas de aumento do pico de pressão da via aérea.

[Acervo do autor.]

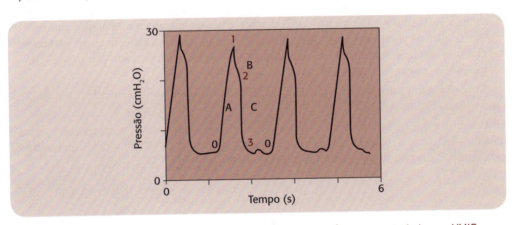

- Figura 17.7. Curva pressão-tempo na modalidade ciclada a volume (volume controlado com VMIS a volume).

[Adaptada de Ramirez JB, 2003.]

No modo ciclado por pressão com fluxo inspiratório decrescente, a curva apresenta os mesmos segmentos (A, B, C) (Figura 17.8).

Observa-se que nesta curva no modo ciclado por pressão, a pressão inspiratória máxima é igual à pressão de platô.

Deve se ressaltar que a pressão de platô das curvas anteriores não deve ser empregada para o cálculo da complacência estática e dinâmica.

A pressão de pausa tende a estar aumentada nas condições em que o pulmão se torna mais rígido, isto é, condições onde a complacência estática está diminuída; condições com aumento da resistência de vias aéreas não produzem aumento apreciável na pressão de pausa. Portanto, se tanto o pico quanto a pressão de pausa estiverem elevados, é provável que o pulmão esteja mais rígido (não complacente); caso ocorra uma pressão de pico elevada e a pressão de pausa não se

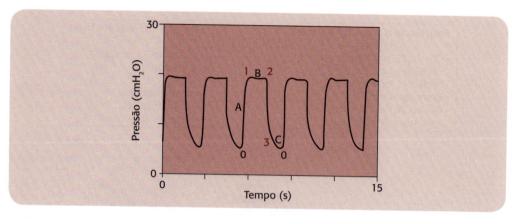

- **Figura 17.8.** Curva pressão-tempo na modalidade ciclada a pressão (pressão controlada, pressão regulada com volume controlado, VMIS por pressão com pressão de suporte).

[Adaptada de Ramirez JB, 2003.]

altere, é mais provável que esteja presente uma obstrução da via aérea. Quanto aos aumentos da complacência dinâmica, a mesma poderá ocorrer paralelamente com qualquer aumento da pressão de pico da via aérea. O cálculo da complacência estática leva em conta a pressão de pausa (platô): qualquer aumento na pressão de platô poderá ser acompanhado por diminuição na complacência estática.

Deve-se realizar uma pausa inspiratória prolongada para se obter o valor adequado da pressão de platô (Figuras 17.9 e 17.10).

Condições que tornam o pulmão menos elástico podem diminuir a complacência estática e dinâmica enquanto alterações com estreitamento da via aérea poderão produzir diminuição da complacência dinâmica sem alterar muito a complacência estática (Tabela 17.2).

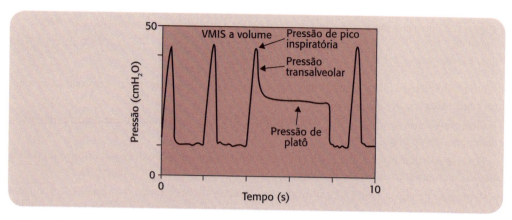

- **Figura 17.9.** Curva pressão-tempo no modo VMIS a volume, observando-se um decréscimo da pressão de pico até uma pressão de platô estável, efetuando-se uma pausa inspiratória prolongada.

[Adaptada de Ramirez JB, 2003.]

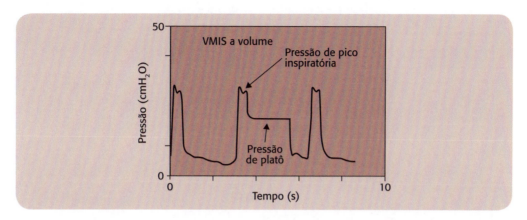

- Figura 17.10. Curva pressão-tempo no modo VMIS a pressão, observando-se um decréscimo da pressão de pico até uma pressão de platô verdadeira, após se realizar uma pausa inspiratória prolongada.
[Adaptada de Ramirez JB, 2003.]

- Tabela 17.2. Complacências estática e dinâmica em várias condições clínicas

Alteração pulmonar	Complacência dinâmica	Complacência estática
Edema pulmonar cardiogênico	Diminuído	Diminuído
SDRAp	Diminuído	Diminuído
Broncospasmo sem hiperinsuflação dinâmica	Diminuído	Inalterado
Broncospasmo com hiperinsuflação dinâmica	Diminuído	Diminuído
Atelectasia	Diminuído	Diminuído
Pneumonia	Diminuído	Diminuído
Pneumotórax	Diminuído	Diminuído
Obstrução do tubo traqueal	Diminuído	Inalterado
Embolia pulmonar	Inalterado	Inalterado

[Fonte: Acervo do autor.]

Na modalidade de suporte parcial, no modo ventilação mandatória intermitente sincronizada (VMIS) por volume com pressão de suporte, existe a possibilidade de melhor identificação das respirações realizadas pelo aparelho de VPM e pela criança (Figura 17.11).

Na modalidade a volume, quando existir aumento da resistência na via aérea, maior será a diferença entre o pico de pressão inspiratória e a pressão de platô (pressão relacionada à resistência) (Figura 17.12).

Quando existir uma impossibilidade de se alcançar uma pressão inspiratória mantida (na modalidade a pressão) ou uma pressão de platô estável, ou ainda na impossibilidade de manter a PEEP durante uma pausa expiratória prolongada, deve-se suspeitar da possibilidade de extravasamento de gás pelo circuito (Figura 17.13).

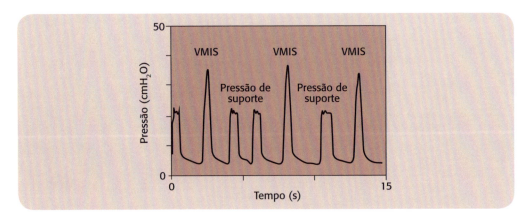

- Figura 17.11 – Curva pressão-tempo no modo VMIS a volume associado com pressão de suporte. Observa-se uma distinção fácil das respirações mandatórias (VMIS) comparativamente às respirações espontâneas com pressão de suporte.

[Adaptado de Ramirez JB, 2003.]

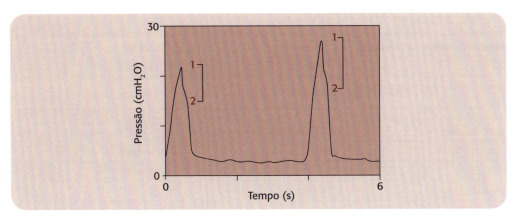

- Figura 17.12. Curva pressão-tempo no modo ciclado a volume. Observa-se que após um acotovelamento do tubo intratraqueal existe um aumento da pressão de pico (1) sem aumento da pressão de platô (2), mas com aumento da resistência do sistema (distância 1 a 2).

[Adaptada de Ramirez JB, 2003.]

Quando se realiza uma pausa expiratória prolongada, pode se verificar a presença de auto-PEEP, pelo comportamento da curva pressão-volume, observando-se que esta permanece acima da linha basal (Figura 17.14).

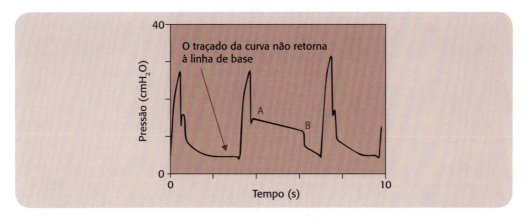

- Figura 17.13. Curva pressão-tempo no modo ciclado a volume. Observa-se que não se obtém uma pressão de platô estável (traçado do ponto A para o B), durante uma pausa inspiratória prolongada, devido à presença de extravasamento de gás no circuito.

[Adaptada de Ramirez JB, 2003.]

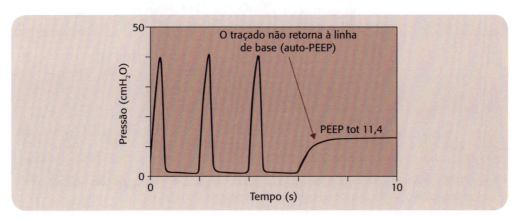

- Figura 17.14. Curva pressão-tempo no modo volume controlado. Determinação da auto-PEEP em um nível de 11,4 cmH$_2$O ao se realizar uma pausa expiratória prolongada em uma criança com bronquiolite obliterante grave.

[Adaptada de Ramirez JB, 2003.]

Curvas fluxo-tempo

A representação gráfica da curva fluxo-tempo é diferente quando se analisa a modalidade ciclada a volume (fluxo inspiratório constante) com a modalidade ciclada a pressão (fluxo inspiratório decrescente). Na modalidade ciclada a volume (forma de onda de fluxo quadrada), observa-se caracteristicamente vários segmentos de acordo com a Figura 17.15.

Na modalidade ciclada a pressão, também temos a presença de vários segmentos, mas a conformação da curva é totalmente diferente (Figura 17.16).

Na prática clínica, a utilidade da curva fluxo-tempo está evidenciada na Tabela 17.3.

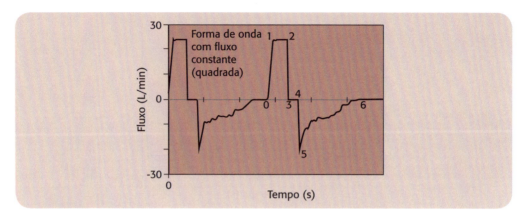

- Figura 17.15. Curva fluxo-tempo no modo ciclado a volume (volume controlado ou VMIS a volume).
  [Adaptada de Ramirez JB, 2003.]

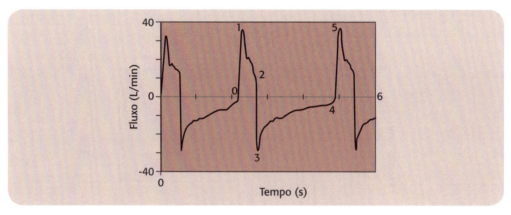

- Figura 17.16. Curva fluxo-tempo no modo ciclado a pressão (pressão controlada, pressão regulada com volume controlado, VMIS a pressão ou com pressão de suporte.
  [Adaptada de Ramirez JB, 2003.]

- Tabela 17.3. Utilidade prática da curva fluxo/tempo

» Diagnóstico visual da modalidade respiratória que está sendo utilizada, pois apresentam padrões muito diferentes. Permite também diferenciar as respirações realizadas pelo aparelho de VPM e as do paciente quando esses estão em modos de suporte ventilatório parcial (ex.: VPS + VMIS, VMIS) (Figura 17.17).
» Visualização direta do aprisionamento de gás (o fluxo expiratório final não atinge a linha de base) (Figura 17.18). Evidencia um diagnóstico diferencial em relação à auto-PEEP: devida à patologia de base do paciente *versus* seleção inadequada de parâmetros no aparelho de VPM.
» Avaliar a resposta que uma intervenção terapêutica pode ter em relação à presença de auto-PEEP (ex.: aumento do tempo expiratório, uso de beta-2 agonistas, aspiração de secreção) (Figura 17.19 e 17.20).
» Pode-se avaliar a pressão média de vias aéreas pela área total da curva inspiratória, incluindo a área abaixo da linha da PEEP.

Continua

- Tabela 17.3. Utilidade prática da curva fluxo/tempo (Continuação)

» Pode-se avaliar a obstrução de via aérea por um aumento desproporcionado no pico de pressão de via aérea em relação à pressão de platô.
» Avaliar a resposta à broncodilatadores por meio da diminuição da pressão de pico da via aérea.
» Avaliar a relação inspiração/expiração pelo cálculo da extensão relativa da inspiração e expiração no eixo que representa o tempo.

[Adaptada de Ramirez JB, 2003.]

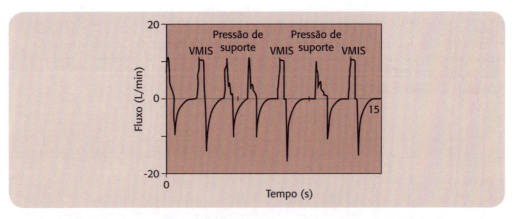

- Figura 17.17. Curva fluxo-tempo no modo VMIS a volume com pressão de suporte. Observa-se uma visão fácil das respirações mandatórias (VMIS), comparativamente às respirações espontâneas com pressão de suporte (pressão de suporte).

[Adaptado de Ramirez JB, 2003.]

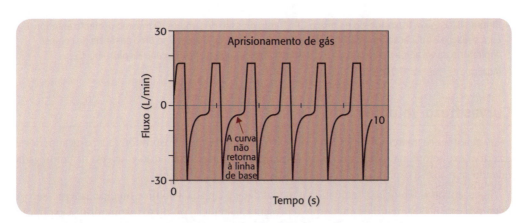

- Figura 17.18. Curva fluxo-tempo no modo volume controlado. Observa-se que o fluxo expiratório não atinge a linha basal no momento em que se inicia um novo ciclo respiratório.

[Adaptado de Ramirez JB, 2003.]

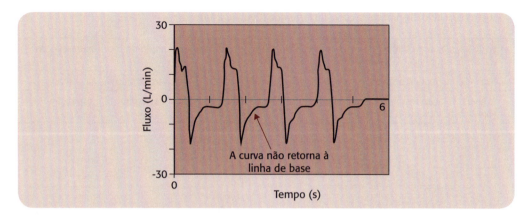

- Figura 17.19. Curva fluxo-tempo na modalidade CPAP com pressão de suporte. Observa-se nesse paciente acordado (desperto) o colapso expiratório da via aérea gerando um acúmulo de gás, apesar da aplicação de uma PEEP extrínseca de 7 cmH$_2$O.

[Adaptada de Ramirez JB, 2003.]

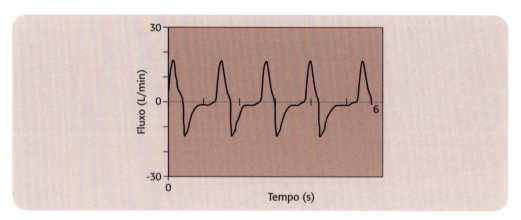

- Figura 17.20. Curva fluxo-tempo no modo CPAP com pressão de suporte. O mesmo paciente anterior com sedação e aplicação de uma PEP extrínseca de 14 cmH$_2$O. Observa-se uma ausência de colapso expiratório da via aérea e que o fluxo expiratório atinge a linha de base a cada respiração.

[Adaptada de Ramirez JB, 2003.]

Curvas fluxo-volume

A maioria dos aparelhos de VPM evidencia o gráfico da curva inspiratória na parte superior e da curva expiratória na parte inferior do eixo cartesiano; essa orientação é inversa da empregada quando se realiza a espirometria (cuidado quando realizar a análise).

Essas curvas diferenciam-se quando a modalidade é ciclada a volume ou ciclada a pressão. A diferença está no segmento da curva que representa a alteração no fluxo inspiratório, a expiração é um fenômeno passivo e as condições da criança podem variar.

Na modalidade ciclada a volume (fluxo inspiratório constante) a curva apresenta vários segmentos, conforme a Figura 17.21.

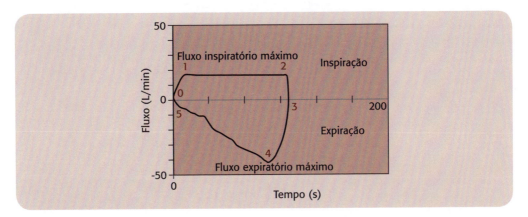

- Figura 17.21. Curva fluxo-volume no modo ciclado a volume (volume controlado ou VMIS a volume).
[Adaptada de Ramirez JB, 2003.]

Com o padrão de fluxo de onda em sino, na ventilação ciclada a volume, o fluxo inspiratório aumenta gradualmente em um crescendo para posteriormente diminuir. Com um padrão de fluxo constante, a forma da onda de fluxo é quadrada.

Na modalidade ciclada a pressão (fluxo inspiratório decrescente) a curva apresenta vários segmentos com uma característica totalmente diversa da modalidade ciclada a volume (Figura 17.22).

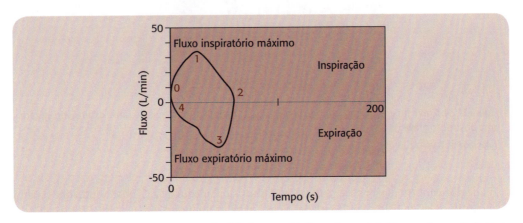

- Figura 17.22. Curva fluxo-volume no modo ciclado a pressão (pressão controlada, pressão regulada com volume controlado, VMIS a pressão ou com pressão de suporte).
[Adaptada de Ramirez JB, 2003.]

Na prática clínica, podemos observar várias condições importantes com a alteração da curva fluxo-volume relacionadas à limitação do fluxo de gás (Figura 17.23) e situações de maior gravidade de limitação do fluxo, como evidenciada na Figura 17.24.

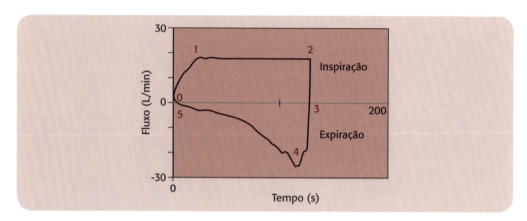

- Figura 17.23. Curva fluxo-volume no modo volume controlado. A morfologia do ramo expiratório sugere a presença de uma obstrução do fluxo expiratório.

[Adaptada de Ramirez JB, 2003.]

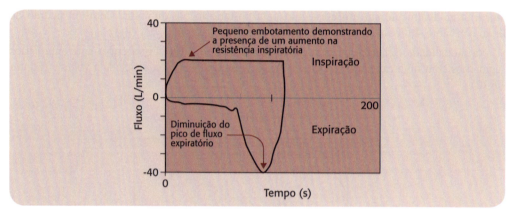

- Figura 17.24. Curva fluxo-volume no modo volume controlado. A morfologia do ramo expiratório sugere uma obstrução grave do fluxo expiratório.

[Adaptada de Ramirez JB, 2003.]

Podemos também diagnosticar a presença de aprisionamento de gás, observando que o ramo respiratório progride pelo eixo da ordenada em um valor inferior a zero (Figura 17.25).

Verificamos também a possibilidade de extravasamento de gás, quando o volume expiratório não chega a zero no final da expiração (Figura 17.26).

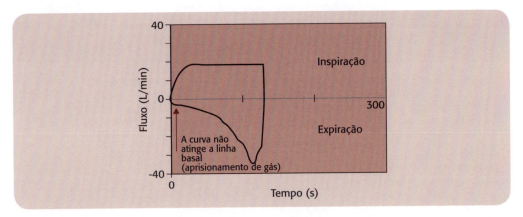

- Figura 17.25. Curva fluxo-volume no modo volume controlado. Observa-se que o fluxo expiratório não atinge a linha basal no início do ciclo respiratório seguinte.

[Adaptada de Ramirez JB, 2003.]

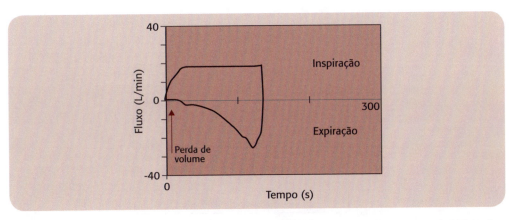

- Figura 17.26. Curva fluxo-volume no modo volume controlado. Observa-se que o ramo expiratório corta o eixo da abcissa em um valor superior a zero, portanto, não sai todo o ar inspirado, apesar do fluxo chegar a zero (existe escape de ar pelo circuito).

[Adaptada de Ramirez JB, 2003.]

Podemos detectar a presença de expiração forçada ou fluxos expiratórios anômalos, como ocorre com a associação de uma fonte de gás adicional (administração de NO inalatório), quando há aumento da alça expiratória, como observada na Figura 17.27.

Quando de secreção da via aérea ou de condensação de água no circuito do aparelho de VPM, do aparecimento ocorre a presença de um serrilhado (irregularidades) tanto na alça inspiratória como expiratória (Figura 17.28).

Caso ocorra assincronia entre o paciente e o aparelho de VPM, pode-se observar flutuação na alça inspiratória, que se deve a um fluxo inspiratório inicial muito rápido para o paciente (Figura 17.29).

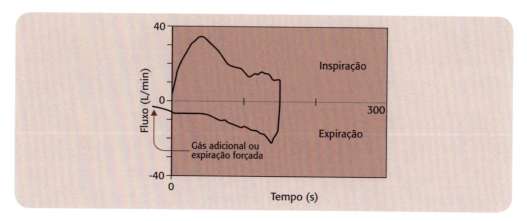

- Figura 17.27. Curva fluxo-volume no modo ciclado a pressão. Observa-se a presença de um fluxo expiratório negativo, que sugere a existência de uma expiração forçada ou a presença de gás adicional no circuito respiratório.

[Adaptada de Ramirez JB, 2003.]

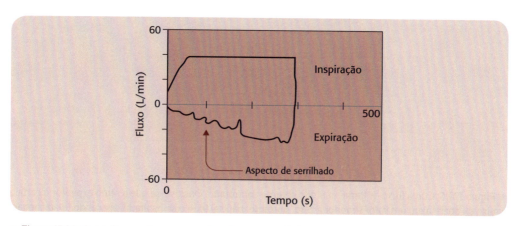

- Figura 17.28. Curva fluxo-volume no modo volume controlado. A presença de secreções traqueais ou água no circuito determinando irregularidades evidentes no traçado do ramo expiratório.

[Adaptada de Ramirez JB, 2003.]

Podemos melhorar a adaptação do paciente ao aparelho de VPM, reduzindo a velocidade de aumento do fluxo inspiratório inicial (Figura 17.30).

Podemos avaliar também a resposta para intervenção terapêutica, como o emprego de uma PEEP mais elevada no caso de broncomalácia (Figuras 17.31 e 17.32).

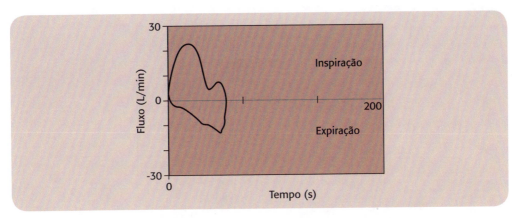

- Figura 17.29. Curva fluxo-volume no modo CPAP com pressão de suporte. A alteração em chanfradura presente na porção final do ramo inspiratório reflete uma adaptação ruim do paciente ao aparelho de VPM (assincronia), devido a um fluxo inspiratório inicial excessivamente rápido.

[Adaptada de Ramirez JB, 2003.]

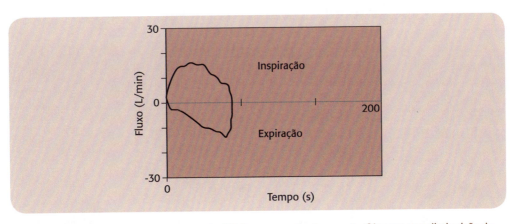

- Figura 17.30. Curva fluxo-volume no modo CPAP com pressão de suporte. Observa-se a diminuição da velocidade com que se atinge o fluxo inspiratório máximo (aumento do tempo inspiratório com diminuição da rampa), com uma adaptação melhor do paciente e desaparecimento da chanfradura no ramo inspiratório.

[Adaptada de Ramirez JB, 2003.]

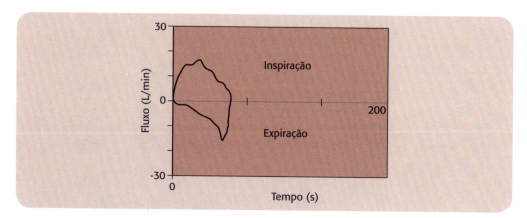

- Figura 17.31. Curva fluxo-volume no modo CPAP com pressão de suporte. Criança com broncomalácia grave e com uma PEEP = 0 cmH$_2$O e pressão de suporte = 10 cmH$_2$O sobre a PEEP. Observa-se que o ramo correspondente ao fluxo expiratório final apresenta uma convexidade voltada para a abcissa, sugerindo a presença de um fluxo expiratório restritivo.

[Adaptada de Ramirez JB, 2003.]

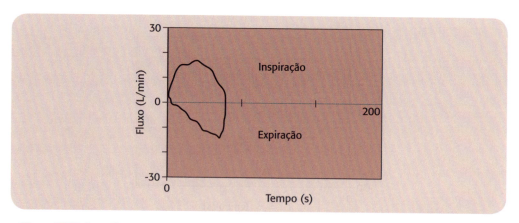

- Figura 17.32. Curva fluxo-volume no modo CPAP com pressão de suporte. O mesmo paciente anterior, com aplicação de uma PEEP = 9 cmH$_2$O e pressão de suporte = 10 cmH$_2$O sobre a PEEP. Observa-se uma correção da morfologia do ramo correspondente ao fluxo expiratório, sugerindo uma melhora desse fluxo.

[Adaptada de Ramirez JB, 2003.]

Curvas pressão-volume

Existem algumas condições necessárias para se obter uma curva pressão-volume adequada, de acordo com a Tabela 17.4.

Tabela 17.4. Condições necessárias para obtenção da curva P-V

» Ausência de atividade respiratória do paciente (existe a necessidade de sedação e paralisia muscular por um curto intervalo)
» O sistema paciente/aparelho de VPM não deve apresentar extravasamento de gás (o balonete do tubo intratraqueal deve estar insuflado e sem escape)
» Antes da mensuração, deve-se permitir que o volume pulmonar atinja a capacidade residual funcional (manter a PEEP = 0 por um período de 5-10 segundos)

[Adaptada de Branson RD et al., 2004.]

Nessas curvas, nas quais não estão presentes a variável tempo e sua conformação corresponde ao ciclo respiratório total. O gráfico da curva pressão-volume é diferente quando se analisa na modalidade ciclada a volume ou pressão (Figuras 17.33 e 17.34).

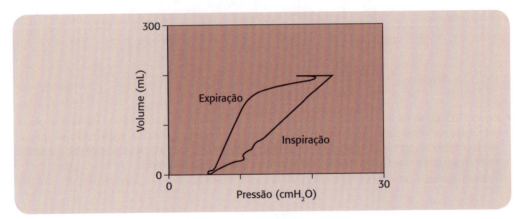

■ Figura 17.33. Curva volume-pressão no modo ciclado a volume (volume controlado ou VMIS a volume).
[Adaptada de Ramirez JB, 2003.]

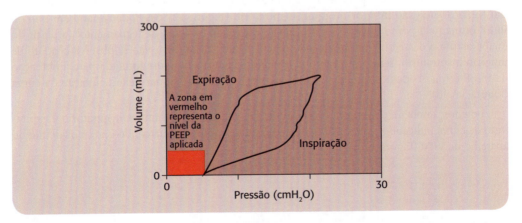

■ Figura 17.34. Curva volume-pressão no modo ciclado a pressão (pressão controlada, pressão regulada com volume controlado, VMIS a pressão ou pressão de suporte).
[Adaptada de Ramirez JB, 2003.]

As diferenças estão restritas ao ramo da curva que representa a alteração no fluxo inspiratório já que a expiração é um fenômeno passivo e dependente das características do paciente. Quando se avalia a utilidade prática da curva pressão-volume, esta tem papel relacionado à presença de hiperdistensão que se manifesta pelo aparecimento de um ponto de inflexão na parte superior do ramo inspiratório (Figura 17.35).

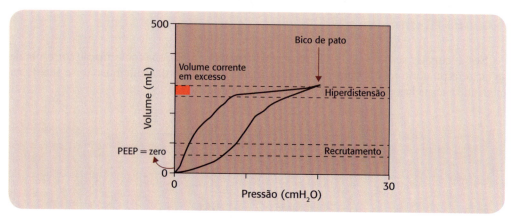

- Figura 17.35. Curva volume-pressão no modo de volume controlado. Na parte superior da curva se observa grandes aumentos da pressão gerados por pequenos incrementos do volume, sugerindo a existência de hiperdistensão. Na zona inferior, observa-se outro ponto de inflexão na qual as pressões acima desse, determinam que a maioria dos alvéolos encontram-se abertos (recrutamento).

[Adaptada de Ramirez JB, 2003.]

Na modalidade ciclada por pressão, a complacência dos pulmões limita o volume final e, portanto, é mais difícil se observar essa hiperdistensão (bico de pato). A curva pressão-volume tem utilidade também para se obter a PEEP ótima quando se observa o aparecimento de um fluxo de inflexão inferior no ramo inspiratório (Figura 17.35). Pode-se também obter a PEEP ótima pelo ponto de inflexão no ramo expiratório (pressão de fechamento), a partir do qual existiria o desrecrutamento alveolar. Habitualmente, também não se observa o ponto de inflexão inspiratório, sendo, portanto, a utilidade da curva bastante limitada para a obtenção da PEEP ótima. Podemos também avaliar a complacência pulmonar pela inclinação da curva (Figura 17.36).

Podemos, também, observar a presença de irregularidades nos ramos inspiratório e expiratório da curva indicando a presença de secreção ou de vapor de água condensado no circuito do aparelho de VPM (Figura 17.37).

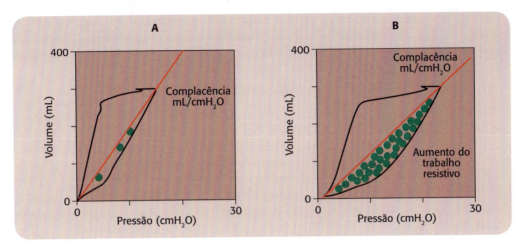

- Figura 17.36. Curva volume-pressão no modo volume controlado. Nas duas figuras A e B, se ventila o mesmo paciente, no mesmo modo e com o mesmo volume corrente. Ao se colocar uma restrição do tórax, se modifica a inclinação da curva (diminuição da complacência torácica).

[Adaptada de Ramirez JB, 2003.]

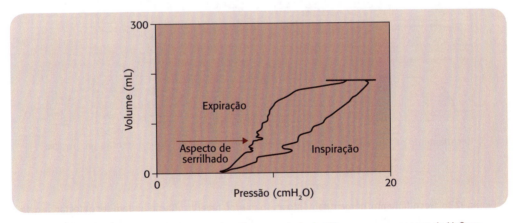

- Figura 17.37. Curva volume-pressão no modo volume controlado. Observe-se a presença de H_2O no circuito, gerando irregularidades no traçado da curva.

[Adaptada de Ramirez JB, 2003.]

Medida do índice de estresse durante a ventilação com fluxo constante

A VPM pode piorar a lesão pulmonar preexistente em pacientes com síndrome do desconforto respiratório agudo pediátrica (SDRAp). O aparelho de VPM pode determinar um recrutamento/derrecrutamento e/ou hiperdistensão piorando a inflamação pulmonar. A análise do perfil da pressão de abertura da via aérea (Pao-t) durante o período de insuflação com fluxo constante permite a detecção do recrutamento/derrecrutamento e/ou hiperinsuflação.

Uma concavidade para baixo da Pao-t indica aumento progresso na complacência durante a insuflação, enquanto concavidade para cima indica diminuição progressiva da complacência durante a insuflação (Figura 17.38). A quantidade de estresse mecânico devido ao recrutamento/derrecrutamento e/ou hiperinsuflação pode ser quantificada pela equação:

$$Pao = a \times t^b + c$$

Onde os coeficientes a e c são constantes e o coeficiente b é um número com menor dimensão que descreve a inclinação do perfil da Pao – t. Para um coeficiente menor do que 1, o perfil da Pao – t tem uma concavidade para baixo (complacência aumenta com a insuflação), enquanto para um coeficiente menor do que 1, o perfil da Pao-t tem uma concavidade para cima (complacência diminui com a insuflação). Finalmente, quando b é igual a 1, o perfil da Pao – t é reto e a complacência permanece constante durante a insuflação. A monitoração contínua do índice de estresse pode ser útil na avaliação para o desenvolvimento de uma estratégia protetora de ventilação pulmonar.

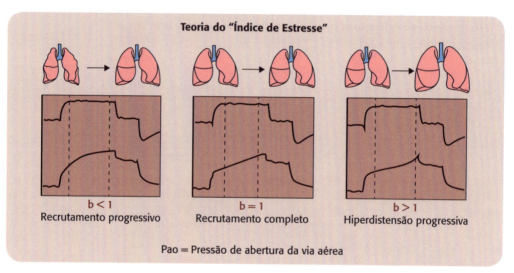

■ Figura 17.38. Recrutamento/derrecrutamento alveolar e/ou hiperinsuflação podem ser detectados pela análise do perfil da Pao-t durante um período de insuflação com fluxo constante. Uma concavidade Pao-t para baixo indica um aumento progressivo na complacência durante a insuflação, devido a um recrutamento alveolar progressivo, enquanto uma concavidade Pao-t para cima indica uma diminuição progressiva da complacência durante a insuflação devido a uma hiperdistensão alveolar progressiva.
[Adaptada de Grasso S et al, 2006.]

A análise das curvas da função respiratória são bastante uteis nas crianças, principalmente mais graves durante a assistência respiratória invasiva. Entretanto, temos que ter um conhecimento básico dos traçados de cada curva e o que eles representam, além de saber reconhecer os padrões de alteração mais frequentemente encontrados. Para obter esses dados, necessitamos estar a algum tempo ao lado do paciente para observação destas curvas e da clínica da criança.

Referências bibliográficas

1. Blankman P, Gommers D. Lung monitoring at the bedside in mechanically ventilated patients. Curr Opin Crit Care. 2012;18(3):261-6.
2. Branson RD, Johannigman JA. What is the evidence base for the newer ventilation modes? Respir Care. 2004;49(7):742-60.
3. Correger E, Murias G, Chacon E, et al. Interpretation of ventilator curves in patients with acute respiratory failure. Med Intensiva. 2012;36(4):294-306.
4. Grasso S, Fanelli V. Monitoring mechanical ventilation. In: Richard K. Albert, et al (eds). Clinical critical care medicine, Philadelphia, Ed. Elsevier. 2006, p. 137-48.
5. Grinnan DC, Truwit JD. Clinical review: respiratory mechanics in spontaneous and assisted ventilation. Crit Care. 2005;9(5):472-84.
6. Harris RS. Pressure-volume curves of the respiratory system. Respir Care. 2005;50(1):78-98.
7. López-Herce CJ. Monitorización de la función respiratória em el niño con ventilación mecánica (II): complianza, resisténcia, hiperinsuflación dinámica, espacio muerto y trabajo respiratório. An Pediatr (Barc)2003;59(3):252-85.
8. Marcum J, Newth CJL. Respiratory Monitoring. In: Wheeker DS, et al (eds). The Respiratory Tract in Pediatric Critical Illness and Injury. London. Springer-Verlag Limited, 2009; p.29-42.
9. Ramírez JB. Monitorización de la función respiratória: curvas de presión, volumen y flujo. An Pediatr (Barc)2003;59(3):252-85.
10. Stenqvist O. Practical assessment of respiratory mechanics. Br J Anaesth. 2003;91(1):92-105.

CAPÍTULO 18

Óxido Nítrico Inalatório em Neonatologia e Pediatria

- Karine Moriya

Em 1980, Furchgott e Zawadzki realizaram as primeiras avaliações dos efeitos de drogas vasoativas sobre os vasos sanguíneos. Concluíram que os vasos sanguíneos se dilatavam porque as células endoteliais produziam uma substância que fazia a musculatura vascular lisa dilatar, denominando-a de fator relaxador derivado do endotélio (EDRF).

Em 1987, Furchgott et al., Ignarro et al. e Palmer et al., independentemente, sugeriram que o EDRF seria o óxido nítrico, porque apresentavam as mesmas características químicas.

Em 1988, Robert F. Furchgott, Louis J. Ignarro e Ferid Murad ganharam o Prêmio Nobel em Fisiologia ou Medicina pelas suas descobertas sobre óxido nítrico como uma molécula sinalizadora no sistema cardiovascular.

O óxido nítrico inalatório é o método mais adequado para o tratamento de hipertensão pulmonar aguda, melhorando a oxigenação, *shunt* intrapulmonar, recrutamento alveolar e evitando a necessidade de oxigenação de membrana extracorpórea (OMEC).

O óxido nítrico inalatório é, sobretudo, utilizado para o tratamento de hipertensão pulmonar persistente do recém nato (HPPRN), correção da cardiopatia congênita e síndrome da angústia respiratória infantil (SARI).

Óxido nítrico

O óxido nítrico (NO) é um gás produzido naturalmente no corpo humano, que tem a capacidade de vasodilatação pulmonar seletiva. Ao contrário de outros vasodilatadores utilizados para o tratamento de hipertensão pulmonar, o NO inalatório não é sistêmico, ele atua somente sobre os alvéolos pulmonares ventilados. Essa vasodilatação aumenta o fluxo sanguíneo para os alvéolos, melhorando a relação ventilação/perfusão e trocas gasosas.

Setenta por cento do NO inalado é eliminado pela urina na forma de nitrato.

É de suma importância a monitoração do NO, porque altas concentrações do gás podem ser tóxicas.

O NO é produzido na natureza com relâmpagos, queima de combustíveis fósseis e florestas, tendo uma concentração na atmosfera de apenas 10 ppb (partes por bilhão).

Dióxido de nitrogênio

O dióxido de nitrogênio (NO_2) é um gás formado durante a administração do NO, derivado da reação do NO com oxigênio (O_2):

$$2 NO + O_2 = 2 NO_2$$

Em contato com água, o NO_2 pode formar ácido nítrico (HNO_3):

$$3 NO_2 + H_2O = 2 HNO_3 + NO$$

Devido a essas reações do NO durante o tratamento da hipertensão pulmonar, deve-se monitorar o NO_2, não permitindo que ultrapasse 3 ppm (partes por milhão) de concentração.

Oxigênio

Além do NO e NO_2, é importante a monitoração da fração inspirada de oxigênio (FiO_2) que o paciente está inalando, para saber o momento certo para o desmame do NO.

Oximetria

A saturação periférica de oxigênio (S_pO_2) e pulso são parâmetros importantes para verificar se o paciente está respondendo ao tratamento do NO inalatório.

Metemoglobina

A metemoglobina é uma hemoglobina onde o ferro está no estado Fe^{3+} e não Fe^{2+}, como numa hemoglobina normal. Assim, a metemoglobina não é capaz de carregar O_2.

Os pacientes neonatais e pediátricos, com hipertensão pulmonar, são pacientes graves, que já tem a metemoglobina elevada. A concentração aumentada da metemoglobina no sangue pode levar à óbito se não tratada (metemoglobinemia).

O tratamento de NO inalatório tende a aumentar a metemoglobina, porque o óxido nítrico se combina com a hemoglobina formando a metemoglobina.

A co-oximetria é o método padrão ouro para diagnosticar a metemoglobinemia.

Caso o paciente apresente metemoglobinemia alta, deve-se tentar diminui-la com azul de metileno, vitamina C intravenosa ou transfusão de sangue.

Caso a saturação periférica da metemoglobina (SpMet) esteja entre 5% e 7%, deve-se avaliar se o tratamento com óxido nítrico deve seguir ou não. Acima de 7% de SpMet, o tratamento deve ser interrompido.

» SpMet > 20%: depressão do sistema nervoso.
» SpMet > 45%: coma.
» SpMet > 70%: óbito.

Desmame do óxido nítrico

O desmame do NO é de suma importância. O não desmame pode acarretar em efeito rebote e danos gravíssimos ao paciente. O desmame deve ser feito com ou sem resposta ao NO.

Caso o paciente responda ao NO, primeiro deve-se desmamar da FiO_2 entre 2% a 5%, até chegar em 60% de FiO_2. Com a FiO_2 em 60%, aguarda-se 60 minutos e se a PaO_2 estiver superior a 60 mmHg ou SpO_2 maior que 90%, inicia-se o desmame do NO.

O protocolo utilizado no Instituto da Criança do Hospital das Clínicas da Universidade de São Paulo, sob comando do Dr. Werther Brunow de Carvalho, é dado a seguir:

Sem resposta:
» Cada 15 minutos: 20, 15, 10, 5 ppm.
» Cada hora: 5, 4, 3, 2, 1 ppm.

Com resposta:
» Cada hora: 20, 10, 5 ppm.
» Cada 1 a 2 horas: 5, 4, 3, 2, 1 ppm.

O desmame pode mudar a cada paciente. Sempre observar os outros parâmetros fisiológicos antes de passar para a próxima concentração do desmame.

Sistema de administração do óxido nítrico

O NO é fornecido ao paciente por meio de um sistema de cilindro de NO/N_2, regulador de pressão, rotâmetro, carrinho para cilindro, monitor e circuito conforme a Figura 18.1 a seguir (com ventilador):

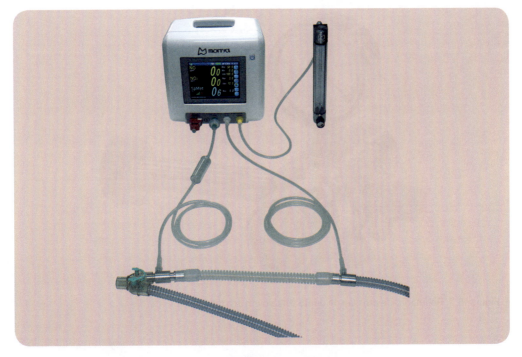

- Figura 18.1. Sistema de administração de óxido nítrico com ventilador.

Cilindro de óxido nítrico

O gás que está dentro do cilindro, para o tratamento de hipertensão pulmonar, é uma mistura de NO com nitrogênio (N_2). O NO está balanceado com N_2, porque o N_2 é um gás inerte e não reagirá com o NO. Como qualquer medicamento, a mistura de NO/N_2 tem validade e deve ser sempre observada antes do início do tratamento com NO.

As concentrações de NO variam conforme o fabricante de gás, mas normalmente são de 300 ppm ou 500 ppm de NO. A mistura do gás do cilindro com o fluxo do ventilador dará a concentração terapêutica ao paciente (20 ppm).

O cilindro desta mistura deve ser em alumínio para não reagir com o NO. Caso seja de aço, o cilindro deve ser tratado internamente.

A válvula do cilindro também deve ser de aço inoxidável para não reagir com o NO. Como qualquer válvula de cilindro, ela deve ser aberta vagorosamente, para evitar pico de pressão.

Regulador de pressão de duplo estágio

Na saída da válvula do cilindro, deve-se colocar um regulador de pressão de duplo estágio em aço inoxidável. A função do regulador de pressão é diminuir a pressão do cilindro para a pressão de trabalho. O regulador de pressão já é calibrado para a pressão de trabalho necessária para o funcionamento do rotâmetro. O regulador de pressão é de duplo estágio para estabilizar muito bem a pressão de saída (Figura 18.2).

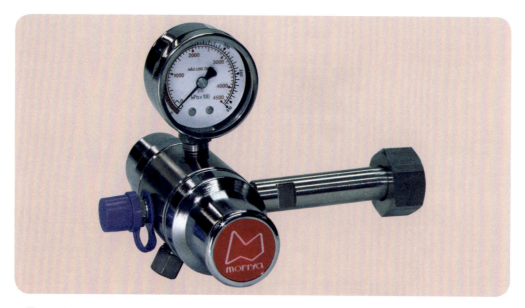

- Figura 18.2. Regulador de pressão de duplo estágio em aço inoxidável.

Rotâmetro em aço inoxidável dupla escala

Após estabilizar a pressão por meio do regulador de pressão de duplo estágio, o gás deve passar pelo rotâmetro em aço inoxidável de dupla escala. Esse rotâmetro tem dupla escala para poder abranger um maior fluxo. A primeira escala de 0~800 mL/min está do lado direito do rotâmetro e é medida com o uso de uma esfera de borossilicato preta. A segunda escala de 850~1.700 mL/min está do lado esquerdo do rotâmetro e é medida por meio de uma esfera de aço inoxidável prateada. Sempre que a esfera preta estiver presente, ela deve ser lida. Em fluxos maiores, a esfera prateada deve ser lida. Esse *range* de fluxo permite que o sistema de NO seja utilizado com qualquer tipo de ventilador.

O rotâmetro é o instrumento que fornecerá NO/N_2 ao paciente (Figura 18.3).

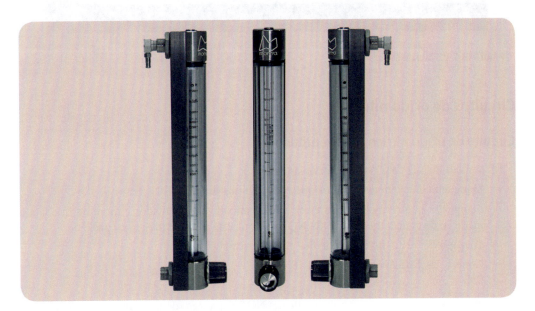

- Figura 18.3. Rotâmetro em aço inoxidável com dupla escala.

Válvula de segurança

Antes do fluxo de NO/N_2 ir para o ramo inspiratório do paciente, é necessário que o gás passe pela válvula de segurança do monitor, para evitar superdosagens ao paciente. A válvula de segurança do monitor irá fechar caso a concentração ultrapasse os limites de NO e/ou de NO_2. Os limites das concentrações são configuráveis no monitor (Figura 18.4).

Depois de passar pela válvula de segurança do monitor, a mistura de NO/N_2 deve ir para o ramo inspiratório do paciente.

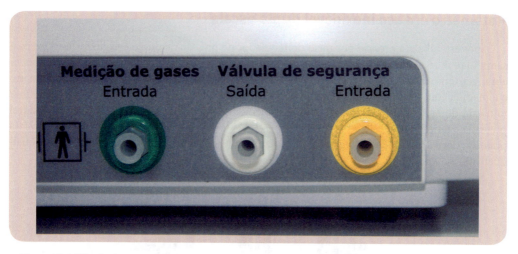

- Figura 18.4. Válvula de segurança.

Circuitos de óxido nítrico

Circuito de óxido nítrico para ventilador

O circuito de NO para ventilador consiste em:

» Mangueira que vem do monitor que entrega a mistura de NO/N_2.
» Mangueira que será conectada entre o Y do circuito do ventilador e monitor, que fará a medição da concentração de NO, NO_2 e O_2 que está sendo entregue ao paciente.
» Traqueia de 30 cm a 50 cm que fica entre as mangueiras.
» Conectores T de Ayres (ver Figura 18.1).

A distância entre a entrega da mistura de gás NO/N_2 que vem do cilindro e o ponto de medição das concentrações de NO, NO_2 e O_2 que será entregue ao paciente deve ser de 30 cm a 50 cm para poder homogeneizar a mistura e não proporcionar grande formação de NO_2. Uma traqueia muito curta deixaria a mistura heterogênea e uma traqueia muito longa promoveria a reação do NO com O_2 por mais tempo, formando altas concentrações de NO_2.

Circuito de óxido nítrico para ressuscitador

Em caso de transporte, onde não for possível utilizar o ventilador junto com o sistema de NO, pode-se utilizar um ressuscitador junto com um fluxômetro de O_2 conforme é mostrado na Figura 18.5.

Óxido Nítrico Inalatório em Neonatologia e Pediatria | 231

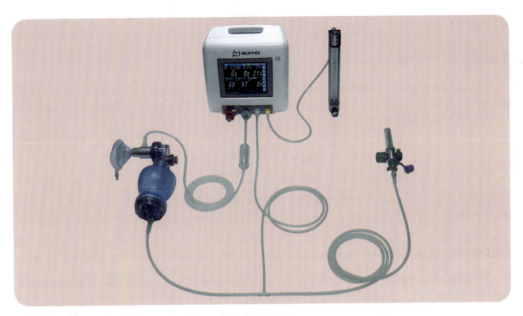

- Figura 18.5. Circuito de óxido nítrico para ressuscitador.

Circuito de óxido nítrico para cânula nasal de oxigênio

Pode-se aplicar o NO/N_2 com fluxômetro de O_2 e cânula nasal durante o desmame, se necessário.

A Figura 18.6 mostra o monitor em conjunto com o circuito para cânula nasal com fluxômetro de O_2.

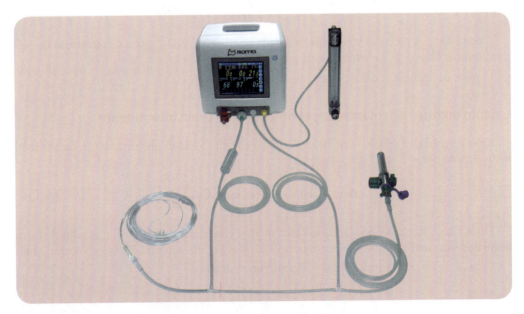

- Figura 18.6. Circuito de óxido nítrico para cânula nasal com fluxômetro.

Cálculos

Cálculo da FiO$_2$ máxima

Ao misturar o gás do cilindro de NO/N$_2$ com o fluxo do ventilador, a FiO$_2$ enviada pelo ventilador vai diminuir. O cálculo para saber o valor máximo de FiO$_2$ que conseguimos entregar ao paciente é dada a seguir:

$$FiO_2 max = 1 - \frac{NO_{paciente}}{NO_{cilindro}} \times 100\%$$

Onde NO$_{paciente}$ é a concentração de NO dada ao paciente e NO$_{cilindro}$ é a concentração de NO do cilindro.

Cálculo do fluxo do rotâmetro

Os cálculos abaixo mostram o valor do fluxo que se deve colocar no rotâmetro. Como a margem de erro do fluxo do ventilador ou do fluxômetro é de 10%, o usuário deve fazer o ajuste fino, aumentando ou diminuindo o fluxo do rotâmetro, de modo que a concentração de NO desejada seja atingida, observando o valor da concentração de NO no monitor.

Cálculo do fluxo do rotâmetro – ventilador com fluxo contínuo

Caso o ventilador seja de fluxo contínuo, o cálculo do fluxo que se deve colocar no rotâmetro é dado por:

$$Fluxo\ NO\ const = \left(\frac{NO_{paciente} \times Fluxo_{ventilador}}{NO_{cilindro}} \right) \times \frac{1}{FiO_2 max}$$

Onde NO$_{paciente}$ é a concentração de NO dada ao paciente, NO$_{cilindro}$ é a concentração de NO do cilindro e Fluxo$_{ventilador}$ é o fluxo contínuo do ventilador.

O valor da fórmula acima deve ser colocado no rotâmetro.

Cálculo do fluxo do rotâmetro – ventilador com fluxo intermitente

Caso o ventilador seja de fluxo intermitente, o cálculo do fluxo que se deve colocar no rotâmetro é dado por:

$$Fluxo\ NO\ int = Fluxo\ NO\ const \times \frac{Ti}{Ti + Te}$$

Onde FluxoNOconst é o valor do cálculo anterior, considerando Fluxo$_{ventilador}$ o valor do fluxo inspiratório do ventilador ou volume minuto, Ti é o tempo inspiratório e Te o tempo expiratório.

O valor da fórmula acima deve ser colocado no rotâmetro.

Cálculo do fluxo do rotâmetro – ventilador de alta frequência

Nesse caso, não há cálculo que possa ser realizado. Deve-se abrir o fluxo do rotâmetro e observar a concentração de NO do monitor. Deve-se aumentar ou diminuir o fluxo do rotâmetro para atingir a concentração de NO desejada.

Cálculo do índice de oxigenação

Devemos iniciar o tratamento com NO, caso o paciente tenha índice de oxigenação (IO) acima de 25:

0 < IO < 15	Leve
15 < IO < 25	Moderado
25 < IO < 40	Severo
IO > 40	Muito Severo

Para calcular o índice de oxigenação, deve-se calcular primeiro a pressão média das vias aéreas MAP (*mean airway pressure*). Alguns ventiladores já informam o valor do MAP.

$$MAP = \frac{PIP \times Ti + PEEP \times Te}{Ti + Te}$$

Onde Peak Inspiratory Pressure (PIP) é o pico de pressão inspiratória, Positive End Expiratory Pressure (PEEP) é a pressão positiva expiratória final, Ti é o tempo inspiratório e Te é o tempo expiratório.

O Índice de oxigenação é dado por:

$$IO = \frac{FiO_2 \times MAP \times 100}{PaO_2}$$

Onde FiO_2 é a fração inspirada de oxigênio, MAP é a pressão média das vias aéreas e PaO_2 é a pressão arterial parcial de oxigênio.

É importante saber o valor do índice de oxigenação para verificar se o paciente está respondendo ao tratamento com óxido nítrico.

Todos os cálculos acima podem ser realizados em alguns monitores de óxido nítrico.

Monitor de óxido nítrico

O monitor de óxido nítrico é de suma importância durante o tratamento de hipertensão pulmonar com óxido nítrico.

Existem diversos monitores de óxido nítrico, onde são medidos os seguintes parâmetros:
- Óxido Nítrico (NO).
- Dióxido de Nitrogênio (NO_2).
- Oxigênio (O_2).

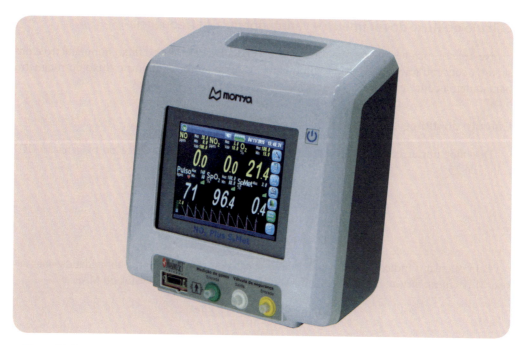

- Figura 18.7. Monitor de óxido nítrico.

Até o momento, existe somente um monitor de óxido nítrico capaz de medir metemoglobina não invasiva por meio de um sensor de co-oximetria, acrescentando os seguintes parâmetros ao monitor (Figura 18.7):

- » Saturação periférica de oxigênio (SpO_2).
- » Pulso (PR).
- » Saturação periférica de metemoglobina (SpMet).

O monitor de óxido nítrico monitora:

- » Óxido nítrico (NO): medido em ppm (partes por milhão). Monitora a concentração de NO que o paciente está inalando. Importante para saber se a concentração de NO do tratamento está sendo enviada corretamente.
- » Dióxido de nitrogênio (NO_2): medido em ppm (partes por milhão). Monitora a concentração de NO_2 que o paciente está inalando. Importante para saber se a concentração de NO_2 está inferior ao máximo permitido (3 ppm).
- » Oxigênio (O_2): medido em %. Como a FiO_2 do ventilador é misturada com o fluxo de NO/N_2, a porcentagem de FiO_2 que chega ao paciente é menor do que a mostrada no ventilador. O monitor mostra a FiO_2 real que o paciente está recebendo. Importante para o cálculo do IO (índice de oxigenação) e para saber quando iniciar o desmame do NO.
- » Saturação periférica de oxigênio (SpO_2): medido em %. A oximetria de pulso estima a saturação arterial de oxigênio do sangue. Fundamental para verificar se o paciente está respondendo ou não ao tratamento de NO.
- » Pulso: medido em batimentos por minuto.
- » Saturação periférica de metemoglobina (SpMet): medido em %. A monitoração da metemoglobina é fundamental para que o tratamento de NO não seja prejudicial ao paciente.

Segurança

É sabido que a inalação de NO em altas concentrações podem ser tóxicas. Por isso é de suma importância que os sistemas de entrega de NO tenham uma válvula de segurança que evite uma superdosagem de NO aos pacientes.

Até o momento, nem o Conselho Federal de Medicina e nem Conselho Superior da Justiça do Trabalho regulamentam quanto o profissional de saúde pode ficar exposto ao NO. Nos Estados Unidos e na Europa, são permitidos até 25 ppm de NO por 8 horas por dia de trabalho e 5 ppm de NO_2 por 8 horas por dia de trabalho. Essas concentrações nunca serão atingidas dentro da UTI, porque a concentração que o paciente inala é de no máximo 20 ppm de NO e a concentração de NO_2 que é formada é de no máximo 1ppm. Além disso, segundo a Resolução – RE nº 9, de 16 de janeiro de 2003 da ANVISA, determina que a taxa de renovação de ar adequada de ambientes climatizados deve ser, no mínimo, de 27 m³/hora/pessoa, exceto no caso específico de ambientes com alta rotatividade de pessoas. Nesses casos, a taxa de renovação do ar mínima deve ser de 17 m³/hora/pessoa. O fluxo de NO que sai do rotâmetro é em média de 300 mL/min, ou seja 0,018 m³/hora. Portanto, a concentração de NO e NO_2 que pode haver dentro de uma UTI deve ser zero, ou praticamente zero, se estiverem conforme a resolução da ANVISA acima.

Futuro do tratamento com óxido nítrico

O tratamento de hipertensão pulmonar e doenças cardiopulmonares com óxido nítrico já é largamente difundido e conhecido no mundo inteiro.

Porém, novas pesquisas estão sendo realizadas com o óxido nítrico para tratamento de inflamações, infecções, tratamento de câncer, desenvolvimento de resistência à insulina induzida pela obesidade, cicatrização.

O futuro de tratamentos com óxido nítrico é muito promissor e novas pesquisas serão e estão sendo realizadas no mundo inteiro, inclusive no Brasil.

Referências bibliográficas

1. Gurgueira GL, Carvalho WB. Óxido nítrico inalatório: considerações sobre sua aplicação clínica. J. Pneumologia. 2003, vol.29, n.5, pp.325-331. ISSN 0102-3586.
2. Lima LRA, Gallas FRBG. Metahemoglobinemia durante a utilização de óxido nítrico em criança submetida a transplante cardíaco: relato de caso. Rev Med (São Paulo). 2017 abr.-jun.; 96(2):125-30.
3. Roberts JD, Polaner DM, Lang P, Zapol WM. Inhaled nitric oxide in persistent pulmonary hypertension of the newborn. Lancet 1992; 340: 818-9.
4. Ignarro LJ, Buga GM, Wood KS, et al. Endothelium-derived relaxing factor produced and released from artery and vein is nitric oxide. PNAS December 1, 1987 84 (24) 9265-9.
5. Furchgott RF, Zawadzki JV. The obligatory role of endothelial cells in the relaxation of arterial smooth muscle by acetylcholine. Nature. 1980 Nov 27;288(5789):373-6.
6. Nascimento TS, Pereira ROL, Mello HLD, et al. Metemoglobinemia: do diagnóstico ao tratamento. Rev. Bras. Anestesiologia. 2008, vol.58, n.6, pp.651-64. ISSN 0034-7094.
7. Carvalho WB, Carvalho ACC, Gurgueira GL, et al. Inhaled nitric oxide and high concentrations of oxygen in pediatrics patients with congenital cardiopathy and pulmonary hypertension: report of five cases. São Paulo Med. J. vol. 116 no. 1 São Paulo Jan./Feb. 1998. J Pediatr (Rio J) 1998;74 (Supl. 1): S113-S24.

CAPÍTULO 19

Técnicas de Reposição de Surfactante Exógeno

■ Marco Antonio Cianciarullo

Introdução

Quando falamos em reposição de surfactante exógeno, imediatamente pensamos na síndrome do desconforto respiratório (SDR). Porém, há outras patologias que se beneficiam com a reposição exógena do surfactante, como síndrome da aspiração meconial, pneumonia por *Streptococcus* do grupo B; hérnia diafragmática, hipoplasia pulmonar, hemorragia pulmonar e insuficiência respiratória grave em oxigenação por membrana extracorpórea (ECMO – *Extracorporeal Membrane Oxygenation*).[1]

A SDR é uma condição clínica de insuficiência respiratória decorrente da deficiência de surfactante alveolar associada a imaturidade estrutural dos pulmões que, em seu curso natural, tem início ao nascimento ou logo após o parto. A gravidade evolui nos primeiros dois dias e se apresenta clinicamente por taquipneia, gemido expiratório, batimento de asa nasal, retrações intercostais e de xifoide e cianose central.

A progressão da doença ocorre nas horas subsequentes ao nascimento com piora do desconforto, atingindo o pico entre 36 e 48 horas e melhora a partir de 72 horas de vida. Nos casos com má evolução, os sinais clínicos se acentuam com crises de apneia, deterioração do estado hemodinâmico e metabólico. E o não tratamento incorre em morte por hipóxia e falência respiratória.[2]

O pulmão do recém-nascido pré-termo, imaturo estruturalmente, está em crescimento, em desenvolvimento e em diferenciação. Tem estrutura própria e, o mais importante, tem sua função preservada, ainda que não esteja pronto para seu funcionamento, como órgão da respiração. Ou seja, o pulmão do recém-nascido prematuro não nasce lesado. No entanto, pode ser facilmente prejudicado e a própria deficiência de surfactante se traduz em mais susceptibilidade à lesão pulmonar.[3]

Para mantermos o desenvolvimento pulmonar mais próximo do saudável, a recomendação da literatura concentra-se em estratégias de suporte respiratório não invasivo e de proteção pulmonar. O objetivo dessas estratégias visa à maximização da sobrevivência com minimização dos efeitos adversos.[4]

Portanto, recomendam-se estratégias que protejam ao pulmão desde o início da respiração e a preferência é pelo suporte respiratório não invasivo.

O suporte respiratório não invasivo é definido como qualquer forma de suporte respiratório que não seja proporcionado por meio de uso de cânula de intubação traqueal[5] e inclui:

» CPAP nasais: por meio de prongas nasais ou máscaras do tipo *babyflow*.
» VPPIN: ventilação com pressão positiva intermitente nasal.

» Cânulas nasais de alto fluxo com oxigênio umidificado.
» Todos esses métodos têm sido utilizados como substituto da ventilação mecânica em recém-nascidos com SDR por serem menos prejudiciais aos pulmões.

À medida que o tratamento da SDR avança, há necessidade de revisão contínua da sua prática atual. As atualizações das Diretrizes de Consenso Europeu sobre o tema ocorrem a cada três anos. Os revisores utilizam um formato de resumo das estratégias de gerenciamento seguidas de recomendações baseadas em evidências, de acordo com o sistema GRADE. Esse sistema reflete os seus pontos de vista sobre a qualidade e a força das recomendações.

A qualidade de evidência[6] e força das recomendações estão representadas na Tabela 19.1.

■ Tabela 19.1. Qualidade de evidência e força de recomendação

Qualidade da evidência	
Qualidade alta	A
Qualidade moderada	B
Qualidade baixa	C
Qualidade muito baixa	D
Força de recomendação	
Recomendação forte para o uso da intervenção	1
Recomendação fraca para o uso da interveção	2

[Fonte: Guytt GH, et al, 2008.]

A seguir, discorremos as últimas recomendações com base nas evidências da literatura, colocadas entre parênteses.

O corticoide antenatal (Figura 19.1) parece ser um divisor nos cuidados neonatais. Pois, nas mulheres com expectativa de parto prematuro, a administração do corticoide antenatal reduz o risco de morte neonatal sem efeitos aparente materno e neonatal. E um único ciclo de corticoide a todas as mulheres com risco de parto prematuro, entre 23 e 34 semanas completo de idade gestacional (grau de evidência A1), reduz os riscos de SDR, enterocolite necrosante (ECN) e hemorragia intracraniana (HIC). Entretanto, o uso de corticoide em gestantes entre 34 e 36 semanas de idade gestacional não melhora os resultados.[7]

O ciclo de tratamento com corticoide consiste na aplicação de duas doses de 12 mg de betametasona intramuscular, com intervalos de 24 horas ou de 4 doses de 6 mg de dexametasona intramuscular em intervalos de 12 horas.

O intervalo ideal entre tratamento e o parto é de 24 horas até 7 dias, sendo que os benefícios diminuem após 14 dias. Um 2º ciclo pode ser feito em 2 a 3 semanas antes do parto, desde que a idade gestacional seja inferior a 33 semanas.

O corticoide atravessa a placenta e tem ação direta no pulmão fetal, não pelo papel de estimular o desenvolvimento pulmonar, que não ocorre, mas pela ação no pneumócito tipo II, estimulando-o na produção de surfactante endógeno.[7]

Essa conduta mudou a assistência neonatal permitindo que recém-nascidos tolerassem a ventilação não invasiva desde o seu nascimento, por vezes não necessitando de ventilação mecânica e reduzindo inclusive a necessidade de tratamento com surfactante.

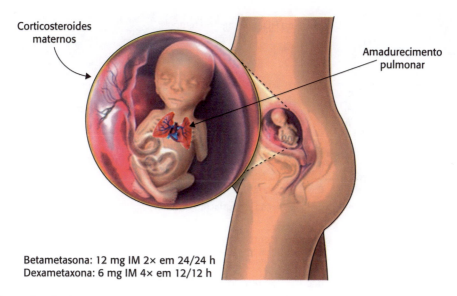

■ Figura 19.1. Corticosteroide antenatal estimulando a produção de surfactante pelo pneumócito tipo II.

Reposição de surfactante exógeno

Qual a melhor preparação de surfactante – natural ou sintético?

Existem várias preparações de surfactante que foram licenciadas para o uso em recém-nascidos com SDR.

Temos produtos naturais que são derivados de pulmões de animais, como de origem porcina ou bovina e os sintéticos que não apresentam proteínas. Os surfactantes naturais são superiores aos sintéticos (nível de evidencia A1). Porém, há uma nova geração de surfactantes sintéticos com proteínas que aparentemente funcionam melhor que os antigos surfactantes sintéticos e estão sendo testados em ensaios clínicos. Também estão sendo desenvolvidos surfactantes com budesonida para serem testados quanto à incidência de broncodisplasia pulmonar e surfactantes aerossolizados, com intuito de serem minimamente invasivos.

Em relação aos surfactantes naturais, foram observadas reduções na incidência de coleções aéreas torácicas e redução da mortalidade.

Qual o melhor surfactante no Brasil?

No Brasil, os dois principais surfactantes encontrados são o alfaporactante, de origem suína, e o beractante, de origem bovina.

Os ensaios clínicos comparando-os apresentam casuísticas pequenas. No entanto, como terapia de resgate, houve melhoras rápidas na oxigenação no caso de alfaporactante, como mostra o estudo de Malloy et al., de 2005. Nesse estudo, os autores compararam dois grupos com 29 recém-nascidos, em cada grupo e com dados demográficos sem diferenças estatísticas.[8]

Na Figura 19.2, observamos a evolução da FiO_2 em relação ao tempo de instilação do surfactante. Observamos que no tempo zero de administração do surfactante não há diferenças entre

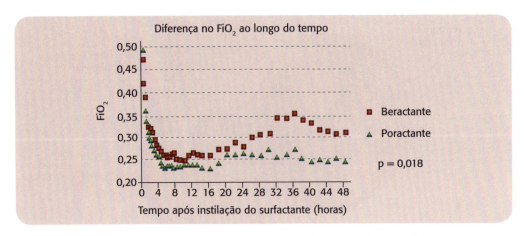

- Figura 19.2. Diferença na FiO$_2$ ao longo do tempo entre os surfactantes exógenos: alfaporactante e beractante.

os dois grupos. Porém, com o decorrer do tempo, em horas, os recém-nascidos do grupo alfaporactante necessitam de FiO$_2$ mais baixas em relação ao beractante, com p = 0,018.

Em relação aos efeitos colaterais não houve diferenças significativas com a exceção da incidência de persistência do canal arterial (PCA) que requereu mais tratamento com indometacina no grupo beractante (p = 0,02) (Tabela 19.2).

- Tabela 19.2. Efeitos adversos em relação aos surfactantes do estudo

Efeitos adversos	Poractante (n = 29)	Beractant (n = 29)	p
Pneumotórax	2 (7%)	1 (3%)	0,53
Hemorragia pulmonar	1 (3%)	2 (7%)	0,53
HIC grau 3 ou 4	4 (14%)	6 (21%)	0,93
Fotocoagulação por laser (ROP)	5 (17%)	1 (4%)	0,11
Óbito	0 (0%)	3 (10%)	0,08
PCA necessitando de tratamento com indometacina	5 (17%)	13 (45%)	0,02

Quanto ao tempo de administração

O tempo de administração do surfactante exógeno pode ser de forma profilática ou seletiva, também chamado de resgate.

- » Profilática: quando o surfactante é administrado ainda da sala de parto, dentro dos primeiros 15 minutos de vida, o que raramente é viável na prática clínica.
- » Seletiva ou de resgate: quando o surfactante é administrado precocemente na UTI neonatal após estabilização do recém-nascido no suporte ventilatório não invasivo (CPAP ou NIPPV).

Considerando a fisiopatologia da SDR e lesão pulmonar, o surfactante exógeno deveria ser administrado a um pulmão com deficiência de surfactante de forma mais precoce possível, ou seja, após o nascimento. Contudo, especialmente onde houve exposição a corticoides pré-natais, há pouca diferença entre fazer de forma profilática ou seletiva. E nos casos, onde não há urgência na reposição do surfactante (exposição ao corticoide antenatal), tem preferido à adaptação e estabilização pós-natal com o suporte não invasivo (CPAP ou NIPPV) na sala de parto e, considerando somente a reposição de surfactante, se for necessária, após o recém-nascido internar na unidade de terapia intensiva neonatal. Nesse ínterim, observa-se o requisito real de oxigênio, que geralmente é maior na sala de parto do que posteriormente na unidade de terapia intensiva e a partir daí, decide-se pela sua elegibilidade ou não em receber terapia com surfactante exógeno.[9]

O Guideline do Consenso Europeu, de 2019 recomenda a política de surfactante de resgate inicial como padrão (A1), mas há ocasiões em que o surfactante deve ser administrado na sala de parto, como nos recém-nascidos que necessitam IOT para a sua estabilização (A1).

Dargaville et al., em 2013, colocaram que recém-nascidos com SDR deverão receber surfactante de resgate logo ao início da doença e sugerem o protocolo (grau de evidencia B2):[10]

> RN com necessidade de $FiO_2 > 0,30$ em CPAP com pelo menos 6 cmH_2O.

Qual a dose ideal?

O estudo multicêntrico e randomizado realizado por Ramanathan et al., e publicado no American Journal of Neonatology, em 2004, dividiram os 293 recém-nascidos em três grupos:[11]

» 96 RN receberam 100 mg/kg de alfaporactante.
» 99 RN receberam 200 mg/kg de alfaporactante.
» 98 RN receberam 100 mg/kg de beractante.

Nesse estudo, 73% dos recém-nascidos que receberam 200 mg/kg de alfaporactante precisaram de 1 dose apenas, comparando com 59% dos recém-nascidos que receberam 100 mg/kg de alfaporactante e 51% dos recém-nascidos que receberam 100 mg/kg de beractante, com valor de p significativo de < 0,002 (Figura 19.3).

Em outro estudo, de Paola Cogo et al., publicado no Pediatrics[12] em 2009, foi comparada a dose de surfactante porcino quanto à meia vida do medicamento e efeito na oxigenação. Foram 21 recém-nascidos que receberam 200 mg/kg de alfaporactante e 40 recém-nascidos que receberam 100 mg/kg de alfaporactante.

Observamos que a dose mais elevada de surfactante resultou em meia vida maior e refletiu em menor índice de oxigenação após a 1ª dose e 2ª dose (p < 0,01 e p = 0,02, respectivamente) e houve também maior intervalo entre as doses, quando necessária, embora nesse último, não seja estatisticamente significante (Tabela 19.3).

A recomendação do Guideline do Consenso Europeu é a administração de alfaporactante na dose inicial de 200 mg/kg para terapia de resgate (grau de evidencia A1).

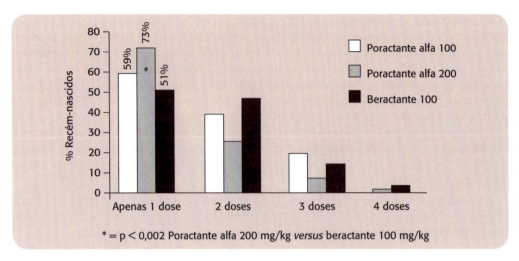

- Figura 19.3. Percentual de RN que receberam uma ou mais doses de surfactante exógeno nos 3 grupos.
[Adaptada de Ramanathan et al, 2004.]

- Tabela 19.3. Efeitos das diferentes doses de surfactante × meia-vida e oxigenação

Efeitos dose surfactante *versus* meia-vida e oxigenação	200 mg/kg (n = 21)	100 mg/kg (n = 40)	p
Meia-vida de DPC	32 ± 19 (n = 15)	15 ± 15 (n = 31)	< 0,01
Índice de oxigenação (1ª dose)	4,0 ± 1,9	6,9 ± 5,4	< 0,01
Índice de oxigenação (2ª dose)	3,2 ± 1,5	6,0 ± 2,6	0,02
Intervalo entre 1ª e 2ª dose (horas)	33 ± 8	25 ± 8	0,09

[Fonte: Cogo et al, 2009.]

Quantas doses devem ser feitas?

Em recém-nascidos que foram expostos a corticoide pré-natais e que receberam a dose inicial de 200 mg/kg de alfaporactante (Curosurf®), normalmente não precisam de outras doses. E os que necessitam de outras doses nesse contexto, talvez precise rever o diagnóstico clínico do recém-nascido. Entretanto, a necessidade de 2ª ou 3ª dose é ditada pelo próprio recém-nascido que apresenta evidencia de insuficiência respiratória progressiva, com necessidade crescente de suporte respiratórios ou parâmetros elevados na ventilação mecânica, com FiO_2 superiores a 30% para manter PaO_2 entre 50 e 70 mmHg, piora clínica, radiológica e gasométrica.

As doses subsequentes de alfaporactante são de 100 mg/kg.

Qual a via de administração do surfactante exógeno?

A recomendação é a via endotraqueal sob a forma líquida em alíquotas. Mas, há o desenvolvimento do surfactante sob a forma de aerosol ou nebulização, ainda em estudo.

Quanto tempo após a administração do surfactante posso fazer a aspiração do recém-nascido?

Nos recém-nascidos submetidos à ventilação mecânica e que receberam surfactante exógeno deve-se evitar a aspiração da cânula traqueal na primeira hora de tratamento. Porém, desde que não haja intercorrências como obstrução de cânula traqueal.

Qual o intervalo ideal entre as doses?

O ideal seriam 12 horas. No entanto, o intervalo mínimo é de 8 horas e o número de doses deverá ser máximo 3 doses até 48 horas após a primeira dose. Mas, o paciente deverá estar estável hemodinamicamente para o retratamento.

Até quando posso administra o surfactante exógeno em recém-nascido com SDR?

Lembrando-se do curso natural da doença com melhora a partir de 72 horas, recomenda-se que seja feito até 72 horas.

Instilar em bolos ou infusão lenta?

A maioria dos estudos clínicos cita em bolo, mas esta instilação provoca mais oscilações de pressão arterial sistêmica, enquanto a infusão lenta a distribuição e os efeitos nas trocas são inferiores.

Técnicas de reposição de surfactante (Figura 19.4)

Quanto às técnicas de reposição do surfactante exógeno, temos:
1. Via clássica, através da intubação endotraqueal;
2. Via cateter endotraqueal;
3. Via máscara laríngea.

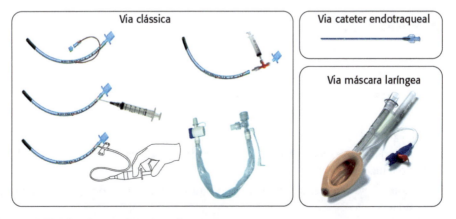

■ Figura 19.4. Técnicas de reposição de surfactante.

Via clássica

■ *Definição*

É aquela que se promove a intubação endotraqueal e administra o surfactante via cânula endotraqueal.

E por essa via podemos utilizar:

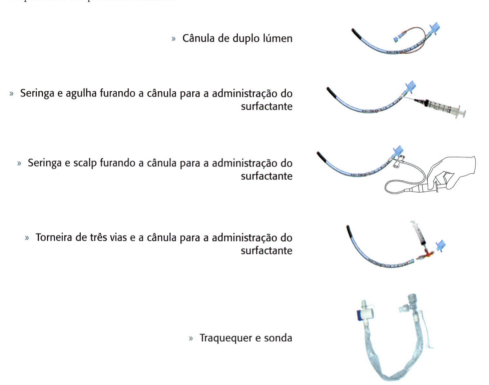

» Cânula de duplo lúmen

» Seringa e agulha furando a cânula para a administração do surfactante

» Seringa e scalp furando a cânula para a administração do surfactante

» Torneira de três vias e a cânula para a administração do surfactante

» Traquequer e sonda

■ *Técnica, vantagens e desvantagens*

» Cânula endotraqueal de duplo lúmen
- Técnica:
  o Através do coletor lateral, administra-se o surfactante exógeno.
  o Para o paciente intubado essa é a melhor técnica.
- Vantagens:
  o O surfactante exógeno é administrado na parte distal da cânula endotraqueal evitando refluxos.
  o Como o paciente está conectado ao ventilador mecânico consegue-se manter a cânula pérvia.

- Desvantagens
  - A instilação do surfactante exógeno é realizada com pressão positiva e não inspirado naturalmente pelo paciente.
» Cânula simples utilizando seringa e agulha
» Cânula simples utilizando scalp e seringa
  - Técnica:
    - O surfactante exógeno é instilado por meio de agulha ou scalp conectados a seringa, transfixando a cânula endotraqueal.
  - Vantagens:
    - Não interrompe a ventilação mecânica.
  - Desvantagens:
    - A instilação do surfactante exógeno é realizada na parte proximal da cânula endotraqueal, favorecendo refluxo.
    - É feita com pressão positiva e não inspirado naturalmente pelo paciente.
    - Após a instilação do surfactante deve-se cortar o seguimento do pertuito.
» Cânula simples acoplada à torneira de três vias
  - Técnica:
    - Coloca-se uma torneira de três vias entre a cânula endotraqueal simples e o intermediário com o paciente em ventilação mecânica e com a seringa instila-se o surfactante.
  - Vantagens:
    - Não interrompe a ventilação mecânica.
    - Não precisa cortar a cânula endotraqueal.
    - Como o paciente está conectado ao ventilador mecânico, consegue-se manter a cânula pérvia.
  - Desvantagens:
    - Para conectar a torneira no intermediário é preciso intermediário da cânula endotraqueal de n° 3, caso contrário não acopla.
    - A instilação do surfactante exógeno é realizada com pressão positiva e não inspirado naturalmente pelo paciente.
» Por meio de traquequer.

O traquequer é um dispositivo utilizado para aspiração do paciente sem que seja retirado da ventilação mecânica. Existe um intermediário em Y, onde uma parte fica conectada ao ventilador e outra ao dispositivo traquequer (Figura 19.5). E a administração do surfactante ocorre pela mesma sonda que o aspira.

- Técnica:
  - Coloca-se a seringa com o surfactante exógeno no dispositivo da sonda de aspiração do traquequer e instila-se o surfactante.
- Vantagens:
  - Você não interrompe a ventilação mecânica.

- Não precisa cortar a cânula endotraqueal.
- Como o paciente está conectado ao ventilador mecânico consegue-se manter a cânula endotraqueal pérvia.
• Desvantagens:

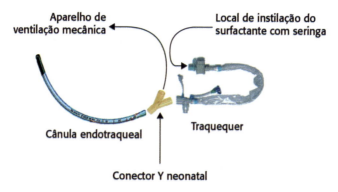

■ Figura 19.5. Dispositivo traquequer.

- Dificuldade da técnica.
- Dependendo do tipo do traquequer, não se consegue conectar a seringa.
- A instilação do surfactante é realizada com pressão positiva e não inspirado naturalmente pelo paciente.

Via cateter endotraqueal

■ *Definição*

É a administração do surfactante por meio de cateter inserido na traqueia, em paciente em suporte respiratório não invasivo (CPAP ou VPPIN) (Figura 19.6).

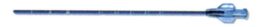

■ Figura 19.6. Cateter endotraqueal para administração de surfactante exógeno.

■ *Técnica, vantagens e desvantagens*

» Técnica:
- O paciente está em suporte respiratório não invasivo (CPAP ou VPPIN).
- Utiliza-se cateter apropriado (Lisacath®) ou uma sonda (uretral ou gástrica).
- Instrumento de reposição do surfactante por via endotraqueal
  - Lisacath® - cateter para uso oral endotraqueal
    – Já vem graduado.

- Tem orifício em porção terminal e sem orifícios laterais.
- Ponta arredondada e macia.
- Feito de material semirrígido, que favorece o procedimento.
- Pronta para o uso.
  o Sondas (gástrica ou uretral)
  - Sem graduação.
  - Porção terminal em dedo de luva e com orifício(s) lateral(is), o que favorece o refluxo do surfactante durante o procedimento.
  - Feito de polivinila (PVC), de consistência "mole" que dificulta o procedimento.
- Posicionamento com cateter endotraqueal ou sonda
  o Lisacath®
  - O posicionamento do cateter é definido no lábio superior (em cm) utilizando o peso do paciente (em kg) somado a 6.
  o Sondas (gástrica ou uretral)
  - Técnica Konmaz[13], 2013.

    RN com IG entre 25 e 26 semanas   Introduz 1,0 cm
    RN com IG entre 27 e 28 semanas   Introduz 1,5 cm
    RN com IG entre 29 e 32 semanas   Introduz 2,0 cm

  o Técnica por mensuração da sonda com cânula endotraqueal
  - Faz a mensuração da sonda (uretral ou gástrica) com uma cânula endotraqueal e corta-se a sonda mantendo-a no mesmo tamanho da COT, porém sem os orifícios laterais para que o surfactante não seja instilado nas laterais.
  - Faz-se a mensuração da sonda comparando com a cânula traqueal em posição no lábio superior utilizando a fórmula: peso (kg) + 6. E sinaliza com micropore.
  - Por meio da laringoscopia direta, introduz a sonda até o local marcado.
  - Conecta-se a seringa na sonda e instila-se o surfactante.
  o Instilação do surfactante exógeno
  - Por meio do cateter ou sonda, administra-se o surfactante. O paciente deve permanecer em suporte respiratório não invasivo durante o procedimento.
- Vantagens:
  o Paciente não é intubado;
  o Não necessita de ventilação com pressão positiva e a inspiração do surfactante é de modo ativo.
- Desvantagens:
  o O surfactante pode refluir durante a instilação.
  - Com o Lisacath®: não tem esse problema.
  - Sondas: Cortando a sonda e não deixando os orifícios laterais minimiza esses problemas. No entanto, a superfície cortada pode apresentar "rebarbas" com possibilidade de lesão na mucosa.
  o Ausência de cateteres ou sondas graduadas.

- O Lisacath® já vem graduado.
  o Ausência da pinça de Magill, porém relativo. Não é imperativo ter essa pinça para a introdução da sonda na traqueia. Porém, as sondas são "moles" e pode dificultar o seu posicionamento no momento do procedimento.

Via máscara laríngea

Definição

A Máscara Laríngea (ML) é um dispositivo desenvolvido para o manuseio supraglótico das vias aéreas, podendo ser considerado como funcionalmente intermediário entre a máscara facial e o tubo traqueal, dispensando o uso de laringoscópio ou instrumentos especiais para sua inserção (Figura 19.7).

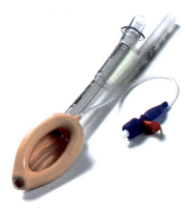

- Figura 19.7. Máscara laríngea.

» Técnica, vantagens e desvantagens

- Técnica:
  o O paciente está em suporte respiratório não invasivo (CPAP ou VPPIN).
  o Retira-se o suporte respiratório e introduz a máscara laríngea de acordo com a técnica preconizada e verifica-se o posicionamento.
  o Uma vez posicionada insufla-se o cuff com 2 a 3 mL de ar.
  o Introduz a sonda e instila-se o surfactante.
  o Uma vez feito surfactante, retira-se a máscara laríngea e reintroduz CPAP ou NIPPV
- Vantagens:
  o Paciente não é intubado.
  o Sem necessidade de sedação.
  o Algumas vezes não houve necessidade de ventilação com pressão positiva e a inspiração do surfactante é de modo ativo.

- Desvantagens:
  - Técnica é limitada para recém-nascidos com peso de nascimento inferior a 1.000 g, basicamente pelo tamanho da máscara laríngea.
  - Pode ser necessária a ventilação com pressão positiva para viabilizar a distribuição do surfactante.

» Técnicas de reposição de surfactante: InSuRe versus LISA/MIST

1. Insure (INtubation, SURfactant, Extubation)

A abordagem da técnica Insure tem três fases:

» Intubação.

» Administração do surfactante.

» Em seguida, extubação, o mais rápido possível.

No entanto, esta técnica requer intubação, ventilação com pressão positiva e, em alguns centros, faz-se com sedação. E os efeitos negativos são dor, complicações na via aérea e dificuldade de extubação do recém-nascido após surfactante.

» Lisa (Less Invasive Surfactant Administration)

» Mist (Minimally Invasive Surfactant Therapy)

A abordagem dessa técnica consiste na instilação traqueal de surfactante por meio de cateter fino em recém-nascidos com respiração espontânea estabilizado no CPAP ou VPPIN.

Os objetivos são:

» Evitar a sedação.

» Evitar a intubação.

» Evitar a necessidade de ventilação mecânica.

No entanto, esta técnica requer laringoscopia direta tem como pontos negativos:

» Quando não utilizada com cateter apropriado, pode refluir o surfactante.

» Ausência de sondas graduados.

» Ausência (relativa) de pinça de Magill.

INSURE versus LISA – O que a literatura diz?

Quando comparamos a técnica de cateterismo traqueal (LISA) e a técnica do INSURE observamos que são estratégias eficazes para fornecer surfactante exógeno aos pulmões e são reconhecidos por reduzir a necessidade de ventilação mecânica. A principal diferença entre essas abordagens é que o INSURE inevitavelmente requer ventilação com pressão positiva, enquanto a administração de surfactante por cateter depende da ação espontânea do recém-nascido respirando sempre que possível. Outro ponto, é que a intubação no INSURE as cordas vocais são fixas em abdução, enquanto no cateter endotraqueal - Lisacath®, cujo diâmetro externo tem 1,7 mm (corresponde ao diâmetro de 5 Fr), as cordas vocais podem aduzir e a glote pode desempenhar o seu papel ativo habitual.[9]

Estudo comparativo Insure *versus* Take Care (Lisa/MIST)

Kanmaz et al., em 2013 fizeram estudo comparando as duas técnicas – Insure e Take Care, técnica minimamente invasiva e que conhecemos como Lisa ou MIST.

Os dados demográficos dos recém-nascidos do estudo são semelhantes, ou seja, não houve diferença estatisticamente significativa (Tabela 19.4).

A técnica e o procedimento estão descritos nas Tabelas 19.5 e 19.6.

Os eventos adversos estão detalhados na Tabela 19.7.

Os resultados do estudo estão descritos nas Tabelas 19.8 (avaliação de todos os recém-nascidos do estudo) e 19.9 (avaliação dos recém-nascidos com menos de 28 semanas de idade gestacional)

Tabela 19.4. Características demográficas do estudo comparativo Take Care × Insure

Características dos pacientes	Take Care (n = 100)	Insure (n = 100)	p
IG (semanas), média ± DP	28 ± 2	28,3 ± 2	0,25
PN (gramas), média ± DP	1093 ± 270	1121 ± 270	0,46
Corticoide antenatal, n (%)	73 (73%)	81 (81%)	0,18
Gênero masculino, n (%)	60 (60%)	52 (52%)	0,25
Parto cesárea, n (%)	75 (75%)	83 (83%)	0,16
Apgar – 5 min, (min-máx)	7 (5-9)	7 (6-9)	0,15

[Fonte: Kanmaz et al, 2013.]

Tabela 19.5. Técnica e procedimento do método Take Care

Técnica e procedimento – Take Care
Laringoscopia com lâmina 00
Sonda nasogástrica flexível e estéril – 5F
Introdução em traqueia: » 25/26 sem: 1,0 cm » 27/28 sem: 1,5 cm » 29/32 sem: 2,0 cm Retirada imediatamente após o surfactante
Surfactante: Curosurf (100 mg/kg) em bolo: 30 a 60 seg

Tabela 19.6. Técnica e procedimento do método Insure

Técnica e procedimento – Insure
Laringoscopia com lâmina
Cânula de duplo lúmen
PIP: 20 cmH$_2$O PEEP: 5 cmH$_2$O
Não se utilizou pré-medicação: sedação ou atropina em ambos grupos
Surfactante: Curosurf (100 mg/kg) Em bolo: 30 seg

- Tabela 19.7. Eventos adversos encontrados nas técnicas Take Care e Insure

Eventos adversos	Take Care	Insure	
Tosse e engasgo	11%		
Bradicardia e ↓ SatO$_2$	17% (Take care)	18% (Insure)	(NS)
Falha no procedimento	18% (Take care)	10% (Insure)	(NS)
Refluxo do surfactante	21% (Take care)	10% (Insure)	(p. = 0,002)

- Tabela 19.8. Resultados – avaliação de todos os RN do estudo

Objetivo primário	Take Care (n = 100)	Insure (n = 100)	p
Todos os RN			
VM precoce (5) (por falha de CPAP)	30	45	0,02
Alguma ventilação (%)	40	49	0,12
BDP n (%)	9 (10,3)	17 (20,2)	0,009

- Tabela 19.9. Resultados – avaliação dos RN do estudo com idade gestacional inferior a 28 semanas

Objetivo primário	Take Care (n = 100)	Insure (n = 100)	p
VM precoce (5) (por falha de CPAP)	32	52	0,02
Alguma ventilação (%)	45	59	0,09
BDP n (%)	6 (13,6)	16 (26,2)	0,008

E as conclusões dos autores estão demostradas na Tabela 19.10.

- Tabela 19.10. Conclusões do estudo acerca da metodologia Take Care

Conclusões – Take Care
A técnica por Take Care é viável em RN MBP
Reduziu com sucesso o requerimento de ventilação mecânicas nas 1as 72 h de 52% para 32%
Diminuindo a duração da ventilação mecânica resultou em menor incidência de BDP quando comparado com a técnica Insure

Referências bibliográficas

1. Speer CP, Sweet D. Surfactant Replacement Present and Future. In Bancalari, E. Consulting editor Polin, RA. The Newborn Lung neonatology Questions and Controversies, 2nd ed. 2012, 283-99.
2. Sweet DG, Carnielli V, Greisen G, et al. European Consensus Guidelines on the Management of Neonatal Respiratory Distress Syndrome in Preterm Infants – 2016 Update Neonatology, 2017; 111 (2): 107-25.
3. Wu S. Molecular Bases for lung development, injury and repair. In Bancalari, E. Consulting editor Polin, RA. The Newborn Lung neonatology Questions and Controversies, 2nd ed 2012, 3-27.

4. Sweet DG, Carnielli V, Greisen G, et al. European Consensus Guidelines on the Management of Respiratory Syndrome - 2019 Update. Neonatology. 115 (4): 432-50.
5. Mahmoud RA, et al. Current methods of non-invasive ventilatory support for neonates. Paediatr Resp Ver: 2011:12: 196-205.
6. Guyatt GH, Oxman AD, Kunz R, et al. GRADE Working Group. Going from evidence to recommendations. BMJ. 2008; 336 (7652): 1049-51.
7. Roberts D, Dalziel S. Antenatal corticosteroids for accelerating fetal lung maturation for women at risk of preterm birth. Cochrane Database Syst Ver, 2006.
8. Malloy CA, Nicoski P, Muraskas JK. A randomized trial comparing beractante and poractant treatment in neonatal respiratory distress syndrome. Acta Paediatric, 2005: 94:779-84.
9. Vento M, Bohlin K, et al. Surfactant administration via thin catheter: a practical guide. Neonatology. Versão online: DOI:10.1159/000502610.).
10. Dargaville PA, Aiyappan A, De Paoli AG, et al. Continuous positive airway pressure failure in preterm infants: incidence, predictors and consequences. Neonatology, 2013; 104 (1): 8-14.
11. Ramanathan R, Rasmussen MR, Gerstmann DR, et al. A randomized, multicenter masked comparison trial of poractant alfa (Curosurf) versus Beractant (Survanta) in the treatment of Respiratory Distress Syndrome in preterm infants. Am J Perinatol. 2004 21 (3):109-19.
12. Cogo PE, Facco M, Simonato M, et al. Dosing of porcine surfactant: effect on kinetics and gas exchange in Respiratory Distress Syndrome. Pediatr 2009:124:e950.
13. Kanmaz HG, Erdeve O, Canpolat FE, et al. Surfactant Administration via Thin Catheter during Spontaneous Breathing: Randomized Controlled Trial. Pediatrics 2003; 131; e502-9.

CAPÍTULO 20

Train-of-four

- José Colleti Junior

Introdução

Os agentes bloqueadores neuromusculares (ABNMs) são frequentemente administrados em infusão contínua prolongada (> 24 horas) nas unidades de terapia intensiva (UTIs) neonatais e pediátricas para facilitar a intubação traqueal, reduzir a pressão intracraniana, diminuir o consumo de oxigênio, permitir melhor ventilação em pacientes na ventilação mecânica e eliminar calafrios na hipotermia induzida. Embora disponível para pacientes adultos, as diretrizes de prática clínica para o bloqueio neuromuscular sustentado em pacientes pediátricos não foram estabelecidas em muitos países pela escassez de dados clínicos robustos. Um componente importante desse adjunto à sedação é a capacidade em avaliar a sedoanalgesia do paciente enquanto ele está paralisado. Interrupções da paralisação também devem ser consideradas quando administradas em infusão contínua no ambiente da UTI. Isso ajuda a minimizar a fraqueza muscular, permite a determinação da menor dose necessária para alcançar o efeito desejado e facilita a respiração espontânea.

Durante a neurotransmissão, o neurotransmissor acetilcolina é sintetizado, armazenado em vesículas na junção neuromuscular, liberado na sinapse e ligado a receptores nicotínicos na placa muscular. O receptor nicotínico pós-sináptico na junção neuromuscular é o principal local de ação dos bloqueadores neuromusculares despolarizantes e não despolarizantes (Figura 20.1).

Bloqueio neuromuscular

Para que ocorra a neurotransmissão, os pacientes devem ter junções neuromusculares funcionando adequadamente. A junção neuromuscular é o local onde o axônio motor pré-sináptico está próximo à membrana muscular pós-sináptica e compreende três componentes principais: o neurônio, o neurotransmissor acetilcolina e a fibra muscular. A pequena distância que separa as áreas pré e pós-sinápticas é chamada de fenda sináptica. A geração de um potencial de ação desencadeia o influxo de cálcio no terminal motor pré-sináptico, fazendo com que a acetilcolina armazenada em vesículas dentro dessa área seja liberada na fenda sináptica. Até 4 milhões de moléculas de acetilcolina podem ser liberadas nesse momento para garantir que a contração muscular ocorra. Uma vez na fenda sináptica, a acetilcolina liga-se a receptores nicotínicos pós-sinápticos no músculo, que aumenta o potencial elétrico da membrana adjacente por meio da ativação dos canais de sódio e potássio. Esse processo resulta em despolarização da membrana e, finalmente, faz com que a contração muscular ocorra. A contração muscular cessa uma vez que a acetilcolina é degradada pela enzima

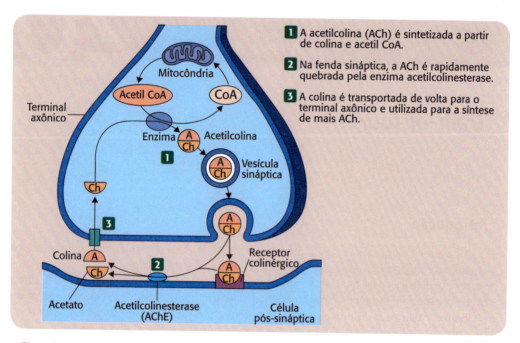

- Figura 20.1. Neurotransmissão: síntese e reciclagem da acetilcolina na sinapse.
[Fonte: acervo do autor.]

acetilcolinesterase, fazendo o músculo retornar ao seu estado anterior. Além de sua atividade nos receptores pós-sinápticos, a acetilcolina também pode se ligar aos receptores muscarínicos na mesma membrana pré-sináptica da qual foi liberada. Essa ligação inibe a liberação adicional de mais neurotransmissores para evitar a contração muscular contínua.

Para prevenir a contração muscular, os ABNMs agem de duas maneiras dentro da junção neuromuscular: despolarizante ou não despolarizante.

Os ABNMs despolarizantes exercem um efeito agonista nos receptores de acetilcolina na membrana pós-sináptica. Esta ativação do receptor inicialmente exibe fasciculação muscular, que é seguida por paralisia completa. A atividade continuada da despolarização do ABNM nesses receptores impede que a placa final muscular se repolarize e funcione normalmente, o que é conhecido como bloqueio de fase I. Após ligação prolongada ou com concentrações mais elevadas de ABNM despolarizante, o receptor pode sofrer alterações conformacionais e iônicas que o tornam incapaz de funcionar adequadamente mesmo na presença de acetilcolina suficiente, que é conhecida como um bloqueio da fase II. Esta progressão é menos desejável devido ao potencial aumento no tempo de recuperação, bem como uma maior incidência de fraqueza neuromuscular. Atualmente, o único ABNM despolarizante disponível é a succinilcolina, que é usada principalmente apenas como uma dose em bolus para a intubação traqueal. Devido ao tempo de recuperação prolongado e potencial aumento da fraqueza muscular, a succinilcolina não é recomendada para o bloqueio neuromuscular prolongado.

Agentes não despolarizantes funcionam de maneira quase oposta, antagonizando os receptores de acetilcolina. Esses agentes são incapazes de ativar o receptor após sua ligação, embora sua presença na junção neuromuscular impeça a ligação da acetilcolina e gere um potencial de ação. Como os agentes não despolarizantes não causam alterações conformacionais nos receptores de acetilcolina com uso prolongado, eles podem ser usados por períodos mais longos via infusão contínua.

Ambos os mecanismos de bloqueio neuromuscular (BNM) estão sujeitos a resposta ou resistência alterada com base em diferentes circunstâncias fisiológicas. Se houver um aumento no número de receptores de acetilcolina disponíveis, como observado nas síndromes de desnervação neuronal (por exemplo, paralisia cerebral, esclerose múltipla, síndrome de Guillain-Barré e hemiparesia), os agentes despolarizantes podem ter um efeito mais pronunciado e os agentes não despolarizantes podem ser menos eficazes. Há também relatos de trauma muscular direto, lesão térmica e imobilização que causam efeitos semelhantes. Em situações em que há um número reduzido de receptores, os agentes despolarizantes tornam-se menos eficazes, enquanto os agentes não despolarizantes tornam-se mais potentes. Certos medicamentos, como anticonvulsivantes (p. ex., fenitoína, carbamazepina), corticosteroides, derivados da xantina (p. ex., teofilina) e medicamentos com propriedades inibidoras da acetilcolinesterase (p. ex., ranitidina, cimetidina) também podem desempenhar um papel na redução do efeito do ABNM. Alterações no volume de distribuição plasmático, ligação às proteínas e a depuração do ABNM também podem desempenhar um papel no mecanismo de resistência. Em relatos de casos, um método eficaz para superar a resistência é mudar para um ABNM alternativo. Paralisia contínua também tem sido associada a casos de taquifilaxia, e os pacientes devem ser monitorados de perto durante o tratamento para possível redução da eficácia com o tratamento prolongado (Figura 20.2).

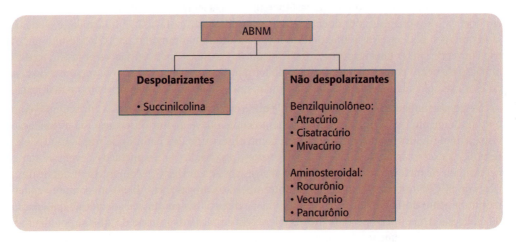

- Figura 20.2. Agentes bloqueadores neuromusculares mais utilizados em pediatria.
ABNM: agente bloqueador neuromuscular.
[Fonte: arquivo do autor.]

Monitoração do bloqueio neuromuscular

Devido à variabilidade na resposta à dose de ABNMs em crianças, a monitoração da função neuromuscular durante a administração de uma infusão contínua na UTIP é essencial. O monitoramento pode ser usado para garantir a paralisia adequada em pacientes graves, usando a menor dose possível para alcançar o efeito. O método mais comumente utilizado para monitorar o bloqueio neuromuscular em estudos clínicos para o uso prolongado de ABNMs é a estimulação de nervos periféricos ou a monitoração com "Train-of-four" (TOF) com o nervo facial, ulnar ou peroneal. Esse método envolve a colocação de eletrodos sobre os nervos periféricos que fornecem um total de quatro estímulos por 2 segundos. Os pacientes podem apresentar de zero a quatro contrações. O maior número de contrações indica paralisia inadequada. Um dos primeiros estudos para avaliar esse método foi um estudo prospectivo, randomizado, simples-cego de 77 adultos; os pesquisadores descobriram que a estimulação do nervo periférico resultou em uma dose significativamente menor e taxa média de infusão do ABNM *versus* a dos pacientes cuja dosagem de ABNM foi titulada por parâmetros clínicos. Atualmente, a Society of Critical Care Medicine (SCCM) e o UK Working Group (Grupo de Trabalho do Reino Unido) recomendam o uso de TOF em pacientes gravemente enfermos recebendo ABNMs de forma contínua, visando uma resposta TOF de uma a duas contrações. O Grupo de Trabalho do Reino Unido também sugere que o monitoramento com TOF seja realizado pelo menos uma vez por dia.

Apesar dessas recomendações, os médicos devem estar cientes de que existem algumas limitações para o monitoramento do TOF em crianças. Mesmo em UTIPs de alta complexidade, apenas alguns pacientes recebem ABNMs em um determinado momento, levando ao desconhecimento do uso do TOF. Como resultado dessa falta de familiaridade, podendo resultar na colocação incorreta dos eletrodos, levando a erros de interpretação do estado de paralisia. Dificuldades técnicas adicionais podem ocorrer em crianças pequenas. Devido ao tamanho dos eletrodos, é possível estimular diretamente o músculo em si, levando ao movimento, mesmo que a junção neuromuscular esteja bloqueada.

Além de erros técnicos, outros fatores inerentes ao paciente podem afetar a avaliação do TOF em crianças. Em crianças com doença aguda, a síndrome de extravasamento capilar e o edema são comuns e podem levar a uma leitura incorreta do monitoramento da TOF. Mesmo que os pacientes possam ter uma resposta do TOF adequada de uma a duas contrações por meio da estimulação do nervo periférico, eles podem não ter uma resposta adequada em outras áreas do corpo. Por exemplo, algumas evidências confirmam que os ABNMs têm menor efeito no diafragma.

Devido às limitações, a SCCM recomenda que a avaliação clínica seja usada em conjunto com o monitoramento do TOF. Esse monitoramento clínico deve incluir observação da estimulação visual e tátil no movimento muscular, bem como observação dos padrões de respiração (p. ex.: respiração excessiva no ventilador). Como parte dessa avaliação, os médicos devem avaliar a necessidade de medicamentos sedativos ou analgésicos adicionais. Um conjunto anterior de diretrizes do SCCM descreveu o uso de uma "interrupção de drogas" dos ABNM em conjunto com o monitoramento do TOF para avaliar a necessidade de paralisia contínua e adequação da sedação ou analgesia. Uma interrupção de drogas refere-se à cessação da infusão do ABNM por algumas a várias horas, diariamente. Nesse ponto, os médicos só recomeçariam o ABNM quando clinicamente necessário. Nas diretrizes de 2002 da SCCM, essa prática não era mais rotineiramente recomendada para monitoramento; no entanto, ela é ainda recomendada para evitar a quadriparesia pós-paralítica, uma complicação de longo prazo associada aos ABNMs. A interrupção de drogas ainda é usada pelos médicos para pacientes selecionados. De fato, a interrupção de drogas é apoiada pelo Grupo de Trabalho do Reino Unido para pacientes nos quais a prática é segura.

A monitoração na prática

Apesar de ser simples, fácil de utilizar e não gerar efeitos adversos, a monitorização do uso de ABNM ainda é pouco utilizada na prática clínica dos intensivistas.

O método mais eficaz para avaliar a função neuromuscular é medir a força de contração de um músculo periférico em resposta a uma estimulação elétrica do seu nervo motor. Para essa monitoração, é necessária a utilização de um aparelho, o TOF Watch® (Figura 20.3) que indica os momentos mais adequados para a intubação, a administração de uma nova dose do medicamento e a extubação segura do paciente.

É recomendável escolher para a estimulação um nervo motor próximo da superfície da pele, que atue em um músculo de fácil monitoração. O nervo ulnar e o músculo adutor do polegar constituem a unidade motora mais utilizada, já que a estimulação desse nervo, e não a estimulação direta do músculo, causa a adução do polegar. Na indisponibilidade dessa unidade, outras unidades motoras podem ser utilizadas, como a do nervo facial e do músculo corrugador do supercílio ou a do nervo tibial posterior e do músculo flexor do hálux.

Após breve limpeza da pele com álcool e fixação dos eletrodos sobre o nervo ulnar, posiciona-se o sensor na face palmar distal do polegar. É importante que a mão do paciente seja fixada para que não haja interferência na leitura dos resultados.

O monitor só deve ser acionado após o paciente perder a consciência e receber algum medicamento opiáceo, pois os estímulos podem causar dor. Depois de ligado, deve-se utilizar para a calibração do aparelho o estímulo supramáximo, que é aquele capaz de provocar uma resposta máxima e assegurar o recrutamento de todas as fibras musculares.

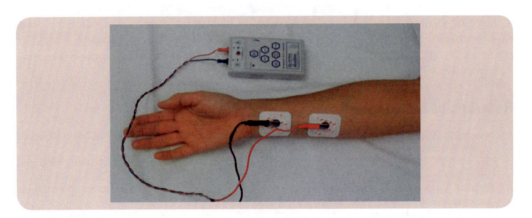

- Figura 20.3. *Train-of-four* em região de antebraço.
[Fonte: acervo do autor.]

Em seguida, o modo da sequência de quatro estímulos, TOF pode ser iniciado para encontrar o valor de controle do paciente.

Após o controle, o ABNM deve ser administrado e a diminuição progressiva dos valores de TOF, também chamada de fadiga, poderá ser vista. Trata-se de um fenômeno típico dessa classe de medicamentos. Esses valores diminuem até que o visor do monitor mostre zero.

Quando a TOF chega a zero, o paciente pode ser intubado com tranquilidade, pois o relaxamento neuromuscular atingiu um nível adequado.

Se o visor mostrar TOF igual a zero, a tecla das contagens pós-tetânicas, ou CPT, poderá ser pressionada. A principal aplicação clínica das CPT é avaliar a profundidade do bloqueio neuromuscular, quando não há resposta à TOF e é necessário assegurar um bloqueio profundo, que impossibilite qualquer movimento durante a realização dos procedimentos.

Extubação segura

Ao final da ação do relaxante muscular, inicia-se novamente a atividade muscular e o valor de TOF começa a aumentar. Quando houver de duas a três respostas à TOF, o relaxante muscular pode ser novamente administrado, se o bloqueio for persistir.

A reversão oferecida pelos anticolinesterásicos necessita que alguma atividade TOF seja identificada, pois esses medicamentos são incapazes de reverter o BNM profundo. Já o sugamadex é capaz de reverter qualquer profundidade do BNM com facilidade.

Quando o valor de TOF atinge 90% do controle inicial, pode-se realizar a extubação segura do paciente. Esse nível de reversão permite não só a efetividade das contrações musculares, como também a proteção dos reflexos das vias aéreas superiores.

Os pacientes que apresentam algum grau de paralisia residual no pós-operatório são mais suscetíveis à ocorrência de eventos respiratórios críticos, que acarretam taxas de morbimortalidade maiores.

Conclusão

Podemos afirmar que a monitoração do BNM é simples, fácil de ser utilizada e permite oferecer maior segurança aos pacientes submetidos ao bloqueio neuromuscular contínuo. Além da monitoração, a reversão específica com o sugamadex® aumenta a velocidade e o perfil de segurança da reversão da paralisia induzida pelo ABNM não despolarizantes, como o rocurônio e cisatracúrio.

Referências bibliográficas

1. Johnson PN, Miller J, Gormley AK. Continuous-infusion neuromuscular blocking agents in critically ill neonates and children. Pharmacotherapy. 2011;31(6):609-20.
2. Kaye AD, Fox CJ, Padnos IW, et al. Pharmacologic Considerations of Anesthetic Agents in Pediatric Patients: A Comprehensive Review. Anesthesiol Clin. 2017;35(2):e73-e94.
3. Zuppa AF, Curley MAQ. Sedation Analgesia and Neuromuscular Blockade in Pediatric Critical Care: Overview and Current Landscape. Pediatr Clin North Am. 2017;64(5):1103-1116.
4. Vieira Carlos R, Luis Abramides Torres M, de Boer HD. Train-of-four recovery precedes twitch recovery during reversal with sugammadex in pediatric patients: A retrospective analysis. Paediatr Anaesth. 2018;28(4):342-6.
5. Bouju P, Tadié JM, Barbarot N, et al. Clinical assessment and train-of-four measurements in critically ill patients treated with recommended doses of cisatracurium or atracurium for neuromuscular blockade: a prospective descriptive study. Ann Intensive Care. 2017;7(1):10.
6. Naguib M, Brull SJ, Kopman AF, et al. Consensus Statement on Perioperative Use of Neuromuscular Monitoring. Anesth Analg. 2018;127(1):71-80.
7. Hraiech S, Forel JM, Guervilly C, et al. How to reduce cisatracurium consumption in ARDS patients: the TOF-ARDS study. Ann Intensive Care. 2017;7(1):79.
8. Papazian L, Forel JM, Gacouin A, et al. Neuromuscular blockers in early acute respiratory distress syndrome. N Engl J Med. 2010;363(12):1107-16.

CAPÍTULO 21

Oximetria de Pulso e Capnografia

- Werther Brunow de Carvalho

A oximetria de pulso é o método para se estimar a saturação arterial do oxigênio (SatO$_2$), sendo uma ferramenta útil para se detectar as condições clínicas com hipoxemia. As crianças devem ser monitoradas e acompanhadas por meio de diretrizes formalizadas do serviço, com o objetivo de utilizar corretamente a tecnologia.

A capnografia é utilizada em vários cenários em pediatria e neonatologia, com o objetivo de reconhecer questões relacionadas à ventilação por meio de dados em tempo real, permitindo o diagnóstico e monitoração da criança, com informações importantes relacionadas à etapa pré-hospitalar e hospitalar, sendo um método rápido e de custo não muito elevado que melhora a segurança do paciente, assim como a oximetria de pulso.

Oximetria de pulso

Na mensuração da saturação de pulso de oxigênio (SpO$_2$) objetiva-se verificar a porcentagem de moléculas de Hb que estão sendo carreadas no sangue, combinadas com O$_2$ e, para isso, se utiliza os probes do oxímetro de pulso que são colocados em diversas partes do corpo (lobo da orelha, extremidade do dedo indicador, halux) (Figura 21.1). A luz vermelha e infravermelha passa através das estruturas da região, assim como pelo sangue, sendo que a quantidade de luz recebida pelo fotodetector indica a quantidade de O$_2$ que é ligada à Hb. O O$_2$ se liga à porção do heme da molécula da Hb, sendo que cada molécula carrega quatro moléculas de O$_2$. A Hb oxigenada (HbO$_2$-oxi-hemoglobina) absorve uma quantidade maior de luz infravermelha do que luz vermelha. A desoxi-Hb absorve mais luz vermelha do que infravermelha. Por análise comparativa da quantidade de luz vermelha e infravermelha recebida o sistema calcula a SpO$_2$.

A proporção relativa de HbO$_2$ e de Hb são detectadas pelos monitores de SpO$_2$ de acordo com a relação normalizada da luz transmitida entre as luzes vermelha e infravermelha. Essencialmente, isto significa que a relação entre os comprimentos de onda vermelho e infravermelho no fotodetector correlaciona-se com a SpO$_2$, como demonstrado pela fórmula:

$$SpO_2 = \frac{\text{Componente arterial luz vermelha/componente estático luz vermelha}}{\text{Componente arterial luz infravermelha/componente estático luz infravermelha}}$$

Em outras palavras, a SpO$_2$ estima o percentual da saturação de O$_2$ do sangue arterial pulsátil pela mensuração de absorção de luz em dois comprimentos de onda e pela análise da relação entre as luzes vermelha e infravermelha (Figura 21.2).

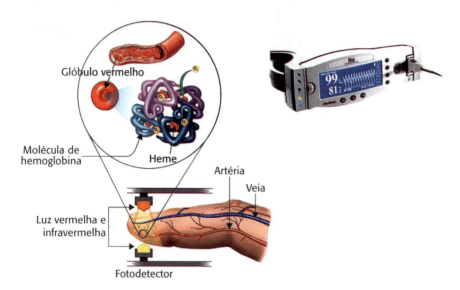

- **Figura 21.1.** Oximetria de pulso - Ilustração demonstrando o seu funcionamento e a imagem do oxímetro de pulso Masimo®.

[Adaptada de Valdez-Lowe C et al, 2009.]

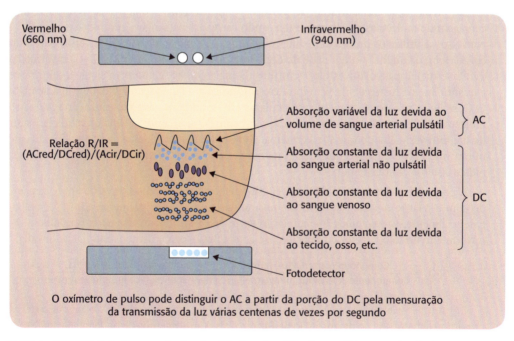

- **Figura 21.2.** Princípio de operação da oximetria de pulso. A luz transmitida passa através do sangue arterial pulsátil (AC) e outros tecidos (DC).

[Fonte: acervo do autor.]

A luz, passando através do tecido que contém sangue, é absorvida pelo tecido e sangue arterial, capilar e venoso. A luz vermelha e infravermelha passa através do sangue da criança e a quantidade de luz recebida pelo detector no outro lado, indica a quantidade de O_2 que é ligada à Hb. Ressaltando, a Hb oxigenada absorve mais luz infravermelha do que luz vermelha, enquanto a desoxigenada absorve mais luz vermelha do que infravermelha. Pela comparação das quantidades de luz vermelha e infravermelha recebidas, o sistema calcula a SpO_2. Habitualmente, o sangue arterial é pulsátil. A absorção de luz pode, portanto, ser dividida no componente pulsátil (AC) e no componente não pulsátil (DC).

A Hb oxigenada e a desoxigenada absorvem e transmitem os comprimentos de onda da luz, para a luz vermelha ao redor de 660 nm e para a luz infravermelha ao redor de 940 nm. Esse fato está de acordo com a propriedade física única para cada espécie de molécula e é chamado de coeficiente de extinção. Isso é demonstrado na Figura 21.3 a seguir, o qual demonstra a correlação entre o coeficiente de extinção com o comprimento de onda em nanômetros (nm).

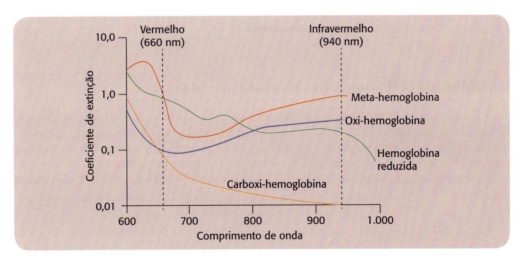

■ Figura 21.3. Espectro de absorção de luz transmitida de quatro espécies de Hb.
[Adaptada de Jubran A, 2015.]

A maioria dos oxímetros de pulso possui a forma de onda pletismográfica que nos ajuda a distinguir um sinal verdadeiro, comparativamente a um artefato (Figura 21.4).

A acurácia dos oxímetros disponíveis comercialmente tem sida validada em vários estudos e tem uma diferença média de menos do que 1% e uma precisão de menos de 2% quando a $SatO_2$ é de 90% ou acurácia do oxímetro de pulso piora quando a SaO_2 declina para 80% ou menos.

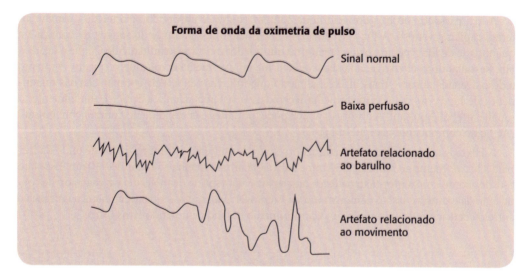

- Figura 21.4. Oximetria de pulso – sinais pulsáteis habituais.
[Adaptada de Jubran A, 2015.]

Variabilidade pletismográfica na oximetria de pulso

A fotopletismografia reflete o padrão da forma de onda do pulso arterial. A forma de onda de pulso é derivada a partir do sinal da luz infravermelha, que é influenciada principalmente (não exclusivamente) pelo sangue arterial. A forma da fotopletismografia difere de paciente para paciente e varia com a localização e o modo pelo qual o oxímetro de pulso é fixado. A altura do componente de pulso da fotopletismografia é proporcional à pressão de pulso. O oxímetro de pulso tem sido proposto como um método de monitoração da macro e microcirculação, demonstrando-se que tem uma utilidade na detecção da pressão sanguínea sistólica.

À beira do leito existe uma dificuldade sempre presente de se decidir quando e como a fluidoterapia deve ser ministrada. Acima de 50% dos pacientes com estabilidade hemodinâmica podem não ser responsivos à fluidoterapia e que quantidades excessivas de fluidos por via intravenosa estão associadas com uma evolução adversa. Está bem estabelecido que o volume de pulso arterial poderá se alterar durante as fases ins e expiratória durante um ciclo respiratório, especialmente quando existir uma pré-carga inadequada. Um oxímetro de pulso atualmente incorpora um algoritmo para se mensurar as alterações do volume de pulso (índice de variabilidade pletismográfica).

O índice de variabilidade pletismográfica (IVP) é uma tecnologia para monitoração não invasiva, contínua, imediata, utilizada para se avaliar a capacidade de resposta aos fluidos na criança gravemente enferma.

O índice de perfusão é a razão do fluxo sanguíneo não pulsátil e o fluxo pulsátil através do leito capilar. A IVP é uma medida da alteração dinâmica no índice pulsátil que ocorre durante o ciclo respiratório.

$$IVP = \frac{IP_{máximo} - IP_{mínimo}}{IP_{máximo}} \times 100$$

A correspondência gráfica da variação do índice de perfusão máximo e mínimo está colocada na Figura 21.5.

A resposta da criança à administração de fluidos é proporcional ao valor da IVP.

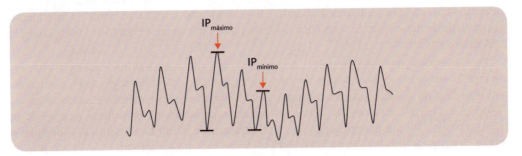

■ Figura 21.5. Variação pletismográfica demonstrando o índice de perfusão máximo e mínimo.
[Acervo do autor.]

Problemas e limitações clínicas da monitoração convencional da saturação de pulso de O_2

Todos os parâmetros de monitoração clínica têm as suas limitações e é a responsabilidade do profissional de saúde que utiliza a tecnologia entender os limites do sistema e realizar ajustes adequados, além de interpretar de maneira correta os dados obtidos. A SpO_2 pode sofrer um artefato devido à movimentação excessiva, sendo esse uma das maiores desvantagens da oximetria de pulso convencional. Quando do movimento do paciente, o monitor interpreta de maneira incorreta esse movimento como um pulso, resultando em um aumento de alarmes falsos e medidas errôneas. Na prática, as evidências indicam que a maioria dos alarmes de saturação de O_2 baixo é falsa. Existem vários fatores que podem determinar a leitura errônea pelo oxímetro de pulso (Tabela 21.1).

■ Tabela 21.1. Fatores que produzem artefatos na oximetria de pulso

» Carboxi-hemoglobina
» Meta-hemoglobina
» Sulfa-hemoglobina
» Hb F
» Hb H
» Verde de indocianina
» Azul de metileno
» Anemia
» Policitemia
» Presença de acrílico nas unhas dos dedos
» Interferência com a luz ambiente
» Fluxo sanguíneo
» Icterícia
» Movimentação
» Esmalte de unha
» Contato do sensor
» Vasodilatação
» Pulsação venosa (p. ex., insuficiência tricúspide)

[Fonte: http://www.frca.co.uk/article.aspx?articleid=100382.]

Deve se ter cautela quando se interpreta alterações súbitas na leitura da SpO_2, por exemplo, uma diminuição aguda de 97% para 80%, o qual é fisiologicamente impossível, desde que você avalie essa informação de modo pareado com a condição clínica do paciente e com todas as possíveis limitações listadas na Tabela 21.1. Os valores de saturação abaixo 70% obtidos pelo oxímetro de pulso não são confiáveis. Portanto, é importante não acreditar somente na informação da oximetria de pulso quando se avalia o diagnóstico de hipoxemia, devendo-se colher também uma gasometria arterial.

Os oxímetros apresentam limitações que podem determinar leituras inadequadas e estas estão relacionadas a limitações fisiológicas (curva de dissociação da oxi-hemoglobina – o oxímetro tem uma falta de sensibilidade relativa em detectar hipoxemia em pacientes com níveis basais elevados de PaO_2); limitações de processamento do sinal (ambiente com luz – recomenda-se cobrir o probe com um protetor opaco para minimizar esse efeito, baixa perfusão – dificulta o sensor na distinção do sinal verdadeiro, artefato de movimento – é a fonte mais significante de erro e falso alarme, sendo que um produto comercial atual possui uma tecnologia que extrai o sinal verdadeiro a partir do falso ocasionado por barulho ou baixa perfusão); interferência de substâncias (dis-hemoglobinas – carboxi-hemoglobina e meta-hemoglobina, corantes intravenosos ocasionam SpO_2 falsamente baixa, pigmentação da pele e outros pigmentos – tem sido observado alteração da leitura do oxímetro em pacientes com pigmentação); conhecimento limitado da técnica (observa-se na prática que vários médicos e enfermeiras possuem um conhecimento abaixo do esperado em relação à identificação dos artefatos de movimento, presença de arritmias, análise da presença de pulso paradoxal).

Como o oxímetro de pulso emprega apenas dois comprimentos de onda de luz, pode distinguir apenas duas substâncias: oxi-hemoglobina e desoxi-hemoglobina, consequentemente níveis elevados de carboxi-hemoglobina e meta-hemoglobina podem determinar leituras errôneas na oximetria de pulso.

Capnografia

Capnografia convencional

A capnografia é um método de monitoração não invasiva da pressão parcial de dióxido de carbono (CO_2) nos gases respiratórios. O CO_2 é produzido nos tecidos, veiculado pelo sangue, sofrendo uma troca gasosa nos pulmões, através da membrana alvéolo-capilar e logo a seguir expirado por meio de uma via aérea patente (Figura 21.6).

Considera-se a capnografia como um indicador da integração das funções dos sistemas respiratório (ventilação entre o alvéolo e a atmosfera), cardiovascular (transporte de O_2 e CO_2 entre as células e capilares pulmonares e difusão para os alvéolos) e metabólico celular (consumo de O_2 e produção de CO_2), bem como da manutenção da homeostase, sendo esse conceito fundamental para uma interpretação global da capnografia (Figura 21.7).

Obviamente, a oxigenação é uma parte importante do processo respiratório e, portanto, deve ser monitorada dentro da avaliação global do paciente. Isso pode ser realizado empregando-se a oximetria de pulso.

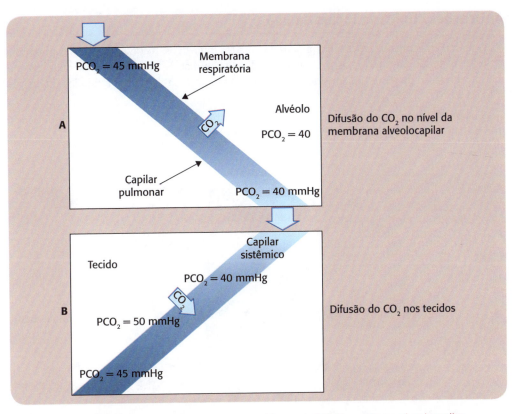

■ Figura 21.6. Fisiologia do dióxido de carbono nos tecidos e ao nível da membrana alveolocapilar.

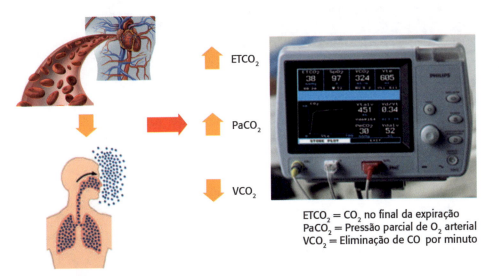

$ETCO_2 = CO_2$ no final da expiração
$PaCO_2 = $ Pressão parcial de O_2 arterial
$VCO_2 = $ Eliminação de CO por minuto

■ Figura 21.7. Capnografia – conceitos básicos demonstrando a integração da função respiratória e cardiovascular, evidenciando o processo respiratório e da circulação e imagem do capnógrafo volumétrico.

[Fonte: acervo do autor.]

Aplicações clínicas e locais de uso

A maioria das organizações relacionadas a cuidados intensivos, recomenda que a capnografia deva ser utilizada para todos os pacientes sedados ou intubados e a falha da sua utilização ou má interpretação da leitura, é considerada um grande hiato em relação aos cuidados intensivos (Figura 21.8).

A capnografia possui um número significante de aplicações clínicas com várias indicações, mas possui também limitações que necessitam ser conhecidas.

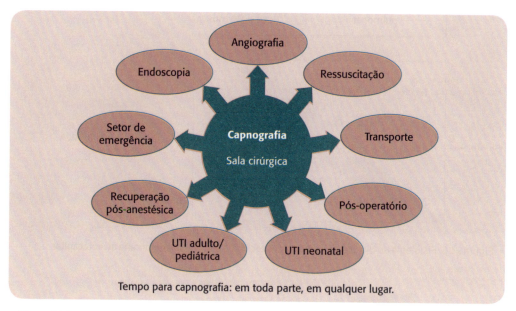

- Figura 21.8. Locais para utilização da capnografia/capnometria.
[Acervo do autor.]

Primeiramente, é necessário conhecer a nomenclatura relacionada à utilização da capnografia para se familiarizar com os dados e poder interpretá-los de uma maneira mais dirigida, conforme a itemização a seguir:
- » $ETCO_2$: CO_2 no final da expiração.
- » Vd/Vt: Relação de espaço morto alveolar e volume corrente.
- » Vd: Volume de espaço morto (mL).
- » VA: Volume alveolar (mL).
- » VA min: Volume minuto alveolar.
- » $VtCO_2$: Volume corrente de CO_2.
- » VCO_2: Eliminação de CO_2 por minuto.
- » $PetCO_2$: Pressão parcial mista de CO_2 no ar expirado (usado para cálculo do espaço morto).

Tipos de sistemas utilizados para capnografia convencional

A seguir, são demonstradas as diferenças relacionadas à mensuração do CO_2 na gasometria arterial, na capnografia convencional e na capnografia volumétrica, evidenciando a diferenciação em relação à obtenção de dados da capnografia volumétrica (Tabela 21.2).

- Tabela 21.2. Análise comparativa da monitoração do CO_2 na gasometria arterial, capnografia convencional e capnografia volumétrica

	$PaCO_2$ Gasometria arterial	$EtCO_2$ Capnografia convencional	VCO_2 Capnografia volumétrica
Medida	Invasiva direta	Não invasiva indireta	Não invasiva direta
Atualização de dados (tempo)	20 minutos	5 minutos	Imediato
V_D/V_T Volume de espaço morto/volume corrente total	+ Fórmula de Bauer	Não	» Estimado: imediato » Preciso: VCO_2 + gasometria arterial
PEEP ideal	+ Mecânica respiratória	Não	Imediato
Volume alveolar (V_A)	Não	Não	Imediato
Perfusão pulmonar	Não	Não	Imediato

[Fonte: acervo do autor.]

Tanto a capnografia convencional quanto a volumétrica serão delineadas nesse capítulo com indicação dos importantes diferenciais entre elas.

Existem também monitores qualitativos com sistema colorimétrico para avaliação do CO_2 no final da expiração, os quais alteram as cores dependendo da quantidade de CO_2 presente. A alteração na cor ocorre devido ao pH do ácido carbônico que é formado como um produto da reação entre o CO_2 e água (Figura 21.9).

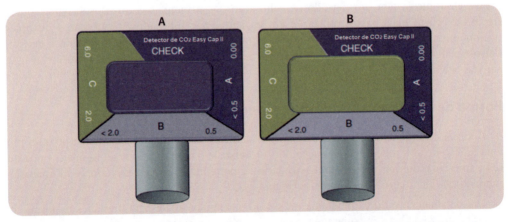

- Figura 21.9. Alterações de cor no indicador químico do detector de CO_2 Easy Cap II. O detector revela a presença semiquantitativa de CO_2. A imagem B demonstra uma variação do CO_2 de 2-6%.

[Fonte: Nellcor Puritan Bennett (Covidien).]

O sistema apresenta cor azul para o CO_2 expirado < 3-4 mmHg (< 0,5%); uma cor castanha amarelada para um CO_2 expirado de 13-15 mmHg (0,5-2%) e uma cor amarelada para valores acima de 15 mmHg (> 2%).

A capnografia mede a pressão parcial de CO_2 utilizando dois tipos de sistemas: *sidestream* e *mainstream* (Figura 21.10).

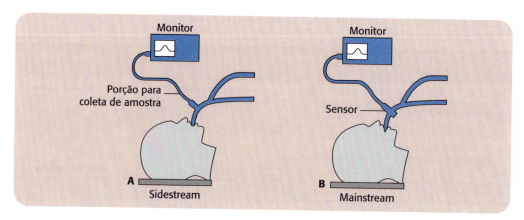

- Figura 21.10. Capnografia convencional - esquema ilustrativo dos dois métodos utilizados.
[Adaptada de Cairo J et al, 2009.]

O sistema *mainstream* mede o CO_2 diretamente da via aérea, sendo o sensor, habitualmente, colocado diretamente no circuito respiratório, sendo utilizado para pacientes com respiração espontânea e com intubação traqueal. O sistema *sidestream* mede o CO_2 por meio da obtenção de uma amostra exalada por meio de uma porção lateral e pode também ser utilizado em pacientes intubados e com respiração espontânea.

Os principais dados dos sensores *mainstream* são: resposta mais rápida, ausência de gás aspirado a partir da via aérea, são mais pesados, mais susceptíveis a danos com mais componentes eletrônicos, tem um período de calibração. Os principais dados dos sistemas *sidestream* são: custo mais baixo, utilização em pacientes não intubados, propensão a distorcer o capnograma, reposta lenta distorcendo o capnograma, aspiração rápida diminui a $PetCO_2$ (falso-negativo), pode ocorrer oclusão do tubo de coleta da amostra, devido à secreção ou água em vias aéreas.

Forma de onda na capnografia convencional

A forma de onda do CO_2 é habitualmente evidenciada como uma função do tempo ou como uma função do volume. A concentração do CO_2 *versus* o tempo representa a forma de onda do CO_2, apresentando dois componentes primários: a parte inspiratória e expiratória, os quais são subdivididos em quatro fases diferentes (Figura 21.11).

Um detalhamento do capnograma indicando os ângulos alfa e beta presentes na forma de onda (Figura 21.12), assim como uma explicação mais minuciosa das fases do capnograma estão colocadas na Tabela 21.3.

Oximetria de Pulso e Capnografia

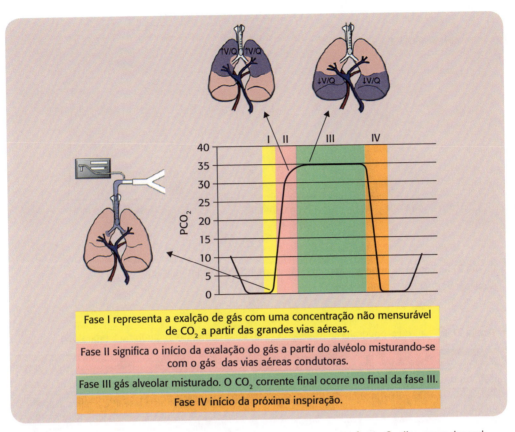

- Figura 21.11. Esquema ilustrando a capnografia normal com suas quatro fases. Os diagramas dos pulmões revelam as condições da ventilação-perfusão (V/Q).

[Acervo do autor.]

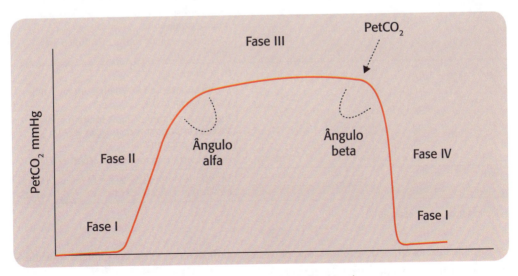

- Figura 21.12. Forma de onda do capnograma – nomenclatura (Continua)

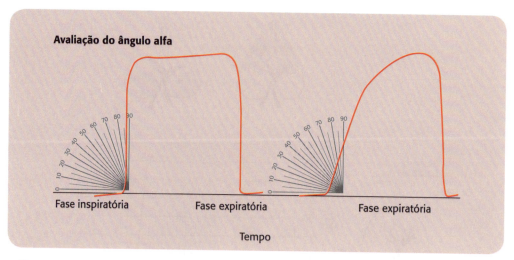

- Figura 21.12. Forma de onda do capnograma – nomenclatura (Continuação)
[Adaptado de Brast S et al, 2016.]

- Tabela 21.3. Fases da capnografia analisando as fases dos segmentos inspiratório e expiratório

Segmento	Fase	Explicação
Inspiratório	0	Início da inspiração com clareamento do CO_2
	Ângulo beta	Localizado entre a fase III e a parte descendente da inspiração, normalmente tem 90 graus
Expiratório	I	Consiste no espaço morto anatômico Pode não conter CO_2
	II	Aumento rápido na concentração de CO_2 conforme a respiração atinge a via aérea superior a partir do alvéolo Mistura do espaço morto anatômico e alveolar
	III	Platô alveolar A concentração de CO_2 atinge um nível uniforme na via aérea A altura e a forma da linha indicam informações importantes na relação ventilação/perfusão pulmonar A altura está relacionada ao débito cardíaco
	Ângulo alfa	Localizado entre as fases II e III normalmente tem 100 graus

[Adaptado de Long B et al., 2017.]

Com análise da curva do capnograma, podemos inferir diversas situações clínicas aplicando-se a capnografia convencional, relacionada ao tempo.

Aplicações clínicas em crianças com respiração espontânea

A capnografia pode ser utilizada no paciente não intubado respirando espontaneamente nas seguintes situações:

» Realizar uma avaliação rápida de um paciente gravemente enfermo ou de pacientes em convulsão.
» Determinar a resposta do tratamento no desconforto respiratório agudo.
» Determinar a adequação da ventilação em crianças com alteração do nível de consciência ou que estão sendo submetidas a procedimentos com sedação.
» Detectar acidose metabólica em pacientes diabéticos e com gastroenterite.
» Serve como um indicador prognóstico em pacientes com sepse ou choque séptico.

Aplicações clínicas em crianças com intubação traqueal

Podemos utilizar a capnografia em crianças submetidas à intubação traqueal e VPM, nos seguintes casos:

» Verificação da colocação do tubo intratraqueal.
» Monitoração contínua da localização do tubo intratraqueal durante o transporte.
» Identificação da colocação correta do tubo intratraqueal.
» Verificação da efetividade da ressuscitação e prognóstico durante a parada cardíaca.
» Como indicador do retorno da circulação espontânea durante as compressões torácicas.
» Titulação dos níveis de $PetCO_2$ em crianças com suspeita do aumento da pressão intracraniana.
» Determinação da adequação da ventilação.

A capnografia é útil para diminuir os eventos adversos associados com o procedimento de intubação traqueal, sendo possível confirmar a colocação correta do tubo intratraqueal, assim como a colocação incorreta do tubo no esôfago, com uma sensibilidade que ultrapassa até o exame clínico.

O capnograma normal tem a possibilidade da obtenção de múltiplos achados quer permitem uma interpretação clínica. A capnografia tem duas velocidades de registro: uma velocidade mais rápida que permite a intepretação de alterações a curto prazo e uma velocidade mais lenta para a identificação de tendência a longo prazo. As alterações no capnograma sugerem, portanto, alterações na condição do paciente.

O PCO_2 máximo no final da expiração é chamado de $PetCO_2$, o qual apresenta uma variação normal entre 35 e 40 mmHg. O gradiente entre o CO_2 arterial e alveolar é de aproximadamente 3 a 5 mmHg em pacientes saudáveis, devido à combinação do CO_2 no espaço morto e CO_2 alveolar (Figura 21.13).

Em condições em que existe uma perfusão adequada em crianças com parênquima pulmonar normal, a $PetCO_2$ reflete fielmente a $PaCO_2$. Nessas condições, a capnografia diminui a necessidade de coleta de gasometria arterial, sendo útil para diagnosticar hiperventilação ou hipoventilação, além de detectar de forma imediata diversas condições como intubação inadequada e deslocamento do tubo intratraqueal.

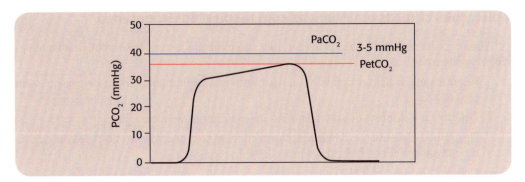

- Figura 21.13. Capnograma normal em relação ao tempo demonstrando a diferença entre a PaCO$_2$ e a PetCO$_2$ que normalmente é de 3-5 mmHg.

[Adaptada de Siobal MS, 2016.]

Vários são os processos que determinam o aumento ou diminuição da PetCO$_2$, tais como: diminuição da produção de CO$_2$ (hipotermia), diminuição da perfusão pulmonar (diminuição de débito cardíaco), hipotensão, embolia pulmonar, parada cardíaca, mal funcionamento do sistema (desconexão do circuito, extravasamento da coleta da amostra, mal funcionamento do aparelho de VPM), alteração da ventilação alveolar (hiperventilação, apneia, obstrução da via aérea, extubação traqueal).

Quais processos causam diminuição rápida da PetCO$_2$?

- » Diminuição do débito cardíaco.
- » Hipovolemia.
- » Hipotensão.
- » Graus menores de embolia pulmonar.
- » Deslocamento da cânula intratraqueal.

Quais processos causam diminuição menos dramática da PetCO$_2$?

- » Desconexão parcial do circuito.
- » Obstrução parcial da via aérea.
- » Extravasamento da via aérea (incluindo o extravasamento pelo balonete da cânula).
- » Amostra de gás exalada incompleta.
- » Hiperventilação.
- » Hipotermia.
- » Aumento do espaço morto.
- » Diminuição da atividade metabólica (p. ex.: após o uso de bloqueador neuromuscular).

Quais processos causam aumento da PetCO$_2$?

- » Hipoventilação.
- » Aumento da temperatura corpórea.

» Aumento da atividade metabólica (p. ex.: febre, sepse, hipertermia maligna).
» Obstrução parcial da via aérea.
» Intubação brônquica.
» Reinalação.
» Absorção exógena de CO_2 e embolia venosa de CO_2.
» Falha do aparelho de VPM ou das válvulas do circuito de anestesia.
» Aumento transitório na $PetCO_2$ (após administração de bicarbonato IV, liberação de torniquete das extremidades ou remoção de clampes vasculares).

Interpretando clinicamente o capnograma

Ressaltando, cada forma de onda representa uma respiração. Observar na Figura 21.14 a seguir que a linha basal está elevada como resultado de uma reinalação de CO_2.

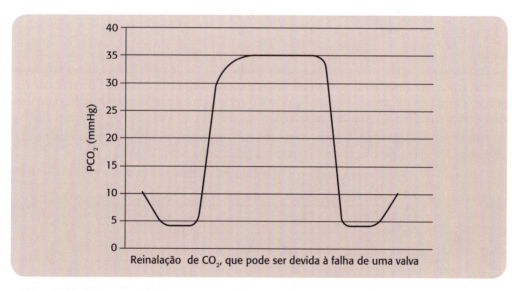

- Figura 21.14. Capnograma demonstrando a ausência de retorno à linha de base.
[Fonte: Kodali BS, et al., 2013.]

A avaliação da $PetCO_2$ para quantificação da condição clínica respiratória fornece informações importantes a respeito da evolução do paciente. A presença de broncospasmo ou obstrução poderá ser evidenciada por uma aparência que lembra "barbatana de tubarão", com uma parte íngreme na fase III (Figura 21.15), além do prolongamento da fase II e aumento do ângulo alfa.

A agudização da asma poderá resultar em diferenças na fase III e um ângulo alfa > 90 graus que poderá se alterar com o tratamento utilizando-se beta-agonista. Esse dado sugere que a capnografia pode ser utilizada em associação com a avaliação clínica como um adjunto da melhora do paciente.

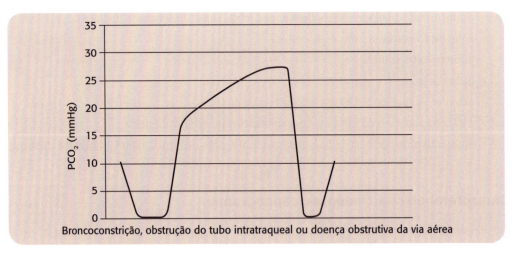

- Figura 21.15. Capnograma demonstrando o aumento da inclinação do platô alveolar, podendo aparecer nos pacientes com uma agudização de asma devido ao broncospasmo.

[Fonte: Kodali BS, et al., 2013.]

Pode-se observar algumas alterações características a forma do capnograma, como a presença de uma fenda, que pode ser devida à utilização de curare (Figura 21.16) com a presença de respiração da criança ou um artefato criado pelo cirurgião, comprimindo o tórax ou fazendo uma força contra o diafragma durante a expiração.

A intubação esofágica, por falha de intubação traqueal, resulta numa lavagem residual de CO_2 gástrico e subsequente evolução do CO_2 para o zero da linha basal (Figura 21.17).

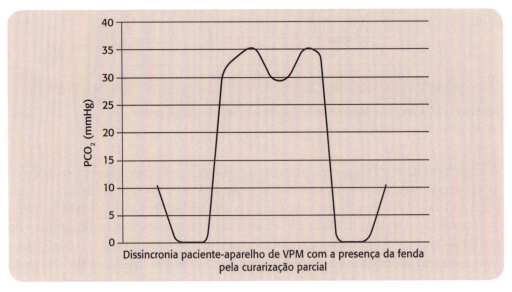

- Figura 21.16. Capnograma demonstrando uma respiração espontânea de um paciente em VPM.

[Fonte: Kodali BS, et al., 2013.]

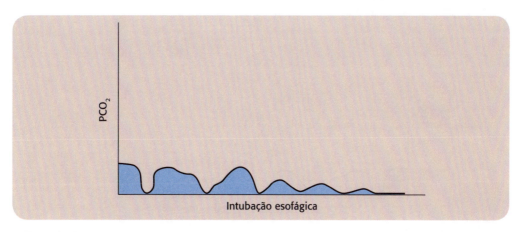

- Figura 21.17. Manobra de tentativa de intubação traqueal com falha e consequente intubação esofágica.
[Fonte: adaptada de Kodali BS, 2013.]

Na curva da capnografia na hipertermia maligna observa-se que o CO_2 aumenta gradualmente a partir do zero da linha basal, sugerindo um aumento da produção do CO_2 devido ao hipermetabolismo e consequentemente uma elevação da $PetCO_2$ (Figura 21.18).

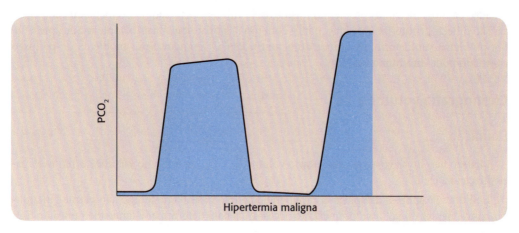

- Figura 21.18. Paciente com hipertermia maligna e hipermetabolismo com elevação dos níveis da $PetCO_2$.
[Adaptada de Kodali BS, 2013.]

A forma da onda do capnograma durante a ressuscitação cardiopulmonar evidencia formas positivas durante cada compressão, sugerindo uma manobra de compressão efetiva, pois existe a geração de fluxo sanguíneo pulmonar (Figura 21.19).

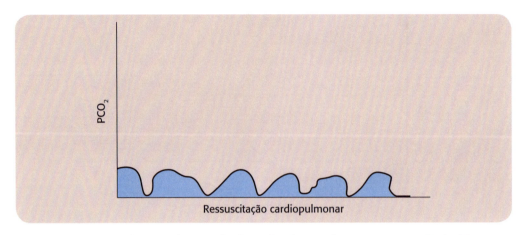

- Figura 21.19. Acompanhamento da ressuscitação cardiopulmonar durante as compressões torácicas.
[Adaptada de Kodali BS, 2013.]

Limitações da Capnografia Convencional

A capnografia relacionada ao tempo é mais efetiva quando avalia um problema de ventilação-perfusão ou metabólico puro, mas não tem uma boa estimativa da condição de ventilação-perfusão do pulmão (dado mais sensível pela avaliação da capnografia volumétrica, avaliando-se a fase III). Não pode ser utilizada para estimar os componentes do espaço morto fisiológico. Os achados capnográficos nos problemas mistos de ventilação, perfusão ou do metabolismo, às vezes são difíceis de interpretar. Uma criança com uma fisiopatologia mais complexa que apresente um problema ventilatório, esse pode aumentar a $PetCO_2$ enquanto um problema de perfusão associado pode diminuir a $PetCO_2$.

Capnografia volumétrica

Definição

Método não Invasivo de se mensurar o volume de CO_2 expirado no volume corrente do paciente ciclo a ciclo.

Embora seja simples de aplicar, a capnografia padrão baseada no tempo não permite identificar componentes do volume, os quais são necessários para determinar a fonte anatômica do CO_2 e termos uma compreensão do processo patológico. A separação dos componentes necessita a mensuração simultânea do volume e do CO_2, sendo chamada capnografia volumétrica.

Análise e forma da onda na capnografia

Nesta técnica, o CO_2 expirado é plotado contra o volume pulmonar exalado (Figura 21.20), permitindo uma quantificação respiração a respiração do volume das unidades pulmonares que são ventiladas, mas não perfundidas e, desse modo, a mensuração do espaço morto (Vd) alveolar. Observe na Figura que não existe o segmento inspiratório na capnografia volumétrica, portanto, esta tem apenas o segmento expiratório, que é dividido em três fases: I, II e III.

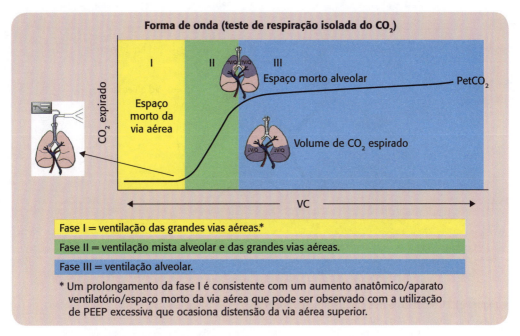

- Figura 21.20 Esquema demonstrando a forma de onda na capnografia volumétrica, evidenciando as três fases na expiração (Q/V = relação da ventilação/perfusão).

[Adaptada de Cheifetz IM, 2013.]

A fase I representa o espaço morto anatômico, adicionalmente ao espaço morto artificial. Esse gás habitualmente não contém CO_2. Portanto, o gráfico demonstra um movimento por meio do eixo X, mas sem aumento de CO_2 no eixo Y. Um prolongamento da fase I indica um aumento do espaço morto anatômico. A presença de CO_2 durante a fase I é um indicador de reinalação ou que o sensor necessita ser recalibrado.

A fase II, chamada de fase de transição, representando a velocidade de transição entre as vias aéreas distais e o gás alveolar (fornece informações acerca das alterações da perfusão e também sobre as resistências das vias aéreas). Um prolongamento da fase II pode indicar um aumento na resistência da via aérea e/ou uma alteração da relação da ventilação-perfusão.

A fase III representa a distribuição do gás e o valor final do CO_2 na fase III é chamado de $PetCO_2$. A fase III da capnografia a volume é uma representação mais adequada da relação ventilação-perfusão pulmonar do que a fase III da capnografia em relação ao tempo.

Os termos espaço morto fisiológico ou respiratório referem-se às unidades que são ventiladas, mas não contribuem com a troca gasosa, pois o gás expirado a partir dessas unidades não tem contato com o fluxo sanguíneo capilar. O espaço morto fisiológico pode ser dividido em espaço morto alveolar (Vdalv) e espaço morto anatômico (Vdanat). A Figura 21.21 a seguir demonstra esses três tipos de espaços em um modelo de três compartimentos.

Vários aparelhos de VPM (Dräger Evita XL, Maquet Servoi, Hamilton-Ti) incorporam a possibilidade da utilização de capnografia volumétrica, permitindo calcular a pressão expirada mista de CO_2 e em tempo real o Vd, mas não processam o sinal de volume respiração a respiração para realizar a capnografia volumétrica, que pode ser obtida por meio dos sistemas NICO, CO_2-SMO e S/5-COLLECT.

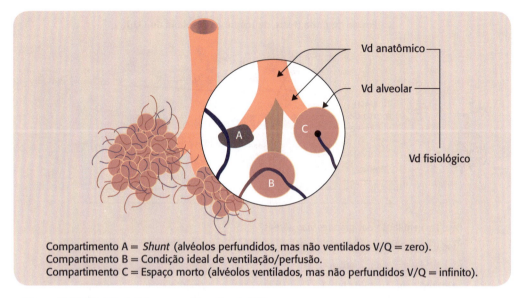

Compartimento A = *Shunt* (alvéolos perfundidos, mas não ventilados V/Q = zero).
Compartimento B = Condição ideal de ventilação/perfusão.
Compartimento C = Espaço morto (alvéolos ventilados, mas não perfundidos V/Q = infinito).

- Figura 21.21. Modelo de três compartimentos de Riley.

[Adaptado de Verscheure S et al, 2016.]

A determinação da ventilação do espaço morto é útil no manejo de pacientes graves por contribuir no entendimento da condição da doença, permitindo também uma avaliação do impacto das intervenções terapêuticas na função cardiopulmonar, podendo ter um valor como indicador prognóstico. A quantidade de espaço morto fisiológico e seus componentes volumétricos, via aérea e espaço morto alveolar, podem ser calculados utilizando a capnografia volumétrica e aplicando a equação de Bohr-Enghoff, cuja fórmula é:

$$Vd/Vt = \frac{PaCO_2 - PeCO_2}{PaCO_2}$$

Onde:

Vd = espaço morto fisiológico

Vt = volume corrente

Pe = média da pressão expirada de CO_2

$PaCO_2$ = pressão arterial parcial de CO_2

Relevância clínica da capnografia

O valor normal da relação Vd/Vt é de 0,25-0,33, o qual é virtualmente igual ao espaço morto da via aérea. A troca gasosa ótima ocorre quando a relação V/Q é igual a 1. Conforme esta relação se desvia do número 1 a troca gasosa torna-se alterada. De um lado extremo estão as regiões pulmonares com uma relação V/Q igual a zero (perfundidas, mas não ventiladas), na qual existe a presença de um *shunt* intrapulmonar, o qual ocasiona uma alteração da oxigenação, tendo um efeito muito menor na depuração do CO_2, a menos que a fração de *shunt* seja grande (> 0,40-0,50). De outro lado, no outro extremo, estão as regiões pulmonares, nas quais a relação V/Q se aproxima do infinito (ventiladas, mas não perfundidas), ocasionando uma alteração da depuração do CO_2 e um espaço morto alveolar significante.

A capnografia volumétrica tem aumentado a sua indicação de uso em UTI pediátrica, objetivando otimizar a mecânica pulmonar durante a ventilação com pressão positiva, durante o emprego de estratégias de retirada gradual da VPM. A mensuração da extensão da ventilação do espaço morto também tem sido associada com a evolução clínica de crianças com síndrome do desconforto respiratório agudo. Adicionalmente, aumenta a sua utilização no cuidado de crianças com doença cardíaca grave, como demonstrado no estudo de, no qual a fração do espaço morto no pós-operatório inicial correlacionou-se positivamente com o tempo de VPM, enquanto uma fração mais baixa do espaço morto pré-extubação está associada com o sucesso da extubação traqueal, no caso de pacientes biventriculares, visto que essa mesma associação não foi encontrada nos pacientes com ventrículo único.

Referências bibliográficas

1. Brast S, Bland E, Jones-Hooker C et al. Capnography for the Radiology and Imaging Nurse: A Primer. J Radiol Nurs 2016;35:173-90.
2. Cairo J, Pilbeam S: Mosby's respiratory care equipment, ed 8, St Louis: Mosby Elsevier, 2009.
3. Cheifetz IM. Advances in monitoring and management of pediatric acute lung injury. Pediatr Clin North Am. 2013;60(3):621-39.
4. Jubran A. Pulse oximetry. Crit Care. 2015;19:272.
5. Kodali BS. Capnography outside the operating rooms. Anesthesiology. 2013;118(1):192-201.
6. Long B, Koyfman A, Vivirito MA. Capnography in the Emergency Department: A Review of Uses, Waveforms, and Limitations. J Emerg Med. 2017 Oct 6. pii: S0736-4679(17)30732-1. doi: 10.1016/j.jemermed.2017.08.026. (Epub ahead of print)
7. Siobal MS. Monitoring Exhaled Carbon Dioxide. Respir Care. 2016;61(10):1397-416.
8. Verschure S, Massion PB, Verschuren F, et al. Volumetric capnography: lessons from the past and current clinical applications. Crit Care. 2016;20(1):184.

CAPÍTULO 22

Drenagem de Tórax

- José Colleti Junior

Introdução

A toracostomia por tubo (tubo padrão ou *pigtail*) é um procedimento comum em pediatria em que um tubo ou pequeno cateter é colocado através da parede torácica na cavidade pleural e usado, principalmente, para drenar ar ou fluidos (seroso, empiema ou sangue).

Indicações

As indicações da drenagem de tórax estão ilustradas na Figura 22.1.

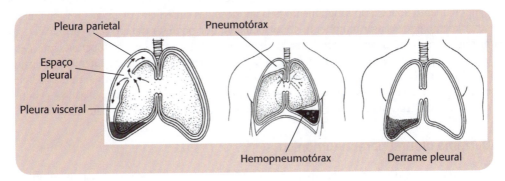

- Figura 22.1. Indicações para drenagem de tórax.
[Fonte: Cipriano FG. Medicina (Ribeirão Preto) 2011;44(1): 70-8.]

Pneumotórax

O manejo inicial é ditado pela gravidade dos sintomas do paciente e pelo tamanho do pneumotórax. Para a maioria dos pacientes com pneumotórax espontâneo ou iatrogênico, um cateter de pequeno diâmetro (8 a 14 Fr) é suficiente, porque esses escapes de ar são causados por fístulas alveolar-pleurais. Para pacientes em risco de um grande escape de ar devido a fístulas brônquicas-pleurais (por exemplo, em ventilação mecânica, deiscência brônquica), preferimos um tubo de diâmetro grande. No pneumotórax traumático, o tamanho do tubo torácico dependerá do que é visto na radiografia de tórax. Se não houver derrame pleural, um tubo de diâmetro pequeno (≤ 14 Fr) pode ser usado. Se houver derrame, usamos um tubo torácico de grande diâmetro (necessidade potencial de drenar o sangue e o ar).

Ocasionalmente, é necessário mais de um tubo torácico ipsilateral, especialmente no paciente sob ventilação mecânica.

No manejo inicial de um pneumotórax sozinho, a sucção à vácuo não é empregada rotineiramente. Em vez disso, o tubo torácico é conectado ao sistema de drenagem, contendo um mecanismo de válvula unidirecional que permite a saída de ar e fluido, mas impede a entrada de ar ou fluido na cavidade pleural a partir do exterior. Os sistemas de drenagem com válvula podem usar a drenagem de vedação subaquática ou uma válvula de vibração unidirecional (p. ex., válvula Heimlich, Pneumostat, válvula de vibração ad hoc [p. ex., cortar o dedo da luva]). Se o pneumotórax não resolver com esses métodos, a válvula é removida e um sistema de alto volume e baixa pressão é aplicado com pressões de -10 a -40 cmH_2O, embora alguns sugiram que limites de pressões de -10 a -20 cmH_2O podem reduzir o risco de edema pulmonar.

O tamanho do escape de ar não pode ser realmente conhecido antes da colocação do dreno torácico, e o tubo escolhido pode ser muito pequeno. Assim, se o pneumotórax não se resolver, o primeiro passo é aumentar o nível de sucção e, somente se a sucção máxima falhar na resolução do pneumotórax, um segundo dreno pode ser considerado.

Hemotórax

O hemotórax é mais comumente resultado de trauma torácico, mas também pode resultar de condições não traumáticas (por exemplo, malignidade, infarto pulmonar, anticoagulação, ruptura de aneurisma). Os objetivos da toracostomia por dreno no hemotórax agudo são drenagem de sangue fresco, medição da taxa de sangramento, evacuação de qualquer pneumotórax coexistente e tamponamento do local do sangramento pela aposição das superfícies pleurais. Ocasionalmente, o sangramento pode causar um pneumotórax loculado, que pode ser tratado com vários cateteres de menor diâmetro ou potencialmente instilando um agente lítico para interromper as septações. No entanto, o pneumotórax loculado em pacientes traumatizados pode exigir intervenção cirúrgica. Devido ao risco de hemorragia, os agentes líticos só devem ser usados com extrema cautela em pacientes com hemotórax traumático. O tratamento do hemotórax é individualizado e geralmente gerenciado em consulta com um serviço de cirurgia torácica ou cirurgia de trauma.

Derrame pleural parapneumônico

O tratamento do derrame parapneumônico pode incluir drenagem torácica ou cirurgia toracoscópica videoassistida. Um tubo menor, geralmente, é mais confortável para os pacientes, principalmente se for necessário mais de um tubo. Cateteres *pigtail* macios parecem ser eficazes em crianças, especialmente em crianças menores e bebês. No entanto, se o líquido parecer viscoso ou loculado na TC do tórax, um tubo maior deve ser usado para minimizar o risco de oclusão com detritos fibrinosos. A drenagem malsucedida de um derrame usando um pequeno cateter indica a presença de múltiplas loculações ou material muito viscoso. O líquido obtido deve ser avaliado quanto à cultura, contagem de células, análise química, sorologia e outros testes pertinentes.

Empiema

Para empiema, a drenagem é indicada. Se o tratamento cirúrgico subsequente será necessário, depende do estágio clínico do empiema.

» Para um empiema estágio 1 (exsudato), será necessário um dreno de bom calibre para drenar o pus espesso, principalmente se houver detritos, mas provavelmente resultará em um resultado clínico bem-sucedido.
» Para empiema estágio 2 (pus franco), um tubo torácico ainda é necessário, mas pode falhar. A falha em obter a drenagem com um único tubo deve levar à consulta de cirurgia torácica para drenagem por cirurgia toracoscópica videoassistida.
» Para um empiema estágio 3 (fase de organização), a drenagem do tubo torácico quase certamente resultará em falha do tratamento.

Contraindicações

Anticoagulação, coagulopatia, infecção subjacente ou diátese hemorrágica são contraindicações relativas à colocação emergente de tubo torácico em crianças, com exceção de pacientes agudamente feridos, preocupados com hemotórax maciço ou pneumotórax hipertensivo. A toracostomia por agulha pode ser uma opção inicial preferida em um paciente com pneumotórax e coagulopatia, para evitar sangramentos adicionais relacionados ao procedimento. Derrames pleurais transudativos devido a insuficiência hepática geralmente não são tratados com drenagem de toracostomia.

Em um paciente com aderências pleurais, pleurodese prévia ou cirurgia pulmonar prévia, a inserção cega de um tubo torácico é perigosa; orientação por ultrassom ou tomografia computadorizada (TC) sem contraste é preferível.

Posicionamento do paciente

Conforme as lesões específicas e o status do paciente, considere a posição supina para crianças com elevação da cabeceira de 30 graus (permite diminuição da altura do diafragma em crianças) ou uma posição sentada para os suspeitos de ter um diafragma alto. Considere uma sonda nasogástrica para aspiração de ar do estômago, para diminuir a altura do diafragma.

Sedação e analgesia

A inserção do dreno torácico em qualquer local é dolorosa para a maioria dos pacientes, mas em situações clínicas de emergência, o dreno torácico pode ser facilmente inserido sob anestesia local (p. ex., lidocaína a 1% sem vasoconstritor) com ou sem bloqueio do nervo intercostal. A aplicação por meio de uma agulha de diâmetro pequeno e o uso de lidocaína tamponada ajudam a limitar a dor da injeção e podem ajudar a evitar dor e ansiedade.

No cenário eletivo, a sedação oral, intranasal ou intravenosa pode ser administrada antes da inserção do tubo, além da infiltração anestésica local. Pacientes pediátricos não críticos podem exigir técnicas adicionais de distração, apoio emocional ou medicamentos para ajudar na ansiedade. Os benzodiazepínicos (IV ou IN) ou dexmedetomidina podem ser bastante úteis. Se houver famílias presentes durante o procedimento (como geralmente ocorre), pode ser necessário apoio emocional específico para o(s) membro(s) da família, para maximizar a chance de um procedimento livre de estresse e distração.

Local da inserção do dreno

O local de inserção do dreno torácico depende da indicação da colocação do tubo. O fluido se acumula na porção dependente da cavidade torácica, enquanto o ar se acumula na porção não dependente. Deve-se tomar cuidado para evitar possíveis danos ao desenvolvimento de tecido mamário em meninas pré-pubescentes.

A maioria dos médicos insere o dreno torácico por meio de uma incisão no quarto ou quinto espaço intercostal na linha axilar anterior ou médio axilar. Em uma situação de emergência, os pontos de referência são a linha do mamilo nos meninos e o vinco inframamário nas meninas. Drenos colocados de maneira eletiva, especialmente aqueles projetados para drenar derrames, podem ser colocados de um a dois espaços nas costelas mais baixos ou o mais baixo possível no peito com o uso de orientação por ultrassom e podem ser canalizados em pacientes magros. Deve-se tomar cuidado para garantir que o tubo entre na cavidade torácica. A técnica de uso do ultrassom para orientar a colocação de um cateter para drenar o derrame pleural pode ser utilizada, conferindo mais segurança ao procedimento.

Para drenos colocados na posição anterior ou médio axilar, o dreno deve ser direcionado anteriormente para drenagem de ar ou posteriormente para drenagem de fluidos. Para drenar um hemopneumotórax, o dreno torácico é direcionado posteriormente porque a prioridade é drenar o sangue e monitorar a perda de sangue. Um dreno colocado para fluidos é provavelmente mais eficaz se for mais baixo no tórax.

Um local potencialmente melhor para pacientes com apenas um pneumotórax é o segundo espaço intercostal na linha clavicular média. A abordagem anterior requer a colocação do tubo através do músculo peitoral. Recomendamos essa abordagem apenas para um pneumotórax que é claramente observado na imagem e quando um pequeno cateter de *pigtail* (10 a 14 Fr) é usado, em vez de um tubo torácico padrão colocado através do quarto ou quinto espaço intercostal na linha axilar anterior. Para pacientes com pneumotórax simples e descomplicado, a colocação por via clavicular anterior está associada à redução da dor no local da inserção e pode ser realizada ao lado do leito para a maioria dos pacientes.

Técnica

Duas técnicas são mais comumente usadas para colocar um tubo torácico. A técnica padrão emprega dissecção romba para acessar o espaço pleural (Figura 22.1). Por outro lado, a técnica de Seldinger acessa o espaço pleural com uma agulha e usa dilatação progressiva sobre um fio guia para colocar pequenos cateteres especiais ou *pigtail*.

A colocação de um dreno torácico pode estar associada a complicações graves, incluindo danos aos pulmões ou outros órgãos (tórax, abdômen). O uso do ultrassom torácico pode minimizar as complicações e o ultrassom também identifica com precisão a localização do pneumotórax pela ausência de deslizamento pulmonar nas imagens bidimensionais e no modo M.

Para pacientes hemodinamicamente estáveis, deve-se prestar atenção ao controle adequado da dor para esse procedimento, com infiltração anestésica local e uso de sedação apropriada (se possível). O oxigênio suplementar é fornecido conforme necessário.

Prepare a pele ao redor da área de inserção, de preferência com clorexidina alcoólica. Os tubos de toracostomia devem ser colocados com precauções de barreira total (luvas, avental, máscara, proteção para os olhos) e campos estéreis.

Usando lidocaína 2% sem vasoconstritor, infiltre uma pequena área da pele e tecido subcutâneo em um espaço intercostal abaixo do espaço intercostal que será usado para colocar o dreno.

Faça uma pequena incisão na pele no local da aplicação da lidocaína paralelo ao espaço intercostal. Aspire antes de injetar o anestésico local para garantir que ele não seja injetado na artéria intercostal. Anestesie o periósteo da costela acima e a costela abaixo do local de inserção intercostal planejado e inclua o tecido muscular do espaço intercostal. Tente direcionar a lidocaína para a área da pleura parietal onde o tubo entrará no espaço pleural. A margem inferior da costela é evitada para evitar lesões no feixe neurovascular.

Utilizando uma pinça curva de tamanho apropriado (p. ex., Kelly), disseque e cria um túnel subcutâneo curto do local da incisão em direção cefálica ao espaço intercostal através do qual o tubo torácico será inserido. Segure a pinça com uma mão controlando a alça e a outra apoiada no paciente e segurando a pinça perto de sua ponta para evitar mergulhar profundamente no peito do paciente (Figura 22.2).

Com uma pinça na posição fechada, empurre-o sobre a porção superior da costela (para evitar lesões no feixe neurovascular que percorre o aspecto inferior da costela) e através da pleura parietal. Abra a pinça para espalhar os músculos intercostais e a pleura parietal. Em crianças menores, ao aplicar pressão, a parede torácica se deforma significativamente devido à flexibilidade das costelas e à caixa torácica relativamente cartilaginosa. É preciso estar preparado para a necessidade de pressão significativa ao colocar a pinça, seguido de uma rápida/repentina diminuição da pressão quando a pleura é perfurada. Salvaguardas, como posicionar o dedo indicador

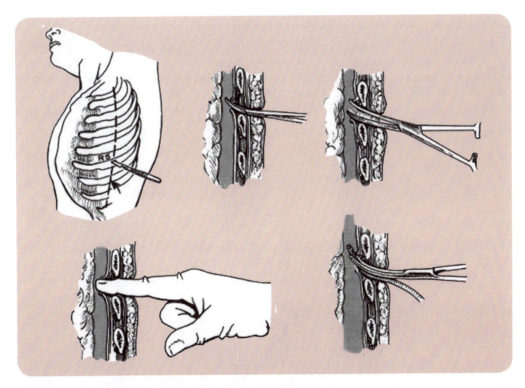

- Figura 22.2. Técnica padrão para inserir um dreno de tórax.

[Fonte: Mohammed HM. Egypt Jornal Chest Dis Tub. 2015;64(4):849-55.]

próximo à ponta para limitar a entrada da pinça, são imperativas para evitar danos nos pulmões devido a punções profundas inadvertidas.

Insira um dedo através do trato no espaço pleural para confirmar a posição correta e verifique se não há aderências entre o pulmão e a superfície pleural. Somente adesões facilmente rompidas devem ser liberadas com o dedo do operador, pois a dissecção pode causar sangramento significativo se forem rasgadas adesões mais organizadas. É muito importante entender que o parênquima pulmonar aderente à parede torácica pode ser confundido com aderências pleurais. Embora a pleura visceral tenha integridade estrutural significativa, uma vez violada, o parênquima pulmonar é facilmente rompido. Varrer um dedo pelo pulmão pode levar a sangramentos e vazamentos de ar significativos, possivelmente exigindo intervenção cirúrgica para reparo. Se o operador não espera aderências significativas, mas as encontra, o local deve ser abandonado. Se o paciente estiver estável, deve ser considerada a imagem do tórax e a consulta com cirurgia torácica ou serviço pulmonar intervencionista. Se o paciente precisar de um tubo urgente, o uso de um espaço mais caudal da costela (por uma ou duas costelas) geralmente permitirá que o tubo seja colocado com segurança.

Clampeie o tubo torácico na extremidade de inserção com a pinça. Com o auxílio da pinça, insira o tubo torácico através do trato no espaço pleural e direcione-o apicalmente para um pneumotórax ou inferior e posteriormente para derrame pleural. Como regra geral, os tubos que se posicionam anteriormente são melhores para drenar o ar e os tubos que posicionam posteriormente são melhores para drenar fluidos.

Remova a pinça e confirme se o dreno torácico está na cavidade torácica, observando a condensação dentro do tubo com a respiração ou a drenagem do tubo. Avance o tubo torácico até que o último orifício de drenagem esteja totalmente dentro da cavidade torácica.

O dreno deverá ser conectado a um frasco com selo d'água (Figura 22.3). Trata-se de um vidro ou plástico transparente e graduado para permitir o controle do volume drenado. Devem haver uma conexão e respiro de calibre adequados: pacientes com fístulas podem ter fluxo alto principalmente durante a tosse ou ventilação mecânica. O nível líquido é o mecanismo que funciona como válvula no sistema de drenagem, cobrindo os 2 ou 3 cm distais do

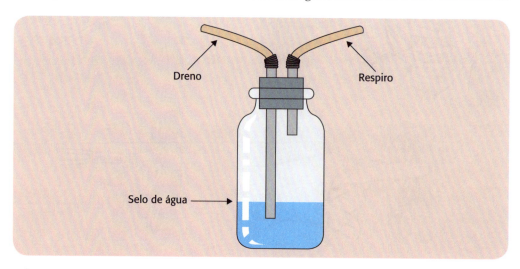

- Figura 22.3. Frasco com selo d'água.

[Fonte: Cipriano FG. Medicina (Ribeirão Preto) 2011;44(1): 70-8.]

tubo do frasco selo d'água. Esse mecanismo permite a drenagem do liquido ou ar e impede a entrada de ar na cavidade pleural. Entretanto se o tubo estiver mergulhado mais que 2 ou 3 cm, a drenagem de ar acaba sendo prejudicada porque aumenta a resistência ao fluxo de drenagem.

Também existe o sistema de sucção seca (sem água). Esse sistema usa um mecanismo de mola para controlar o nível de sucção e pode proporcionar um nível mais alto de sucção (Figura 22.4).

Realize uma sutura para ancorar o tubo torácico, fixando-o ao redor do dreno o suficiente para evitar deslocamentos, mas não o suficiente para obstruir o tubo (se a incisão for grande, uma sutura adicional poderá ser necessária para fechar a incisão). O tubo mais distal pode ser preso à pele do tórax ou nas costas para impedir que ele puxe os pontos, o que é doloroso e pode levar ao deslocamento do dreno.

Após a colocação do dreno torácico, obtenha uma radiografia para confirmar a posição do tubo e avaliar a expansão pulmonar. Verifique se o espaço no marcador radiopaco que marca o orifício de drenagem do tubo torácico mais próximo da pele fica dentro do espaço pleural.

Monitore a drenagem inicial do tubo. Se o pulmão estiver em um estado de compressão significativa devido a um grande derrame ou pneumotórax, o clínico deve estar ciente da possível complicação do edema pulmonar por reexpansão e estar preparado para tratá-lo.

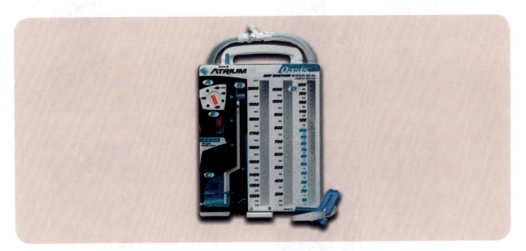

- Figura 22.4. Sistema de drenagem à seco.

[Fonte: https://www.getinge.com/us/product-catalog/oasis-dry-suction-water-seal-chest-drain/.]

Inserção do dreno tipo *pigtail*

Depois que o local é preparado e anestesiado:
» Insira uma agulha introdutora no espaço pleural (sobre a costela) e confirme se é possível aspirar fluido ou ar. Se não for aspirado fluido nem ar, não prossiga. Nesse caso, revise as imagens novamente e considere um sítio diferente para inserção (Figura 22.5).
» Se retornar fluido ou ar, insira o fio-guia através da agulha introdutora no espaço pleural. O fio deve passar sem resistência; se houver resistência, o procedimento deve ser

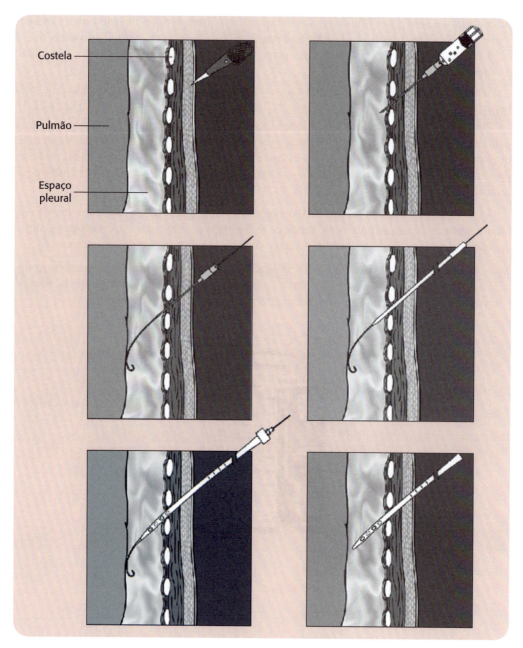

- Figura 22.5. Inserção percutânea de um dreno torácico tipo *pigtail* pela técnica de Seldinger.
[Fonte: Cook Critical Care. Cook Incorporated, 1987.]

abandonado. Direcione o fio-guia apicalmente para um pneumotórax ou inferior e posterior para uma coleção de fluidos. A posição do fio-guia pode ser verificada com fluoroscopia, se disponível.

» Passe os dilatadores sequencialmente sobre o fio guia para dilatar o trato. Isso exigirá um pequeno pescoço na pele para ajudar na passagem dos dilatadores.

» Passe a combinação tubo/dilatador torácico para o espaço pleural.

» Remova o dilatador e o fio-guia, deixando o tubo torácico no lugar, garantindo que todos os orifícios estejam dentro da cavidade torácica. Para alguns *kits*, o dilatador é removido e o cateter é colocado diretamente sobre o fio. Recue no tubo torácico e reconfirme que é devolvido líquido ou ar.

» Prenda adequadamente o tubo (sutura, suporte comercial do tubo), conecte o sistema de drenagem, obtenha uma radiografia do tórax para confirmar a posição do dreno e avaliar a expansão pulmonar e monitore a drenagem inicial do tubo, conforme descrito acima. Estão disponíveis dispositivos para fixação de tubos torácicos que eliminam a necessidade de suturas.

Sistemas de drenagem

A configuração e a função de um sistema típico de controle úmido e de drenagem fechada estão detalhadas na Figura 22.6. Sistemas improvisados podem ser usados como uma medida temporária, com água estéril em um pequeno recipiente para imitar uma vedação de água, sem sucção. É importante que o recipiente de fluido seja colocado abaixo do cateter para evitar a sucção inadvertida de fluido no espaço pleural.

Os sistemas de drenagem do tubo torácico geralmente incorporam uma válvula de liberação de pressão que equilibra rapidamente a pressão da câmara de coleta com a pressão atmosférica sem desconectar o tubo de sucção. Esse recurso pode ser usado se o paciente desenvolver dor no peito como resultado de uma evacuação muito rápida de altos volumes do pneumotórax ou do derrame pleural.

O nível inicial típico de sucção usado no ambiente clínico é de -10 a -20 cmH_2O de água, que pode ser ajustado se houver falha na drenagem. Os sistemas comerciais de drenagem fechada normalmente permitem que o nível de sucção seja ajustado entre 0 e -40 cm de água.

Para escapes de ar espontâneos, é adequada a menor quantidade de sucção (ou nenhuma sucção) necessária para manter a expansão total do pulmão. Não há evidências para apoiar o uso inicial rotineiro da sucção no tratamento do pneumotórax espontâneo. Sugerimos iniciar no selo d'água (ou seja, sem sucção). Se houver resolução incompleta do pneumotórax, iniciamos a sucção a -10 cm de água e aumentamos a quantidade de sucção apenas conforme necessário, conforme determinado pela radiografia de tórax. Um escape de ar persistente sem reexpansão completa é o motivo usual para aplicar (ou aumentar) a sucção.

Quando o tubo torácico é colocado para drenagem de fluidos, -20 cm de água é um valor razoável para iniciar, e o nível de sucção deve ser aumentado conforme indicado, com o objetivo de alcançar expansão pulmonar total, conforme determinado pela radiografia de tórax. Para um pulmão colapsado devido a pneumotórax ou derrame pleural abundante, grandes gradientes de pressão diferencial devem ser evitados durante a reexpansão pulmonar para evitar edema pulmonar por reexpansão. Ao colocar um tubo torácico para um derrame pleural grande, sugerimos inicialmente nenhuma sucção, o que pode diminuir o risco de edema pulmonar por reexpansão.

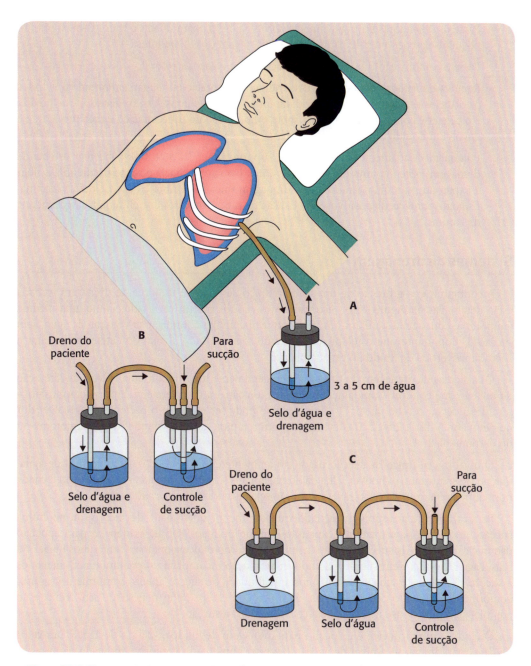

- Figura 22.6. Sistemas de drenagem torácica. A) Sistema de um frasco; B) Sistema com dois frascos; C) Sistema com três frascos.

[Fonte: adaptado de Zisis C, Tsirgogianni K, Lazaridis G, et al. Chest drainage systems in use. Ann Transl Med 2015; 3:43.]

Manutenção do dreno de tórax

A presença de escape de ar deve ser avaliada periodicamente para determinar se o dreno pode ser removido. A integridade do tubo e do dispositivo de drenagem deve ser inspecionada para garantir que qualquer escape de ar presente seja do pulmão.

A quantidade de drenagem da toracostomia deve ser avaliada regularmente (a cada hora, no cenário do trauma). No hemotórax traumático, em geral, uma drenagem imediata de 20 mL/kg ou o acúmulo de > 3 mL/kg por hora de sangue é uma indicação de toracotomia para identificar e gerenciar a lesão vascular torácica. Pode ser necessária ressuscitação fluídica.

Para derrames pleurais de grande volume, a remoção rápida de grandes volumes está associada ao edema pulmonar por reexpansão. Para minimizar esta possibilidade, desde que não haja escape de ar ativo, recomendamos prender o tubo torácico para clampear a remoção de líquido se o paciente desenvolver tosse severa, dor no peito, falta de ar ou dessaturação de oxigênio após a colocação do tubo torácico. Antes de retomar a drenagem, em ambos os casos, esperamos até que os sintomas sejam resolvidos. Mesmo sem sintomas, para pacientes sem sinais de desvio mediastinal do derrame, limitamos a drenagem inicial de líquidos (20 mL/kg em crianças), clampeando o dreno torácico e aguardando pelo menos uma hora antes da drenagem de líquidos adicionais. Pacientes com desvio mediastinal contralateral ao tubo torácico podem tolerar uma quantidade maior de remoção inicial de fluido, porque uma certa quantidade de fluido pode ser removida para retornar o mediastino à linha média antes que o pulmão comece a reinsuflar. O risco de edema pulmonar por reexpansão se inicia quando o pulmão começa a reinsuflar.

Problemas comuns

Se um sistema de sucção fechada for desconectado, o tubo deve ser limpo com um antisséptico (por exemplo, álcool, clorexidina) e o tubo reconectado. Se um novo aparelho de sucção fechada estiver imediatamente disponível, o novo deve ser conectado e o antigo descartado. Em um paciente com escape de ar, o dreno torácico não deve ser pinçado, pois isso pode levar ao pneumotórax por tensão.

Se o tubo torácico não estiver mais drenando e houver suspeita de que esteja cheio de coágulos ou detritos, o tubo pode ser retirado ou removido de obstruções. Essas manipulações devem ser realizadas apenas por um médico experiente, normalmente o médico que coloca e gerencia o tubo. Deve-se tomar cuidado para evitar o deslocamento do tubo durante essas tentativas. Um tubo que foi parcialmente desalojado e exposto ao ambiente externo não deve ser reinserido.

Remoção do dreno de tórax

Para minimizar o risco de complicações infecciosas, o tubo deve ser removido assim que for seguro. Os seguintes critérios devem ser atendidos antes da remoção do tubo torácico.

Pneumotórax

» O pulmão deve estar plenamente expandido;
» Não há escape de ar visível e o ar não se acumula quando a sucção é removida. Se houver alguma dúvida sobre se um vazamento foi completamente selado, alguns médicos prendem o tubo além do lacre de água, mas isso geralmente não é necessário.

» A manutenção de um dreno torácico em um paciente em ventilação mecânica que desenvolveu um pneumotórax é controversa. Acredita-se que ele deve permanecer no local enquanto o paciente precisar de ventilação mecânica, mesmo quando não houver escape de ar, enquanto outros afirmam que a colocação prolongada do dreno não é necessária e aumenta o risco de infecção. Embora não haja estudos de consenso para orientar o gerenciamento do dreno torácico nesse cenário, e a opinião seja dividida, nossa preferência é remover o tubo assim que for seguro.

Derrame pleural

» O pulmão está adequadamente expandido. Com empiema, ainda pode haver bolsas de líquido restantes. Se a maioria tiver sido drenada e o paciente estiver bem (afebril, sem leucocitose e com apetite retornando), o restante da anormalidade pleural provavelmente resolverá apenas com os antibióticos.

» A produção diária de líquidos está bem reduzida; no entanto, não há estudos sobre os quais basear um limite específico. O limiar é individualizado, dependendo da indicação da inserção e tamanho do paciente.

Técnica de remoção do dreno de tórax

Se os critérios de remoção acima forem atendidos, a sucção deve ser retirada. Antes da remoção do dreno torácico, a probabilidade de desenvolver desconforto respiratório devido a pneumotórax recorrente deve ser considerada e o paciente deve ser monitorado adequadamente após a remoção.

Na preparação para a remoção de um tubo torácico, é importante ter todos os suprimentos na sala e prontamente disponíveis.

Enquanto alguns defendem a extração do tubo torácico na inspiração final, outros defendem a extração no final da expiração. Um pequeno estudo comparando essas duas técnicas não mostrou diferença no pneumotórax pós-tração. De qualquer forma, antes de remover o tubo, a técnica que será usada deve ser explicada ao paciente. Para remover o tubo, segure o curativo próximo ao local de inserção do tubo torácico com a mão não dominante, peça ao paciente para executar uma expiração (se for colaborativo). Verifique se as suturas que prenderam o tubo no lugar foram removidas antes de remover o dreno.

Remova o dreno torácico rapidamente com a mão dominante enquanto coloca um curativo estéril seco. Após a remoção do tubo, prenda o curativo firmemente. Obtenha uma radiografia de tórax para avaliar a recorrência do pneumotórax e/ou a reacúmulo de líquidos. Uma radiografia adicional no dia seguinte não é obrigatória e só deve ser solicitada se clinicamente indicado.

Referências bibliográficas

1. Zisis C, Tsirgogianni K, Lazaridis G, et al. Chest drainage systems in use. Ann Transl Med 2015; 3:43.
2. Joseph KT. Tube Thoracostomy. In: Emergency Medicine Procedures, 2nd ed, Reichman EF (Ed), McGraw-Hill Education, New York 2013.
3. Mohammed HM. Egypt Jornal Chest Dis Tub. 2015;64(4):849-55.
4. Islam S, Calkins CM, Goldin AB, et al. The diagnosis and management of empyema in children: a comprehensive review from the APSA Outcomes and Clinical Trials Committee. J Pediatr Surg. 2012;47(11):2101-10.
5. Bueno Fischer G, Teresinha Mocelin H, Feijó Andrade C, et al. When should parapneumonic pleural effusions be drained in children? Paediatr Respir Rev. 2018;26:27-30.
6. Cipriano FG, Dessote LU. Drenagem Pleural. Medicina (Ribeirão Preto) 2011;44(1): 70-8.

CAPÍTULO 23

Traqueotomia

- José Colleti Junior

Introdução

A palavra traqueotomia, derivada do grego, tem como significado etimológico de seu sufixo, *tomia*, que é uma variação do termo *tomo*, uma incisão, divisão ou corte. Dessa maneira, entende-se por traqueotomia o procedimento cirúrgico feito à altura da traqueia cervical. O nome desta abertura à traqueia chama-se traqueostomia.

Traqueotomia é o procedimento cirúrgico que consiste na abertura da parede anterior da traqueia, comunicando-a com o meio externo, tornando a via aérea pérvia. Essencialmente, é utilizada em situações onde existe obstrução da via aérea alta, acúmulo de secreção traqueal, debilidade da musculatura respiratória ou para fornecer uma via aérea estável em pacientes com intubação traqueal prolongada.

Indicação

A traqueotomia tem como objetivo primário servir como alternativa artificial e segura para a passagem do ar pelas vias aéreas. As indicações para a realização da traqueotomia podem ser agrupadas da seguinte maneira:
- » Obstrução das vias aéreas superiores devido a causas congênitas ou adquiridas.
- » Pacientes que necessitam de ventilação mecânica prolongada.
- » Falha no desmame da ventilação orotraqueal ou nasotraqueal convencional (elimina o espaço morto).
- » Assepsia pulmonar.

As indicações em crianças não são tão claras quanto em adultos. Recomenda-se haver um comitê de traqueotomia ano no hospital.

Pacientes com obstrução das vias aéreas devem ser submetidos a exame das vias aéreas superiores, bem como laringoscopia e broncoscopia para excluir causas tratáveis de obstrução, eliminando assim a necessidade da traqueotomia. Também permite uma documentação precisa da patologia das vias aéreas para comparação futura.

A presença de pescoço com muita adiposidade ou curto, bócios, massas pulsáteis ou neoplasias na região da traqueotomia, infecções e impossibilidade de estender a coluna cervical são fatores que dificultam a cirurgia, porém, não a impede e sempre devem ser avaliados e considerados.

Uma contraindicação seria coagulopatia, visto que é uma área muito vascularizada, devendo ser resolvida a causa da coagulopatia antes do procedimento.

Escolha da cânula

O tamanho da cânula deve ser cuidadosamente escolhido (Tabela 23.1).

■ Tabela 23.1. Diâmetro de cânula de traqueostomia adequada para idade/peso. O número da cânula corresponde ao diâmetro interno em milímetros (mm)

Idade/peso	Cânula de traqueostomia recomendada (diâmetro interno)
Prematuros e RN pesando < 1.000 g	2,5 mm
Bebês pesando entre 1.000 g e 2.500 g	3,0 mm
RN entre 0-6 meses	3,0-3,5 mm
Lactentes entre 6-12 meses	3,5-4,0 mm
Lactentes entre 1-2 anos	4,0-4,5 mm
Maiores de 2 anos	(idade +16)/4

RN: recém-nascido; g: gramas.
[Fonte: Braz J Otorhinolaryngol. 2017;83:498-506.]

Há diversos tipos de cânulas disponíveis no mercado. A Tabela 23.2 ilustra as cânulas mais frequentemente utilizadas em pediatria.

■ Tabela 23.2. Descrição das cânulas de traqueostomia encontradas no mercado nacional com material de composição e durabilidade indicada em bula

Cânulas/marcas	Material	Durabilidade
Shiley	PVC siliconado	28 dias – não se recomendam a higienização e o reuso
Portex	PVC	29 dias – não se recomendam a higienização e o reuso
Bivona	Silicone	9 meses com higienização a cada 30 dias
Trachoe	PVC siliconado	120 dias
Comper*	PVC	30 dias

*Atenção para as dimensões dessa cânula, que apresenta em média um comprimento 7 mm mais longo do que as demais.
[Fonte: Braz J Otorhinolaryngol. 2017;83:498-506.]

Técnica

O procedimento deverá ser realizado por cirurgião habilitado em ambiente de centro cirúrgico com técnica asséptica. O cirurgião deve avaliar corretamente o comprimento da cânula, conforme Figura 23.1.

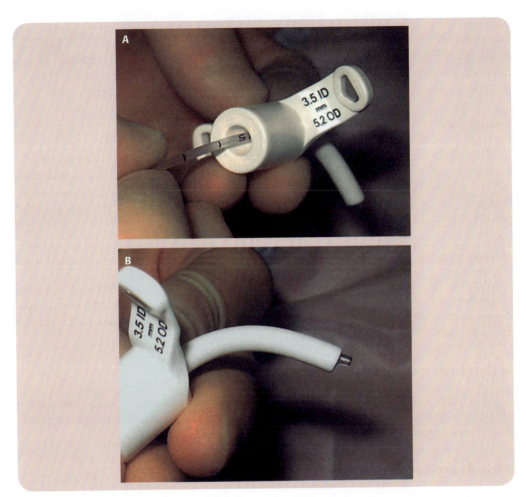

- Figura 23.1. (A e B) Medir o comprimento correto da cânula que não deve ultrapassar 5 mm além da ponta do tubo de traqueostomia.

[Fonte: The Open Access Atlas of Otolaryngology, Head & Neck Operative Surgery.]

Posicionamento

O paciente deve ser posicionado em decúbito dorsal horizontal, adotando hiperextensão cervical, um coxim sob o dorso. Desta forma a traqueia fica mais exposta no pescoço, facilitando o procedimento. A dificuldade de estender o pescoço, como em pacientes com artrose de coluna cervical ou fibrose cervical pós-radioterapia, usualmente torna o procedimento mais difícil, mas não impossível.

Reparos anatômicos

A identificação das estruturas anatômicas cervicais e o conhecimento da anatomia da porção anterior do pescoço são de extrema importância para o cirurgião. Estruturas vitais estão presentes, e por serem móveis, constituem fator complicador em situações onde o procedimento não é simples, especialmente em condições de urgência. Os principais pontos de reparo são: borda inferior da cartilagem tireoide, membrana cricotireóidea, cartilagem cricoide e fúrcula esternal. Por meio da palpação cervical estas estruturas são claramente identificadas. Deve-se proceder à assepsia do campo operatório.

Anestesia

Recomenda-se, se possível, anestesia geral e com o paciente intubado. O tubo traqueal deve ser retirado pelo anestesista, sob visão do cirurgião, depois da aberturada traqueia. A injeção do anestésico local (lidocaína 2% com vasoconstritor) deve ser efetuada mesmo em pacientes sob anestesia geral, já que promove vasoconstrição, facilitando o procedimento e reduzindo a dor pós-operatória.

Incisão da pele

A incisão da pele pode ser realizada de duas formas: longitudinal ou transversal. A incisão longitudinal permite acesso à traqueia com menor dissecção de tecidos. Portanto, pelas facilidades encontradas durante o ato cirúrgico, recomenda-se optar pela incisão vertical para realização da traqueotomia.

Dissecção da musculatura

Após incisão da pele com bisturi (lâmina 15), que deverá incluir tecido subcutâneo e eventualmente o músculo platisma, deve-se realizar cuidadosa hemostasia com eletrocautério. Os músculos se apresentam e devem ser dissecados e rebatidos lateralmente.

Istmo da tireoide

Habitualmente a glândula tireoide está sobre o primeiro e segundo anéis traqueais, porém, o terceiro anel está imediatamente caudal à borda inferior do istmo da glândula tireoide (Figura 23.2). Com dissecção cuidadosa é possível acessar o terceiro anel e aí realizar a traqueotomia. No entanto, quando isso não for possível, o istmo deve ser exposto completamente, decidindo-se, então pelo seu deslocamento látero superiormente ou pela istmectomia.

Traqueia

Após tratar o istmo da tireoide, podem-se visualizar os anéis traqueais, abrindo-se a fáscia pré-traqueal. A abertura da traqueia deve ser feita do 2º ao 4º anel traqueal, preferencialmente no segundo ou terceiro anel. O primeiro anel deve ser evitado pois pode resultar em lesão da região subglótica da laringe, predispondo a estenose. Abaixo do quarto anel aumenta-se o risco de lesão de estruturas torácicas como pleura e grandes vasos.

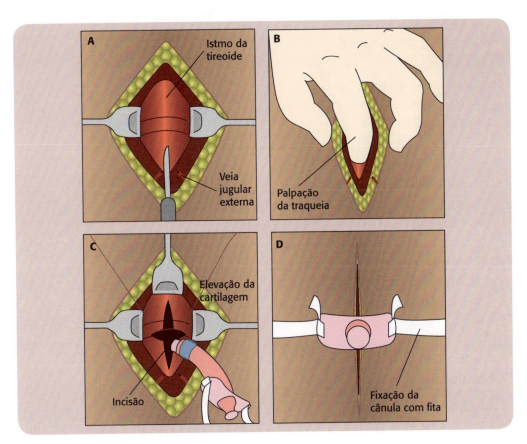

- Figura 23.2. Técnica de traqueotomia.
[Fonte: Adaptado de Injury 2008;39:375.]

Cuidados no pós-operatório

A ferida cirúrgica não deve ser fechada hermeticamente, para que o ar não se acumule no subcutâneo, gerando enfisema subcutâneo. Criteriosa revisão da hemostasia deve ser realizada. A primeira troca da cânula só deve ocorrer seguramente a partir do terceiro dia de pós-operatório.

Complicações

As principais complicações associadas ao procedimento são:
- » Durante o procedimento:
  - Parada respiratória
  - Edema agudo de pulmão (quando se faz abruptamente a reversão de um quadro obstrutivo de vias aéreas)
  - Hemorragia (região muito vascularizada)
  - Broncoaspiração de sangue

- Lesão do nervo laríngeo
- Lesão de esôfago
- Falso trajeto
» Complicações pós-operatórias:
- Hematomas e hemorragias tardios
- Infecção
- Obstrução da cânula (rolhas de secreção ou sangue)
- Enfisema subcutâneo
- Pneumomediastino
» Complicações tardias (após 7 dias da cirurgia)
- Hemorragias por traumas
- Fístula traqueoesofágica
- Estenose subglótica ou traqueal
- Traqueomalácea
- Fístula traqueocutânea
- Cicatriz hipertrófica
- Distúrbios de deglutição

Decanulação

A retirada da cânula de traqueostomia deve ser realizada assim que o paciente respire normalmente por via aérea fisiológica. A dificuldade de retirada da cânula ocorre nas seguintes situações:

» Persistência da causa que levou à realização da traqueostomia.
» Deslocamento da parede anterior da traqueia, obstruindo a luz traqueal.
» Edema de mucosa.
» Intolerância ao aumento da resistência do ar, consequente à necessidade de o ar passar pelas narinas.
» Estenoses.
» Traqueomalácea.

Referências bibliográficas

1. Avelino MAG, Maunsell R, Valera FCP, et al. First Clinical Consensus and National Recommendations on Tracheostomized Children of the Brazilian Academy of Pediatric Otorhinolaryngology (ABOPe) and Brazilian Society of Pediatrics (SBP). Braz J Otorhinolaryngol. 2017;83(5):498-506.
2. Bonanno FG. Techniques for emergency tracheostomy. Injury. 2008;39(3):375-8.
3. Ricz HM, Mello Filho FV, de Freitas LC, et al. Tracheostomy. Medicina (Ribeirão Preto) 2011;44(1):63-9.

CAPÍTULO 24

Marca-Passo Diafragmático

- Miguel Lia Tedde
- Mario Gilberto Siqueira
- Carlos Otto Heise
- Ana Maria Thomaz

Introdução

Existe uma população de pacientes dependentes de ventilação mecânica (VM) que apresenta doenças não pulmonares, como as vítimas de trauma cerebral ou raquimedular alto ou, ainda, os portadores da síndrome da hipoventilação congênita central e da síndrome da obesidade de início rápido, disfunção hipotalâmica, hipoventilação e disfunção autonômica (ROHHAD, na sigla em inglês).

Embora a VM seja mantenedora da vida nessas situações, existe um impacto negativo decorrente da ventilação com pressão positiva para esses pacientes. Como a musculatura nativa não está sendo estimulada, com pouco tempo de VM já se identificava atrofia do diafragma desses pacientes.[1]

Além disso, existem as complicações relacionadas à VM crônica, como obstrução mecânica, risco aumentado de infecção pulmonar e redução da expectativa de vida. É nessas situações que o marca-passo frênico ou diafragmático pode ter indicação para substituir parcialmente a VM e restabelecer uma ventilação mais fisiológica, obtida por contração diafragmática. Apesar das óbvias vantagens, o método permanece pouco conhecido tanto nos centros de terapia intensiva ou de trauma quanto na comunidade de cirurgia torácica.

O objetivo deste capítulo é relatar as indicações, técnicas de implante e complicações dos marca-passos frênico e diafragmático, e apresentar as condutas que têm sido adotadas pelo Grupo de Estimulação Diafragmática do Instituto do Coração do Hospital das Clínicas da Faculdade de Medicina da Universidade de São Paulo (InCor-HCFMUSP).[2-4]

História

Embora haja relato de que Hufeland, em 1873, realizou a primeira estimulação direta do nervo frênico para tratamento de asfixia neonatal, a aplicação clínica da estimulação do nervo frênico começou apenas após a era dos marca-passos cardíacos, com Glenn, que relatou o desmame completo da VM de um paciente tetraplégico totalmente dependente de VM.[5]

Desde então, a mesma técnica básica vem sendo utilizada em diferentes serviços no mundo.[6]

Fisiologia da respiração

Durante a inspiração, o diafragma contrai criando pressão negativa que faz o ar entrar na cavidade torácica pelo sistema respiratório. O diafragma contrai voluntariamente durante o dia e automaticamente durante o sono, baseado nos níveis de CO_2 que são monitorados pelo centro respiratório. Quando o diafragma relaxa, o ar é exalado pelo recolhimento elástico do pulmão e da cavidade pleural.

Os músculos da expiração incluem a musculatura abdominal e os intercostais, que são inervados por nervos que se originam na medula torácica e que tem chance de serem lesionados em pacientes com trauma raquimedular alto. Na expiração forçada, como na tosse, os músculos intercostais e abdominais trabalham antagonisticamente ao diafragma.

O diafragma é inervado pelos neurônios motores do nervo frênico. Seu tronco se forma na margem lateral superior do músculo escaleno anterior e cursa superficialmente ao mesmo. Em seu trajeto descendente, penetra na caixa torácica entre a artéria e veia subclávias e termina no diafragma. Com cerca de 3.000-3.500 fibras nervosas, o nervo frênico tem seu núcleo posicionado na porção mais medial do corno ventral dos segmentos C3, C4 e C5 da medula espinhal. Seu diâmetro é de aproximadamente 2,5 milímetros.[7]

No evento de um trauma raquimedular alto, a interrupção das rotas bulboespinhais respiratórias pode levar a paralisia respiratória e esses pacientes irão, definitivamente, necessitar de VM.

Pacientes sob VM são susceptíveis a uma morbidade aumentada por pneumonia e à mortalidade precoce. A expectativa de vida aos 20 anos de idade é de 58,6 anos, enquanto para um paciente de 20 anos sob VM essa expectativa cai para apenas 17,1 anos. De acordo com o *National Spinal Cord Injury 2002 Database*, as taxas de sobrevida diminuem de 84% nos pacientes não ventilados para apenas 33% na população sob VM.

A carga de cuidados e os custos demandados pela VM total podem tornar impossível manter em domicílio um paciente nessas condições. Um paciente sob VM requer a supervisão 24 horas por dia de um cuidador treinado tanto em programar parâmetros de ventilador quanto em aspirar secreções. Estima-se que, nos EUA, um paciente sob VM chegue a custar mais de 200 mil dólares por ano.[8]

Traumatismo raquimedular alto

A incidência de lesões traumáticas da medula espinhal no mundo está entre 8 e 250 casos por milhão de pessoas por ano dependendo do país, sendo a região cervical a mais comumente acometida. De 2 a 5% dos lesados medulares perdem a função respiratória e tornam-se dependentes crônicos de um aparelho de VM, com significativo comprometimento de sua qualidade de vida devido à redução da mobilidade, e pelo comprometimento da função linguística, associados à dependência do aparelho de VM. Nos EUA, existem mais de 11.000 novos casos de lesão medular por ano e aproximadamente 4% desses casos necessitam de VM prolongada.[8]

Síndrome da hipoventilação congênita central

Outro grupo que também pode depender da VM são os portadores da síndrome da hipoventilação congênita central (cuja sigla na literatura médica internacional é CCHS), também referida como síndrome de Ondine. Foi descrita pela primeira vez nos anos 1970 e é uma condição clínica de disfunção do sistema nervoso autônomo, sendo o seu componente mais reconhecível a precária regulação da respiração durante o sono. Ela é causada por mutações no gene 2B(PHOX2B), que funciona como um fator de transcrição para o desenvolvimento do sistema nervosa autônomo.

A CCHS clássica é caracterizada por ventilação adequada quando o individuo esta acordado e hipoventilação com frequências respiratórias sem variações e respiração superficial com volume corrente reduzido durante o sono. Os casos mais graves hipoventilam não só durante o sono, mas também quando estão acordados. Isso ocorre porque a resposta ventilatória aos níveis arteriais de oxigênio e dióxido de carbono é muito ruim, resultando em falta de drive para respirar, principalmente durante o sono. Esse tipo de reação também pode se manifestar durante a vigília como uma resposta ventilatória ruim ao exercício e a infecções respiratórias. Outras associações comuns incluem doença de Hirschsprung (ausência de inervação autonômica no intestino) e alterações da regulação cardiovascular, como arritmias cardíacas. Alguns pacientes também desenvolvem tumores neurogênicos. O tratamento da síndrome é por meio da VM e, em alguns casos, com implante de marca-passo cardíaco para o controle das arritmias e ressecção intestinal na doença de Hirschsprung.

Um consenso recente da *American Thoracic Society* recomenda que pacientes com síndrome da hipoventilação congênita sejam ventilados por pressão positiva via traqueostomia nos primeiros anos de vida para assegurar ventilação e oxigenação ótimas, uma vez que esse suporte ventilatório seria apenas noturno. Durante o dia, esses pacientes podem ventilar espontaneamente. Exceção a essa sugestão seria a variante na qual os pacientes não conseguem respirar nem mesmo quando acordados. Nesses casos, o implante tem indicação para que as crianças ganhem mobilidade ao não terem que ficar presas ao aparelho de VM. De qualquer forma, na síndrome de hipoventilação a indicação deve ser avaliada caso a caso em conjunto com a equipe pediátrica que cuida dessas crianças.[9]

Síndrome da obesidade de inicio rápido, disfunção hipotalâmica, hipoventilação e disfunção autonômica

A obesidade de início rápido com disfunção hipotalâmica, hipoventilação e disautonomia é uma doença rara associada a alterações no sistema endócrino (principalmente o hipotálamo), no sistema nervoso autônomo e no sistema respiratório (hipoventilação central). Essa síndrome, muitas vezes, é confundida com a síndrome da hipoventilação congênita central de início tardio, mas ela não apresenta as mutações genéticas do gene PHOX2B presentes na síndrome da hipoventilação congênita central.

O sintoma inicial usualmente é a hiperfagia, que ocorre em crianças entre dois e quatro anos e que resulta em ganho rápido de peso de 10 a 15 kg num período de 6 a 12 meses. Os pacientes também apresentam outras alterações na função hipotalâmica, sendo as mais frequentes alterações eletrolíticas e desautonomia. Em torno de 40% dos casos também estão presentes tumores de origem na crista neural, como ganglioneuromas e ganglioneuroblastomas. Além disso, esses pacientes também apresentam apnéia obstrutiva do sono e hipoventilação central, sendo que o prognóstico da doença depende, em grande parte, de como é conduzido o tratamento da hipoventilação. Apesar de intensa investigação, até o momento, ainda não se identificou base genética para a doença.[10]

Indicação de implante

Existe um conceito errôneo, talvez pela analogia com o marca-passo cardíaco, que uma vez implantado, o marca-passo do diafragma irá estimular o paciente 24 horas por dia. Embora haja casos que toleram permanecer durante dias ventilando exclusivamente com o marca-passo, há que se ter claro que o marca-passo e a VM irão conviver como suporte ventilatório desses pacientes. O principal objetivo do estimulador diafragmático é melhorar a qualidade de vida por meio da diminuição do tempo diário de VM, redução dos episódios de infecção pulmonar por melhora da ventilação dos segmentos posteriores dos lobos inferiores e aumento da mobilidade desses pacientes.

Embora nenhum estudo randomizado tenha sido conduzido para validar os benefícios da estimulação diafragmática em pacientes dependentes de VM, torna-se difícil não indicar o uso desses dispositivos dada a melhora na qualidade de vida que esse método pode proporcionar.

Atualmente, tanto os marca-passos frênicos como o diafragmático, se implantados por equipes experientes, permitem restaurar ou melhorar a respiração de pacientes adequadamente selecionados.

Critério de seleção

O critério de seleção de pacientes candidatos a receberem um dispositivo para realizar a estimulação do diafragma difere totalmente se a patologia de base for o trauma raquimedular ou uma das síndromes com hipoventilação acima citadas. Nos pacientes com trauma raquimedular, a seleção busca determinar se o eixo nervo frênico-diafragma encontra-se íntegro, enquanto nas síndromes de hipoventilação esse problema não existe, uma vez que são pacientes que perderam o controle da respiração, mas que conseguem gerar inspiração espontânea, o que confirma a integridade do frênico e diafragma.

Nos casos de trauma raquimedular, o implante do marca-passo deve obedecer a critérios específicos para a seleção de pacientes. Pacientes com lesões medulares cervicais mais baixas, incluindo os segmentos de C3 a C5, podem sofrer destruição dos motoneurônios dos nervos frênicos, localizados no corno anterior da medula. Nessa situação, a estimulação elétrica dos nervos frênicos não será benéfica, pois ocorrerá degeneração walleriana axonal, tornando-os inexcitáveis. Nesses pacientes, a estimulação diafragmática direta também não é uma opção, pois a viabilidade muscular depende de fatores tróficos neurais. O músculo desnervado desenvolve grave atrofia neurogênica e progressiva substituição conjuntiva do tecido contráctil. Assim, a viabilidade dos frênicos é um determinante primário para os candidatos à estimulação isolada do nervo frênico.

Na tentativa de restaurar a inervação do diafragma mesmo em pacientes com lesão do núcleo do nervo frênico, foi proposta a utilização de transferências de nervos. No entanto, o retorno de ventilação espontânea eficiente, em princípio, não pode ser alcançado com a transferência de nervos doadores infralesionais de forma isolada, sendo necessário o uso associado de um marca-passo para recondicionar o diafragma e produzir ventilação. Nervos supralesionais também podem ser utilizados como doadores.

Importante lembrar que é apenas a fase inspiratória do mecanismo da respiração que estará sendo facilitada pela estimulação do diafragma. Os músculos expiratórios não são estimulados, o que significa que o mecanismo de tosse desses pacientes continua não funcionando.

Testes eletrodiagnósticos

O principal cuidado a ser tomado antes da implantação do marca-passo é a rigorosa seleção dos candidatos: excluir pacientes com possível recuperação espontânea da ventilação e identificar aqueles que têm possibilidade de ser desmamados do aparelho de VM com esse procedimento.[11]

Em pacientes com lesões centrais, a estimulação magnética transcraniana e cervical foi capaz de identificar com boa acurácia os pacientes que não reestabeleceram a ventilação espontânea.[12] Para um paciente ser considerado candidato a implante de marca-passo, a função adequada do nervo deve ser comprovada por estudos de condução motora do nervo frênico. O nervo frênico é acessível à estimulação percutânea com estimulador bipolar convencional na região supraclavicular, entre as cabeças esternal e clavicular do músculo esternocleidomastoide e o registro do potencial de ação muscular composto do diafragma é realizado com eletrodos de superfície.

O potencial obtido apresenta latência em torno de 6 a 7 milissegundos e amplitude bastante variável. A latência correlaciona-se com a velocidade de condução do nervo e seu grau de mielinização. O parâmetro prognóstico mais importante é a amplitude do potencial de ação muscular composto, que está relacionado ao número de axônios viáveis e à quantidade de fibras musculares inervadas. Considera-se adequada uma amplitude superior ao limite inferior da normalidade em expiração, que é de 300 microvolts.[13]

Nos pacientes sem resposta motora identificável do nervo frênico, a complementação com a eletromiografia com agulha do diafragma é desejável. Existe o risco de pneumotórax no procedimento, que embora baixo pode determinar pneumotórax hipertensivo em pacientes sob pressão positiva. A utilização de ultrassonografia concomitante reduz esse risco e pode fornecer dados adicionais confirmando o comprometimento diafragmático.

Outra opção é avaliar a excursão diafragmática por meio da ultrassonografia em modo M. Esse método não expõe o paciente à radiação e pode ser realizado à beira do leito, mesmo em ambiente de terapia intensiva.[14]

Importante lembrar que um bloqueio transiente da condução do frênico pode ser causado por edema ou outra distorção anatômica relacionada ao trauma. Essas condições devem se resolver mais rapidamente do que aquelas que requerem regeneração axonal. A melhora da amplitude do potencial de ação muscular composto ao longo do tempo é um dado prognóstico positivo para melhora da função diafragmática.

Período ideal para o implante

Ainda não há consenso sobre o período ideal para se realizar o implante do estimulador diafragmático. Há grupos que advogam a implantação precoce do dispositivo, logo após o trauma. Essa implantação precoce foi justificada como forma de evitar a amiotrofia que pode ocorrer com a cessação das contrações diafragmáticas após o trauma.[1]

Por outro lado, há grupos que tem requerido um período de no mínimo um ano antes do implante no sentido de não implantar pacientes que possam recuperar a respiração espontaneamente.[6]

Com relação à regeneração dos nervos, os melhores efeitos são alcançados quando a cirurgia é realizada de 3 a 6 meses após a lesão.[15]

Nosso grupo não faz indicações precoces, mas também considera que um ano seja um período excessivamente longo. Outro cuidado a ser tomado é que quando os testes iniciais de estimulação não mostram condução do frênico, eles devem ser retestados 6 meses e um ano após a avaliação inicial.

A literatura também enfatiza que o custo adicional inicial decorrente da aquisição do marca-passo é compensado em menos de um ano. A razão é que esse dispositivo que é mais fácil de usar reduz o custo global, os cuidados com o paciente são simplificados e ocorrem menos infecções respiratórias comparado com a VM.

Tipos de marca-passo disponíveis no mercado

Três marcas de dois tipos diferentes de marca-passo estão disponíveis no mercado mundial atualmente. Dois deles, muito semelhantes na concepção, são marca-passos que são implantados diretamente nos nervos frênicos. Um terceiro modelo é um marca-passo que é implantado por laparoscopia diretamente no músculo diafragma.

Embora tenham finalidade semelhante por uma questão didática iremos denominar de marca-passo frênico os modelos que são implantados diretamente no nervo e marca-passo diafragmático o modelo que é implantado no musculo diafragma.

Os modelos de marca-passo frênico

São sistemas que funcionam por meio de um eletrodo que é implantado diretamente no nervo frênico e que são compostos por quatro componentes: eletrodos, receptores, antenas e um transmissor (estimulador) portátil externo. Os eletrodos são cirurgicamente implantados no nervo frênico em cada lado do pescoço ou do tórax.

A abordagem pode ser por cervicotomia, pequena toracotomia anterior bilateral ou por vídeo, e necessita anestesia geral e intubação traqueal seletiva se por via torácica. Agentes bloqueadores neuromusculares não devem ser usados durante a anestesia para permitir a realização dos testes de estimulação perioperatórios.

Os eletrodos se conectam por um cabo a um receptor metálico que por sua vez ficam implantados em uma loja subcutânea, em geral na parede torácica ou abdominal alta bilateralmente, em posição que permita fácil adaptação da antena (Figura 24.1).

Para iniciar a estimulação a antena do transmissor externo (estimulador) é fixada com fita adesiva hospitalar sobre a loja do receptor, o dispositivo é ligado e a VM desconectada (Figura 24.2).

Os dois marca-passos frênicos são o *Avery Mark IV Phrenic Pacemaker* (Avery Biomedical, Commack, NY, USA. Website: http://www.averybiomedical.com) e o *Atrostim PNS V2.0* (Atrotech Ltd., Tampere, Finland. Website: www.atrotech.com). A grande diferença que existe entre eles é que a estimulação diafragmática e a consequente possível fadiga muscular são afetadas pelo tipo de eletrodo que pode ser uni ou quadripolar.

O *Avery* é um marca-passo monopolar, ou seja, a corrente é transmitida para o nervo em uma única descarga. O *Atrostim* por sua vez divide a corrente a ser liberada em quatro frações distintas que são aplicadas sequencialmente no nervo.

Dessa maneira, o marca-passo quadripolar consegue gerar contrações diafragmáticas com correntes de 5 a 10 vezes menores que o marca-passo monopolar. O resultado prático é que correntes menores reduzem a fadiga muscular, o que, teoricamente, permite que o paciente possa permanecer mais horas por dia sob estimulação diafragmática.

Marca-Passo Diafragmático

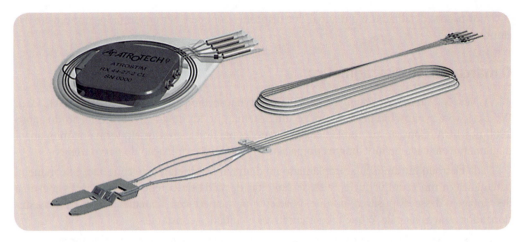

- Figura 24.1. Eletrodo, cabo e receptor metálico que compõe a porção implantável em cada um dos nervos frênicos do marca-passo quadripolar Atrostin. Após o implante o receptor metálico fica alojado em uma bolsa subcutânea da parede torácica, de cada lado do tórax do paciente.

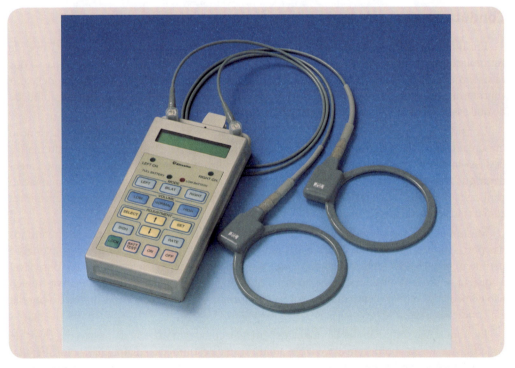

- Figura 24.2. Estimulador esterno do marca-passo Atrostin. Para estimular o paciente as argolas plásticas tem que ser fixadas com fita adesiva cirúrgica sobre o local onde estão alojados os receptores metálicos na parede torácica do paciente.

As diferentes séries relatadas na literatura mostram que de forma geral a utilização dos marca-passos frênicos obtém estimulação efetiva em 82 a 90% dos casos, com melhora da respiração e da qualidade de vida.[16]

Informações detalhadas e o manual dos dispositivos podem ser encontrados no website das empresas.

O marca-passo diafragmático

O *NeuRx Diaphragm Pacing System*, DPS, (Synapse Biomedical Inc., Oberlin, OH, USA. Website: www.synapsebiomedical.com) é um sistema que foi desenvolvido no inicio dos anos 2000 nos EUA. Consiste em implantar por laparoscopia dois eletrodos em forma de mini anzol diretamente em cada hemidiafragma do paciente próximo a terminação do nervo frênico.

Cada eletrodo intramuscular implantado no diafragma é diretamente conectado, de maneira percutânea, a um estimulador através de um sítio de saída da parede abdominal. Essa é uma desvantagem desse dispositivo, porque o paciente permanece constantemente com os fios exteriorizados através da pele, o que requer curativos e cuidados constantes.

Também nesse tipo de marca-passo, é o estimulador externo que libera os pulsos e as correntes de estimulação variam de 5 a 20 mA.[16]

Informações detalhadas e o manual do dispositivo podem ser encontrados no site da empresa.

Conduta em casos de lesão bilateral do nervo frênico

Em que pese o fato de que falsos negativos podem ocorrer, até recentemente o Grupo de Estimulação Diafragmática do InCor-HCFMUSP contraindicava o implante de marca-passo nos casos em que o estudo de condução do nervo frênico sugere haver lesão bilateral do nervo. A contraindicação do implante é uma situação angustiante, porque elimina qualquer possibilidade de que esses pacientes possam vir a desmamar da VM algum dia.

Considerando que problemas técnicos possam ocasionar a não obtenção do potencial de ação muscular composto do diafragma na estimulação percutânea do nervo frênico, resta a alternativa de testá-lo por estimulação intraoperatória com visualização direta. Entretanto, há que considerar que esse procedimento requer cervicotomia ou toracotomia, que pode ser muito invasivo para esses pacientes. Mais recentemente, algumas publicações relataram estratégias interessantes com a transferência nervosa para o nervo frênico.

Mesmo após a degeneração axonal motora do nervo, os tubos endoneurais são mantidos nas porções distais ao sítio de lesão. Esses tubos endoneurais são receptivos a brotos axonais e permitem regeneração longitudinal do nervo. Sendo assim, secciona-se um nervo doador viável e conecta-se seu coto proximal à porção distal do frênico. A recuperação distal do nervo frênico não é imediata e requer o crescimento axonal longitudinal, que é de cerca de 1 milímetro por dia em condições ideais.[17]

Embora nosso grupo ainda não tenha experiência com transferência de nervos em casos de lesão frênica, nossa abordagem em relação à indicação de estimulação diafragmática foi alterada. Em pacientes tetraplégicos com teste de condução do nervo frênico com resultados ruins, ao invés de contraindicar o procedimento, temos optado por discutir com o paciente e familiares a possibilidade de realizar a estimulação direta do frênico por meio de cervicotomia. Caso haja contração diafragmática com a estimulação direta do nervo o paciente terá os eletrodos implantados e poderá iniciar a estimulação em duas semanas.

Nos casos sem resposta, será realizada a transferência do espinhal acessório para o frênico e no mesmo ato cirúrgico o eletrodo é implantado. Após 6 meses, que corresponde, em tese, ao período necessário para que possa ocorrer a reinervação, o paciente inicia a estimulação do frênico na expectativa de que a reinervação tenha ocorrido.

O racional a nortear essa estratégia é que a abordagem cervical é menos traumática que a abordagem torácica. Além disso, o nervo acessório tem um potencial melhor como enxerto do que o nervo intercostal para realizar a transferência porque ele tem mais fibras, o que favorece a reinervação. Por outro lado, o fato da transferência ser realizada no pescoço ao invés de no tórax aumenta a distância do ponto de anastomose até o diafragma, e faz com que seja necessário mais tempo para o processo de reinervação se completar.

Transferência de nervos

A alternativa à VM com pressão positiva crônica em lesões medulares é a estimulação direta do nervo frênico, também conhecida como "marca-passo diafragmático" realizada pela primeira vez em 1970.[5] Desde então, centenas de pacientes já se beneficiaram do método. No entanto, essa técnica não pode ser utilizada quando a lesão envolve os níveis medulares C3 a C5, com subsequente perda do grupo de neurônios motores associados com a degeneração do nervo frênico.

Existem três possíveis doadores para a reinervação do nervo frênico: nervo intercostal, nervo laríngeo inferior e nervo acessório.[18-20]

Quando a técnica de transferência do nervo acessório para o nervo frênico é cogitada, deve ser lembrado que a viabilidade do nervo acessório deve sempre ser testada, pois seu núcleo também pode ter sido afetado pela lesão que compromete o nervo frênico.

Condicionamento do diafragma

Os pacientes que fazem implante de marca-passo estarão migrando da VM para a estimulação com o marca-passo. A VM promove uma hiperventilação basal com bicarbonato baixo secundário à pressão parcial de dióxido de carbono reduzido. Como no marca-passo, a ventilação é mais próxima da fisiologia natural os pacientes podem referir dispneia embora a ventilação esteja adequada.

Após o implante do marca-passo, os pacientes iniciam um período de condicionamento do músculo diafragma que se apresenta atrofiado pelo desuso provocado pela VM. Esse processo é realizado com o incremento gradual do tempo de estimulação em proporção a cada hora sendo as sessões de estimulação interrompidas se o paciente dessatura ou apresenta mal estar.

Indicação de marca-passo em pacientes com doenças neuromusculares

Várias doenças neuromusculares na faixa etária pediátrica podem evoluir com insuficiência respiratória. Um dos destaques é a atrofia muscular espinhal tipo 1, ou doença de Werdnig-Hoffmann. Outras doenças como distrofias musculares e formas graves de distúrbios da junção neuromuscular também podem apresentar falência ventilatória. Seja por comprometimento dos nervos frênicos ou diretamente pelo diafragma, ocorre atrofia e substituição conjuntiva do tecido muscular, o que torna esses pacientes não responsivos ao marca-passo. Em adultos com esclerose lateral amiotrófica (uma afecção do neurônio motor), estudos demonstraram que o marca-passo diafragmático não traz benefícios ao paciente.[21]

Retirada da traqueostomia

A sincronização entre a ativação dos músculos abdutores da via aérea superior e a contração do diafragma é necessária para a respiração adequada. Teoricamente, a retirada da traqueostomia é possível após o implante do marca-passo se ocorre uma sincronização correta, e é ocasionalmente feita em alguns centros principalmente para pacientes com síndrome da hipoventilação.

Outras considerações devem ser feitas quando se avalia a retirada da traqueostomia. A traqueostomia pode ser usada para a aspiração de secreção traqueal ou em casos de necessidade de recolocação do paciente em VM por falência do marca-passo ou em emergências, como pneumonia grave. Por essa razão, muitos preferem manter o paciente com a cânula fechada ao invés da retirada da traqueostomia.

Conclusões

A estimulação diafragmática com marca-passo é uma técnica que apresenta vantagens quando comparada com a VM e que tem apresentado excelentes resultados em pacientes adequadamente selecionados.

O principal benefício decorre da restauração de um mecanismo mais próximo do fisiológico de respiração em decorrência da contração do diafragma, permitindo o desmame da VM com aumento da ventilação dos segmentos posteriores dos lobos inferiores. Além disso, pode-se evitar o maquinário e tubos do aparelho de VM, o que contribui muito para aumentar a mobilidade do paciente. A fonação e o olfato também melhoram e a eliminação do ruído do VM contribui para a melhor qualidade de vida do paciente.

Referências bibliográficas

1. Levine S, Nguyen T, Taylor N, et al. Rapid disuse atrophy of diaphragm fibers in mechanically ventilated humans. N Engl J Med 2008;358:1327-35.
2. Filho Pinto DR, Tedde ML, Avino AJ, Brandão SL, Zanatta I, Hahn R. Video-assisted thoracoscopic implantation of a diaphragmatic pacemaker in a child with tetraplegia: indications, technique, and results. J Bras Pneumol. 2015;41(1):90-4.
3. Tedde ML, Vasconcelos Filho P, Hajjar LA, de Almeida JP, Flora GF, Okumura EM, et al. Diaphragmatic pacing stimulation in spinal cord injury: anesthetic and perioperative management. Clinics (Sao Paulo). 2012;67(11):1265-9.
4. Tedde ML, Onders RP, Teixeira MJ, Lage SG, Ballester G, Brotto MW, Okumura EM, Jatene FB. Electric ventilation: indications for and technical aspects of diaphragm pacing stimulation surgical implantation. J Bras Pneumol. 2012;38(5):566-72.
5. Glenn WW, Holcomb WG, Gee JB, Rath R. Central hypoventilation; long-term ventilatory assistance by radiofrequency electrophrenic respiration. Ann Surg. 1970;172:755-73.
6. Le Pimpec-Barthes F, Gonzalez-Bermejo J, Hubsch JP, et al. Intrathoracic phrenic pacing: a 10-year experience in France. J Thorac Cardiovasc Surg 2011;142:378-83.
7. Vathana T, Larsen M, de Ruiter GC, Bishop AT, Spinner RJ, Shin AY. An anatomic study of the spinal accessory nerve: extended harvest permits direct nerve transfer to distal plexus targets. Clin Anat. 2007;20(8):899-904.
8. DeVivo MJ. Epidemiology of traumatic spinal cord injury: trends and future implications. Spinal Cord 2012;50:365-72.
9. Weese-Mayer DE, Berry-Kravis EM, Ceccherini I, Keens TG, Loghmanee DA, Trang H; ATS Congenital Central Hypoventilation Syndrome Subcommittee. An official ATS clinical policy statement: Congenital central hypoventilation syndrome: genetic basis, diagnosis, and management. Am J Respir Crit Care Med 2010;181:626-44.
10. Ballard HA, Leavitt OS, Chin AC, Kabre R, Weese-Mayer DE, Hajduk J, Jagannathan N. Perioperative anesthetic management of children with congenital central hypoventilation syndrome and rapid-onset obesity with hypothalamic dysfunction, hypoventilation, and autonomic dysregulation undergoing thoracoscopic phrenic nerve-diaphragm pacemaker implantation. Paediatr Anaesth. 2018;28(11):963-73.

11. Shaw RK, Glenn WW, Hogan JF, et al. Electrophysiological evaluation of phrenic nerve function in candidates for diaphragm pacing. J Neurosurg 1980;53:345-54.
12. Duguet A, Demoule A, Gonzalez J, et al. Predicting the recovery of ventilatory activity in central respiratory paralysis. Neurology 2006;67:288-92.
13. Maranhão AA, Carvalho SR, Caetano MR, Alamy AH, Peixoto EM, Filgueiras PE. Phrenic nerve conduction studies: normative data and technical aspects. Arq Neuropsiquiatr 2017;75(12): 869-74.
14. Skalsky AJ, Lesser DJ, McDonald CM. Evaluation of phrenic nerve and diaphragm function with peripheral nerve stimulation and M-mode ultrasonography in potential pediatric phrenic nerve or diaphragm pacing candidates. Phys Med Rehabil Clin N Am 2015;26:133-4.
15. Midha R. Nerve transfers for severe brachial plexus injuries: a review. Neurosurg Focus 2004;16:E5.
16. Le Pimpec-Barthes F, Legras A, Arame A, Pricopi C, Boucherie JC, Badia A, Panzini CM. Diaphragm pacing: the state of the art. J Thorac Dis. 2016;8(Suppl 4):S376-86.
17. Spinner RJ, Kline DJ. Surgery for peripheral nerve and brachial plexus injuries and other nerve lesions. Muscle Nerve 2000;23: 680-95.
18. Krieger LM, Krieger AJ. The intercostal to phrenic nerve transfer: an effective means of reanimating the diaphragm in patients with high cervical spine injury. Plast Reconstr Surg 2000;105: 1255-61.
19. 19. Verin E, Morelot-Panzini C, Gonzales-Bermejo J, VEber B, Verbe BP, Soudrie B, et al. Reinnervation of the diaphragm by the inferior laryngeal nerve to the phrenic nerve in ventilator-dependent tetraplegic patients with C3-5 damage.ERJ Open Res 2017; #:00052-2017 [https://doi.org/10.1183/23120541.00052-2017.
20. Yang ML, Li JJ, Zhang SC, Du LJ, Gao F, Li J, et al. Functional restoration of the paralyzed diaphragm in high cervical quadriplegia via phrenic nerve neurotization utilizing the functional spinal accessory nerve. Case report. J Neurosurg Spine 2011;15:190-4.
21. Gonzalez-Bermejo J, Morélot-Panzini C, Tanguy ML, Meininger V, Pradat PF, Lenglet T, et al. Early diaphragm pacing in patients with amyotrophic lateral sclerosis (RespiStimALS): a randomised controlled triple-blind trial. Lancet Neurol. 2016;15(12):1217-27.

CAPÍTULO 25

Tomografia com Impedância Elétrica

- Werther Brunow de Carvalho

Introdução

A tomografia com impedância elétrica (TIE) é uma técnica não invasiva que está disponível clinicamente, fornecendo imagens correntes dinâmicas da distribuição de gás pulmonar do paciente à beira do leito (Frerichs I, et al, 2017). Além de ser não invasiva, a obtenção das imagens é livre de radiação e não necessita da cooperação do paciente, o que para o nosso cenário em pediatria e neonatologia é um dado importante. A TIE melhora, protege e detecta alterações relacionadas à ventilação mecânica por meio da monitoração regional da ventilação, de acordo com os itens delineados a seguir:

1. Imagem visível que permite prevenir a lesão pulmonar induzida pelo aparelho de ventilação pulmonar mecânica (VPM).
2. Ventilação protetora objetivando diminuir as complicações.
3. Otimização da pressão de condução (*driving pressure*) para diminuir a mortalidade.
4. Evita a necessidade de transporte intra-hospitalar e a radiação ionizante.
5. Detecção precoce de assincronia paciente-aparelho de VPM e presença de "*pendelluft*" para evitar a lesão pulmonar.
6. Otimização da ventilação não invasiva aumentando a chance de sucesso.

A utilização de ventilação invasiva não é uma forma fisiológica de ventilação e pode causar lesão pulmonar induzida, sendo que a gravidade vai depender dos parâmetros ventilatórios utilizados e também das propriedades mecânicas do sistema respiratório do paciente. Idealmente a VPM deve ser individualizada para as necessidades da criança. A TIE é capaz de fornecer informações clínicas relacionadas a vários fatores que promovem a lesão pulmonar induzida pela VPM.

Existem diversas modalidades para se avaliar a criança e o recém-nascido (RN), submetidos à VPM. Entretanto, não temos até o momento uma modalidade perfeita, pois todas possuem alguma desvantagem, conforme a Tabela 25.1.

O exame clínico é um método de baixa resolução, ajudando a uma avaliação do movimento dos pulmões. A utilização de TC de tórax deve ser limitada, devida à exposição à radiação, bem como as dificuldades frequentes de transporte de paciente para o local do exame. O raio-X de tórax não permite uma avaliação contínua ou medida de fluxo ou de expansão dinâmica. O ultrassom de pulmão, atualmente bastante utilizado, fornecendo informações uteis, mas é uma modalidade não contínua e de baixa resolução. Portanto, comparativamente aos métodos colocados na Tabela 25.1, a TIE tem benefícios por ser contínua, ter alta resolução e permitir uma avaliação dinâmica, da expansão pulmonar e dos dados de fluxo sanguíneo (perfusão).

Como toda tecnologia, existe a necessidade de uma curva de aprendizado, com bom treinamento da equipe de saúde, especialmente médicos e fisioterapeutas. A interface com o monitor é bastante boa, mesmo que não se compreenda amplamente a tecnologia.

■ Tabela 25.1. Comparação de vários métodos de exame dos pulmões

Método utilizado para o exame	Ventilação regional	Ângulo relacionado ao exame	Fluxo sanguíneo	Medida	Dados	Expansão torácica
Exame clínico	Sim (~6 áreas)	Principalmente coronal	Sim (baixa confiabilidade)	Única	Dinâmicos	Não
Raio X de tórax	Sim (bidimensional, resolução moderada)	Coronal	Não	Única	Estáticos	Sim
TC de tórax	Sim (tridimensional, alta resolução)	Transverso	Não	Única	Estáticos	Sim
Ultrassom de tórax	Sim (tridimensional, alta resolução)	Transverso	Não	Única	Estáticos	Sim
Espirometria a partir da ventilação mecânica	Não	Não avaliável	Sim, global	Contínua	Dinâmicos	Não
Tomografia por impedância	Sim (bidimensional, 900 pixels)	Transverso	Sim, alta resolução	Contínua	Dinâmicos	Sim

Pixels é o menor ponto que forma uma imagem digital, sendo que um conjunto de pixels com várias cores formam a imagem inteira.
[Adaptada de Davies P., et al, 2019.]

Bases físicas da bioimpedância elétrica

A TIE determina as propriedades elétricas dos tecidos do tórax, aplicando uma corrente alternada muito pequena por meio de eletrodos colocados ao redor do tórax (Figura 25.1).

A imagem acima demostra um paciente que necessitou drenagem pleural, na qual foram colocados os eletrodos ao redor do tórax para a mensuração da TIE.

Existem diversos tamanhos de cintas e fitas em termos do perímetro torácico relacionados ao paciente neonatal e pediátrico, assim como no paciente adulto. Estas são colocadas ao redor do tórax, no sentido transversal, sendo fundamental o bom contato com a pele. Um ponto importante é a escolha do tamanho da interface em relação a dimensão do tórax. Realizar sempre uma avaliação visual relacionada ao contato dos eletrodos, sendo que algumas empresas recomendam a utilização de agentes de contato específicos para melhorar a adesão com a pele

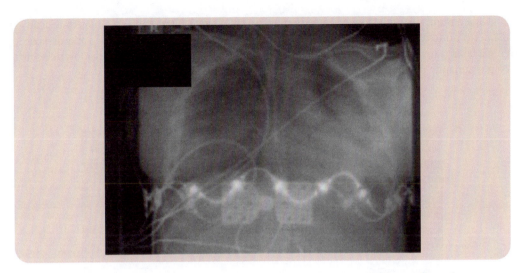

- Figura 25.1. Aplicação dos eletrodos ao redor do tórax em um paciente pediátrico, conforme imagem no raio-X de tórax.

[Fonte: Davies P, et al, 2019.]

A colocação ideal dos eletrodos deve ser em um local próximo ao 6° espaço intercostal (na linha paresternal). O diafragma pode periodicamente entrar no plano elétrico do eletrodo e pode alterar as mensurações especialmente com o paciente na posição supina.

A Figura 25.2 demonstra a colocação correta dos eletrodos ao redor do tórax ao nível da linha paraesternal próximo ao 6° espaço intercostal.

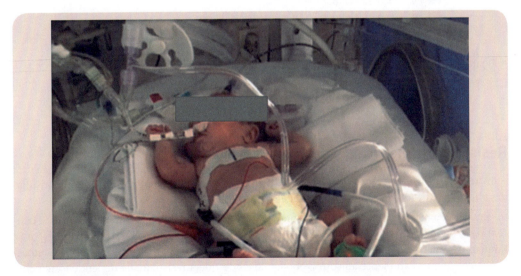

- Figura 25.2. Recém-nascido submetido à VPM com a colocação dos eletrodos ao redor do tórax para a mensuração da TIE.

[Fonte: acervo do autor.]

Uma das questões relacionadas à pediatria e neonatologia é o tamanho da cinta em relação ao diâmetro do tórax. Observe na Figura 25.3 que esse perímetro em centímetros varia de acordo com a faixa etária, assim como o número de eletrodos possíveis de serem empregados, de acordo com o tamanho da cinta.

Tamanho	Paciente neonatal e pediátrico Perímetro (cm)	Paciente adulto Hemiperímetro (cm)
N0	21,5 a 23,4	-
N1	23,5 a 25,9	-
N2	26,0 a 28,4	-
N3	28,5 a 30,9	-
N4	31,0 a 33,9	-
N5	34,0 a 37,4	-
P0	37,5 a 41,9	-
P1	42 a 46,9	-
P2	47 a 49,9	-
5S	50 a 58,9	-
4S	59 a 65,9	-
XXS	66 a 77,9	33 a 38
XS	78 a 87,9	39 a 43
S	88 a 99,9	44 a 49
M	100 a 111,9	50 a 55
L	112 a 123,9	56 a 61
XL	124 a 134	62 a 67

■ Neonatal-16 eletrodos em zig-zag
■ Pediátrico-32 eletrodos em zig-zag
■ Pediátrico-24 eletrodos com apresentação planar
■ Adulto-32 eletrodos com apresentação planar

■ Figura 25.3. Tomografia com impedância elétrica – tamanhos.
[Acervo do autor, com autorização da empresa.]

Resistividade elétrica dos tecidos torácicos

A resistividade dos tecidos torácicos para o sangue e para os tecidos pulmonares não insuflados e insuflados varia de acordo com a Tabela 25.2.

Em geral, a resistividade tecidual ou condutividade depende do conteúdo de fluido e da concentração de íon. Em relação aos pulmões, depende também da quantidade de ar nos alvéolos. Enquanto a maioria dos tecidos demonstra um ambiente isotrópico, o coração e os músculoesqueléticos têm um ambiente anisotrópico, significando que a resistividade depende fortemente da direção na qual ela é mensurada. Em geral, a resistividade ou condutividade tecidual depende do conteúdo de fluido e da concentração de íons. Especificamente em relação aos pulmões, também depende da quantidade de ar dentro dos alvéolos.

- Tabela 25.2. Resistividade elétrica dos tecidos torácicos

Tecido	Resistividade (Ω.cm)
Sangue	150
Pulmões, inspiração	2.400
Pulmões, expiração	700
Músculo cardíaco, longitudinal	125
Músculo cardíaco, transversal	1.800
Músculo esquelético, longitudinal	160-575
Músculo esquelético, transversal	420-5.200
Gordura	2.000-2.700
Osso	16,600

*Resistividade do tecido ou a condutividade depende do conteúdo fluídico e concentração de íon. Em termos dos pulmões, depende também da quantidade de ar no alvéolo.
[Putensen C, et al., 2019.]

Como informações adicionais, delineamos os itens a seguir:
» A TIE é uma técnica de imagem que trabalha com base nas alterações da aeração pulmonar, modificando a resistividade do tecido.
» A impedância regional pode ser predita pela resistividade do tecido, tornando possível diferenciar entre o pulmão e outro tecido e, portanto, alterações espaciais na aeração e ventilação temporal.
» Eletrodos em linha (pareados) são utilizados para fornecer pequenas correntes elétricas alternadas, de alta frequência e baixa amplitude.
» As voltagens elétricas resultantes são continuamente mensuradas por meio de uma matriz ordenada de eletrodos de superfície na circunferência torácica.
» A diferença na voltagem entre a corrente transmitida e recebida, representa a alteração de impedância e, utilizando algoritmos de reconstrução, a TIE tem a possibilidade de quantificar diferenças da impedância.
» Alterações patológicas influenciam a impedância tecidual e, portanto, a TIE pode ser utilizada para determinar a presença e a evolução de doença.

Os efeitos que determinam a impedância tecidual dependem de maneira importante da utilização da frequência de estimulação empregada. A bioimpedância é habitualmente dada como resistividade ou condutividade, o qual normaliza a resistência ou condutância para unidades de área com relação ao comprimento.

Sistemas comerciais disponíveis para avaliação pela TIE

Em nosso meio, temos disponível comercialmente dois sistemas, um deles está colocado na Figura 25.4.

Esse sistema tem uma configuração que emprega 16 eletrodos acoplados a uma cinta.

O outro sistema disponível no Brasil é o *Enlight*, conforme a Figura 25.5.

Manual de Dispositivos em UTI Pediátrica e Neonatal

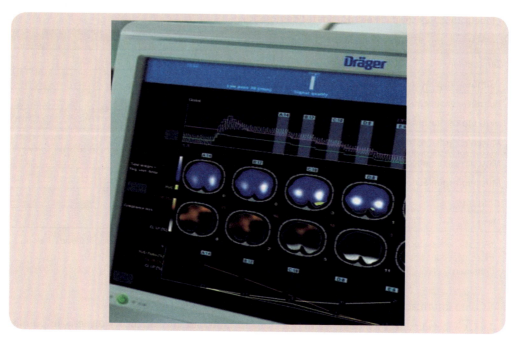

- Figura 25.4. Aparelho PulmoVista®500- Dräger.
  [Fonte: Bozsak C, 2019.]

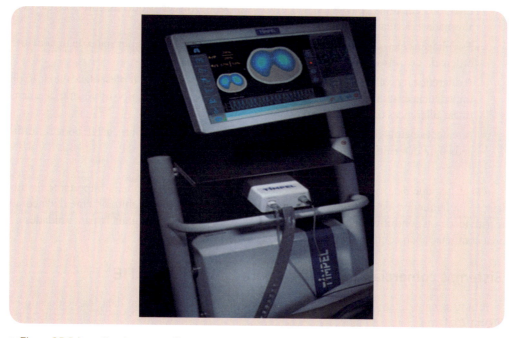

- Figura 25.5 Aparelho de tomografia com impedância elétrica – *Enlight* - TIMPEL®.
  [Acervo do autor, com autorização da Timpel®.]

Existem outros sistemas comercialmente disponíveis no mundo empregando um número de eletrodos e configurações diferentes, além de utilizarem algoritmos particulares para reconstrução da imagem.

Monitoração da ventilação

Existe um interesse crescente em se ter planos e protocolos individualizados para o tratamento de crianças utilizando ventilação mecânica, com o emprego da TIE que tem evidenciado uma concordância razoável com as modalidades tradicionais de imagem para se avaliar as alterações do volume pulmonar (Frerichs I, et al., 2007; Frerichs I, et al., 2003; Victorino JÁ, et al., 2004).

Pletismograma

Um outro modo de se avaliar as alterações na distribuição regional da ventilação é por meio da utilização do delta de impedância global em relação ao gráfico de tempo, conforme evidenciado graficamente na Figura 25.6.

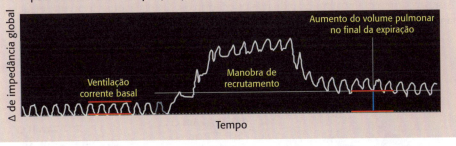

■ Figura 25.6. Tomografia com impedância elétrica – Pletismografia.
[Adaptada de Walsh BK et al, 2016.]

O paciente recebeu uma manobra de recrutamento e retornou aos parâmetros previamente selecionados. A manobra resultou em um aumento dos volumes pulmonares no final da expiração em relação à fase de ventilação corrente basal (observe a linha contínua e a linha colorida e azul com retorno para a ventilação corrente basal).

Essa alteração global da impedância pode ser avaliada em relação a uma alteração nos parâmetros da VPM, posicionamento do paciente ou procedimento, como na Figura 25.6 em que foi utilizada uma manobra de recrutamento.

Utilização da TIE

A grande vantagem da TIE é o fornecimento da informação da ventilação regional em tempo real à beira do leito. Portanto, essa tecnologia é importante, especialmente quando existe lesão pulmonar e alteração da distribuição da aeração (não homogênea). As principais aplicações clínicas da TIE estão na Tabela 25.3.

A TIE apresenta a possibilidade de potenciais aplicações em relação à investigação da fisiologia pulmonar (Frerichs I, et al., 2001).

■ Tabela 25.3. Aplicações clínicas da TIE

Estimativa do volume pulmonar, colapso e hiperdistensão pulmonar
Titulação da pressão expiratória final positiva (PEEP)
Detecção de pneumotórax
Detecção de derrame pleural
Predição do sucesso da retirada gradual da VPM
Monitoração do posicionamento do tubo intratraqueal
Auxilia a terapêutica com surfactante exógeno em RN pré-termo
Ajuda no recrutamento passo a passo de RNs com síndrome de desconforto respiratório (SDR), recebendo ventilação de alta frequência
Pode ser utilizada à beira do leito para orientar os parâmetros de VPM em RN pré-termo recebendo ventilação convencional com volume alvo
Também pode ser utilizada durante intervenções clínicas com indução de anestesia, intubação traqueal e aspiração intratraqueal

* A validação de estudos em crianças e RNs é muito limitada nesse momento.
[Fonte: acervo do autor.]

A seguir, apresentamos um caso de pós-operatório de cirurgia cardíaca em que evidenciamos o mapa da ventilação e os parâmetros de VPM (Figura 25.7).

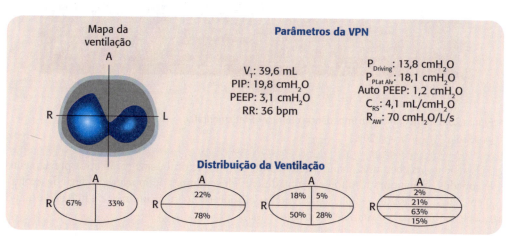

■ Figura 25.7. Menina de 8 meses de idade, com defeito do septo atrioventricular não balanceado, defeito septal, ventrículo direito pequeno e defeitos septais atrial e ventricular não restritivos. Realizou bandagem da artéria pulmonar com 3 meses de idade. Evoluiu com episódios de hipóxia que determinaram a falha de extubação traqueal e a necessidade de aumentar o suporte durante a primeira semana do pós--operatório. A investigação revelou que a hipoxemia tinha uma causa multifatorial: disfunção ventricular, leve estenose da anastomose da veia cava superior esquerda, pressão de artéria pulmonar *borderline* e atelectasia. Para se otimizar estratégias de ventilação, foi utilizada a TIE que demonstrou uma diminuição da ventilação pulmonar à esquerda (distribuição da ventilação: 67% à direita; 33% à esquerda. Visualmente, observe a diminuição da ventilação à esquerda comparativamente à direita).

[Fonte: acervo do autor.]

Monitoração da perfusão

A monitoração intermitente invasiva das ondas da TIE pode permitir a monitoração da perfusão quando se utiliza contraste (IBS) que são injetados por meio de um cateter venoso central (solução salina hipertônica). A monitoração contínua e não invasiva pode ser realizada baseando-se na atividade cardíaca (CRS) do coração e da região pulmonar. Portanto, o TIE também permite avaliar a funcionalidade do sistema cardiocirculatório, sendo útil para monitorar a perfusão pulmonar regional, assim como se ter uma estimativa do volume de ejeção. A monitoração da perfusão pulmonar regional e a imagem da relação V/Q utilizando a TIE, pode tornar-se factível para avaliação de pacientes com síndrome do desconforto respiratório agudo (SDRA).

Recentemente, Zarantonello F. et al., 2020, publicaram a avaliação da TIE de um paciente que estava em falência respiratória aguda devido à COVID-19, colocado em posição prona (Figura 25.8).

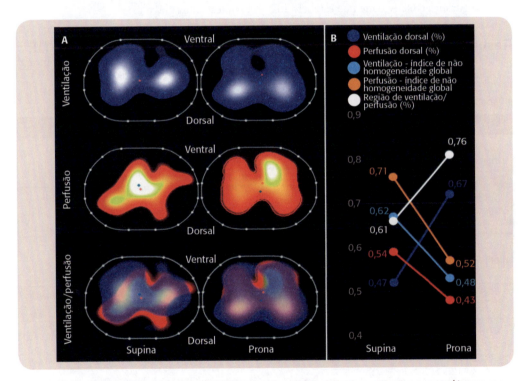

- Figura 25.8. (A) Imagens transversas da TIE ilustrando a distribuição da ventilação corrente (área com gradiente azul-branco), perfusão pulmonar (área com gradiente vermelho-amarelo) e a superposição das duas. As imagens foram obtidas com o paciente na posição supina e uma hora após a colocação em posição prona. (B) Ilustração das variações na distribuição da ventilação e perfusão, adicionando-se também o índice de não homogeneidade global.
[Adaptada de: Zarantonello F, et al., 2020.]

Tanto a ventilação quanto a perfusão se alteraram quando ocorreu a passagem da posição supina para a prona. A ventilação aumentou na metade dorsal do tórax (20%), enquanto a perfusão diminuiu (11%) na mesma área. Entretanto, o índice de não homogeneidade global diminuiu tanto para a ventilação quanto para a perfusão, aumentando a relação ventilação-perfusão no pulmão, o que pode explicar a melhora da oxigenação com a pronação do paciente, nesse caso.

Contraindicações

As principais contraindicações em pediatria e neonatologia são:
- » Pacientes com marca-passo, uso de desfibriladores e outros implantes com sistemas elétricos ativos.
- » Pacientes com lesão de pele ou alteração da pele quando do contato dos eletrodos.
- » Crianças com movimentos corpóreos sem possibilidade de controle.
- » Quando da presença de campos magnéticos, p. ex., ressonância nuclear.
- » Utilização associada com outros sistemas de medida de bioimpedância.
- » Não apresenta validação para recém-nascidos com volumes correntes muito pequenos e peso corpóreo muito baixo.
- » Segurança e efetividade não estabelecidas em adolescentes grávidas.

Resumo das medidas e descrições destas quando da utilização da TIE

A Tabela 25.4 a seguir delineia as medidas da TIE e a descrição associada.

■ Tabela 25.4. Resumo das medidas de TIE e descrições relacionadas

Medidas da TIE	Descrição
Variação da impedância corrente (VIC)	Alteração da impedância durante a respiração corrente, a diferença da impedância entre o final da inspiração e o final da expiração
Complacência regional do sistema respiratório	Complacência regional calculada pela divisão da variação regional de impedância corrente pela pressão de condução (*driving-pressure*)
Hiperdistensão e atelectasia/colapso	Área de hiperdistensão ou colapso acometida representando diminuição da complacência pela triagem com PEEP
Centro da ventilação (CV)	Desvio vertical da distribuição da ventilação em relação ao eixo gravitacional
Índice global de não homogeneidade (índice GNH)	Extensão espacial e dispersão na distribuição da respiração corrente, grau global da heterogeneidade espacial da ventilação
Atraso regional da ventilação (ARV)	Atraso temporal na distribuição do ar inspirado para se obter uma certa alteração na impedância
Distribuição de gás a partir do volume corrente (DGVC)	Alterações da fração regional da distribuição de gás a partir do volume corrente com a evolução temporal durante a inspiração

[Adaptada de Shono A, et al., 2019.]

Pelas informações das medidas da TIE relacionadas ao perfil das imagens e compartilhamento destas com outros profissionais, pode-se obter uma estratégia de ventilação mais personalizada. Portanto, a utilização de múltiplas medidas da TIE, com diferentes características é mais interessante do que utilizar uma simples medida da impedância.

Limitações da TIE

Embora a resolução temporal seja muito boa, a resolução espacial é menor do que a obtida com a tomografia computadorizada. Ela também pode não identificar regiões alteradas, na qual não ocorram alterações da impedância corrente (p. ex., atelectasia preexistente, derrame pleural). Uma outra questão relacionada à técnica é que ela pode não identificar a zona anatômica entre o pulmão e os tecidos não pulmonares. Adicionalmente, necessitamos de mais pesquisas para comprovar o seu benefício relacionado à evolução das crianças e RNs.

Referências bibliográficas

1. Bachmann MC, Morais C, Bugedo G, et al. Electrical impedance tomography in acute respiratory distress syndrome. Crit Care 2018;22:263.
2. Białka S, Copik M, Rybczyk K, et al. Electrical impedance tomography for diagnosis and monitoring of pulmonary function disorders in the intensive care unit - case report and review of literature. Anaesthesiol Intensive Ther. 2017;49(3):222-6.
3. Bozsak C. Restoring pulmonary function. Medica Magazine, 2019.
4. Davies P, Yasin S, Gates S, et al. Clinical Scenarios of the Application of Electrical Impedance Tomography in Paediatric Intensive Care. Sci Rep 2019;9(1):5362.
5. Franchineau G, Bréchot N, Lebreton G, et al. Bedside Contribution of Electrical Impedance Tomography to Setting Positive End-Expiratory Pressure for Extracorporeal Membrane Oxygenation-treated Patients with Severe Acute Respiratory Distress Syndrome. Am J Respir Crit Care Med. 2017;196(4):447-57.
6. Frerichs I, Dudykevych T, Hinz J, et al. Gravity effects on regional lung ventilation determined by functional EIT during parabolic flights. J Appl Physiol 2001; 91(1):39-50.
7. Frerichs I, Dargaville PA, Dudykevych T, et al. Electrical Impedance Tomography: A Method for Monitoring Regional Lung Aeration and Tidal Volume Distribution? Intensive Care Med 2003;29(12):2312-6.
8. Frerichs I, Schmitz G, Pulletz S, et al. Reproducibility of Regional Lung Ventilation Distribution Determined by Electrical Impedance Tomography During Mechanical Ventilation. Physiol Meas 2007;28(7):S261-7.
9. Frerichs I. Bedside lung imging methods (Electrical impedance to tomography). In: Rimensberger PC, ed. Pediatric And Neonatal Mechanical Ventilation. Berlin Heideberg, Springer-Verlag, 2015; pp. 457-71
10. Frerichs I, Amato MBP, van Kaam AH, et al. Chest electrical impedance tomography examination, data analysis, terminology, clinical use and recommendations: consensus statement of the Translational EIT developmeNt Study Group. Thorax 2017;72(1):83-93.
11. Frerichs I, Becher T, Weiler N. Electrical impedance tomography. In: Heunks L, Schultz MJ. ERS Practical Handbook Invasive Mechanical Ventilation, European 2019. Respiratory Society.pg.129-35.
12. Inany HS, Rettig JS, Smallwood CD. Distribution of Ventilation Measured by Electrical Impedance Tomography in Critically Ill Children. Respir Care 2020 jan28. Pii: respcare.07076.
13. Krause U, Becker K, Hahn G, et al. Monitoring of regional lung ventilation using electrical impedance tomography after cardiac surgery in infants and children. Pediatr Cardiol. 2014;35(6):990-7.
14. Leonhardt S, Lachmann B. Electrical impedance tomography: the holy grail of ventilation and perfusion monitoring? Intensive Care Med. 2012;38(12):1917-29.
15. Longhini F, Maugeri J, Andreoni C, et al. Electrical impedance tomography during spontaneous breathing trials and after extubation in critically ill patients at high risk for extubation failure: a multicenter observational study. Ann Intensive Care. 2019;9(1):88.
16. Muders T, Hentze B, Simon P, et al. A Modified Method to Assess Tidal Recruitment by Electrical Impedance Tomography. J Clin Med. 2019;8(8). pii: E1161.
17. Putensen C, Hentze B, Muenster S, et al. Electrical Impedance Tomography for Cardio-Pulmonary Monitoring. J Clin Med. 2019;8(8). pii: E1176.
18. Shono A, Kotani T. Clinical implication of monitoring regional ventilation using electrical impedance tomography. J Intensive Care. 2019;7:4.
19. Spadaro S, Mauri T, Böhm SH, et al. Variation of poorly ventilated lung units (silent spaces) measured by electrical impedance tomography to dynamically assess recruitment. Crit Care. 2018;22(1):26.
20. Victorino JA, Borges JB, Okamoto VN, et al. Imbalances in Regional Lung Ventilation: A Validation Study on Electrical Impedance Tomography. Am J Respir Crit Care Med 2004;169(7):791-800.

21. Walsh BK, Smallwood CD. Electrical Impedance Tomography During Mechanical Ventilation. Respir Care 2016;61(10):1417-24.
22. Zarantonello F, Andreatta G, Sella N, et al. Prone Position and Lung Ventilation and Perfusion Matching in Acute Respiratory Failure due to COVID-19. Am J Respir Crit Care Med . 2020;202(2):278-9.

CAPÍTULO 26

Sondagem Vesical

- Simone Isidoro Prado
- Cibele Cristina Alves
- Karla Favero de Lima

Introdução

A cateterização urinária é um procedimento invasivo em que é inserido um cateter uretral até a bexiga com a finalidade de drenagem da urina em pacientes com problema de eliminação urinária. A drenagem urinária pode ser realizada por meio de sistema aberto (intermitente ou alívio) ou fechado (demora) e por via suprapúbica.[1]

As indicações do procedimento estão contempladas em casos de exames urológicos, distensões vesicais, incontinências urinarias, irrigação de bexiga, pós-operatório de cirurgias reparadoras de uretras e estruturas adjacentes e instabilidade hemodinâmica o qual necessite de controle hídrico rigoroso.

A infecção do trato urinário (ITU) é responsável por mais de 30% de todas as infecções relacionadas à assistência à saúde (IRAS), estando em sua totalidade relacionadas à instrumentação do trato urinário, fator de risco isolado mais importante e que predispõe os pacientes à infecção.[2]

Importante salientar que, dentre as infecções, a incidência daquelas relacionadas ao trato urinário corresponde de 38,5 a 40% de todas as infecções nosocomiais, sendo 70 a 88% diretamente relacionadas ao cateterismo vesical e 5 a 10% após cistoscopias ou procedimentos cirúrgicos com manuseio do trato urinário, o que fortalece a necessidade da utilização de técnica asséptica para mitigar todos os riscos associados ao procedimento em questão o que reforça a necessidade de investimentos na educação continuada, para que medidas eficazes para o controle de infecções urinárias sejam adotadas.[5]

A atuação da enfermagem vem exigindo, com frequência, necessidade do conhecimento cientifico, teórico e técnico do enfermeiro, que são fatores fundamentais para a realização do respectivo procedimento, uma vez por ser invasivo a utilização da técnica asséptica, torna-se um fator primordial para a redução de prováveis infecções do sistema urinário e diminuir outros riscos associados.[2-4]

Em algumas instituições padroniza-se o uso da ultrassonografia pelos enfermeiros, como ferramenta de verificação do volume vesical, evitando-se assim a sonda vesical de alívio ou demora desnecessárias.

Complicações associadas ao procedimento da sondagem vesical

A inserção do cateter urinário pode ainda ocasionar outras complicações, como traumatismo uretral, dor e falso trajeto, possibilitando, quando associada a diferentes fatores e na variância do tempo de cateterização, a instalação de infecção em outro sítio do organismo. O envolvimento de todos os profissionais no manejo de pacientes que possuem dispositivos nesta proporção, são fatores fundamentais para mitigar possíveis complicações associada ao procedimento.[6,7]

Nesse sentido, recursos físicos, materiais, humanos e processos administrativos das instituições têm direcionado de maneira positiva ou negativa o processo de adoção e manutenção dos protocolos padronizados, com meta de redução de complicações associadas ao procedimento e uso do dispositivo de curta ou longa permanência.

Material para sondagem vesical

- » Mesa auxiliar.
- » *Kit* sondagem vesical.
- » Xilocaína gel.
- » Seringa de 3 ou 5 mL.
- » Mascara descartável.
- » Luvas de procedimento e estéril.
- » Gaze estéril.
- » Clorexidina aquosa 2%.
- » Coletor de urina com sistema fechado e graduado.
- » Sonda vesical de silicone (foley n° 6, 10, 12 ou Polivinila n° 4, 6, 8, 10).
- » Agulha para aspiração.

Técnica de passagem[8]

Considera-se como fator importante para a segurança da criança a realização do procedimento em 2 pessoas.

- » Comunicar o acompanhante e a criança (crianças maiores de 1ano, utilizar a técnica do brinquedo terapêutico) sobre o procedimento.
- » Colocar máscara.
- » Aproximar a mesa auxiliar e o recipiente de descartes de lixo a beira leito.
- » Realizar higiene das mãos.
- » Deitar a criança em decúbito dorsal com membros inferiores abduzidos.
- » Calçar luvas de procedimento e realizar higiene intima e posteriormente desprezar a luva.
- » Abrir o *kit* de sondagem sobre o leito e dispor uma das pontas do *kit* abaixo do glúteo da criança e as outras pontas sobre as pernas.
- » Abrir todo o restante dos materiais com técnica asséptica, com exceção da ampola de água.
- » Abrir a clorexidina e desprezar o primeiro jato, posteriormente disponibilizar o conteúdo do frasco na cúpula.

- » Colocar as luvas estéreis.
- » Solicitar para a segunda pessoa abrir a ampola de água destilada.
- » Aspirar o conteúdo e testar o balão da sonda se atentando para o volume recomendado pelo fabricante e após o teste desinsuflar o balão.
- » Lubrificar a sonda com xilocaína.
- » Umedecer as gazes com clorexidina aquosa com auxílio da pinça e realizar a antissepsia do períneo.
- » Realizar antissepsia da região pubiana, com movimentos únicos no sentido anteroposterior, com o auxílio de uma gaze para cada movimento, após colocar o campo fenestrado.
- » No gênero masculino, segurar a pênis perpendicularmente com a mão não dominante e com a outra realizar antissepsia do meato uretral para a base do pênis, no meato uretral realizar movimentos circulares de dentro para fora.
- » No gênero feminino, após realizar higiene do púbis, separar os grandes lábios com mão não dominante e com a outra mão realizar antissepsia com movimentos anteroposterior e da mesma forma nos pequenos lábios e no meato uretral, realizar movimentos circulares de dentro para fora.
- » Segurar a ponta da sonda lubrificada e introduzir delicadamente no meato uretral.
- » Manter a extremidade distal, dentro da cuba rim, até o aparecimento da urina.
- » Introduzir mais 5 cm após o aparecimento da urina.
- » Nas sondas que possuem fio guia, retirar o mesmo.
- » Insuflar o balão com água destilada na via destinada de acordo com o volume, conforme orientação do fabricante.
- » Tracionar levemente até sentir resistência.
- » Solicitar para o a segunda pessoa realizar a abertura do coletor de urina, retira-lo pela ponta proximal, desencapar a ponta e conectar na via de saída da sonda.
- » Fixar a sonda com fixador de sonda, certificando que o dispositivo está fixo em região supra púbica ou face lateral interna da coxa.
- » Retirar as luvas ao término do procedimento.
- » Deixar a criança confortável no leito.
- » Lavar as mãos.
- » Anotar o procedimento, tipo de numeração da sonda, volume e aspecto drenado.
- » Em casos de sondagem vesical de alívio com uso de dispositivo Plovinílico, seguir os passos descritos, colher a urina, retirar a sonda, fazer a higiene, deixar a criança confortável no leito e lavar as mãos.

Cuidados com o dispositivo vesical de demora

- » Realizar higiene com água e sabão ou clorexidina aquosa 2% (de acordo com protocolo da instituição)
- » Manter fixação adequada no local, sendo necessário observar presença de tração do dispositivo.
- » Mante coletor abaixo do nível do leito.

- » Ao abaixar a grade da cama/berço, observar se não ocorrera tração da sonda.
- » Nos casos de transporte dos pacientes, clampear a pinça do coletor de urina e logo que possível, retornar o coletor na posição correta e desclampear a pinça.
- » Atentar-se para que o coletor de urina não encoste no chão.
- » Esvaziar o coletor de urina, nos horários de controle hídrico, com auxílio do cálice graduado.

Retirada do dispositivo vesical

- » Calçar luvas de procedimento.
- » Aspirar o conteúdo do balão com seringa (3-5 mL).
- » Retirar a fixação do dispositivo.
- » Tracionar delicadamente a sonda até haver a exteriorização do dispositivo.
- » Manter a criança confortável no leito.
- » Desprezar o conteúdo urinário no vaso e o coletor no lixo (infectante) do expurgo.
- » Realizar a higiene das mãos e anotar o procedimento.

Referências bibliográficas

1. Ercole FE, Macieira TGR, Wenceslau LCC, Martins AR, Campos CC, Chianca TCM. Revisão integrativa: evidências na prática do cateterismo urinário intermitente/demora Rev. Latino-Am. Enfermagem jan.-fev. 2013;21(1).http://www.scielo.br/pdf/rlae/v21n1/pt_v21n1a23. Acesso em 5/9/2021.
2. Merces MC, et al. A prática do(a) enfermeiro(a) na inserção do cateter de Folley em pacientes de unidade de terapia intensiva: limites e possibilidades. Rev Epidemiol Control Infect. 2013;3(2):55-61. https://online.unisc.br/seer/index.php/epidemiologia/article/view/3157. Acesso em 5/9/2021.
3. Melo GSM, Tibúrcio MP, Freitas CCS, Vasconcelos QLDAQ de, Costa IKF, et al. Semiotics and semiology of Nursing: evaluation of undergraduate students' knowledge on procedures. Rev. Bras. Enferm. [Internet]. 2017 Apr [cited 2019 Jan 14]; 70(2): 249-256. Available from: http://dx.doi.org/10.1590/0034-7167-2016-0417. Acesso em 3/9/2021.
4. Oliveira R, Tinôco J, Delgado M, Andriola I, Da Silva C, Lira. A Estrategia educativa no ensino de anatomia humana aplicada à enfermagem. [Internet]. Universidad Nacional de Colombia - Sede Bogotá - Facultad de Enfermería; 2018 [citado: 2021, septiembre] Universidad Nacional de Colombia Revistas electrónicas UN Avances en Enfermería. http://dx.doi.org/10.15446/av.enferm.v36n1.61034. Acesso em 3/9/2021.
5. Magalhães SR, Melo EM, Lopes VP, et al. Evidências para a prevenção de infecção no cateterismo vesical: revisão integrativa.Rev enferm UFPE on line., Recife, 8(4):1057-63, abr., 2014.
6. Mazzo A, Godoy S, Alves LM, Mendes IAC, Trevizan MA, Rangel EML. Cateterismo urinário: facilidades e dificuldades relacionadas à sua padronização. Texto Contexto Enferm, Florianópolis, 2011 Abr-Jun; 20(2): 333-9. Disponível em: https://www.scielo.br/j/tce/a/DNM8Q77mFSBtJrYXNd5pMmJ/?format=pdf&lang=pt. Acesso em 3/9/2021.
7. Fonseca A. Enfermagem de Emergência. Rio de Janeiro: Editora Elsevier, 2011.
8. Fonseca A. Enfermagem Pediátrica. São Paulo: Editora Martinari, 2013.

CAPÍTULO 27

Punção Suprapúbica

- Patrícia Andréa Rolli
- Krisna Macias

Introdução

A infecção do trato urinário (ITU) é uma entidade clínica de alta prevalência na infância, sendo o seu diagnóstico em neonatos e lactentes jovens febris sempre um desafio, devido sua apresentação clínica inespecífica, associada à dificuldade de obtenção de amostra urinária confiável, sem a utilização de um método invasivo.

O trato urinário é estéril, no entanto, a área periuretral se coloniza normalmente com germes saprófitos e, nos primeiros anos de vida, com a flora intestinal (*Escherichia coli, Proteus*, dentre outros), formando a barreira de proteção frente aos uropatógenos. A fisiopatologia da ITU está relacionada à alteração desta flora, sendo a pielonefrite ou ITU alta uma apresentação grave desta patologia e implica em uma morbidade aguda e risco de dano renal permanente, notadamente em menores de 3 anos de idade e se há anomalias do trato urinário.

A Academia Americana de Pediatria recomenda que lactentes e crianças com suspeita de ITU, sem controle esfincteriano e que estejam suficientemente doentes para necessitar terapia antimicrobiana, devem ter urocultura obtida por cateterização da bexiga por via transuretral ou por aspiração direta da bexiga, através da punção suprapúbica (PSP), preferivelmente à coleta de amostra de urina via saco coletor, ainda que realizada com adequada antissepsia prévia.

A determinação do método que será utilizado para obtenção da amostra de urina, dependerá inicialmente de o paciente ter ou não controle esfincteriano e da condição anatômica do trato urinário.

Embora menos utilizada, a PSP é um método seguro e eficiente na obtenção de amostra urinária em neonatos e crianças menores de 2 anos de idade. Ainda que mais invasiva, esta técnica representa padrão ouro no diagnóstico de ITU, devido à baixa possibilidade de contaminação da amostra, que é de aproximadamente 1%.

A aplicação da técnica de punção e cateterização suprapúbica da bexiga é uma ferramenta que garante um resultado preciso na investigação de infecções do trato urinário neonatal e na primeira infância, reduzindo o impacto do uso inadequado de antimicrobianos, uma vez que a coleta da amostra se faz por via direta, evitando riscos de contaminação. Além dessa indicação, esse procedimento tem importante lugar como instrumento de alívio nas urgências urológicas, em casos de retenção urinária grave, onde a realização da sondagem vesical de alívio não é possível.

A realização cuidadosa e guiada, sempre que possível pela ecografia, confere segurança ao procedimento e previne complicações.

Indicações

» Obtenção de amostra de urina para análise e cultivo, em condições estéreis, em menores de 2 anos de idade, principalmente quando o quadro clínico não permite a demora no início do tratamento ou quando existe risco de contaminação da amostra, como nos casos de gastroenterite, vaginite, uretrite, balanite, dermatite perineal.
» Resultados prévios equívocos.
» Em situações em que não é possível a sondagem vesical, devido fimose grave, anomalias da uretra, vulva ou sinequias.
» Nas urgências urológicas, como método terapêutico de alívio da retenção urinária aguda.
» Injúria traumática de trato urinário, fraturas pélvicas.

Contraindicações absolutas e relativas

» Anomalias congênitas do trato digestório ou urinário, como gastrosquise, onfalocele e a extrofia vesical.
» Distensão abdominal.
» Lesões cutâneas no sítio de punção.
» Lesões expansivas intra-abdominais.
» Ascite.
» Discrasias sanguíneas.
» Micção recente ou baixo volume vesical.
» Desidratação.
» Ausência de bexiga palpável ou localizável ecograficamente.

Técnica para a realização da punção suprapúbica

A punção vesical suprapúbica é um procedimento médico, que deve ser executado por profissional devidamente treinado, sob técnica de antissepsia.

Alguns cuidados devem ser observados para o sucesso e segurança do procedimento:

» Os pais ou cuidadores devem ser informados da indicação e técnica antes da realização do procedimento.

» O executor deverá ter um entendimento claro da anatomia pélvica, que é distinta de acordo com o sexo do paciente.

» A bexiga se localiza posterior à sínfise púbica, anterior ao útero no sexo feminino e anterior ao reto no sexo masculino.

» A bexiga, no momento da coleta, deve estar repleta de urina, o que pode ser obtido por estímulo à ingesta de líquidos ou aumento da hidratação parenteral.

» O paciente é colocado em posição supina e com abdução dos membros inferiores, para permitir a estabilização da pelve (Figura 27.1).

» Realizar higienização da parede abdominal com solução antisséptica.

» Durante o procedimento de punção, deve-se cuidadosamente ocluir a saída da uretra, pois o procedimento pode estimular a micção (Figura 27.2).

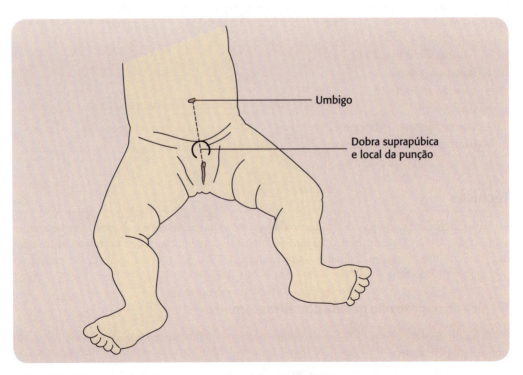

■ Figura 27.1. Posicionamento do paciente para punção suprapúbica.
[Adaptada de Plaza-Verduin MA, et al., 2016.]

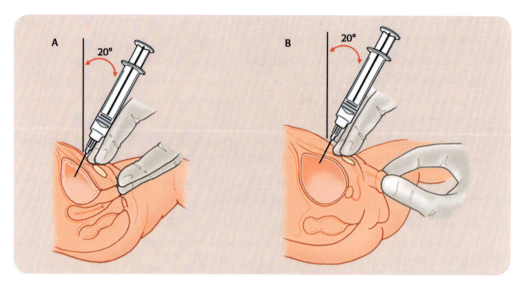

- Figura 27.2. Posicionamento das mãos durante a técnica de aspiração vesical suprapúbica.

[Fonte: Reichman EF. Emergency Mecicine Procedures. 2. ed.]

Equipamentos utilizados para realização em técnica estéril

- » Seringa 3 e 5 mL.
- » Agulhas 22, 23 ou 25 G.
- » Luvas estéreis.
- » Solução antisséptica.
- » Gaze estéril.
- » Creme anestésico lidocaína 1%.
- » Bandagem anestésica adesiva.
- » Reservatório para coleta estéril.

Técnicas

Existem duas técnicas para a realização da punção suprapúbica e, em ambas, deve-se aplicar o anestésico tópico 1 a 2 cm acima da sínfise púbica e, em seguida, cobrir com bandagem adesiva, de 20 a 30 minutos previamente ao procedimento. Em crianças maiores, usa-se infiltração subcutânea de lidocaína.

Técnica de punção não guiada por ultrassom

O fundo vesical estende-se acima da sínfise púbica, em direção ao abdome inferior, sendo de fácil acesso percutâneo.

A agulha deve ser inserida na linha média, aproximadamente 2 a 3 cm acima da sínfise púbica, em um ângulo de 20° com a parede abdominal, à profundidade de 1,5 cm. Imediatamente ao atravessar a pele, aplica-se pressão negativa à seringa e a agulha é introduzida lentamente, até que se note perda da resistência, pela transposição da parede vesical, e seja obtido o fluxo de urina (Figura 28.3).

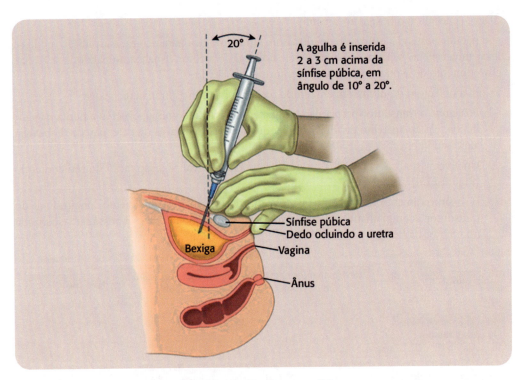

- **Figura 27.3. Inserção da agulha na técnica de aspiração suprapúbica.**

[Adaptada de: King C, Henreting FM. Pocket Atlas of Pediatric Emergency Procedures, Lippincott Williams and Wilkins, Philadelphia 2000.]

Caso haja falha na tentativa de se obter a urina, a agulha deve ser retirada até a borda da pele, no entanto, sem exteriorização do bisel. Então, muda-se a angulação da agulha, de modo que seja orientada mais caudalmente, em posição vertical verdadeira.

Após coleta de amostra suficiente de urina, o material é transferido para um frasco estéril e encaminhado ao laboratório para semeadura em meio de cultura próprio.

Técnica de punção guiada por ultrassom

A utilização da ultrassonografia para estimar o volume da bexiga e guiar a aspiração aumenta a probabilidade de sucesso do procedimento. O motivo mais comum na falha de obtenção da urina por meio da PSP é a falta de urina suficiente na bexiga, que pode ocorrer nos casos de desidratação ou micção na última hora.

O transdutor de alta frequência (5 a 10 MHz) de matriz linear é o ideal para obter a imagem da bexiga pediátrica. Obtém-se uma imagem transversal e mensura-se o volume da bexiga. Essa avaliação inicial, com estimativa do volume urinário vesical, fornecerá uma análise da condição atual do paciente, apontando a necessidade ou não de maior hidratação. Se houver necessidades de maior hidratação, deve-se reavaliar o paciente a cada 30 minutos, até que seja observada a repleção vesical, para então iniciar o procedimento com técnica estéril.

Além de utilizar os equipamentos já descritos para a técnica não guiada, é necessário utilizar gel condutor estéril e cobertura estéril para o transdutor.

Deve-se localizar a bexiga novamente.

Se não for possível a utilização do ultrassom em tempo real para realizar a aspiração, pode-se utilizar uma caneta estéril para marcar a pele no local de melhor visualização para que se realize o procedimento de aspiração da bexiga, conforme já relatado.

Com a utilização do ultrassom em tempo real para punção aspirativa da bexiga:

1. Posicione o transdutor perpendicularmente à parede abdominal, observe a ponta da agulha na tela do aparelho de ultrassom, enquanto avança através da pele, parede da bexiga, até o seu interior.
2. Uma vez visualizado a agulha no interior da bexiga, realize a aspiração do seu conteúdo (Figura 27.4).
3. Esse procedimento também pode ser realizado com o posicionamento longitudinal do transdutor, acompanhando o longo eixo da agulha, de modo que esta possa ser visualizada no interior da bexiga.

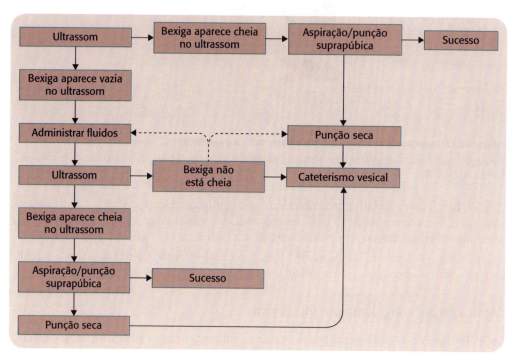

- Figura 27.4. Fluxograma para punção vesical suprapúbica.
  [Acervo dos autores.]

Complicações

As complicações da aspiração da bexiga por via suprapúbica são raras, como:
» Hematúria macroscóspica.
» Celulite da parede abdominal.
» Abcesso abdominal (aumento de risco em neutropênicos febris).

» Perfuração intestinal, que pode ocorrer quando há um volvo do intestino sobre a bexiga, sendo essa complicação mais rara ao se utilizar o método de punção guiada pelo ultrassom. Se houver suspeita de perfuração intestinal, retire a agulha e reinicie o procedimento com seringa e agulha estéreis.

Nesse caso, as perfurações intestinais são insignificantes e não necessitam de seguimento.

Conclusão

O conhecimento e aplicação da técnica de punção suprapúbica vesical na prática clínica, tem sua importância na determinação de coleta de urina de forma estéril e confiável e, como já dito anteriormente, é o padrão ouro de exame para iniciar a terapêutica antimicrobiana em pacientes que não tem controle esfincteriano com forte suspeita clínica de infecção do trato urinário.

No entanto, a sua aplicabilidade tem importante papel nos casos em que a cateterização uretral é difícil ou inviável, além de promover alívio vesical em casos específicos de traumas ou massas abdominais que inviabilizam a micção de forma espontânea.

Sua técnica relativamente simples, aliada à utilização do ultrassom, confere agilidade, eficácia e segurança ao método, minimizando os riscos e complicações desse procedimento.

Referências bibliográficas

1. Benito FJ. Técnicas de recogida de orina en el lactente. En: Benito Fernandéz FJ, Mintegui Raso S (eds). Diagnóstico y Tratamiento de Urgências Pediatricas. 3. ed. Ergon, 2002; 53-58.
2. Carlson KP, Pullon DH. Bladder hemorrhage following transcutaneous bladder aspiration. Pediatrics 1977;60(5):765.
3. Corder CJ, Chad A. LaGrange. Suprapubic Bladder Catheterization. NCBI Bookshelf. https:\\www.ncbi.nlm.nih.gov\books\NBK482179\. Acesso em 3/9/2021.
4. Chu RW, Wong YC, Luk SH, Wong SN. Comparing suprapubic urine aspiration under real-time ultrasound guidance with conventional blind aspiration. Acta Paediatr. 2002;91(5): 512-6.
5. Fisher DJ, Steele RW. Pediatric Urinary Tract Infection Updated: Mar 19, 2019. Disponível em: https://emedicine.medscape.com/article/969643-overview. Acesso em 3/9/2021.
6. O'Donovan DJ. Section Editors: Tej K Mattoo, MD, DCH, FRCP, Morven S Edwards, MD, Leonard E Weisman, MD. Deputy Editor: Carrie Armsby, MD, MPH. Urinary tract infections in neonates .
7. Eliacik K, Kanik A, Yavascan O, et al. A Comparasion of Bladder Catheterization and Suprapubic Aspiration Methods for Urine Sample Collection From Infants With a Suspected Urinary Tract Infection. Clin Pediatr (Phila), 2016; 55(9): 819-24. Epub 2015 Sep 29.
8. Silva F. Suprapubic Aspiration and Catheterisation. Emergncy Point-of-Care Ultrasound, Second Edition. First publish: 14 July 2017.
9. Romero FJ, Barrio AR. Servicio de Pediatria. Hospital San Pedro de Alcantara. Cáceres. Espanha. Punción suprapúbica y sondaje vesical. An Pediatr Contin 2003;1(2).97-100.
10. Ghaffari V, Fattahi S, Taheri M, Khademloo M, Farhadi R, Nakhshab M. The Comparison of pain caused by suprapubic aspiration and transurethral catheterization methods for sterile urine collection in neonates: a randomized controlled study. ScientificWordJournal. 2014 Jan 23; 2014: 946924.
11. Gochman RF, Karasic RB, Heller MB. Use of portable ultrasound to assist urine collection by suprapubic aspiration. Ann Emerg Med. 1991 Jun; 20(6): 631-4.
12. Marin JR, Shaikh N, Docimo SG, Hickey RW, Hoberman A. Suprapubic Bladder Aspiration. N Engl J Med 2014;371;10.
13. Munir V, Barnett P, South M. Does The use of Volumetric bladder ultrasound improve the success rate of suprapubic aspiration of urine ¿ Pediatric Emergency Care 2002; 18(5): 346-49.
14. Minevich E. Genitourinary emergencies in children. Minerva Pediatr. 2009;61(1): 53-65.
15. Moustaki M, Efstathaios S, Malliou C, Fretzayas A. Complication of Suprapubic Aspiration in Transiently Neutropenic Children. Pediatric Emergency Care: November 2007-Volume 23-Issue 11- p 823-25.
16. Peter JR, Steinhardt GF. Acute Urinary Retention in Children. Pediatr Emerg Care. 1993;9(4): 205-7.

17. Plaza-Verduin MA, Lucas JK. Suprapubic Bladder Aspiration. In: Ganti L. Atlas of Emergency Medicine Procedures. Springer Science+Business Media. 2016. p. 717-20.
18. Pollack CV Jr, Pollack ES, Andrew ME. Suprapubic bladder aspiration versus urethral catheterization in ill infants: success, efficiency and complications rates. Ann Emerg Med. 1994; 23(2):225-30.
19. Saccharow L, Pryles CV. Further experience with the use of percutaneous suprapubic aspiration of the urinary bladder. Bacteriologic studies in 654 infants and children. Pediatrics. 1969;43(6):1018.
20. Stine RJ, Avila JA, Lemons MF, Sickorez GJ. Diagnostic and therapeutic urologic procedures. Emerg Med Clin North Am. 1988; 6(3): 547-78.
21. Tosif S, Baker A, Oakley E, Donath S, Babl FE. Contamination rates of different urine collection methods for the diagnosis of urinary tract infections in young children: an observational cohort study.J Paediatr Child Health. 2012;48(8):659.

CAPÍTULO 28

Irrigação Vesical

- Simone Isidoro Prado
- Cibele Cristina Alves
- Karla Favero de Lima

Conceito

Irrigação vesical é a lavagem da mucosa que reveste a bexiga, com o objetivo de remover sedimentos, coágulos, urina em decomposição ou fins terapêuticos. Sendo cateterismo urinário é utilizado em pacientes com dificuldades ou impossibilidade de urinar. Consiste na introdução de uma sonda até a bexiga a fim da retirada da urina.[1]

A irrigação vesical pode ser considerada como um procedimento complexo que envolve a gestão de materiais, equipamentos, pessoas e processos, além de ações vinculadas ao respeito e segurança do paciente, procedimento e documentação, o que tem estreita relação com as instituições, seus processos de treinamento, protocolos e financiamento.[2]

A realização do cateterismo urinário, agregado a irrigação vesical, como esse procedimento assim como outros procedimentos executados pela enfermagem, existe dicotomia entre a prática e ensino, o que coloca em risco profissionais e pacientes.[3]

Cabe ao enfermeiro realizar, capacitar e supervisionar a equipe de enfermagem na introdução e manutenção do cateterismo urinário e compete aos cursos de formação em Enfermagem, capacitar o graduando, contextualizando-o com a realidade da ciência, da constante obrigação de reavaliação das práticas e condutas, por meio do desenvolvimento do senso crítico e da capacidade de busca pelo aprimoramento profissional.[3]

Material

» Frasco graduado.
» 1 par de luvas estéreis.
» 01 pacote de gaze estéril.
» 1 equipo de macro simples.
» 01 campo estéril.
» 01 frasco coletor graduado.
» 01 Urostop.
» Equipamento de proteção individual.

- » Bolas de algodão embebidas em álcool 70%.
- » Seringa de 10 ou 20 mL.
- » 100-500 mL de Solução salina de 0,9% ou conforme prescrição médica.

Procedimento

- » Fazer planejamento.
- » Realizar higiene das mãos.
- » Orientar a família e criança sobre a realização do procedimento.
- » Reunir o material na bandeja, levar à unidade do paciente, colocá-lo sobre a mesa de cabeceira.
- » Realizar sondagem vesical com cateter de 3 vias (Tabela 28.1).
- » Conectar bolsa de solução salina ao equipo de marco gotas simples e preenche-lo.
- » Conectar com o auxílio de uma gaze embebida em solução antisséptica alcoólica, na terceira via da sonda vesical, o equipo com a solução salina.
- » Posicionar a bolsa coletora no extremo oposto da cabeceira, abaixo do nível da pelve, monitorar os riscos de acidentes associados a retração do sistema.
- » Deixar disponível o suporte do soro com a solução salina.
- » Realizar abertura do sistema disponível para infusão da terapia.
- » Manter e ajustar o gotejamento da respectiva solução, verificando se o fluxo de infusão se encontra pérvio.
- » Desprezar o débito da bolsa coletora de diurese, que deverá ser retirado do frasco coletor graduado, sendo que deverá ser mensurado o volume drenado e subtraindo o volume infundido.
- » Manter vigilância clínica do paciente e monitorar a permeabilidade do sistema.
- » Garantir a segurança do paciente, antes, durante e após o término do procedimento.
- » Proceder às anotações de enfermagem.

■ Tabela 28.1. Cateter urinário de demora ou de Foley

Faixa etária	Tamanho (comprimento da inserção (cm) para meninas)	Tamanho (comprimento da inserção (cm) para meninos
Recém-nascido a termo	5-6 (5)	5-6 (6)
Lactente – 3 anos	5-8 (5)	5-6 (6)
4-8 anos	8 (5-6)	8 (6-9)
8 anos – pré-pubere	10-12 (6-8)	8-10 (10-15)
Pré-púbere	12-14 (6-8)	12-14 (13-18)

[Fonte: Wong. Fundamentos de enfermagem pediátrica. Rio de Janeiro: Editora Elsevier, 2011.]

Monitoramento do processo

A realização da troca da bolsa de solução salina deverá ser realizada conforme descrição em prescrição médica.

» Realizar o esvaziamento da bolsa coletora de diurese antes do volume atingir 2/3 da capacidade do sistema.
» Em situações que ocorra a necessidade de interromper a terapia de irrigação vesical, deverá ser utilizado o bloqueador para a terceira via de cateter vesical (Urostop).
» Center for Disease Control and Prevention (CDC): Guideline for prevention of catheter-associated urinary tract infections. Atlanta, EUA. 2009.
» Monitorar o período de infusão para garantir que não ocorra a interrupção da terapia, antes do período proposta.
» Realizar o controle em registro em impresso de irrigação vesical, conforme protocolo institucional. O preenchimento da planilha de controle de irrigação vesical inclui o volume infundido, o volume drenado. Deve ser calculada a diurese parcial e registrado o volume de diurese no plantão.

Riscos assistenciais do procedimento

» Contaminação da sonda.
» Não registro do procedimento.
» Obstrução da sonda por gotejamento inadequado.
» Ocupacionais: contaminação do profissional com material biológico infectante.

Referências bibliográficas

1. Wong. Fundamentos de enfermagem pediátrica. Rio de Janeiro: Editora Elsevier, 2011.
2. Volpato ABC. Passos VCS. Técnicas Básicas de Enfermagem. Técnicas Básica de Enfermagem. 4º Ed. São Paulo: Martinari, 2014.
3. Mazzo A, et al. Cateterismo urinário de demora: prática clínica. Revista eletrônica global de enfermeira. Disponível em: http//:www.um.es/global/ Acesso em: abril 2015.
4. Lynn P. Manual de Habilidades de Enfermagem Clínica de Taylor. Artmed. Porto Alegre. 2012.

CAPÍTULO 29

Métodos de Depuração Renal (Incluindo Vias de Acesso)

- João Domingos Montoni da Silva

A injúria renal aguda (IRA) ocorre em pacientes hospitalizados e contribui com até 20% dos pacientes tratados em unidades de terapia intensiva, sua taxa de mortalidade excede 50% e nos pacientes de Unidades de tratamento intensivo (UTI) que apresentam falência múltipla de órgãos e necessitam de diálise, a mortalidade aumenta até 80%. Cerca de 10% dos pacientes em unidade de terapia intensiva que desenvolvem IRA irão depender de terapia renal substitutiva, por meio de algum método dialítico. A capacidade de recuperação da função renal nos pacientes que sobrevivem a insuficiência renal aguda é maior que 45%.

A IRA tem por característica uma redução abrupta, em dias ou horas da função renal e na maioria dos casos de forma reversível. Nos pacientes pediátricos a principal causa de IRA está relacionada a falta de volume que ocasiona a diminuição do ritmo de filtração glomerular e/ou do volume urinário associados a distúrbios do equilíbrio hidreletrolítico e acidobásico com risco aumentado de morbimortalidade. Os casos de falta de volume estão relacionados a sepse, desidratação por vômitos e/ou diarreia – casos de gastroenterites. Cerca de 80% da IRA envolve casos de IRA pré-renal.

Nos pacientes pediátricos gravemente doentes em UTI pediátricas, a atenção deve ser redobrada para evitar progressão do dano renal e tecidual. Sendo assim, o sucesso da terapêutica está diretamente relacionado a precocidade das intervenções, iniciar precocemente: hidratação, correção de medicações para a função renal – antibióticos e todas as medicações utilizadas, correção de distúrbios hidreletrolíticos e acidobásico, evitar uso de medicações nefrotóxicas. Na falha das intervenções clínicas, a terapêutica renal substitutiva (TRS) deve ser iniciada precocemente para evitar progressão do dano e aumento da morbimortalidade.

Orientações para o início da TRS em crianças em estado grave com IRA na UTI pediátrica:
» Sobrecarga hídrica maior que 10%, já considerar o início da TRS.
» Oliguria/anúria não responsivo ao uso de diuréticos.
» Piora pulmonar com aumento dos parâmetros ventilatórios associada à sobrecarga hídrica.
» Necessidade nutricional.
» Valores de ureia acima de 80 mg/dL acendem o alerta.
» Acidose metabólica e hipercalemia refratárias ao tratamento clínico.

Quando as condutas clínicas falham e a homeostase orgânica é quebrada sem a possibilidade de restabelecimento com condutas clínicas da função renal, a TRS deve ser instituída.

A modalidade a ser escolhida dependerá do diagnóstico, treinamento e experiência da equipe de cada serviço e a disponibilidade de equipamentos.

Modalidades dialíticas disponíveis para TRS na prática clínica

» Diálise peritoneal (DP).
» Hemodiálise intermitente – clássica (HD).
» Hemodiálise estendida, SLED – *slow extended daily dialysis*.
» Terapêutica renal substitutiva contínua: ultrafiltração, hemodiálise, hemofiltração e hemodiafiltração.

Diálise peritoneal

A diálise peritoneal (DP) foi usada pela primeira vez no tratamento da IRA na década de 1920, mas somente em 1946 foi descrito o primeiro caso de uma vida salva pela DP na IRA. A DP é um processo empregado utilizando a membrana peritoneal para remoção de líquido e solutos do organismo resultado da metabolização proteica. Na DP, é realizada a infusão de uma solução de eletrólitos na cavidade peritoneal por meio de um cateter implantado na cavidade peritoneal, entre os folhetos peritoneais. A remoção de substâncias tóxicas e o excesso de líquido ocorrem respectivamente por difusão e osmose. Na difusão ocorre passagem de soluto do meio mais concentrado para o meio menos concentrado e na osmose a passagem de água do meio menos concentrado para o meio menos concentrado. O peritônio parietal recebe sangue da parede abdominal com vascularização mais rica. A superfície total da membrana peritoneal pode chegar a 1,7 m², em adultos, comparando-se ou até maior que a superfície da pele. A diálise peritoneal possui potenciais vantagens sobre a TRS extracorpórea.

É tecnicamente simples, com necessidade de um mínimo de infraestrutura e, portanto, de baixo custo. Pode ser a escolha de preferência para o paciente com dificuldade de acesso vascular ou aqueles com risco de sangramento já que não há necessidade do uso de anticoagulantes. Ao contrário da DP, com as novas máquinas a HD moderna e a hemofiltração venovenosa contínuas (CVVH) possuem sistemas volumétricos precisos que guiam a remoção de fluidos e muitos possuem um monitoramento do *clearance* de solutos *online*, conferindo uma clara vantagem em relação a DP. Problemas específicos da DP incluem a absorção de glicose e a hiperglicemia causada por soluções à base de glicose, exposição a produtos da degradação da glicose e a excessiva perda de proteína através da membrana peritoneal, piorando ainda mais a nutrição do paciente já debilitado.

A diálise peritoneal ocorre em várias etapas: infusão de volume na cavidade abdominal por meio de cateter previamente implantado – entrada da solução na cavidade peritoneal; permanência da solução na cavidade na cavidade abdominal para que haja a difusão de solutos e ultrafiltração de líquido e a drenagem da solução. A DP pode ser usada tanto em pacientes agudos como crônicos. Em UTIs pediátricas de hospitais secundários é a modalidade mais utilizada.

A eficiência na assistência prestada aos pacientes que necessitam de TRS não depende da melhoria e disponibilidade dos recursos estruturais do serviço, adequação de materiais e equipamentos para realização do procedimento, a quantidade e qualidade do pessoal de enfermagem, bem como a sua capacitação técnico-científica.

A DP em pacientes agudos pode ser realizada por métodos manuais – uso de buretas e por meio do sistema chamado de aranha. E por meio de automação – máquinas que realizam o procedimento, onde a própria máquina apresenta dispositivo para aquecimento das soluções infundidas. Essas máquinas estão disponíveis em serviços terciários de nefrologia e funcionam melhor com volumes de infusão na cavidade peritoneal maiores que 120 mL, dificilmente funcionam com volumes menores (Figura 29.1).

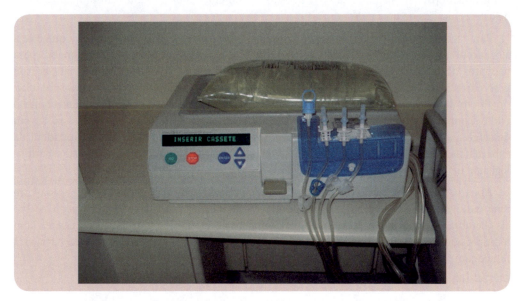

- Figura 29.1. Máquina automatizada de diálise.
[Fonte: Acervo do autor.]

A DP pode ser realizada também em sistemas chamados de aranha onde as conexões se interligam em uma bancada onde existe uma balança que, pelo peso das soluções de diálise, a enfermagem que executa o procedimento determina os volumes de entrada (dialisato) e saída (efluente) na cavidade abdominal. Como a balança não é de precisão, não deve ser utilizada no período neonatal e em crianças muito pequenas. Existem bancadas de sistema aranha que apresentam aquecedores para as soluções de diálise para não ocorrer infusão de soluções diretamente na cavidade abdominal com risco de hipotermia nos pacientes. A cada entrada e saída de líquidos, o peso de entrada e saída pode variar muito e fazer grande diferença quanto menor for a criança. Dessa maneira, no período neonatal utiliza-se a quantificação dos volumes que entram e saem através de buretas milimetradas. Nesses casos, o aquecimento da solução de diálise é realizado com luzes direcionadas para as bolsas de diálise.

Acesso peritoneal

Os cateteres para diálise peritoneal possuem vários orifícios ao longo de sua extremidade distal que facilitam a infusão e drenagem da solução de diálise. Um cateter para dialise peritoneal (cateter de Tenckhoff) bem locado (em geral na pequena bacia) e funcionante é fundamental para o sucesso da terapêutica e manutenção do fluxo do dialisato. Existem cateteres rígidos em desuso pelo risco de perfuração de vísceras, como: ceco, intestinos grosso e delgado e perfuração de bexiga. Em alguns serviços podem ser utilizados pelo baixo custo e em mãos treinadas com esse tipo de procedimento podem ajudar a salvar várias vidas. Atualmente os cateteres mais utilizados são siliconados e atraumáticos, diminuindo o risco de complicações. Podem ser retos ou curvos. Apresentam um ou dois *cuffs* para fixação e trajeto de fibrose ao longo do subcutâneo para minimizar perdas de cateteres e principalmente diminuir o risco de infecções (peritonites). Em geral, em pacientes agudos são passados os de um *cuff* e, nos pacientes em programação de diálise crônica, os de dois *cuffs*.

Para viabilizar a DP, precisamos da passagem de um cateter através do abdome e que esteja alocado no espaço peritoneal. Existem três tamanhos de cateteres disponíveis: neonatal (para neonatos de peso inferior a 3 kg) de 31 cm de comprimento, pediátrico (para crianças com peso entre 3-10 kg de 33 cm de comprimento) e adulto (crianças com peso superior a 10 kg, de 34 cm de comprimento). A diferença maior desses cateteres está no comprimento entre o *cuff* e a ponta do cateter. Na prática crianças com menos de 2 kg são submetidas à passagem de cateteres de duplo lúmen ou sondas uretrais na cavidade peritoneal. Tudo dependerá da experiência da equipe: cirurgião, pediatras, neonatologistas, enfermeiros intensivistas, cardiologista e nefrologistas.

Após passagem de cateter para diálise peritoneal a posição deve ser sempre checada com uma radiografia de abdome simples. Idealmente a ponta do cateter deve estar na pequena bacia. Lembrar sempre que a posição é super importante, porém descrevemos que cateter bem locado é aquele que funciona. Não será relocado cateter que mesmo fora da pequena bacia está funcionante.

Os cuidados com o cateter de Tenckhoff no pós-operatório são:

» O paciente deverá permanecer em repouso no leito por pelo menos 24 horas.

» Realizar lavagens diárias por meio do cateter com solução a 1,5% (*flushs*) para evitar a obstrução por coágulos e fibrinas, mantendo assim o cateter pérvio para início da diálise peritoneal. A DP é iniciada prontamente após a passagem do cateter os *flushs* não são necessários.

» Manter controle do balanço hídrico rigoroso.

» Monitoramento cardíaco e da pressão arterial, pois aumentos desses parâmetros são indícios valiosos que ajudam na avaliação hemodinâmica após passagem de cateter.

» Detectar e corrigir as falhas ou problemas: drenagem lenta pode indicar obstrução do cateter por fibrina; infunde a solução, porém não ocorre drenagem – pode significar mau posicionamento do cateter ou o mais comum que é obstrução pelo omento. Atenção à idade da criança, pois abaixo de 2 anos o omento não é desenvolvido e o mais comum é problema com o posicionamento do cateter. No caso de presença de fibrina na solução de drenagem, poderá ser prescrito pelo médico de 1.000 UI/L de solução de diálise. Ficar tranquilo, pois a heparina tem peso molecular de mais de 15.000 daltons e não é absorvida na cavidade abdominal, não ocorre anticoagulação sistêmica.

Infecção de óstio de saída do cateter peritoneal

Caracterizada pela presença de secreção purulenta e edema ao redor do óstio e/ou hiperemia. A confirmação do laboratório vem com cultura de secreção de óstio. Orientado tratamento com antibiótico tópico e, se não houver melhora do quadro, iniciar antibioticoterapia oral ou intravenosa a depender da evolução do paciente. Ver Figura 29.2.

Métodos de Depuração Renal (Incluindo Vias de Acesso)

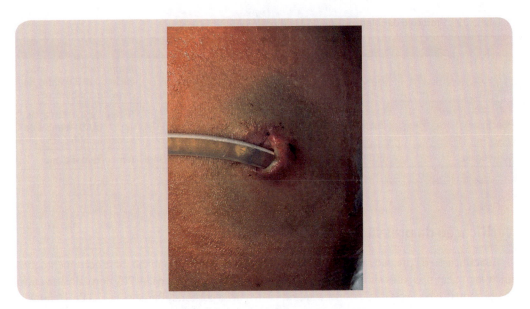

- Figura 29.2. Demonstração da infecção ao redor do óstio pela colocação do cateter peritoneal.
[Arquivo do autor.]

Infecção do túnel do cateter peritoneal (tunelite)

Caracterizado pela presença de secreção purulenta no óstio, edema e dor com hiperemia no túnel subcutâneo do cateter. Achados anteriores e/ou cultura de secreção do óstio positiva e ultrassonográfica do túnel subcutâneo com sinais de celulite e/ou abcessos. Todos devem coletar líquido peritoneal para celularidade e culturas e iniciar prontamente antibiótico intravenoso. Ver Figura 29.2.

Principal perda do cateter e necessidade de troca de terapêutica renal substitutiva, na diálise peritoneal (peritonite)

É a principal complicação da diálise peritoneal, sendo definida como a inflamação do peritônio, podendo desencadear reações inflamatórias locais e sistêmicas. Pode o paciente evoluir para sepse, perda da funcionalidade da diálise e óbito.

A infecção pode ocorrer por uso de técnicas inadequadas no momento da conexão e desconexão do cateter com o equipo de transferência, ou durante o curativo do local de saída do cateter. As principais alterações envolvidas são: perda de funcionalidade da dialise peritoneal, inicio de febre associado ao não a outros sintomas, dores abdominais, presença de líquido turvo. Sempre que tivermos a confirmação do diagnostico ou mesmo a suspeita, antibiótico de largo espectro tem que ser iniciado. Depois, se as suspeitas não se confirmarem ou algum agente infeccioso for detectado, descalonamos ou suspendemos o antibiótico.

A constatação da infecção peritoneal vem com o exame laboratorial de celularidade do líquido peritoneal acima de 100 leucócitos/mm^3 com 50% ou mais de polimorfonucleares e/ou positividade da cultura do líquido peritoneal (Tabela 29.1). Esse dado difere do diagnóstico de peritonites onde não existe a presença de implantação de cateter na cavidade abdominal (celularidade maior que 250 leucócitos/mm^3).

- Tabela 29.1. Protocolo de coleta de líquido peritoneal

	Frasco	Quantidade	Frequência
Cultura	HMC adulto	1 frasco de HMC adulto -10 mL	Tempo zero e 72h após início do ATB e antes da troca de antibiótico
Bacterioscópico	Tubo Falcon	1 frasco	Tempo zero e 72h após início do ATB e antes da troca de antibiótico
Citológico	EDTA (hemograma)	3 frascos	Tempo zero e diário

[Protocolo utilizado no Hospital das Clínicas da Faculdade de Medicina da Universidade de São Paulo.]

Verificação da pressão intra-abdominal (PIA)

A verificação da pressão intra-abdominal (PIA) é fundamental no início do procedimento dialítico, tanto em pacientes submetidos a TRS aguda quanto os crônicos. A PIA normal varia entre 0 e 12 mmHg e pode estar relacionada ao índice de massa corporal. Pressões acima de 15 mmHg podem gerar diminuição do débito cardíaco, vazamento de líquido de diálise, diminuição do débito urinário e/ou dificuldades respiratórias (com piora dos parâmetros ventilatórios). Aumentar risco de peritonite por vazamento e com risco de infecção e ainda de não funcionamento do procedimento dialítico. Iniciamos com volume na cavidade de 10 mL/kg, sempre nos guiando pela condição clínica e valores da PIA. Pacientes agudos recebem de 10 a 20 mL/kg de solução de diálise. Dificilmente conseguimos em cateter passado para procedimento agudo aumentar o volume na cavidade acima de 20 mL/kg.

Quando existe inabilidade dos rins em manter a homeostase orgânica e as condutas clínicas falham no controle dos distúrbios hidreletrolíticos e acidobásico, está indicada a TRS.

Diálise peritoneal

A diálise peritoneal (DP) é utilizada para tratamento de pacientes com lesão renal aguda. Realizada de forma manual pela enfermagem qualificada da UTI pediátrica. Onde os sistemas utilizados são trocados a cada 72h. Podem ser utilizados os sistemas aranha e o Y em buretas.

Contraindicações da diálise peritoneal

A presença de enxerto vascular intra-abdominal é também uma contraindicação relativa, pois existe o risco de disseminação de peritonite associada à diálise (caso ela ocorra) para o material enxertado ou para o órgão transplantado. Contraindicação absoluta em pacientes com defeitos diafragmáticos (hérnias diafragmáticas). Não recomendada em pacientes com derivações ventriculoperitoneais, síndrome de *prune belly* (abdome em ameixa seca, onde existe uma fragilidade generalizada da parede abdominal), ventilação de alta frequência devido alto risco de vazamento pelo cateter. Cirurgias abdominais prévias e/ou aderências peritoneais extensas podem tornar a passagem do cateter para diálise peritoneal e/ou a drenagem do dialisado quase impossível. Nos casos de transplante hepáticos, o procedimento através do peritônio não deve ser realizado. Cirurgias abdominais recentes com anastomoses intestinais e/ou presença de drenos através da parede abdominal são contraindicações relativas para a diálise peritoneal. No caso de colostomia o risco de infecção peritoneal é iminente.

Prescrição inicial da diálise peritoneal

- » Volume de infusão: 10 mL/kg, sempre verificando a PIA e lembrar que em pacientes agudos dificilmente conseguimos ultrapassar a marcar de 20 mL/kg, pois o risco de vazamento, infecção e perda do cateter é grande. Na prática para otimizar a retirada de solutos aumentamos a quantidade de dialisato na cavidade abdominal, porém existe a limitação descrita acima.
- » Tempo: em geral contínuo nos agudos, para que possa ser atingido os objetivos de difusão de substâncias inflamatórias, potássio, sódio e catabólicos urêmicos.
- » Número de trocas: inicialmente, 30 minutos de permanência e 10 a 20 minutos de drenagem (a depender da funcionalidade do cateter). Lembrar que em pacientes com ascite o volume de drenagem deve ser limitado, pois se atrelarmos ao tempo de drenagem toda a cavidade peritoneal pode ser esvaziada de uma só vez e o paciente entra em colapso circulatório. Em pacientes com ascite, o cirurgião deve tomar cuidado também para não promover o esvaziamento súbito da cavidade peritoneal durante a passagem do cateter e, muitas vezes, será necessária a reposição de albumina antes e durante o procedimento. Esse risco é maior em pacientes com diagnóstico de hepatopatias e/ou síndrome nefrótica. Em geral, variamos o tempo de permanência de 15 minutos até 2h. O tempo de drenagem dependerá da ultrafiltração e da funcionalidade do cateter.
- » Heparina: 1.000 Unidades de heparina de alto peso molecular por litro de solução (usada para evitar obstrução do cateter por fibrina e/ou coágulos que podem ocasionar obstrução do cateter e não funcionalidade da diálise. A preocupação com sangramentos atribuídos ao uso da heparina, inclusive no período neonatal não se justifica, pois o peso molecular da heparina é, em média, 15.000 daltons, não ocorrendo absorção da mesma).
- » Potássio: pacientes em hipercalêmicos não devem utilizar e nos que precisam, pode variar de 1 mEq a 5 mEq para cada litro de solução de diálise, avaliar de maneira individualizada cada caso.
- » Concentração de glicose na solução: pode ser usada de 1,5% a 4,25%. Quanto maior a concentração utilizada maior a possibilidade de retirada de líquido e consequentemente de balanço negativo. O cuidado é que a glicose esclerosa queima, ao longo do tempo, o peritônio, e a DP pode ser necessária por várias semanas ou se o paciente seguir com doença renal crónica por longos meses. E o outro cuidado é o acompanhamento da glicemia que pode subir muito com o aumento das concentrações. Em lactentes jovens e no período neonatal, a hiperglicemia pode gerar sangramentos do sistema nevoso central. Na prática, antes de aumentar a concentração, deixamos o tempo de permanência de 15 minutos, na tentativa de otimiza balanço negativo.

A DP pode ser realizada nos casos de falência de múltiplos órgãos, com instabilidade cardiovascular e uso de medicações vasoativas. Contudo, a capacidade de fornecer a dosagem adequada de diálise, nesses casos, torna-se mais difícil. Além disso, como o fluxo dos vasos mesentéricos também estará comprometido, a chance de funcionalidade do procedimento é menor. Esses pacientes apresentam sobrecarga hídrica mais grave, acidose lática e falência dos controles pressóricos, com necessidade de balanço hídrico mais cuidadoso.

Hemodiálise

É um processo de circulação extracorpórea artificial utilizado como método de TRS clássico (4h de duração) ou estendido – SLED (6 a 15h). Para realizar a hemodiálise, é necessário retirar o sangue do paciente por meio de um acesso vascular central e fazê-lo passar pelo filtro (capilar).

A grande dificuldade para os procedimentos dialíticos extracorpóreos em pacientes pediátrico está relacionada à via de acesso para implante de cateter venoso central, a anticoagulação empregada: heparina de alto peso molecular com risco de sangramento do sistema nervoso central e os mais diversos sangramentos e o uso de citrato de sódio para a anticoagulação regional do sistema (é metabolizado no fígado – quanto menor a criança maior a chance de intoxicação pelo citrato, com acidose metabólica e até alcalose metabólica, hipocalcemia e insuficiência cárdica).

Nos casos de IRA, podem ser utilizados como TRS a DP, a hemodiálise clássica (HD) intermitente – pouco usada no período neonatal – e os métodos venovenosos contínuos. Tudo dependerá do diagnóstico, disponibilidade de equipamentos do serviço, treinamento e experiência da equipe de cada serviço e limitações do próprio paciente.

A grande vantagem de terapêutica contínua em relação à diálise intermitente é a taxa mais lenta de remoção de solutos ou de fluídos por unidade de tempo. Assim, os procedimentos contínuos são, geralmente, mais tolerados do que a hemodiálise convencional, uma vez que muitas das complicações relacionadas ao procedimento intermitente estão relacionados com a rápida taxa de remoção de solutos e fluídos (principalmente nos pacientes hemodinamicamente instáveis).

A hemodiálise intermitente fornece depuração de soluto e ultrafiltração mais eficiente em comparação com outras modalidades de TRS. No paciente hemodinamicamente estável, nenhuma outra modalidade é mais adequada. Assim, esta terapêutica é particularmente importante na população pediátrica para o tratamento de alterações agudas com risco a vida: hipercalemia, intoxicações exógenas (lítio, aspirina), toxicidade a medicação (vancomicina), síndrome de lise tumoral, hiperamonemia. A maioria dos centros de cuidados secundários ou terciários tem o equipamento e experiência para oferecer esta terapêutica para o paciente pediátrico.

A alta eficiência da hemodiálise pode ser uma vantagem ou uma desvantagem, dependendo da situação clínica. Como a hemodiálise é aplicada esporadicamente, a necessidade diária de remoção de líquidos e a alteração de solutos devem ser satisfeitas em um curto intervalo de tempo. Em pacientes hipercatabólicos e em pacientes que necessitam de correção rápida dos desequilíbrios eletrolíticos, a hemodiálise pode ser a terapêutica de escolha.

Outra questão em relação à hemodiálise é relacionada à anticoagulação com heparina, onde pacientes graves, hepatopatas, transplantados, com distúrbios de coagulação e/ou sangramentos, não devem utilizar a heparina pelo risco de piora de sangramentos prévios e/ou sangramentos para o sistema nervoso central. Uma saída seria a lavagem do circuito de hemodiálise a cada 20 a 30 minutos com 50% do prime do circuito de hemodiálise, utilizando solução fisiológica 0,9%.

A prescrição da HD deve levar em consideração, o fluxo de sangue, fluxo do dialisato, composição dialisato (que pode ser alterado de acordo com as necessidades do paciente), tamanho do dialisador, de acordo com a superfície corpórea do paciente, ultrafiltração que não deve exceder 10% de sua volemia e o tempo de terapia. Na hemodiálise clássica, em geral de 4h, e no SLED, de 6 a 15h.

Procedimentos contínuos

Esses procedimentos proporcionam uma alteração gradual na composição de solutos do plasma e uma remoção gradual do excesso de líquidos de maneira semelhante à que se obtém com a DP. A principal vantagem é uma maior estabilidade hemodinâmica. Os procedimentos contínuos lentos, geralmente, envolvem a administração de heparina, embora possam ser utilizados protocolos com anticoagulação regional com o citrato de sódio. Os procedimentos contínuos lentos exigem uma equipe de enfermagem dedicada em fornecer e monitorar o paciente e o procedimento. Quanto menor o paciente maior o risco de intoxicação pelo citrato e/ou risco de sangramentos se usado heparina.

Pode ser usado de 10 a 20 unidades de heparina por quilo por hora, conforme objetivos de anticoagulação, e transcorrer do procedimento sem coagulação do sistema. Ou pode-se usar anticoagulação regional com o citrato de sódio, atentando sempre para os valores de sódio, bicarbonato e cálcio total e iônico. O citrato é metabolizado no fígado em bicarbonato e, desse modo, temos que ter monitoração da função hepática. E atentar que, quanto menor a criança (principalmente abaixo de 2 anos e ainda mais os abaixo de 10 kg) a probabilidade de intoxicação do citrato de sódio com alcalose metabólica ou acidose metabólica, hipocalcemia e até evolução para insuficiência hepática e cardíaca e óbito pode existir.

Terapêutica de substituição renal contínua (TRSC) ao longo dos últimos 10 anos, suplantou a DP como modalidade primária no tratamento dos pacientes pediátricos gravemente doentes e com instabilidades hemodinâmicas. Os dados da literatura, até hoje, são insuficientes para recomendar uma modalidade em detrimento de outra. Desse modo, a seleção da modalidade dialítica deve ser individualizada.

A TRSC é mais precisa em relação as metas de depuração de soluto e ultrafiltração quando comparada a DP. Embora a DP forneça depuração de soluto e ultrafiltração contínuas, as taxas são variáveis e dependem do estado clínico e hemodinâmico do paciente. TRSC fornece controle da uremia superior em comparação com o DP ou HD.

O grande volume extracorporal necessário para TRSC, bem como para HD, pode ser superior a 10% do volume de sangue circulante do paciente. Assim, a possibilidade de instabilidade hemodinâmica existe e deve ser evitada. Muitas vezes em lactentes é necessária a estabilização hemodinâmica antes do início do procedimento e o *priming* (volume para o preenchimento do circuito) pode ser realizado com sangue. Às vezes, expansores de volume devem ser utilizados, como solução de bicarbonato, soro fisiológico, ringer lactato, albumina ou plasma. Mesmo em centros terciários, pacientes com peso inferior a 5 kg devem ter o circuito preenchido com sangue.

Existem trabalhos em curso para tentar determinar qual modalidade é mais adequada para cada condição específica dos pacientes pediátricos. Terapêuticas convectivas (hemofiltração ou hemodiafiltração) promovem maior remoção de citocinas pró-inflamatórias, e podem gerar benefícios no tratamento de pacientes com IRA secundária a sepse. Não existem estudos clínicos randomizados comparando as três modalidades (dialise peritoneal, hemodiálise e métodos contínuos) e dentro dos métodos contínuos temos nos últimos 5 anos uma nova máquina no mercado a CARPEDIEM para recém-nascidos acima de 1,5 kg com *priming* de 27 mL para o tratamento de crianças com IRA, inclusive neonatos. Nas máquinas habituais no mercado, conseguimos procedimentos efetivos com uso de 30 mL/min de fluxo de sangue, o que seria inviável no período neonatal. Na CARPEDIEM os fluxos possíveis se iniciam com 2 mL/kg/min e a antigoagulação com heparina e/ou citrato, que seriam impossíveis nessa faixa etária, são substituídas por 3 bombas que trabalham de forma integrada e vibratória para evitar a coagulação do sistema. E, com o *priming* de 27 mL, o risco de colapso circulatório durante a ligada está diminuído.

Interrupção do procedimento dialítico

Fatores determinantes de quando a TRS deve ser interrompida ou quando a terapêutica deve ser modificada para outra modalidade são menos descritos que os fatores determinantes para o início. A decisão deve levar em conta: diurese, estabilidade hemodinâmica, respiratória, estado nutricional, estado geral e prognóstico. Outras considerações podem incluir a utilização contínua de recursos, disponibilidade de pessoal, os desejos da família, e as necessidades do paciente a longo prazo. Por exemplo, se um paciente com falência de múltiplos órgãos melhorou e está no ponto de extubação traqueal, pode ser razoável mudar o paciente de um tratamento contínuo para HD intermitente, facilitando assim a reabilitação do paciente e transferência da UTI pediátrica para a enfermaria.

Acesso vascular

Para acesso vascular, o cateter é um acesso canulado com duas ou três vias, fabricado em material flexível, para inserção venosa central percutânea, permitindo a retirada e a devolução simultâneas de sangue do paciente, para a realização de TRS em circuito extracorpóreo. Pode ser não tunelizado ou tunelizado. Cateteres de duplo lúmen não tunelizado, para procedimentos dialíticos com circulação extracorpórea e em pacientes agudos. Os tunelizados são utilizados em pacientes crônicos e são chamados de longa permanência, e custam cerca de 6 vezes mais do que os venosos centrais para diálise não tunelizados. São de duplo ou triplo lúmen, radiopacos, sem *cuff*, sem trajeto subcutâneo, implantados pelo cirurgião pediátrico, intensivista ou nefrologista. Em geral, implantados a beira do leito. São de poliuretano, siliconizado ou Triniflex.

Tamanhos dos cateteres venosos profundos para hemodiálise, conhecidos com cateteres de Shilley

- » Neonatal: 7 Fr.
- » Crianças 4 a 10 kg: 7 Fr (dependerá da expertise da equipe-cirurgião que providenciarão acesso venoso profundo, tivemos experiência com uma criança de 2,8 kg que após Doppler cervical e avaliação do cirurgião pediátrico foi implantado cateter temporário em veia jugular interna direita por dissecção venosa).
- » Crianças 10 a 15 kg: 8 Fr.
- » Crianças 15 a 20 kg: 9 Fr.
- » Crianças 20 a 30 kg: 10 Fr.
- » Crianças acima de 30 kg: 11,5 Fr.

A implantação do cateter venoso central

Pela anatomia, o melhor caminho até o átrio direito local preferido para o "repouso do cateter" é o acesso pela veia jugular interna direita, seguida do acesso pela veia jugular interna esquerdo. A via femoral pode ser utilizada apenas por curto período de tempo. A via subclávia deve ser considerada como última escolha pelo maior índice de complicações graves durante a inserção e pelo maior risco de estenose vascular onde, no futuro, possa comprometer esses vasos e, se houver a necessidade de dialise crônica, pode inviabilizar a confecção de fístula arteriovenosa no membro do lado da passagem do cateter.

Complicações relacionadas à passagem do cateter venoso central

As complicações são: sangramento, formação de hematomas, tamponamento cardíaco, pneumotórax, ruptura do vaso: artéria ou veia, punção arterial inadvertida, hemotórax, hemomediastino, embolia gasosa e arritmia cardíaca. A passagem do cateter deve ser realizada sob anestesia e sempre que disponível guiada por ultrassom. A realização de radiografia é mandatória para confirmação da posição do cateter e para afastar possíveis complicações da passagem.

Complicações relacionadas ao uso do cateter venoso central

As principais complicações são mau funcionamento do cateter, trombose, estenose vascular e infecção.

Infecção de óstio

Caracterizada por secreção e/ou hiperemia em óstio do cateter. É tratada com antibiótico tópico e/ou oral e sempre é realizada coleta de cultura de exsudato do local de saída do cateter.

Infecção de túnel

Caracterizado por hiperemia, rubor e/ou dor no trajeto subcutâneo do cateter com ou sem presença de pus no túnel do cateter. É necessária a coleta de cultura de secreção do túnel, após expressão do trajeto subcutâneo, hemocultura central, hemograma e PCR. A antibioticoterapia é parenteral e a retirada do cateter é recomendada, se houver falha de tratamento.

Infecção relacionada ao cateter venoso central

Caracterizada por febre durante o tratamento de hemodiálise, associado a tremores, piora da perfusão periférica, taquicardia, taquipneia com ou sem queda da pressão arterial. É necessária a coleta de hemocultura central e hemocultura periférica, hemograma e PCR, com início imediato de antibiótico parenteral. Recomenda-se a realização de ecocardiograma. Se houver bacteremia de repetição, é recomendado trocar o cateter venoso central.

Conclusão

A IRA é fator de gravidade adicional e complica a evolução de muitas crianças internadas nas UTIs pediátricas em todo o mundo. A etiologia é usualmente multifatorial, em geral associada a agressões nefrotóxicas, isquêmica e/ou hipóxia. A avaliação da IRA deve ser rápida, objetiva e sequencial. Buscar resolução rápida dos distúrbios hidreletrolíticos e acidobásicos associados e sempre que possível o restabelecimento da função renal.

Após reconhecimento do caso clinico dos pacientes com IRA o tratamento da IRA varia desde cuidados de suporte clínico como: hidratação, restrição hídrica, tratamento dos distúrbios eletrolíticos e acidobásico até terapias renais substitutivas. A decisão de iniciar a diálise na UTIP deve ser realizada em conjunto entre o intensivista pediátrico, nefrologista e quem mais estiver participando do cuidado ao paciente. A decisão da modalidade de diálise dependerá de fatores clínicos, a experiência da equipe e a disponibilidade de recursos locais.

A lRA é um preditor independente de morbidade e mortalidade, com isso, toda a atenção deve ser dada a prevenção e tratamento precoce.

Referências bibliográficas

1. Akcay A, Turkmen K, Lee D, et al. Update on the diagnosis and management of acute kidney injury. Int J Nephrol Renovasc Dis. 2010;3:129-40.
2. Ricci Z, Ronco C. Dose and efficiency of renal replacement therapy: continuous renal replacement therapy versus intermittent hemodialysis versus slow extended daily dialysis. Crit Care Med 2008;36:S229-37.
3. Chertow GM BE, Honour M, Bonventre JV, Bates DW (2005) Acute kidney injury, mortality, length of stay, and costs in hospitalized atients. JASN 16: 3365-70.
4. Proulx F, Gauthier M, Nadeau D, et al. Timing and predictors of death in pediatric patients with multiple organ system failure. Crit Care Med 1994; 22:1025.
5. Schneider J, Khemani R, Grushkin C, et al. Serum creatinine as stratified in the RIFLE score for acute kidneyInjury is associated with mortality and length of stay for children in the pediatric intensive care unit. Crit Care Med 2010; 38:933.
6. Flynn JT. Choice of dialysis modality for management of pediatric acute renal failure. Pediatr Nephrol 2002; 17:61.
7. Goldstein SL, Michel JG, Somers MA, et al. Pediatric patients with multi-organ dysfunction syndrome receiving continuous renal replacement therapy. Kidney International, Vol. 67 (2005), pp. 653-58.
8. Zappitelli M. Epidemiology and diagnosis of acute kidney injury. Semin Nephrol 2008; 28: 436-46.
9. Bellomo R: Defining, quantifying, and classifying acute renal failure. Crit Care Clin 2005; 21: 223-37.
10. Hui-Stickle S, Brewer ED, Goldstein SL. Pediatric ARF epidemiology at a tertiary care center from 1999 to 2001. Am J Kidney Dis. 2005; 45: 96-101.
11. Andreoli SP: Acute kidney injury in children. Pediatr Nephrol 2009; 24: 253-63.
12. Oliveira JF, Silva CA, Barbieri CD, et al. Prevalence and risk factors for aminoglycoside nephrotoxicity in intensive care units. Antimicrob Agents Chemother 53: 2887-891, 2009.
13. Akcan-Arikan A, Zappitelli M, Loftis LL, Washburn KK, Jefferson LS, Goldstein SL. Modified RIFLE criteria in critically ill children with acute kidney injury. Kidney Int. 2007;71(10):1028-35.
14. Hoste EA, Clermont G, Kersten A, et al. RIFLE criteria for acute kidney injury are associated with hospital mortality in critically ill patients: A cohort analysis. Crit Care 10: R73, 2006.
15. Kavaz, A. Acute kidney injury in a paediatric intensive care unit: comparison of the pRIFLE and AKIN criteria. Acta Paediatrica 2012;101:126-9.
16. Dalton HJ, BAarleta GM. Kidney injury in kids following bypass surgery: more to know. Critical Care Medicine 2011;39(6):1596-7.
17. Özçkar ZB. Application of the new classification criteria of the Acute Kidney Injury Network: a pilot study in a pediatric population. Pediatr Nephrol . 2009 ;24(7):1379-84.
18. Kellum JA, Lameire N. KDIGO Clinical Practice Guideline for Acute Kidney Injury. Kidney International Supplements 2012;2(1):1-138
19. Zappitelli M, Parikh CR, Akcan-Arikan A, et al. Ascertainment and Epidemiology of Acute Kidney Injury Varies with Definition Interpretation Clin J Am Soc Nephrol. 2008;3(4):948-54.
20. Kiessling SG, Goebel J, Somers MJG, Acute Kidney Injury: General Aspects - M. Zappitelli and S.L. Goldstein, Pediatric Nefrology in the ICU, cap 6, 2009.
21. Helfrich E, Vries TW, Van Roon EN. Salbutamol for hyperkalaemia in children. Acta Paediatr 2001; 90:1213.
22. Bomback AS, Woosley JT, Kshirsagar AV. Colonic necrosis due to sodium polystyrene sulfate (Kayexalate). Am J Emerg Med 2009; 27:753.e1.
23. Sutherland SM, Zappitelli M, Alexander SR, et al. Fluid overload and mortality in children receiving continuous renal replacement therapy: the prospective pediatric continuous renal replacement therapy registry. Am J Kidney Dis 2010; 55:316.

24. Bellomo R, Ronco C, Kellum JA, et al. Acute renal failure - definition, outcome measures, animal models, fluid therapy and information technology needs: the Second International Consensus Conference of the Acute Dialysis Quality Initiative (ADQI) Group. Crit Care 2004; 8:R204.
25. Devarajan P. Cellular and molecular derangements in acute tubular necrosis. Curr Opin Pediatr 2005; 17:193.
26. Malbrain ML, Deeren D, De Potter TJ. Intra-abdominal hyperten- sion in the critically ill: it is time to pay attention. Curr Op Crit Care, 2005;11:156-71.
27. Hunter JD, Damani Z. Intra-abdominal hypertension and the abdominal compartment syndrome. Anaesthesia, 2004;59:899-907.
28. Albright R: Acute renal failure: A practical update. Mayo Clin Proc 2001; 76(1):67-74.
29. Price J, Mott A, Dickerson H, et al.Worsening renal function in children hospitalized with acute decompensated heart failure:vidence for a pediatric cardiorenal syndrome? Pediatr Crit Care Med . 2008 ;9(3):279-84.
30. Chertow GM BE, Honour M, Bonventre JV, et al. Acute kidney injury, mortality, length of stay, and costs in hospitalized atients. JASN 2005; 16: 3365-70.

CAPÍTULO 30

Sondas Enterais

- Artur Figueiredo Delgado
- Werther Brunow de Carvalho

As complicações relacionadas ao trato digestório são comuns, desde o período neonatal até a adolescência. Várias doenças que se manifestam na vida adulta (doenças inflamatórias sistêmicas crônicas, doenças alérgicas, síndrome metabólica, doença cardiovascular) podem ter sua origem na vida fetal e após o nascimento, sendo intensamente influenciadas por fatores como: tipo de parto, tempo de aleitamento materno exclusivo, uso de antibioticoterapia precoce, presença de infecções e internação hospitalar.

A terapêutica nutricional enteral (TNE) é um método mais fisiológico que a terapiêutica nutricional parenteral (TNP), tendo como vantagens adicionais a manutenção do microbioma e dos mecanismos intestinais de defesa (reduzindo o risco de translocação bacteriana).

O paciente gravemente doente é suscetível à hipoperfusão gastrintestinal e a fenômenos isquêmicos/trombóticos. Tais fatores podem ser determinantes na evolução de um quadro de sepse ou choque séptico.

O paciente gravemente doente, principalmente devido à ação de mediadores pró-inflamatórios, tende a apresentar dismotilidade gástrica (definida como a incapacidade funcional do estômago em movimentar o bolo alimentar para o intestino ou a lentidão extrema e/ou incoordenação desse processo) com ou sem a presença de dismotilidade intestinal concomitante. Um dos fatores que pode melhorar tal situação fisiológica é a própria presença de alimento no trato digestório, que libera hormônios intestinais (com destaque para a colecistoquinina) que pode adequar as funções digestivas e absortivas.

Os importantes avanços científicos nas últimas duas décadas tornaram a nutrição enteral uma modalidade eficaz e segura de terapêutica nutricional (TN), possibilitando a sua aplicação em situações clínicas específicas. Vários fatores contribuíram para esse progresso, entre eles o desenvolvimento de formulações balanceadas e a maior facilidade de acesso com a utilização de sondas mais finas, flexíveis e inertes. A disponibilidade de vários tipos de bombas de infusão, sistemas fechados e diferentes materiais para estomias também tornaram a terapêutica apropriada para implementação em larga escala e numa grande variedade de indicações. Todos esses recursos ampliaram a aplicação da TNE em crianças e permitiram, inclusive, o uso domiciliar, diminuindo os custos hospitalares. Consequentemente, houve maior restrição ao uso de TNP.

Vias de acesso da TN:
1. Oral.
2. Enteral propriamente dita por sondas ou estomias:
    - Pré-pilórica.
        o Gástrica.
            – Naso ou orogástrica.
            – Gastrostomia (percutânea endoscópica ou cirúrgica).
    - Pós-pilórica.
            – Naso ou oroduodenal.
            – Naso ou orojejunal.
            – Jejunostomia (percutânea endoscópica ou cirúrgica).

A TNE em pediatria deve ser segura, portanto, a escolha da via de acesso necessita ser cuidadosamente planejada pelo clínico responsável e monitorada durante a sua administração, permitindo o melhor aproveitamento e evitando complicações (Figura 30.1).

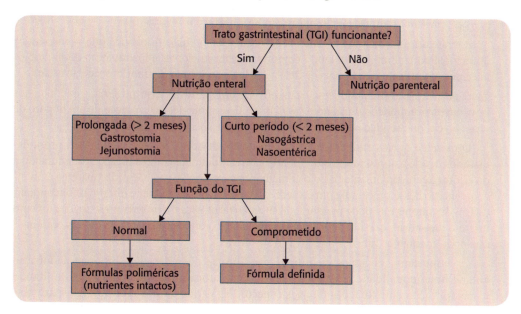

- **Figura 30.1. Utilização de terapêutica nutricional.**
[European Society of Parenteral and Enteral Nutrition, 2009.]

A escolha de uma via inapropriada pode repercutir em sérias complicações para a criança, por exemplo, o posicionamento incorreto da sonda nasogástrica em traqueia ou perfurações esofágicas. Existindo a indicação de TNE a equipe multiprofissional responsável decidirá qual a melhor formulação enteral e a via de acesso mais apropriada. Essas escolhas podem ser conduzidas seguindo as orientações abaixo:
» Selecionar o paciente e avaliar as condições do TGI.
» Avaliar quais as indicações específicas para o paciente selecionado.

- » Avaliar as contraindicações da TNE (riscos de aspirações pulmonares, grau de atividade da criança).
- » Determinar o tempo em que o paciente se submeterá à TNE.
- » Planejar as diferentes técnicas e métodos de acesso enteral.
- » Monitorar as complicações e cuidados com o paciente incluindo os aspectos psicológicos e éticos.

A Tabela 30.1 enumera as principais vantagens, desvantagens e complicações das diferentes vias de acesso.

■ Tabela 30.1. Indicações, vantagens e desvantagens das diferentes vias de acesso

Via de acesso / Indicações	Vantagem	Desvantagem/complicações
Oral Via preferencial	» Não invasiva » Fácil » Menor custo » Mais fisiológica	» Intolerância oral, anorexia » Vômitos incoercíveis, tumor de orofaringe, incoordenação da deglutição, aspiração
Pré-pilórica » Impossibilidade da via oral » Complementação da via oral Naso ou orogástrica » Sondas » Período < 2 meses	» Não invasiva e acesso fácil » Permite a oferta de mais nutrientes » Uso diurno e noturno » Alimentação intermitente ou contínua » Nem sempre é necessária a bomba de infusão	» Pode interferir com a ingesta oral » Refluxo e suas complicações (aspirações) » Sinusite » Pouco estética » Deslocamento da sonda » Desconforto » Posicionamento da sonda em traqueia » Perfuração esofágica
Gastrostomia endoscópica/cirúrgica período > 2 meses	» Permite a oferta de mais nutriente » Mais estética	» Procedimento invasivo » Complicações do procedimento » Refluxo
Pós-pilórica » Refluxo patológico » Jejunal (sonda e jejunostomia endoscópica/ cirúrgica)	» Transpõe o estômago » Sem refluxo » Menor risco de aspiração » Menor estímulo pancreático	» Alimentação contínua » *Dumping* » Deslocamento da sonda » Dificuldade de localização » Dietas mais específicas » Maior custo

[Mehta NM, Skillman HE, Irving SY, Coss-Bu JA, Vermilyea S, Farrington EA, et al. JPEN J Parenter Enteral Nutr. 2017 Jul;41(5):706-742.]

A intolerância à administração de TNE é comum nas unidades de terapia intensiva pediátricas. As decisões quanto a conduta nesses casos deveria contar com a atuação de uma equipe multidisciplinar e efetiva comunicação e colaboração entre a enfermeira à beira do leito, médico intensivista e nutricionista.

Os acessos para TNE mais frequentes são aqueles que utilizam sondas com materiais flexíveis e de fino calibre. A sondas são disponíveis com ampla variedade de materiais, comprimentos, diâmetros com ou sem peso na extremidade para facilitar o posicionamento. Alguns recursos podem facilitar a transposição pilórica da sonda como: distensão gástrica com ar por meio de injeção do mesmo, uso de medicações pró-cinéticas, métodos radiológicos e endoscópicos.

A gastrostomia e a jejunostomia são reservadas para a TNE a longo prazo, em geral superior a dois meses e sem perspectiva do uso oral, na dependência da experiência do serviço, da aceitação do paciente e dos familiares. A gastrostomia e a jejunostomia podem ser realizadas por meio da técnica radiológica, laparoscópica, cirúrgica ou endoscópica percutânea. A técnica da gastrostomia endoscópica percutânea (GEP) vem se transformando universalmente no método preferencial desde a sua descrição pela primeira vez há mais de três décadas. Essa técnica endoscópica foi descrita pela por Gauderer e Ponsky (1980) e, devido a facilidade e simplificação desse método, é frequente utilizar sondas gastrojejunais, com duplo lúmen, que são sondas de nutrição jejunal, mas introduzidas no estômago. Essas sondas têm a vantagem de permitir a descompressão gástrica simultaneamente à alimentação jejunal.

Quanto ao tipo de material, é importante enfatizar, há preferência por materiais finos, flexíveis, biocompatíveis e duráveis. Dentre as várias sondas, as mais apropriadas atualmente são as de poliuretano, que são mais flexíveis e finas, com maior diâmetro interno (Figura 30.2). A unidade French (1 French = 1,33 mm) é utilizada nas medidas das sondas transnasais e nas estomias. As sondas pediátricas são disponíveis a partir de 5 F, sem peso. A partir de 8 F, existem sondas de poliuretano com e sem ponta de tungstênio ou cromo que, a depender da indicação, pode facilitar ou não o posicionamento. O calibre é escolhido de acordo com o tamanho e peso da criança, preferindo sempre as de menor diâmetro externo. As sondas de silicone também são muito utilizadas e úteis, embora com diâmetro interno, em geral, menor que as de poliuretano.

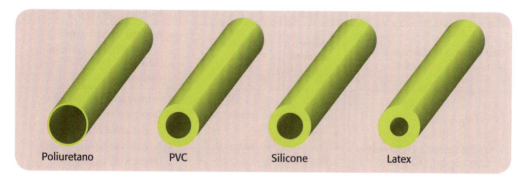

- Figura 30.2. Relação do diâmetro interno da sonda nos diferentes tipos de materiais.
[European Society of Parenteral and Enteral Nutrition Congress, 2010.]

As complicações mais frequentes ao iniciar a TNE são: tosse, náuseas, epistaxe, irritação, erosões nasais e celulite periestoma (Tabela 30.1). A pneumonia aspirativa é considerada a mais grave complicação infecciosa da TNE. A forma contínua de administração da dieta, embora menos fisiológica que a intermitente pode ajudar a evitar essa complicação. Deslocamentos das sondas transnasais não são raros de ocorrer.

As seguintes orientações são úteis quanto a seleção das vias de acesso para TNE:

» A TNE por sonda é indicada para os pacientes cujo TGI é funcionante, ou parcialmente funcionante. A TNE por sonda pode ser indicada como único método de alimentação, como suplemento da dieta oral, ou simultaneamente à TNP.

» Os fatores que vão orientar na escolha da via de acesso mais apropriada são as condições clínicas do paciente e do trato gastrintestinal, a doença de base, os riscos de aspirações e o tempo de TNE. De acordo com a tolerância do paciente, a preferência é pela via gástrica inicialmente, seguidas da duodenal e jejunal. Estudos recentes enfatizam que a terapêutica nutricional jejunal apresenta maior eficácia quando comparada à duodenal, pois há menor taxa de deslocamento para a região gástrica e facilidade de administração. Entretanto, na faixa etária pediátrica, o posicionamento na região jejunal, frequentemente, necessita de procedimento endoscópico.

» As sondas nasogástricas são mais simples e mais fáceis de serem posicionadas, mas se deslocam com muita facilidade, principalmente nas crianças mais agitadas. Sondas pós-pilóricas são indicadas para os pacientes com retardo do esvaziamento gástrico, com gastroparesia e, principalmente, naqueles com alto risco de aspiração. A pneumonia aspirativa é a mais grave complicação infecciosa da TNE e, portanto, deve ser diagnosticada precocemente.

» Quanto ao tipo de material, a preferência é por materiais finos, flexíveis, biocompatíveis e duráveis. As sondas nasogástricas, nasoduodenais ou nasojejunais mais recomendadas são as de poliuretano, com ou sem peso nas ponta. O calibre é escolhido de acordo com o tamanho e peso da criança, preferindo sempre as de menor diâmetro externo. As sondas de silicone ainda são bastante utilizadas e se mostram também úteis e apropriadas.

» Quando o tempo de TNE ultrapassar 2 meses, recomendam-se as estomias, mas na prática diária essa conduta depende da aceitação do paciente, dos familiares e das facilidades do serviço. A gastrostomia tem a vantagem de ser mais estética que as sonda nasais, ficando sob a roupa, facilitando seu uso e ambientação das crianças em idade escolar. Existem várias técnicas para a realização de gastrostomia, mas a mais popular e menos invasiva é a técnica endoscópica. Complicações sérias com relação a essa técnica são raras, mas não se trata de um procedimento sem risco. Os botões podem ser indicados quando a borda da gastrostomia estiver bem cicatrizada e o trajeto totalmente amadurecido. Devido à facilidade e simplificação desse método, é possível introduzir sondas gastrojejunais, com duplo lúmen, com a vantagem de permitir a descompressão gástrica. Complicações graves com relação à gastrostomia são raras, mas não se trata de procedimento sem riscos. Complicações como pneumoperitônio, peritonite ocorrem quando não houve boa coaptação das paredes abdominal e gástrica, e o alimento extravasa para o peritônio.

» Nas crianças em TNE prolongada e com refluxo gastroesofágico, se recomenda apenas a gastrostomia. Após 1 a 2 semanas, se persistir o refluxo, introduzir medicações pró-cinéticas. Se após todas essas condutas a criança continuar com refluxo, indicar a fundoplicatura gástrica.

» Cuidados diários e acompanhamento clínico da equipe multidisciplinar de terapêutica nutricional (EMTN) previnem complicações e insucesso do tratamento.

» A implementação de fluxogramas que melhorem a utilização da TNE, otimizando os dispositivos de administração, aumentam a eficácia do aporte calórico e proteico pelo trato digestório e diminuem a necessidade de TNP. As metas energético/proteicas são atingidas mais precocemente.

Referências bibliográficas

1. Gauderer MWL. Percutaneous endoscopic gastrostomy – 20 years later: a historical perspective. J Pediatr Surg 2001,36: 217-9.
2. Gauderer MWL, Ponsky J, Izant RJ. Gastrostomy without laparotomy: a percutaneous endoscopic technique. J Pediatr Surg 1980,15: 872-5.
3. Hamilton S, McAleer DM, Ariagno K, et al. A stepwise enteral nutrition algorithm for critically ill children helps achieve nutrient delivery goals*. Pediatr Crit Care Med. 2014; 15(7):583-9.
4. Irving SY, Rempel G, Lyman B, et al. American Society for Parenteral and Enteral Nutrition. Pediatric Nasogastric Tube Placement and Verification: Best Practice Recommendations From the NOVEL Project. Nutr Clin Pract. 2018;33(6):921-7.
5. Marchand V, Baker S, Baker R. Enteral nutrition in the pediatric population. Gastrointest Endosc Clin N Am 1998, 8: 669-704.
6. Mehta NM, Skillman HE, Irving SY, et al. Guidelines for the Provision and Assessment of Nutrition Support Therapy in the Pediatric Critically Ill Patient: Society of Critical Care Medicine and American Society for Parenteral and Enteral Nutrition. JPEN J Parenter Enteral Nutr. 2017;41(5):706-42.
7. Olin AO. Which patient? Which tube? Which technique? Which care? Education book p. 1-3, 23th ESPEN Congress Munich, 2001.
8. Rosendaal GMA, Verhoef MJ, Kinsella TD. How are decisions made about the use of percutaneous endoscopic gastrostomy for long-term nutritional support. Am J Gastroenterol 1999, 94: 3225-8.
9. Suchner U, Senftleben U, Eckart T, et al. Enteral versus parenteral nutrition: effects on gastrointestinal function and metabolism. Nutrition 1996; 12: 13-22.
10. Tume LN, Valla FV. A review of feeding intolerance in critically ill children. Eur J Pediatr. 2018;177(11):1675-83.
11. White H, Sosnowski K, Tran K, et al. A randomised controlled comparison of early post-pyloric versus early gastric feeding to meet nutritional targets in ventilated intensive care patients. Crit Care. 2009;13(6):R187.

CAPÍTULO 31

Métodos Clínicos de Desobstrução Intestinal

- Márcio Miasato

Introdução

A constipação intestinal (aguda ou crônica) é a principal causa da ocorrência de impactação fecal (fecaloma). Em pacientes que evoluem com sintomas como distensão abdominal, cólicas, náuseas ou vômitos, perda de apetite, irritabilidade ou que estão há muitos dias sem evacuar é necessário a realização de desimpactação fecal.

Neste capítulo, abordaremos a constipação intestinal na faixa etária pediátrica e será abordado a terapêutica em crianças com tratamento laxativo e a abordagem em pronto atendimento avaliando a necessidade de realização de desimpactação fecal.

Constipação intestinal

A constipação intestinal é comum na faixa etária pediátrica, cerca de 30% das crianças apresentam o quadro clínico. A constipação intestinal pode ser aguda ou crônica.

A constipação intestinal é considerada aguda quando tem duração menor que um mês. Geralmente ocorre após quadro infeccioso, uso de medicações, mecanismo de retenção de fezes por parte da criança e, após eliminação das fezes, rapidamente volta ao hábito intestinal adequado.

A constipação intestinal crônica é aquela que dura mais de um mês. Geralmente tem um início mais insidioso: a criança que evacuava diariamente, até mais que uma vez por dia, passa a evacuar em dias alternados, a cada 3 ou 4 dias e passa a evacuar fezes em cíbalos, de grosso calibre, com rachaduras, com dor ou dificuldade na hora da evacuação. Mesmo após a eliminação do fecaloma, a criança persiste com dificuldade para evacuar e necessita de acompanhamento posterior para constipação intestinal, com uso de medicação por um período mínimo de 2-4 meses.

A constipação intestinal crônica pode ser de cunho funcional ou orgânico.

A constipação intestinal crônica funcional não apresenta sinais de alarme, ocorre em mais de 90% dos casos de constipação intestinal crônica.

A constipação intestinal crônica orgânica apresenta sinais de alarme (Tabela 31.1) e ocorre em menos de 10% dos casos.

■ Tabela 31.1. Sinais de alarme

Eliminação do mecônio > 48 horas de vida
Idade de início precoce (principalmente antes dos 6 meses de vida)
História Familiar de Doença de Hirschsprung
Má resposta ao tratamento clínico
Déficit do ganho ponderal
Sintomas de trato gastrintestinal (distensão abdominal/dor abdominal/vômitos)
Anomalias congênitas
Alterações no exame físico: fezes explosivas ao toque retal/severa distensão abdominal/anormalidades anatômicas

[Adaptada de Tabbers et al (2014) JPJN;58(2).]

É importante lembrar que em lactentes em aleitamento materno exclusivo podemos encontrar bebês que ficam até 10 a 14 dias sem evacuar e, quando evacuam, eliminam fezes semilíquidas, com grumos, características de aleitamento materno e sem sinais de alerta por ficarem tantos dias sem evacuar. Denominamos pseudoconstipação intestinal.

E, em lactentes até os 9 meses de vida, podemos encontrar bebês com disquesia, que é a incoordenação dos esfíncteres anal interno e externo. O bebê fica irritadiço e desconfortável no momento da evacuação ou na tentativa de eliminação de gases.

Na anamnese é importante avaliar as características das fezes e, nesse momento, é possível mostrar a escala de Bristol (Figura 31.1) para os cuidadores, para que os mesmos (junto da criança em fase escolar ou adolescente) indiquem as características das fezes.

Na criança com constipação intestinal crônica que chega no pronto atendimento, é sempre importante avaliar se não há sinais de alarme.

O exame físico é de extrema importância, com inspeção anal (observar se não há sinais de malformação sacrococcígea, tufos de cabelo em região sacral, ânus anteriorizado, presença de fissura anal e presença de fistulas perianais). Sempre que for possível, deve-se realizar o exame de toque retal (avaliar a presença de fecaloma, se não há estenose retal, avaliação do tônus dos esfíncteres anal externo e interno). Se não for possível o exame de toque retal, a realização de radiografia simples de abdômen colaboraria para avaliar a presença de fecaloma.

Ainda em relação ao exame físico, é importante observar se a criança apresenta distensão abdominal importante, massas palpáveis em propedêutica abdominal e se, ao toque retal, a criança vai apresentar ampola retal vazia ou fezes explosivas pós-estimulo do toque retal (sinais de alerta para Doença de Hirschsprung).

A apresentação de sinais de alarme na história clínica e/ou no exame físico são indicativos de quadro orgânico, em que necessitará de avaliação do gastroenterologista pediátrico de forma mais precoce para realizar a triagem adequada para definição da etiologia da constipação intestinal crônica.

Não apresentando os sinais de alerta, a criança teria uma avaliação como quadro funcional e é importante aplicar os critérios de Roma IV (Tabela 31.2) para definir se a criança apresenta constipação.

Métodos Clínicos de Desobstrução Intestinal

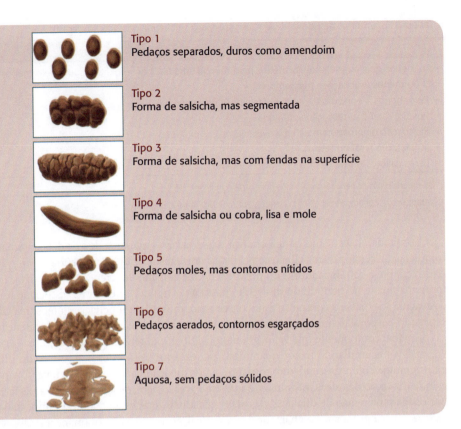

- Figura 31.1. Escala de Bristol

[Adaptada de Russo et al (2012) J. pediatr;162(6):1188-92.]

- Tabela 31.2. Critérios de Roma IV para constipação crônica funcional

Crianças até os 4 anos de idade
Pelo menos dois dos seguintes critérios durante pelo menos um mês
» Pelo menos 2 defecações por semana
» História de retenção fecal
» Evacuações dolorosas/com esforço evacuatório
» Fezes calibrosas
» Impactação fecal em reto
Em crianças com treinamento esfincteriano os seguintes critérios adicionais podem ser utilizados
» Pelo menos 1 escape fecal por semana
» Fezes calibrosas que obstruem o vaso sanitário

Continua

■ **Tabela 31.2. Critérios de Roma IV para constipação crônica funcional (continuação)**

Crianças com idade de desenvolvimento de pelo menos 4 anos
Pelo menos dois dos seguintes critérios pelo menos uma vez por semana durante pelo menos um mês » 2 ou menos evacuações por semana » Pelo menos 1 episódio de incontinência fecal/semana » Postura retentiva/retenção voluntária » Evacuação dolorosa/com esforço evacuatório » Impactação fecal no reto » Fezes calibrosas que obstruem o vaso sanitário

Os sintomas não podem ser explicados por outras condições médicas.
[Adaptada de Benninga et al (2016) Gastroenterology; 150:1443-1455.]

O principal mecanismo para a criança passar a não evacuar todos os dias, evacuar fezes incompletas (evacuar poucos cíbalos e persistir com o restante das fezes retidas), ter evacuação de grosso calibre e com rachaduras é a presença do mecanismo de retenção (Figura 31.2). A criança (principalmente no período do desfralde) passa a ter muita dor e esforço associado às tentativas de evacuação e passa a contrair o esfíncter externo, musculatura pélvica, glúteos, realizando uma expressão corporal de incômodo ao processo evacuatório. Esse mecanismo de retenção de fezes é o principal componente que vai ocasionando a dilatação retal, fazendo com que a criança cada vez mais vá acumulando maior quantidade de fezes no trato intestinal, causando dilatação do reto/sigmoide/cólon descendente, tornando a constipação cada vez mais grave. Quando ocorre grande dilatação das alças intestinais, o intestino grosso não consegue acomodar as fezes "novas" que chegam na região de dilatação das alças intestinais, que estão com fezes impactadas (fecaloma). A criança passa a ter o chamado "escape fecal", que é uma incontinência fecal por retenção de fezes impactadas no intestino grosso. Devido à impactação crônica de fezes no reto, o esfíncter anal interno passa a ter relaxamentos espontâneos e, com isso, ocorre os escapes fecais, sendo que o paciente não sente a perda das fezes. Então a incontinência fecal por retenção é um agravo encontrado em pacientes que já estão há um longo período com constipação intestinal crônica.

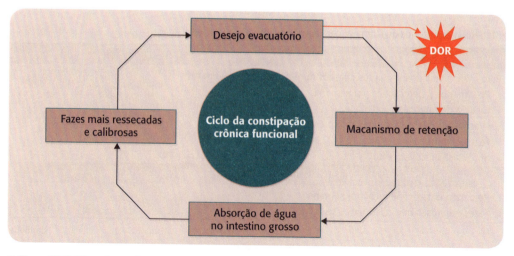

■ Figura 31.2 . Mecanismo de retenção de fezes.

Vale ressaltar que há a incontinência fecal não ocasionada por retenção fecal (pode ocorrer em paciente neuropatas/com disrafia espinhal como a meningomielocele e a espinha bífida/paciente que realizou radioterapia sacral). Nesses pacientes, habitualmente, há perdas fecais várias vezes por dia, sem controle esfincteriano por parte do paciente, independente do fato de estarem com impactação fecal.

Geralmente, a criança que chega ao pronto atendimento está há vários dias sem evacuar e apresenta sintomas como: dor abdominal, distensão abdominal, incontinência fecal, perda do apetite, prostração e irritabilidade/incomodo. Os sintomas devem estar associados à impactação de fezes no intestino grosso e somente com a eliminação do fecaloma há o alívio dos sintomas.

Existe 2 formas de manejo clínico da desimpactação fecal: por via oral e por via retal (Tabela 31.3).

■ Tabela 31.3. Medicações para desimpactação fecal

Via oral
» Polietilenoglicol – PEG 3350 (com eletrólitos) e PEG 4000 (sem eletrólitos)
» Dose de 1,5 grama/kg/dia (diluição de 10 gramas em pelo menos 100 mL de líquido), por 3-5 dias seguidos.
Via retal
» Supositório de sorbitol
» Fosfoenema – 4 a 10 mL/kg, até 135 mL (1 frasco)
» Solução de glicerina a 12% – 10 mL/kg, até 200 mL

[Fonte: próprio autor.]

A desimpactação por via oral é indicada em crianças que não apresentam impactação fecal de grande monta, crianças traumatizadas pelo uso anterior de desimpactação por via retal e que aceitam bem medicações por via oral.

A desimpactação por via retal está indicada em pacientes com muitos sintomas e que é necessário alivio imediato pelos sintomas causados pelo fecaloma, ansiedade dos cuidadores em resolução imediata dos sintomas da impactação fecal, recusa de medicação por uso oral.

O polietilenoglicol 3350 apresenta eletrólitos e deve ser evitado em pacientes com doença renal, o polietilenoglicol 4000 não apresenta eletrólitos, e tem trabalhos que indicam possibilidade de uso em menores de 1 ano de idade.

O supositório de sorbitol pode ser utilizado em lactentes, e em casos de impactação fecal de pequena/média monta pode ser utilizado em crianças até 4 anos de idade.

O fosfoenema também ter que ser evitado em pacientes com doença renal e em menores de 2 anos de idade.

A solução de glicerina pode ser utilizada em todas as faixas etárias (geralmente é utilizado o supositório de sorbitol em menores de 2 anos e a solução de glicerina em crianças maiores de 2 anos, principalmente com grande fecaloma identificado).

O capítulo propõe a abordagem clínica da desobstrução intestinal, portanto, não será abordada a criança que tem falha na desimpactação fecal com os métodos clínicos.

É importante ressaltar que, nos casos de fecalomas importantes, apenas uma lavagem intestinal não é suficiente para a desimpactação efetiva, sendo necessário que o paciente retorne ao hospital por mais 2-4 dias para realizar o procedimento de lavagem intestinal (ou a realização de uso de medicação por via oral). O controle radiográfico colabora para avaliar se as lavagens intestinais/uso de medicação por via oral foram efetivas.

Como a principal causa da obstrução intestinal é a constipação intestinal, é valido ressaltar para a família seguimento com o pediatra/especialista para o tratamento adequado, que evitará novas vindas ao pronto atendimento.

Desimpactação efetiva do fecaloma

Após a desimpactaçao efetiva do fecaloma, é importante manter a tríade de tratamento (Figura 31.3) para que a criança não torne a apresentar importante retenção de fezes novamente.

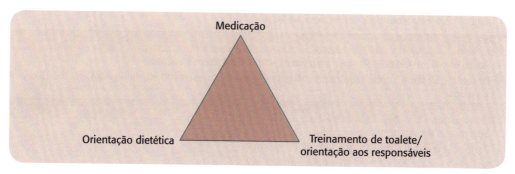

- Figura 31.3. Desimpactação efetiva.

Medicação de uso diário e em dose adequada

1ª linha de tratamento:
- » Polietilenoglicol: PEG 3350 /PEG 4000
  Dose: 0,5 a 0,8 g/kg/dia, diluição mínima 100 mL/ 10 gramas
- » Lactulose
  Dose: 1 a 3 mL/kg/dia, max 60 mL/dia

2ª linha de tratamento:
- » Óleo mineral
  Dose: 1 a 3 mL/kg/dia, max 60 mL/dia
- » Leite de magnésia
  Dose: 1 a 3 mL/kg/dia, max 60 mL/ dia

Lembrar que o óleo mineral é contraindicado em menores de 2 anos e em encefalopatas pelo risco de aspiração pulmonar.

O leite de magnésia não é recomendado em pacientes com doença renal.

As medicações estimulantes de peristaltismo (senna alexandrina e picossulfato de sódio) são irritantes da mucosa intestinal que podem ser utilizados em situações específicas, de acordo com indicação do especialista.

Orientação dietética

A orientação recomendada é ingestão hídrica adequada para a faixa etária, assim como o consumo adequado de fibras. Não é recomendado suplementação de fibras.

Treinamento de toalete/orientação dos responsáveis pela criança

O tratamento consiste em evitar evacuações dolorosas repetidas, fazendo com que a criança "perca" o receio de evacuar e, assim, pare de realizar repetidamente o mecanismo de retenção. Em crianças que estão em idade para se tentar o desfralde, porém ainda tem evacuações endurecidas e apresentam sofrimento no momento da defecação, é recomendado aguardar a criança apresentar repetidamente fezes pastosas e não tenha dor para iniciar o processo de desfralde.

Referências bibliográficas

1. Tabbers MM, DiLorenzo C, Berger MY, et al. Evaluation and treatment of functional constipation in infants and children: evidence-based recommendations from ESPGHAN and NASPGHAN. J Pediatr Gastroenterol Nutr 2014; 58:258.
2. Benninga AM, Nurko S, et al. Childhood functional Gastrointestinal Disorders: neonate/ toddler. Gastroenterology 2016; 150:1443-55.
3. Hyams JS, Dilorenzo C, et al. Childhood functional Gastrointestinal Disorders: Child/Adolescent. Gastroenterology 2016; 150: 1456-68.
4. Michail S, Gendy E, Preud'Homme D, et al. Polyethylene glycol for constipation in children younger than eighteen months old. J Pediatr Gastroenterol Nutr 2004; 39:197.
5. Bekkali NL, van den Berg MM, Dijkgraaf MG, et al. Rectal fecal impaction treatment in childhood constipation: enemas versus high doses oral PEG. Pediatrics 2009; 124:e1108.
6. Mendoza J, Legido J, Rubio S, et al. Systematic review: the adverse effects of sodium phosphate enema. Aliment Pharmacol Ther 2007; 26:9.
7. Gordon M, MacDonald JK, Parker CE, et al. Osmotic and stimulant laxatives for the management of childhood constipation. Cochrane Database Syst Rev 2016; :CD009118.
8. NASPGHAN Neurogastroenterology and Motility Committee. Polyethylene Glycol 3350 (PEG 3350) Frequently Asked Questions, January 2015. Disponível em: http://naspghn.informz.net/NASPGHN/data/images/PEG%203350%20FAQ.pdf. Acesso em: 23/1/2015.

CAPÍTULO 32

Bispectral Index (BIS)

- Fábio Luís Ferrari Regatieri
- Frederico José Mazzocca Dourado

Destaques
As escalas de sedação são úteis para adequar profundidade anestésica em unidades de terapia intensiva (UTI), entretanto, muitas vezes não são aplicáveis, principalmente em pacientes paralisados para ventilação mecânica e naqueles que têm lesão cerebral.
Sedação profunda demais pode comprometer o estado cardiovascular e cerebral e aumentar a morbimortalidade hospitalar.
Sedação muito leve pode ocasionar, também, várias complicações, como dificultar a ventilação mecânica e o controle da pressão intracraniana, além de causar complicações psicológicas, como estresse pós-traumático e alterações no desenvolvimento neuropsicomotor.
A necessidade e indicações para medição instrumentalizada do nível hipnose e efeito hipnótico de drogas em crianças pode ser ainda mais importante do que em adultos. Há recentes evidência de que a consciência durante a anestesia é de quatro a oito vezes mais comum em crianças do que em adultos.
Há dados consistentes obtidos em animais de laboratório que sugerem que vários anestésicos comuns podem ser tóxicos para o desenvolvimento cerebral, estendendo-se vários anos após o nascimento, significando que a capacidade de otimizar e minimizar o uso de anestésicos hipnóticos também pode ser valioso em crianças mais velhas.
Há diversas formas de avaliar o nível de consciência com propedêutica armada, todas derivadas de dispositivos desenvolvidos para monitorar pacientes submetidos a anestesia geral. O uso desses equipamentos ainda se encontra em fase de consolidação na faixa etária pediátrica. Dados extrapolados da sala de cirurgia para a unidade de cuidados intensivos e de adultos para crianças e recém-nascidos nem sempre têm validade comprovada.
A maioria desses dispositivos foi desenvolvida, inicialmente, para monitoração de consciência intraoperatória. A experiência clínica, o aperfeiçoamento dos métodos existentes e o aparecimento de novas tecnologias podem conferir a esses equipamentos um papel importante no diagnóstico e acompanhamento evolutivo de lesões cerebrais.

Princípios físicos e fisiológicos da monitoração cerebral

Introdução

A eletroencefalografia (EEG) foi descrita a primeira vez em 1875 por Caton, um médico do Reino Unido, que demostrou a presença de correntes elétricas em várias das direções detectáveis no crânio de cachorros e macacos. Berger estendeu esse trabalho para humanos. O efeito de certas drogas (escopolamina, barbitúricos, morfina e éter) no EEG foi estudado cerca de 10 anos depois. O EEG puro tem uso limitado na medição do plano anestésico, devido à sua ampla e complexa interpretação.[1,2]

A atividade elétrica analisada tem em sua composição todos as correntes elétricas geradas no córtex cerebral.

A maioria dos clínicos não tem tempo e tampouco habilidade para interpretar esses dados tão complexos e utilizá-los para titular a necessidade de anestésicos. Logo, realizam-se esforços para simplificar e comprimir esta análise. Numerosos monitores têm se apresentado com esse propósito: Naracotrend, M-entropy, NIRS (acrônimo em inglês para espectroscopia próxima do infravermelho) e Bispectral Index (BIS).[2]

Uma avaliação mais objetiva da profundidade da anestesia foi obtida por meio da análise quantitativa do eletroencefalograma (QEEG). As características do QEEG foram incorporadas em monitores para fins especiais, como o Bispectral Index™ (BIS™), que é o mais estudado em anestesia e sedação e será objeto da maior parte desse texto.

Monitoração da consciência

O despertar intraoperatório acidental é uma complicação anestésica associada a alta incidência de distúrbio pós-traumático (PSTD). O despertar durante a cirurgia é objeto frequente de receio na população, causando grande apreensão nos pacientes e faz parte significativa dos riscos médico-legais associados com à anestesia. Apesar do termo "despertar" ser descrito na ciência cognitiva, o significado desse termo no contexto clínico geralmente se refere tanto a consciência como à lembrança (memória) de eventos intraoperatórios. Neste capítulo, usaremos o termo despertar somente naqueles que implicam em lembrança intraoperatória (recall).[3,4]

As drogas anestésicas, ao atuarem deprimindo a função do sistema nervoso central (SNC), induzem diferentes níveis de inconsciência.

A hipótese de que os anestésicos atuam preferencialmente por meio dos centros subcorticais do sono foi proposta em meados de 1990 e tem ganhado significância na literatura e nos trabalhos experimentais. Apesar da clara diferença entre sono e anestesia, eles compartilham mesmos traços fenotípicos e mecanismos estruturais.

Um número de núcleos localizados na ponte, mesencéfalo, hipotálamo e forames basais regulam o ciclo sono-vigília normal. Alguns centros de vigília estão ativos primariamente no estado desperto e alguns núcleos colinérgicos também estão ativos durante o sono REM. Outros centros estão ativos durante o sono, como o núcleo pré-óptico ventrolateral (VLPO) do hipotálamo anterior que é responsável pelo início e manutenção do sono REM. Esses núcleos (acordado-on/dormindo-off ou dormindo-on/acordado-off), que se inibem reciprocamente, têm levado a hipótese do mecanismo "flip-flop" para explicar o mecanismo sono-vigília.[5,6]

Existem fortes evidências de modelos animais e humanos que sugerem que a indução anestésica e a inconsciência estão associadas com a inibição seletiva da atividade cortical de feedback anterior para posterior. Estudos em roedores indicam que o estado consciente está associado com um balanço entre atividade occipto-parieto-frontal (feed-forward) e atividade de fronto-parieto-occipital (feedback). Após a indução anestésica com isoflurane, a atividade elétrica cortical occipto-parieto-frontal não se altera, porém a atividade de feedback fronto-parieto-occipital foi seletivamente suprimida. Em humanos, obtém-se resultados de supressão da atividade de feedback também em consonância com os obtidos em roedores.[6]

Para que um nível de sedação ou anestesia geral ideal seja alcançado, o anestesiologista monitora parâmetros subjetivos e objetivos. Para interpretação subjetiva, são utilizados parâmetros fisiológicos como pressão arterial, frequência cardíaca, reflexos oculares, lacrimejamento e sudorese e como parâmetros objetivos empregam-se os processadores do eletroencefalograma (EEG), como o índice biespectral (BIS) e a entropia espectral.[5]

O processamento do eletroencefalograma

O termo eletroencefalografia se refere à captação e ao registro da atividade elétrica do cérebro (potenciais de campo). Os impulsos elétricos presentes no neurônio são resultantes de diversos tipos de estímulos captados por receptores sensoriais. Tais estímulos, traduzidos em correntes iônicas, produzem mudanças nos potenciais entre membranas gerando o chamado potencial de ação que é transmitido entre neurônios por uniões neuronais chamadas sinapses. As correntes iônicas produzem campos elétricos e magnéticos que podem ser captados tanto no cérebro quanto em tecidos adjacentes. Dessa forma, o EEG é o sinal que representa a mudança dos campos resultantes da atividade elétrica de grupos de neurônios concentrados em áreas específicas. A sua amplitude se encontra entre os 0,5 e 100 microvolts e frequências entre 0 e 100 Hz.[1,7,8]

O sinal analógico obtido pelo monitor é digitalizado para melhor análise dos dados, sinal esse que se denomina *epoch* (divisões temporais finitas do registro, em que se realiza a análise, 2 segundos de duração no caso do BIS). Aplica-se um filtro dos sinais de alta e baixa frequências (> 1 Hz e < 70 Hz) e de redução dos artefatos, visando eliminar a interferência de outros equipamentos como bisturi elétrico, marca-passo, eletrocardioscópio, bombas extracorpóreas etc.

O sinal de EEG é composto de diversas frequências que podem ser agrupadas em bandas específicas, cada uma delas configurando um determinado ritmo (Figura 32.1).

Existem diferentes trabalhos onde os autores definem bandas de frequências diferentes, porém aproximadas (Tabela 32.1).

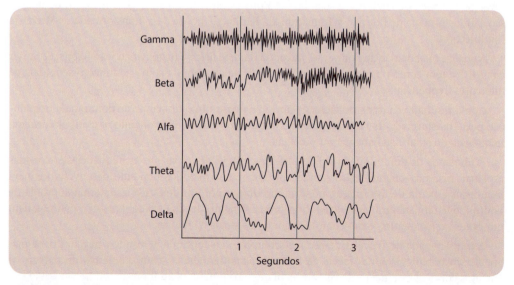

■ **Figura 32.1. Representação gráfica das ondas do EEG.**

■ Tabela 32.1. Correlação entre padrões de onda, frequência e estado clínico

Padrão de onda	Frequência	Significado clínico
Gama	26-80 Hz	Desperto
Beta	13-25 Hz	Sedado
Alpha	9-12 Hz	Plano anestésico/hipnótico moderado
Theta	5-8 Hz	Plano anestésico profundo
Delta	1-4 Hz	Supressão
Slow	< 1 Hz	Isoelétrico

[Purdon, et al. Anesthesiology, 2015.][56]

Captação e processamento dos sinais

A captação do sinal do EEG é feita por meio de eletrodos de prata e cloreto de prata dispostos nas áreas do crânio que sejam de interesse. Elementos como gordura, suor, pó e cabelo podem dificultar a recepção do sinal. É necessário afastar o cabelo, limpar com álcool, utilizar gel condutor antes de fixar os eletrodos, a fim de otimizar a captação do sinal.

Cada eletrodo está identificado por uma ou duas letras seguidas de um número. As letras fazem referência a área cortical (frontal, temporal, parietal, occipital) e os números do hemisfério direitos são pares e do esquerdo são impares.

É necessário adotar como frequência mínima de aquisição de dados do EEG uma taxa dobrada da frequência máxima do sinal, satisfazendo assim o teorema de Nyquist. Se a frequência máxima do EEG é de 50 Hz, devemos adotar uma frequência mínima de amostragem de 100 Hz.

Para maior compreensão dos sinais coletados e do fenômeno físico que o gerou, utilizam-se diversos métodos de análise, ou seja, faz-se o processamento do sinal. Tais métodos de análise são a Transformada de Fourier, a Transformada Rápida de Fourier e a Transformada de Wavelets (onduletes).[7,8]

A análise matemática de Fourier foi introduzida pelo físico e matemático Jean Baptiste Fourier em 1807 e tem como objetivo a decomposição de sinais como a soma de funções senoidais de diferentes frequências.

Como resultado da transformação de um sinal no domínio do tempo ao domínio da frequência, pela Transformada de Fourier, pode ser obtido um gráfico relacionando os componentes em frequência do sinal e sua energia ou potência.[1,7]

A mudança de domínio feita pela transformada revelará quais são as frequências envolvidas no sinal, mas não quando estas acontecem. Diferentes métodos têm sido desenvolvidos para minimizar a perda de informação no domínio do tempo, um deles é a transformada rápida de Fourier, que têm sido muito utilizadas no processamento de sinais biológicos que não possuem um caráter estacionário, assim como a maioria dos sinais na natureza.

A transformada de Wavelets, tanto a discreta como a continua, têm sido utilizadas para análise de sinais biológicos nas faixas de baixas e altas frequências com o objetivo de reduzir os artefatos como os potenciais dos globos oculares e os potencias auditivos.

Para calcular o Burst Suppression Ratio (BSR), ou simplesmente taxa de supressão (TS ou SR, do inglês), identifica-se a atividade cerebral menor do que 5 mV e com duração maior do que 0,5 segundo e o tempo relativo desse evento proporcionadamente ao tempo total. Burst Suppression (TS) no EEG pode ser encontrado em períodos de anestesia profunda, assim como em hipóxia e trauma cerebrais e estão relacionados a uma redução da atividade metabólica cerebral.[8-10]

Índice Biespectral – O Monitor BIS Vista™ (Aspect Medical Systems, Newton, MA)

O Índice BIS é um parâmetro extensamente validado e com utilidade clínica demonstrada, derivado do processamento de um traçado eletroencefalográfico de 2 segundos de duração, denominado *epoch*.[8,9] O processamento dos dados do EEG permite uma interpretação mais fácil e uma análise mais direta. Obtém-se utilizando um conjunto de medidas matemáticas e técnicas de processamento do sinal de EEG, incluindo análise biespectral, análise espectral de potência e análise no domínio do tempo que estudam as diferentes ondas sinusoidais conforme suas amplitudes, frequências e potencias. Estas medidas foram combinadas por meio de um algoritmo e criaram uma escala numérica de 0 a 100 para otimizar a correlação entre o EEG e os efeitos clínicos de algumas drogas anestésicas e hipnóticas – o Índice BIS.

O algoritmo BIS foi desenvolvido para combinar as características de EEG (biespectrais e outros) que demonstraram alta correlação com a sedação/hipnose nos EEGs de mais de 5.000 adultos submetidos voluntariamente a administração de diferentes sedativos. Os quatro recursos fundamentais do EEG que caracterizavam o espectro total das mudanças induzidas por anestésico eram o grau de ativação de alta frequência (14 a 30 Hz), a quantidade de sincronização de baixa frequência, a presença de períodos parcialmente suprimidos no EEG e a presença de períodos totalmente suprimidos no EEG (isso é, isoelétricos, "linha plana"). O algoritmo possibilita a combinação ideal dessas características de EEG processado que proporcione um parâmetro confiável do efeito anestésico e sedativo – o Índice Biespectral (BIS).

O valor numérico do BIS, de 0 a 100, é calculado de acordo com a potência das ondas de alta e baixa frequências obtidas por um determinado período de tempo (2 segundos) de um traçado de EEG. O cálculo exato é um segredo comercial da marca.

Os valores do BIS próximos a "100" representam um estado clínico de "vigília", enquanto "0" denota o efeito de EEG máximo possível (isto é, um EEG isoelétrico). O plano anestésico ideal é obtido com índice BIS entre 40 e 60, media 50.

O BIS não monitora analgesia e não prevê reflexos tronculares e espinhais aos estímulos dolorosos como respostas hemodinâmicas ou movimentação do paciente (Figura 32.2).

A eletromiografia é isolada e analisada separadamente.[10]

Para o cálculo dos índices relacionados ao equipamento, são usadas frequências de até 47 Hz (sistema nervoso e eletromiografia) e 70 a 110 Hz para eletromiografia (EMG), na qual o sinal é captado em janelas de dois segundos (epochs) (Tabela 32.2).

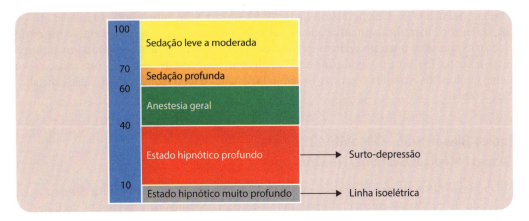

- Figura 32.2. Correlação do valor do BIS com estado clínico.

- Tabela 32.2. Índices aferidos pelo BIS e seu significado[7-9]

Bispectral bilateral	O número BIS é obtido da análise ponderada de quatro subparâmetros: taxa de supressão de surtos, supressão QUAZI, potência relativa beta e sincronização rápido/lenta. Aplica-se um tratamento estatístico multivariado com função não linear.
Taxa de supressão	A supressão de surtos é definida como intervalos maiores de 0,5 segundo, nos quais a voltagem do EEG encontra-se abaixo ± 5 mV nos últimos 60 segundos. A taxa de supressão normal é *zero*.
Potência eletromiográfica	Essa variável é calculada como a soma de todas as RMS (raiz média quadrática), no intervalo de 70-110 Hz, normalizado para 0,01 mVRMS e expresso em decibel (dB). O intervalo de visualização, mostrado em um gráfico de barra, está entre 30 e 55 dB. Mensura a atividade elétrica no núcleo do nervo facial (região bulbopontina). Durante anestesia geral, normalmente, os valores situam-se abaixo de 30 dB. Valores acima de 30 durante anestesia geral, representam atividade elevada do núcleo do facial. Aumentos súbitos na amplitude da atividade de EMGs nos músculos frontais durante a cirurgia indicam maior responsividade do paciente e aumento na probabilidade de despertar.
Assimetria	Representa variações de potências entre os hemisférios cerebrais direito e esquerdo, sendo sinalizada com indicador branco para o lado de maior potência. Em adultos, considera-se como normais variações de até 20%.
SEF 95% com espectrograma	Representa a frequência abaixo da qual se tem 95% de toda a potência na faixa de até 30 Hz ou frequência abaixo da qual 95% da potência total está contida A análise espectral (espectrograma) pode evidenciar a hipersincronização alfa (tálamo-cortical) e oscilação lenta (córtico-cortical), características da profundidade anestésica adequada em adultos

[Adaptada de Nunes RR et al. Rev Bras Anestesiol 2012.][8]

A interferência do bloqueio neuromuscular na avaliação da consciência intraoperatória

O uso de bloqueadores neuromusculares (BNM) aumenta a incidência de despertar e consciência intraoperatória. As medicações que produzem paralisia são importantes fatores relacionado a aumento da incidência e da severidade do despertar indesejado. Num estudo prospectivo a incidência de despertar foi 0,28% em pacientes que receberam BNM e 0,10% naqueles que não receberam. Em outro estudo todos os pacientes que relataram despertar haviam recebido relaxantes musculares. Todos pacientes que sofreram esta complicação, descrevem o sentimento de desamparo e incapacidade de se mover. Logo, o uso de BNM pode modificar a experiencia do despertar intraoperatório e aumentar o limiar de trauma pós-cirúrgico.[11,12]

O monitor BIS analisa a eletromiografia facial e é um preditor de atividade troncular relacionada a analgesia e reflexos motores faciais. A EMG (eletromiografia) é uma análise subcortical relacionada à musculatura facial. O cálculo é realizado em uma faixa de frequência entre 70 e 110 Hz (acima das frequências utilizadas para cálculo do BIS). Ela representa um indicador de que estímulos além do normal estão chegando ao tronco encefálico, sendo um alerta para um possível despertar.

Estudo recente realizado com 10 voluntários quanto ao efeito do suxametônio e rocurônio no valor do BIS na ausência de qualquer anestésico, com a técnica de isolamento do membro como parâmetro.[13] O início do bloqueio neuromuscular resultou na queda do BIS, e o retorno ao valor inicial coincidiu com o retorno da atividade muscular. Considerando que algumas ondas eletromiográficas possuem frequências próximas a 32 Hz pode-se inferir que elas participem do algoritmo que calcula o índice bispectral. Esse estudo pode confirmar que o BIS não está totalmente isolado da atividade EMG e que esse pode corresponder a uma variação de 20% do valor do BIS. Isso importa em paciente regressando do plano anestésico, porém com curarização residual com índice BIS menor indicando ainda certo grau de inconsciência.[10,14]

Consciência intraoperatória, memória implícita e explícita em pediatria: como avaliar?

Como já citado, consciência intraoperatória é uma complicação incomum durante a anestesia, todavia é considerada bastante séria. Em pediatria, reconhece-se que esse evento pode interferir com o desenvolvimento neuropsicomotor da criança e, em alguns casos, produzir estresse pós-traumático de difícil tratamento.[15,16]

Há várias evidências que nos dizem haver uma distinção entre 2 tipos de memória – a implícita e a explícita. Memórias explícitas incluem informações – fatos, imagens, sons, sensações – que podem ser lembradas intencionalmente e associadas a experiências anteriores. Por outro lado, memórias implícitas não são diretas ou intencionalmente ou conscientemente recuperáveis, mas podem influenciar na performance individual da criança ou adulto expostos a uma determinada experiência. Sedativos e anestésicos podem abolir ambas as memórias, dependendo da profundidade e dos fármacos utilizados na anestesia ou sedação. Benzodiazepínicos parecem dissociar esses dois tipos de memória, prejudicando mais a memória explícita (consciente) do que a implícita (inconsciente).[17]

Evidentemente, acessar memórias explícita e implícita em pacientes pediátricos dependem do nível cognitivo prévio das crianças. Assim, quanto mais nova a criança, menor a capacidade dos testes para avaliar o efeito farmacológico das medicações sobre a memória.

Acessar a ocorrência de memórias explícita e implícita durante sedação ou anestesia geral na população pediátrica não é tarefa fácil. Pringle et al. utilizaram diferentes testes para acessar memória explícita e implícita durante sedação consciente com midazolam em crianças oncológicas submetidas à coleta de medula óssea e punção lombar. Testes comumente usados para acessar memória explícita são baseados em expressão livre de memórias, respostas estimuladas e reconhecimento de eventos e imagens associados a um determinado evento prévio.[18] Testes utilizados para acessar memória implícita tipicamente envolvem medidas de alteração de performance, seja acurácia e/ou velocidade na realização de uma tarefa após a ocorrência de um determinado evento. Essas tarefas incluem livre associação entre imagens e palavras, completar palavras ou frases previamente conhecidas e identificar imagens com um certo grau de alteração (borradas, mal feitas).

A maioria dos estudos envolvendo sedação consciente com midazolam avalia memória explícita e mostra eficácia desse fármaco em suprimir esse componente. Pringle et al., entretanto, avaliaram o componente implícito e concluíram que os escores foram pouco alterados, levando à conclusão que o midazolam, nas doses utilizadas no estudo, não foi suficiente para suprimir esse componente.

No estudo de Kalff et al., crianças foram expostas durante a anestesia geral inalatória a um estímulo auditivo repetido, com frases neutras em que uma determinada cor foi nomeada. O teste pós-operatório para memória implícita não revelou efeito significativo, mostrando que a medicação pré-anestésica com midazolam, associada a sevofluorano em plano adequado para o procedimento cirúrgico inibiu a formação de memória implícita.[19] Outros estudos (Jelicic et al., 1990; Jelicic, Bonke, de Roode, Bovill, 1993; Villemure, Plourde, Lusier, Normandin, 1993) mostraram efeito supressor sobre a memória implícita mesmo sem pré-medicação com midazolam.

O primeiro grande estudo a abordar a incidência de consciência intraoperatória na população pediátrica foi feito por Davidson e colaboradores em 2005. Na ocasião, foram estudados 864 pacientes entre 5 e 12 anos de idade que haviam sido submetidos a anestesia geral. A determinação de consciência no intraoperatório (CIO) foi definida com base em entrevistas realizadas em 3 ocasiões. A avaliação desses eventos foi incluída em um estudo maior, o qual tentou determinar a mudança de comportamento após anestesia. Relatos de casos suspeitos de CIO foram enviados a quatro avaliadores independentes. Se todos concordassem, o caso seria definido como evento positivo para CIO. Vinte e oito relatórios foram gerados, dos quais 7 casos cumpriram critérios para CIO, correspondendo a incidência de CIO igual a 0,8%. Apenas uma criança consciente recebeu bloqueadores neuromusculares, contra 12% no grupo onde não ocorreu o evento. Nenhuma das 7 crianças com CIO relatou sofrimento e nenhuma diferença substancial foi detectada quanto a distúrbios de comportamento entre conscientes (20%) e não conscientes (16%). Outro estudo corroborou alta incidência de CIO entre crianças, por volta de 0,8 a 1%, números de 4 a 10 vezes maiores do que os estimados para a população adulta. Os dados fornecem evidência de que, como os adultos, as crianças também correm risco de apresentar consciência intraoperatória.[20,21]

A monitoração da profundidade da sedação e/ou da anestesia geral utilizando-se o Índice Biespectral (BIS, Aspect Medical™) está bastante fundamentada para adultos, oferecendo uma análise quantitativa do EEG frontal, avaliando mudanças em componentes lineares e não lineares do sinal captado. Contudo, muitas dúvidas foram levantadas quanto a algoritmos inicialmente desenvolvidos para pacientes adultos poderiam ser aplicados em pacientes pediátricos. Já em 2001, Davidson mostrava que há uma diferença significativa do BIS quando dividimos os pacientes pediátricos entre bebês (abaixo de 1-2 anos) e crianças maiores. A correlação do BIS com profundidade anestésica tende a ser mais fidedigna quanto maior a idade da criança. As frequências de atividade cerebral relacionadas ao despertar variam com a idade, de tal forma que aos 6 meses de idade, a frequência dominante é 5 Hz; entre 9-18 meses, 6-7 Hz; aos 2 anos de idade, 7-8 Hz; aos 7 anos, 9 Hz e, em torno de 15 anos, atinge os níveis adultos, por volta de 10 Hz.[22]

Muito embora ainda haja muita controvérsia quanto ao uso do BIS para avaliar a profundidade da anestesia inalatória em pacientes pediátricos,[23-25] vários estudos dão conta da utilidade do método quando utilizamos anestésicos venosos, como o propofol em infusão contínua.[26-28]

Há também boa correlação entre escalas de sedação como UMSS e MMWT (ver Apêndice, no final do capítulo) e valores de BIS,[29] mostrando que, em pacientes submetidos à ventilação mecânica sob sedação intravenosa e relaxamento neuromuscular, o índice bispectral pode dar uma ideia da profundidade da sedação.

Segurança na sedação: há evidências da utilidade do índice Bispectral?

Sedação e analgesia são componentes necessários no cuidado de pacientes críticos, especialmente aqueles que necessitam de ventilação mecânica.

As principais indicações para sedação incluem: reduzir a dor, ansiedade e agitação, induzir amnésia, facilitar a ventilação, impedir o deslocamento de tubos endotraqueais e diminuir a metabolismo cerebral.[30]

O impacto negativo da sedação inadequada nas unidades de terapia intensiva (UTIs) tem se tornado cada vez mais matéria relevante, onde há manifestas preocupações com sedação insuficiente e sedação excessiva. Ambos, sedação insuficiente ou excessiva, têm o potencial de ocasionar comprometimentos da segurança, como extubação traqueal e remoção acidental de cateteres, trazer sequelas psicológicas, impactar na duração e qualidade da ventilação mecânica e aumentar tempo de permanência hospitalar. Segundo Vet et al., sedação excessiva é mais comum que a sedação insuficiente. Como sedação profunda demais está mais associada com maior tempo de hospitalização, tolerância aos sedativos e síndrome de abstinência, com ativação simpática, instabilidade hemodinâmica e agitação psicomotora quando da suspensão dos fármacos, a sedação excessiva em terapia intensiva pediátrica merece maior atenção.[31]

Diferentes situações clinicas que causam a redução do débito cardíaco e, consequentemente, da perfusão cerebral, causam uma redução do BIS. Isso foi visto em pacientes com assistolia que foram ressuscitados com sucesso. Um padrão isoelétrico ocorreu 10 minutos depois do começo da assistolia. Quando se iniciou as compressões torácicas, ocasionando aumento da perfusão cerebral, houve o retorno do sinal eletroencefalográfico com um padrão de baixa voltagem e alta frequência, o qual retornou ao normal assim que o surgiu ritmo cardíaco organizado, gerando pulso. Durante variações hemodinâmicas ocorrem variações no valor BIS secundárias à perfusão cerebral. Embora o BIS não tenha sido desenhado para detectar isquemia ou lesão cerebral, ele pode ajudar a detectá-las. O índice bispectral pode refletir quadros de isquemia cerebral global ou focal. Em cirurgias carotídeas o BIS se reduz durante o clampeamento e retorna ao normal com o retorno do fluxo sanguíneo. O BIS também se encontra reduzido quando há hipotermia e glicemia menor que 54 mg/dL.

Sessler et al. identificaram que a combinação das variáveis intraoperatórias com hipotensão, baixos níveis de BIS e baixos níveis de concentração de anestésicos inalatórios (Triple Low) está associada a um perfil de pacientes mais frágeis e suscetíveis a complicações. Esse estudo relacionou a associação de baixa PAM (< 75 mmHg), baixa CAM (< 0,8) e baixos níveis de BIS (< 45) com maior mortalidade em 30 dias.[32] A hipótese gerada foi que essas variáveis combinadas são marcadoras de um perfil de "pacientes sensíveis" ao estresse do perioperatório, mais do que potenciais alvos terapêuticos que possam ser implicados em redução de eventos adversos. Kertai et al., com os critérios do Triple Low, não observaram que essas variáveis fossem preditoras independentes, devendo-se incluir variáveis clínicas e cirúrgicas no modelo estatístico.[33]

As evidências da associação de mortalidade e baixos níveis de BIS ou do Triple Low são conflitantes. Apesar disso, indicam que os pacientes suscetíveis devem merecer cuidado especial, com a possibilidade de aprimoramento dos resultados em curto, médio e longo prazos. Willngham et al., em um estudo retrospectivo observacional que incluiu 13.198 pacientes de três ensaios clínicos – B-Unaware, Bag-Recall e Michigan Awareness Control Study – mostraram que o risco de mortalidade em 30 e 90 dias de pós-operatório foi aumentado em aproximadamente 10% para cada 15 minutos cumulativos de estado de Triple Low, mas não sugeriram que isso seja um epifenômeno.[34] Um pouco mais tarde, o estudo de o estudo de Maheshwari[35] em uma população submetida à cirurgia cardíaca, na qual houve simultaneamente baixas pressões arteriais médias (PAM) e valores de BIS, expressos em 2 faixas (PAM < 75 mm Hg e BIS < 43 e PAM < 69 mm Hg e BIS < 37), estão provavelmente associados ao aumento de morbidade e mortalidade pós-operatória.

Estudos randomizados, prospectivos e controlados, em andamento, como o Balanced trial (www.anzctr.org.au, código: ACTRN12612000632897), que comparam a influência de diferentes níveis de profundidade anestésica na mortalidade em um ano, provavelmente esclarecerão a influência da profundidade anestésica e mortalidade pós-operatória.

Assim, se por um lado a manutenção de níveis inadequados de anestesia está associada ao despertar intraoperatório e graves consequências, por outro a anestesia geral mais profunda do que o necessário para manter o paciente inconsciente tem sido considerada um marcador de gravidade, especialmente em idosos e pacientes críticos. Estudos que avaliam a associação entre profundidade anestésica e mortalidade são análises secundárias de observações desenhadas para outro fim, ou são análises multivariadas de bancos de dados institucionais que, apesar de ter grande amostra observacional, esbarram na fragilidade das conclusões dos modelos multivariados, os quais são legítimos propositores de hipóteses, mas carecem de estudos robustos prospectivos para confirmação causal dos achados.

Escalas de sedação e monitoração cerebral

Crianças geralmente são sedadas por meio de uma combinação de hipnóticos (p. ex., midazolam) e analgésicos opioides (p. ex., morfina ou fentanil). Lamentavelmente, há poucas evidências obtidas a partir de ensaios randomizados sobre a eficácia e segurança dessas drogas para sedação em crianças gravemente enfermas. No entanto, esforços estão sendo feitos para melhorar a gestão da sedação, como o aparecimento de algoritmos e gestão padronizada de sedação.[29-31]

Em geral, para alcançar o nível ideal de sedação nos pacientes, doses de sedativos são tituladas individualmente para obter-se o efeito desejado, na maioria das vezes com base em dados clínicos. Assim, esse processo é guiado por pontuações em uma variedade de escalas de sedação observacional. Pontuação do COMFORT ou escala de comportamento COMFORT e a escala de sedação de Hartwig[36,37] são amplamente utilizadas e validadas para esta definição. Alguns achados sugerem que a aplicação de sedação baseada em protocolos com a escala COMPORT pode beneficiar crianças que necessitam de ventilação mecânica, diminuindo a dose total de fármacos utilizados, bem como o tempo de ventilação mecânica.[38] Outras escalas utilizadas são a escala de Ramsay, Escala de Sedação e Agitação Richmond (RASS) e a Escala de Sedação da Universidade de Michigan (UMSS).

Ainda que todas essas escalas sejam validadas por vários estudos, em pacientes criticamente doentes pode ser difícil discriminar entre dor, ansiedade, síndrome de abstinência iatrogênica e *delirium*, especialmente em crianças.

Muito embora o intensivista pediátrico tenha se acostumado a trabalhar com estas escalas, há situações onde a validade delas é comprometida, como pacientes que precisam de relaxantes neuromusculares para serem adequadamente ventilados, crianças com lesões neurológicas prévias ou em evolução, pacientes na vigência de delirium ou dor e pacientes com choque grave.[39]

Nesses contextos, a monitoração com o BIS pode ser útil. Sistemas de pontuação de sedação diferentes do escore COMFORT foram correlacionados com o BIS. Estudos comparando escore de sedação de Ramsay e BIS em crianças gravemente doentes mostraram boa a moderada correlação dessa escala com o BIS. No entanto, há indícios de que o BIS tem capacidade limitada de distinguir entre sedação moderada e profunda. Usando experiência clínica e a escala de Ramsey, Aneja et al. mostraram que a avaliação da enfermeira sobre sedação (BIS < 40) foi muito bom com uma sensibilidade de 89,7%, mas uma especificidade pobre de 38,6%. No entanto, no mesmo estudo os enfermeiros foram capazes de detectar a consciência potencial (BIS > 80) em apenas 8% dos pacientes. Segundo esse mesmo estudo, o índice bispectral correlaciona-se bem com o escore de Ramsay na criança sedada normal. O escore de Ramsay e a avaliação da enfermeira de cabeceira são inadequados para monitorar a profundidade da sedação em crianças paralisadas. Concluem que o Índice Bispectral é um complemento útil na avaliação da sedação em um paciente paralisado.[40]

Triltsch et al. mostraram uma boa correlação entre o escore BIS e COMFORT em sedação profunda, mas definiu sedação profunda como um valor de CONFORT entre 8-16 pontos, em vez de uma categoria BIS. Isso abrangeria valores de BIS < 40 e acima de 40; assim sendo, não distinguindo sedação profunda de muito profunda.[41]

Froom et al. acharam correlações entre o escore COMFORT e BIS, com variações conforme o hemisfério cerebral que era monitorado. Seus dados mostraram uma forte correlação entre o BIS de qualquer dos hemisférios cerebrais e o COMFORT em pacientes pediátricos não estimulados. Em pacientes estimulados, no entanto, essa correlação é significante apenas para o hemisfério cerebral esquerdo e não é estatisticamente significante para o hemisfério cerebral direito. A pontuação do COMFORT e o BIS estão bem correlacionados para profundidades de sedação leve e moderadas, respectivamente definidas como valores de BIS entre 81-100 e 61-80.[42]

Giordano et al., estudando população na UTI neonatal, comparou a escala N-PASS (Neonatal Pain, Agitation and Sedation Scale) com o Eletroencefalograma de amplitude integrada e o BIS. Todos os três métodos podem diferenciar os pacientes que não foram sedados daqueles que estavam profundamente sedados; entretanto somente o Eletroencefalograma de amplitude integrada e o N-PASS foram capazes de diferenciar entre as condições de não sedação e sedação leve.[10]

Na revisão de Coleman et al, especula-se sobre a possibilidade do BIS ser utilizado para avaliar dor em pacientes sob sedação em UTI. O componente EMG (atividade eletromiográfica do músculo corrugador do supercílio) estaria correlacionada com dor, todavia faltam estudos dirigidos com desenho específico para acessar dor em UTI.[15]

Em conclusão, muito embora faltem estudos para definir com certeza o papel do Índice Bispectral em UTI pediátrica, especialmente em neonatologia, há vários indícios de que, especialmente onde as escalas de avaliação clínica de sedação não são aplicáveis, o uso desse monitor pode ajudar o pediatra a titular os fármacos e obter o nível de sedação desejado.

Acompanhamento e diagnóstico precoce das lesões cerebrais

No contexto de monitoração cerebral, podemos incluir o BIS e outros monitores nos casos onde o paciente apresenta lesão encefálica, seja focal (tumores, acidentes vasculares cerebrais), seja difusa, como na encefalopatia isquêmica que ocorre pós parada cardiorrespiratória (PCR).

No contexto da anestesia geral, Monk chamou atenção para uma variedade de estudos que associam baixos valores de BIS (abaixo de 40-45) com maior mortalidade no período pós-operatório, especialmente naqueles pacientes com comorbidades graves. Parece também haver correlação entre o tempo em que os pacientes permanecem com baixos valores de BIS e pior evolução clínica.[43]

Chama a atenção, também, o estudo de Watson et al., no qual foi encontrada presença de taxa de supressão (*Suppression Rate* – *SR* – ou *burst suppression*) bastante alta (39%) na população de adultos internados em unidades de terapia intensiva sob sedação para facilitar ventilação mecânica. Ao monitorar esses pacientes, observou-se que as escalas de sedação habitualmente utilizadas nesse cenário foram incapazes de detectar pacientes que estavam sedados muito profundamente. A sedação profunda demais foi associada com aparecimento de taxa de supressão, que por sua vez, foi um preditor independente de risco aumentado de morte em 6 meses, com evidências estatísticas bastante robustas.[44]

Em modelos animais, a presença de taxa de supressão induzida por drogas foi associada à apoptose no cérebro em desenvolvimento. Se isso ocorre em humanos, ou é importante para desfechos ruins em pacientes idosos, é desconhecido.[45]

Leslie et al. analisaram dados do estudo "B-aware", o qual alocou aleatoriamente 2.463 pacientes com alto risco de consciência intraoperatória em 2 grupos, um submetido à anestesia guiada pelo BIS e outro submetido a anestesia sem esse recurso. Quando a anestesia é titulada por meio do monitoramento do índice bispectral (BIS), os pacientes geralmente recebem doses menores de mecicações hipnóticas. A hipotensão intraoperatória e a toxicidade de órgãos podem ser evitadas se doses mais baixas de anestésicos forem administradas. Foram acessados por Leslie os riscos de morte, infarto do miocárdio (IM) e acidente vascular cerebral nos dois grupos. A monitoração com o BIS e a ausência de valores de BIS < 40 por tempo > 5 minutos foram associados com melhora da sobrevida e redução da morbidade nesses pacientes.[46]

Myles et al. avaliaram pacientes adultos prospectivamente com suspeita de lesão cerebral hipóxia isquêmica grave candidatos a cirurgia de emergência. Incluíram pacientes reanimados pós PCR, com choque hipovolêmico e rebaixamento do nível de consciência e/ou com trauma cranioencefálico (TCE), considerados pelo anestesiologista com alta probabilidade de lesão cerebral irreversível grave. O monitoramento BIS® fornece informação prognóstica em pacientes com suspeita de lesões cerebrais. Também permite ao anestesiologista reduzir ou evitar a administração desnecessária de drogas hipnóticas as quais podem piorar a hipotensão, diminuir a pressão de perfusão cerebral e o estado de choque. Sugerem que resultados ruins previstos pelo BIS devem desencadear precocemente intervenção do especialista com avaliação neurológica com exames clínicos e testes neurofisiológicos, assim que possível. Em contraste, um BIS favorável deveria encorajar manutenção de esforços de ressuscitação em curso.[47]

Mahadewa et al. estudaram pacientes com TCE e correlacionaram positivamente o escore GOS-E (Glasgow Outcome Scale-Extended), determinado 6 meses após a ocorrência do incidente e valor do BIS na admissão na sala de emergência. Esses achados sugerem que os escores do BIS na admissão podem ser usados para prever a resultados em pacientes com TCE. Foram considerados fatores prognósticos negativos, valores de BIS baixos na admissão e taxas de supressão elevadas.[48]

Vários autores estudaram também pacientes reanimados e colocados na terapia intensiva para cuidados pós PCR. Há forte correlação entre valores de BIS baixos e taxas de supressão elevadas com prognóstico neurológico pobre.[28-30,49-51]

O BIS bilateral mostra uma importante inovação em relação à análise espectral, já que quantifica outro parâmetro automaticamente: assimetria. Essa é significativa quando apresenta valores relativos maiores que 50% em amplitudes, frequências ou ambas e tem sido correlacionada com quadros neuropatológicos.[8] Nessa modalidade, a evolução lesões focais (AVCs, tumores) podem ser melhor acompanhadas, na medida em que podemos comparar o hemisfério doente com o hemisfério "sadio".

Em conclusão, muito embora faltem dados específicos sobre acompanhamento neurológico em UTIs pediátricas, os estudos têm mostrado utilidade do BIS, tanto para titular a sedação em várias situações, bem como para diagnóstico, acompanhamento e prognóstico das lesões encefálicas. Muitas vezes o intensivista lida com o desafio de diminuir a pressão intracraniana (PIC), lançando mão de vários recursos terapêuticos que podem diminuir acentuadamente a perfusão cerebral e, eventualmente, piorar o prognóstico do paciente. Nesse sentido, valores de BIS baixos (abaixo de 40) e taxas de supressão elevadas devem servir de alerta para o clínico, que deve questionar se a profundidade da sedação está adequada e/ou se há lesão cerebral em progressão.

Dispositivos alternativos ou complementares ao BIS em monitoração cerebral

Durante os últimos 15 a 20 anos, várias tecnologias baseadas em processamento do EEG tornaram-se comercialmente disponíveis, primariamente com a função de medir a profundidade da anestesia e orientar o manejo anestésico durante a cirurgia. A maioria é constituída de um módulo que coleta dados brutos do EEG por meio de sensores colocados na testa do paciente e os processa e analisa usando um algoritmo matemático específico de cada desenvolvedor. Sinais brutos de EEG são difíceis de interpretar. Assim, esses equipamentos convertem o sinal em um número exibido em um monitor para indicar ao anestesista a profundidade da inconsciência (p. ex., de 0 a 99).

O EEG pode ser distinguido como espontâneo ou derivado de potenciais evocados de latência média (auditivos e visuais). Potenciais evocados medem respostas do EEG a estímulos auditivos ou visuais repetitivos, permitindo aferir a integridade das vias neurais que trazem informações da periferia para o córtex e não serão objeto desse texto.

Vários índices derivados do EEG foram criados baseado em diferentes algoritmos, incluindo o Índice Bispectral (BIS), já extensamente discutido acima, o E-Entropy™, Narcotrend™ e o Índice de Estado do Paciente (PSI) – SEDline®. Além desses monitores que utilizam o EEG processado, ainda comentaremos brevemente a oximetria cerebral baseada em espectroscopia próxima ao infravermelho (NIRS).

Entropia espectral E-Entropy™ (GE Healthcare™ entropy module)

O módulo de entropia é projetado para auxiliar o manejo da anestesia geral em pacientes, medindo a irregularidade na atividade cerebral e muscular facial espontâneas. Usa um algoritmo para processar dados de eletroencefalografia (EEG) e eletromiografia frontal (FEMG) para produzir dois valores que indicam a profundidade da anestesia. O primeiro valor, a entropia de resposta (RE), é um parâmetro de reação rápida baseado nos sinais EEG e FEMG, e é sensível à ativação da musculatura facial (2 segundos de tempo de reação). Pode fornecer uma indicação das respostas do paciente a estímulos externos e sinalizar o despertar precoce. O segundo valor, entropia de estado (SE), é um parâmetro estável baseado no EEG e pode ser usado para avaliar o efeito hipnótico de agentes anestésicos no cérebro.

Sinais altamente irregulares, onde o comprimento de onda e a amplitude variam ao longo do tempo, produzem altos valores de entropia e indicam que o paciente está acordado. Sinais regulares, com comprimento de onda constante e amplitude que ao longo do tempo, produzem valores de entropia baixos ou nulos, indicam baixa probabilidade de evocação e supressão da atividade elétrica cerebral. A escala de RE varia de 0 (sem atividade cerebral) a 100 (paciente totalmente desperto) e a escala SE varia de 0 (sem atividade cerebral) a 91 (paciente totalmente desperto). O intervalo alvo clinicamente relevante para os dois valores de entropia é 40-60. Os valores de RE e SE perto de 40 indicam uma baixa probabilidade de ocorrer consciência intraoperatória.[52]

O módulo E-Entropy™ também é capaz de exibir a Taxa de Supressão (SR). De forma semelhante ao BIS™, indica a relação entre o período de atividade suprimido e o período total de atividade no EEG em um minuto. O valor alvo para a SR durante a anestesia geral é de 0%. Uma maior SR é tipicamente vista com valores de entropia abaixo de 40 e pode indicar anestesia desnecessariamente profunda ou sofrimento cerebral difuso ou focal.

Klockars e colaboradores estudaram ao uso da entropia em pacientes pediátricos (n = 60, idade entre 3-16 anos) submetidos a anestesia intravenosa total e tentaram correlacionar os valores de RE e S) com parâmetros clínicos obtidos por meio da Escala de Sedação da Universidade de Michigan, a concentração plasmática (Cp) e concentração cerebral (Ceff) de propofol, ambas previstas pelo modelo farmacocinético de Kataria. Os resultados, em geral, mostraram boa relação entre os achados, mas, como em outros métodos, a fidelidade do monitor é menor quanto menor for a idade da criança. Assim, crianças entre 3-6 anos apresentaram maiores valores de entropia param sedação e anestesia cirúrgica quando comparado com as mais velhas. Por essa razão, os autores sugerem que a entropia seria apenas um auxiliar na monitoração da profundidade anestésica nessas faixas etária, sendo necessário ainda utilizar parâmetros clínicos.[53]

Narcotrend™ (Narcotrend™)

O monitor Narcotrend™ analisa automaticamente o EEG captado, usando análise espectral para produzir vários parâmetros. Métodos estatísticos multivariados usando algoritmos proprietários de reconhecimento de padrões são então aplicados a esses parâmetros para fornecer um EEG visualmente classificado. A escala de classificação visual do EEG é do estágio A (acordado) até o estágio F (hipnose muito profunda) com o estágio E indicando a profundidade adequada da anestesia cirúrgica. Como um refinamento da escala de A a F, um índice de EEG (100 = acordado, 0 = hipnose muito profunda) também é calculado.

O Narcotrend-Compact MV™ é um monitor independente que armazena dados EEG gravados em seu disco rígido e pode enviar dados EEG brutos e processados em tempo real para outros monitores de anestesia.[52] Os dados também podem ser salvos em unidade flash (USB) para processamento e avaliação de gravações em um PC remoto usando o software NarcoWin™.

SEDline™ (Root, Masimo, Pulsar Technologies)

O sistema SEDline™ é um dispositivo de monitoramento de EEG processado em 4 canais na área frontal (FP1, FP2, F7, F8), desenvolvido para monitorar a profundidade de sedação em pacientes sob anestesia.

O Índice de Estado do Paciente (PSI, do inglês *Patient State Index*) foi construído a partir de exploração retrospectiva das mudanças multivariadas da atividade elétrica cerebral, observada da perda ao retorno de consciência.

O PSI está relacionado ao efeito de agentes anestésicos e leva em consideração, entre outros fatores:

1. Mudanças no poder em várias bandas de frequência do EEG.
2. Mudanças na simetria e sincronização entre regiões críticas do cérebro.
3. A inibição de regiões do córtex frontal.

Muito embora se trate de uma escala de 0 a 100, os valores considerados adequados para profundidade anestésica correta estão entre 25 e 50.

Em um dos primeiros estudos realizados para avaliar o método,[54] os autores concluíram que as variáveis selecionadas para incorporação no PSI apresentaram heterogeneidade de variação muito significativa de acordo com diferentes níveis de sedação/hipnose (revelando alta sensibilidade para profundidade anestésica), mas não diferenças entre os agentes anestésicos em qualquer nível específico. Estas variáveis incluem medidas de potência, gradientes de potência e covariâncias entre as regiões. De acordo com o estudo, concluiu-se que o PSI demonstrou alta sensibilidade a mudanças nos estágios sucessivos de consciência, independentemente de quaisquer agentes anestésicos particulares.

Outro estudo concluiu que a titulação da infusão de propofol baseada no PSI resultou em emergência e recuperação mais rápidas em anestesia feita com propofol-alfentanil-óxido nitroso, com redução modesta na quantidade de propofol administrada, sem aumentar o número de eventos indesejados. Não parece haver diferenças entre o BIS e o PSI na avaliação da profundidade da anestesia.[55]

O SedLine™ é um monitor eletroencefalográfico (EEG) processado com 4 canais conectado ao paciente, projetado especificamente para uso intraoperatório ou cuidados intensivos.

Atualmente, o monitor mostra os 4 canais de EEG adquiridos bilateralmente, a eletromiografia facial (EMG), o índice numérico PSI, a taxa ou fator de supressão (SR), o SEF 95 (frequência de borda espectral) e a matriz de densidade espectral (DSA, do inglês "Density Spectral Array"), além de um indicador de artefatos (Figuras 32.3 e 32.4).

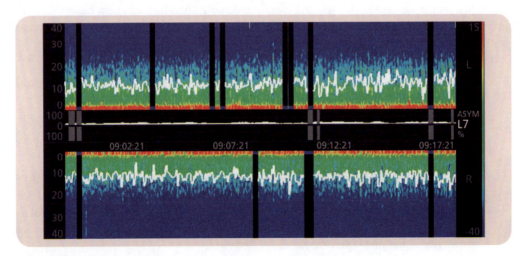

■ **Figura 32.3. Matriz de densidade espectral (DSA).**
[Acervo pessoal dos autores.]

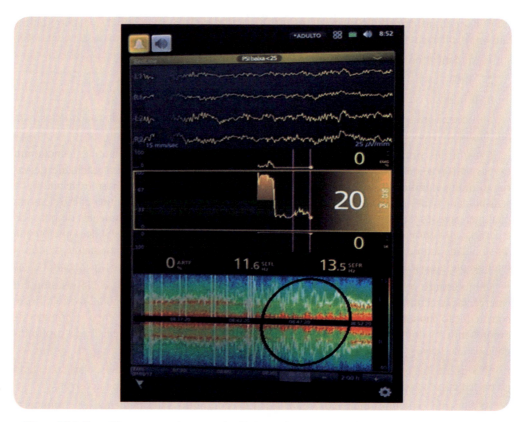

- Figura 32.4. Na região correspondente ao círculo, houve introdução de N_2O, mudando o padrão da DAS.
[Acervo pessoal Dr. Marcelo Sperandio Ramos.]

EMG, PSI, SR e SEF 95 possuem óbvias analogias com semelhantes variáveis mostradas no BIS™. Já a matriz de densidade espectral corresponde ao gráfico formado com base nos dados de EEG coletados. Compara a intensidade do EEG dos dois hemisférios objetivando a detecção de atividade cerebral, que precede mudanças no estado anestésico.

Os dados gerados a partir da DSA são:

» Períodos de artefato (ARTF) são transmitidos por linhas brancas verticais: visa o controle de qualidade da entrada do sinal.
» Escala de Frequência: O DSA representa poder entre 0 e 30 Hz ou 0-40 Hz.
» Os gráficos coloridos horizontais "L" e "R" representam a atividades do EEG das regiões frontais esquerda e direita, respectivamente.
» O SEF 95 é exibido dentro de cada um dos lados dos gráficos coloridos, esquerdo (L) e direito (R), como uma linha de tendência branca.
» Períodos de supressão são representados por linhas pretas verticais com uma barra azul na banda 0 Hz em ambos os lados, esquerdo e direito. Períodos sem dados são representados apenas por linhas pretas verticais.
» Gráfico de assimetria: permite visualizar e quantificar a diferença de atividade nos hemisférios cerebrais esquerdo e direito, gerando uma medida de assimetria.

A análise da DSA revela padrões ou assinaturas de cada medicação sobre o espectro do EEG e marca um novo caminho no estudo dos fármacos anestésicos. Para saber mais sobre o assunto, sugerimos a leitura do artigo de Purdon et al.[56]

A aplicabilidade desse monitor em unidades de cuidados intensivos foi demonstrada por estudo de You et al.[57] As diretrizes da American Heart Association de 2015 recomendam o monitoramento frequente ou contínuo de eletroencefalografia (EEG) para detectar convulsões em pacientes em coma após o retorno da circulação espontânea (ROSC). No entanto, existem barreiras para a realização de EEG contínuo, como a falta de equipamentos de EEG facilmente disponíveis, um especialista para operar os equipamentos de EEG e um profissional para interpretar os dados. A maioria das convulsões após parada cardíaca é generalizada em vez de focal, e não apenas os padrões de convulsão no EEG, mas as descargas epileptiformes durante o EEG inter-ictal podem ser consideradas para o início de convulsões focais, se o paciente tiver uma história suspeita de convulsão. Os resultados demonstraram que o sistema SEDline detectou descargas epileptiformes em sobreviventes de parada cardíaca em coma durante os cuidados pós-reanimação com alta precisão. Além disso, os registros do sistema SEDline mostraram os mesmos padrões eletrográficos não apenas em descargas epileptiformes, mas em outras atividades eletrográficas. Esse monitor, segundo concluem os autores, pode ser usado facilmente, com um número reduzido de eletrodos comparado ao EEG convencional e não depende da duração da descarga epileptiforme para detecção. Assim, espera-se permitir facilmente o monitoramento contínuo do EEG do paciente à beira do leito.

Oximetria cerebral baseada em espectroscopia próxima ao infravermelho (NIRS)

A oximetria cerebral baseada em espectroscopia próxima ao infravermelho (NIRS) não é instrumento destinado a avaliar a consciência intraoperatória, nem a profundidade da sedação em UTI. Trata-se de um monitor desenvolvido primariamente para identificar quedas na oxigenação e/ou perfusão tecidual, tanto a nível periférico como cerebral. Sendo assim, estados onde pode haver isquemia focal ou difusa do sistema nervoso central (SNC) podem ser diagnosticados e sua evolução acompanhada com esse tipo de monitor.[58]

As marcas mais conhecidas são o EQUANOX™ 7600 (Nonin Medical Inc., Plymouth, Mn), o OxyPrem™ (Wyss Zurich, University of Zurich and ETH Zurich), O3™ (Masimo, Pulsar Technologies), e o INVOS™ (Medtronic, Covidien Products), esse último em fase de introdução no Brasil.

A monitoração cardiovascular convencional pode não detectar hipoxemia tissular e o suporte hemodinâmico tradicional em geral tem como alvo metas que, uma vez atingidas, eventualmente não restauram a oxigenação dos tecidos. A Espectroscopia próxima ao infravermelho (tradução livre do inglês *near-infrared spectroscopy*), ou EPIV, oferece um método não invasivo para monitoração da oxigenação tecidual em várias situações. Mais comumente é utilizada para medir a oxigenação cerebral (rSO_2), p. ex., durante cirurgias cardíacas, situação onde frequentemente nos deparamos com hipoxemia cerebral.[59] Dados de literatura sugerem que medir e ajustar a oxigenação cerebral pode prevenir complicações no pós-operatório. Esse método usa princípios de óptica, baseado no fato de que materiais biológicos, inclusive o crânio, são relativamente transparentes ao espectro de onda da EPIV. Entretanto, devido aos baixos sinais e os artefatos que surgem como consequência da pequena intensidade de luz transmitida, a maioria dos aparelhos comercialmente disponíveis usam a EPIV no modo de reflectância, onde os captadores de luz são colocados ipsilateralmente aos emissores de luz, explorando o fato de que os fótons transmitidos por meio de uma esfera se propagam em padrão elíptico onde a profundidade de penetração é proporcional entre receptor e emissor. A maioria dos dispositivos usa de 2 a 4 comprimentos de ondas luminosas entre 700 e 1000 nm, nas quais os complexos ferro-porfirina das hemoglobinas oxigenada e desoxigenada têm diferentes espectros de absorção da luz. Assim, por meio da medida e do processamento computadorizado desses dados, obtém-se um valor numérico entre 15 a 95% que expressa a taxa de oxi-hemoglobina em relação à hemoglobina total. O oxímetro cerebral consiste de um probe que contém diodos emissores de luz e sensores de luz, que captam a luz não absorvida. São ligados a um computador que fará os cálculos e exibirá um número que poderemos acessar (Figura 32.5). A maioria dos equipamentos pode ser conectada a dois ou quatros sensores, os quais podem ser colocados em qualquer ponto da cabeça. Geralmente, se escolhe a testa, onde não há cabelo. Podem ser alocados bilateralmente, gerando um perfil comparativo entre os dois hemisférios cerebrais.

A rSO_2 se correlaciona bem com a saturação venosa de oxigênio no bulbo da jugular, que é considerada padrão para acessarmos a saturação de oxigênio global do cérebro.[60] O valor normal da rSO_2 fica entre 55-80 % e valores absolutos < 50 % ou uma queda de 20 % em relação ao valor basal individual são considerados gatilhos que disparam intervenções.

As evidências clínicas sugerem uma correlação entre baixa saturação cerebral e complicações neurológicas. Alguns estudos sugerem que até 70% das crianças submetidas à cirurgia cardíaca apresentam queda significativa da rSO_2 em algum momento da cirurgia. Intervenções feitas com base na rSO_2 podem reduzir sequelas neurológicas em até quatro vezes.[61]

Valores de rSO_2 < 45% ou quedas de 25% ou maiores em relação aos valores basais individuais são considerados críticos do ponto de vista de sequelas neurológicas. Um estudo com 100

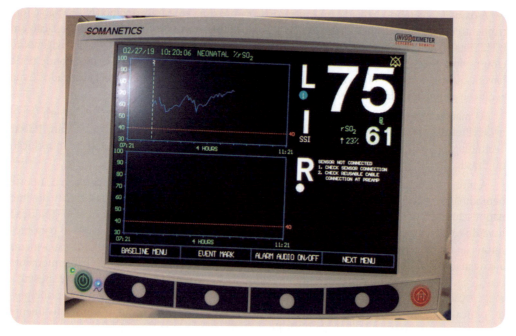

- **Figura 32.5. Monitor INVOS®.**
[Acervo pessoal dos autores.]

pacientes submetidos à cirurgia cardíaca mostrou que houve maior diminuição das funções cognitivas nos pacientes que tiveram queda de rSO_2 abaixo de 35% em algum momento da cirurgia ou mantiveram valores abaixo de 40% por mais do que 10 minutos.

Na revisão de Desmond, enfatiza-se que a monitoração com NIRS pode desempenhar papel relevante na identificação de queda débito cardíaco juntamente com dosagens seriadas do lactato em amostras venosas mistas, especialmente em pacientes criticamente doentes, especialmente aqueles com sepses e com alterações na perfusão. Destaca ainda um papel na previsão de longo prazo desfecho neurológico relacionado à baixa oximetria intraoperatória e, após a cirurgia, no acompanhamento na unidade de terapia intensiva, possivelmente desempenhará um papel cada vez mais importante nos próximos anos em terapia intensiva pediátrica.[62]

Apêndice: escalas de sedação mais utilizadas em UTI pediátrica (Tabelas 32.3 a 32.6)

■ Tabela 32.3. Escala de sedação da Universidade de Michigan

Nível	Significado clínico
0	Acordado e alerta
1	Sedação mínima: sonolento, mas com resposta apropriada a conversação ou estímulo sonoro/verbal
2	Sedação moderada: sonolência/dormindo, acordado facilmente com estimulação táctil leve ou um comando verbal simples
3	Sedação profunda: sono profundo, desperta somente com estímulo físico significante
4	Não desperta

[Fonte: Malviya S, et al. Anesth Analg 2006.][29]

■ Tabela 32.4. Escala COMFORT modificada

Alerta	» Dormindo profundamente (olhos fechados, sem resposta a mudanças ambientais)	☐ 1
	» Dormindo levemente (olhos fechados na maioria do tempo, respostas ocasionais)	☐ 2
	» Sonolento (a criança fecha seus olhos frequentemente, pouco responsiva ao ambiente	☐ 3
	» Acordada e alerta (criança responsiva ao ambiente)	☐ 4
	» Acordada e hiperalerta (respostas exageradas aos estímulos ambientais)	☐ 5
Calma/Agitação	» Calma (criança aparenta calma e tranquilidade)	☐ 1
	» Ansiedade leve (criança demonstra leve ansiedade)	☐ 2
	» Ansiosa (criança demonstra agitação, mas mantém controle)	☐ 3
	» Muito ansiosa (criança muito agitada, alguma capacidade de controle)	☐ 4
	» Pânico (agitação severa com perda de controle)	☐ 5

Continua

■ Tabela 32.4. Escala COMFORT modificada (continuação)

Resposta respiratória (aplicável somente a crianças sob ventilação mecânica)	» Sem respiração espontânea	☐ 1
	» Respiração espontânea e pelo aparelho de VPM	☐ 2
	» Inquietação ou resistência ao aparelho de VPM	☐ 3
	» Respira ativamente contra o aparelho de VPM ou tosse regularmente	☐ 4
	» Luta contra o aparelho de VPM	☐ 5
Choro (aplicável somente a crianças em respiração espontânea)	» Respiração calma, sem sons de choro	☐ 1
	» Soluços ou gemidos ocasionais	☐ 2
	» Choramingando (som monótono)	☐ 3
	» Chorando	☐ 4
	» Gritando ou berrando	☐ 5
Movimentos físicos	» Imóvel	☐ 1
	» Movimentos leves e ocasionais (3 ou menos)	☐ 2
	» Movimentos leves e frequentes (mais de 3)	☐ 3
	» Movimentos vigorosos limitados às extremidades	☐ 4
	» Movimentos vigorosos incluindo torso e cabeça	☐ 5
Tônus muscular	» Músculos totalmente relaxados; sem tônus muscular	☐ 1
	» Tônus muscular reduzido; resistência menor do que a normal	☐ 2
	» Tônus muscular normal	☐ 3
	» Tônus muscular aumentado e flexão de dedos das mãos e pés	☐ 4
	» Rigidez muscular extrema e flexão de dedos das mãos e pés	☐ 5
Tensão facial	» Músculos faciais totalmente relaxados	☐ 1
	» Tônus muscular facial normal	☐ 2
	» Tensão facial evidente em alguns músculos faciais (não sustentada)	☐ 3
	» Tensão facial evidente por toda musculatura facial faciais (sustentada)	☐ 4
	» Músculos faciais contorcidos e fazendo caretas	☐ 5
Pressão arterial média (PAM) em relação à linha de base	» PAM abaixo da linha de base	☐ 1
	» PAM consistentemente na linha de base	☐ 2
	» Elevações infrequentes de ao menos 15% acima da linha de base (1 a 3 episódios em 2 minutos de observação)	☐ 3
	» Elevações frequentes de ao menos 15% acima da linha de base (> 3 episódios em 2 minutos de observação)	☐ 4
	» Elevação sustentada da PAM de ao menos 15% acima da linha de base	☐ 5

Continua

Tabela 32.4. Escala COMFORT modificada (continuação)

Frequência cardíaca (FC) em relação à linha de base	» FC abaixo da linha de base	☐ 1
	» FC consistentemente na linha de base	☐ 2
	» Elevações infrequentes de ao menos 15% acima da linha de base (1 a 3 episódios em 2 minutos de observação)	☐ 3
	» Elevações frequentes de ao menos 15% acima da linha de base (> 3 episódios em 2 minutos de observação)	☐ 4
	» Elevação sustentada da FC de ao menos 15% acima da linha de base	☐ 5

Escala COMFORT modificada: alguns estudos procuram orientar o clínico para manter, idealmente, os valores entre 17 e 26 pontos.

[Fonte: Carvalho WB et al. Sao Paulo Med. J. 1999[36] e Ambuel B et al. Journal of Pediatr Psychol 1992.][37]

Tabela 32.5. Escala de Ramsay modificada

Escore de sedação	Resposta clínica
0	Paralisado, impossível de avaliar
1	Acordado
2	Levemente sedado
3	Moderadamente sedado, segue comandos simples
4	Profundamente sedado, responde a estímulos não dolorosos
5	Profundamente sedado, responde somente a estímulos dolorosos
6	Profundamente sedado, não responde a estímulos dolorosos

[Fonte: Aneja R, et al. Pediatr Crit Care Med 2003.][40]

Tabela 32.6. Escala de agitação e sedação de Richmond (RASS)

+4	Combativo	Violento, perigo imediato para o *staff*
+3	Muito agitado	Pula ou remove tubos e cateteres; agressivo
+2	Agitado	Movimentos sem propósito frequentes; briga com aparelho de VPM
+1	Inquieto	Ansioso, apreensivo, mas os movimentos não são agressivos
0	Alerta e calmo	
-1	Sonolento	Não totalmente alerta, mas mantem-se acordado a comandos verbais (olhos abertos e contato ≥ 10 s)
-2	Sedação leve	Acordada brevemente a comandos verbais (olhos abertos e contato < 10 s)
-3	Sedação moderada	Move-se ou abre olhos a comando verbal, mas não mantem contato visual
-4	Sedação profunda	Sem resposta a comando verbal, mas apresenta movimento ou abertura ocular a estímulo físico
-5	Não despertável	Sem resposta a comando verbal ou a estímulo físico

[Fonte: Kerson AG, et al. *J Intensive Care*. 2016.][63]

Referências bibliográficas

1. Rampil IJ. A primer for EEG signal processing in anesthesia. Anesthesiology 1998; 89: 980-1002.
2. Avidan MS, et al. Anesthesia Awareness and the Bispectral Index. N Engl J Med 2008; 358: 1097-108.
3. Avidan MS, et al. Prevention of Intraoperative Awareness in a High-Risk Surgical Population. N Engl J Med 2011; 365: 591-600.
4. Mashour GA, et al. Intraoperative Awareness: from Neurobiology to Clinical Practice. Anesthesiology 2011; 114(5): 1218-33.
5. Brown EM, et al. General Anesthesia, Sleep, and Coma. N Engl J Med 2010; 363(27): 2638-50.
6. Mashour GA, et al. Prevention of Intraoperative Awareness with Explicit Recall in an Unselected Surgical Population: A Randomized Comparative Effectiveness Trial Anesthesiology 2012; 117(4):717-25.
7. Nunes RR, et al. Consenso brasileiro sobre monitoração da profundidade anestésica. Rev Bras Anestesiol. 2015; 65 (6): 427-36.
8. Nunes RR, et al. Índice Bispectral e Outros Parâmetros Processados do Eletroencefalograma: uma Atualização. Rev Bras Anestesiol 2012; 62 (1): 105-17.
9. Nunes RR. Componentes da Atividade Anestésica - Uma Nova Visão. Rev Bras Anestesiol 2003; 53(2): 145-9.
10. Giordano V, et al. The power of N PASS, aEEG, and BIS in detecting different levels of sedation in neonates: A preliminary study. Pediatric Anesthesia. 2018: 1-9.
11. Punjasawadwong Y, et al. Bispectral index for improving anaesthetic delivery and postoperative recovery. Cochrane Database of Systematic Reviews 2014; 6: 1-108.
12. Duarte LTD, Saraiva RA. Quando o Índice Bispectral (BIS) Pode Fornecer Valores Espúrios. Rev Bras Anestesiol 2009; 59(1): 99-109.
13. Schuller PJ, et al. Response of bispectral index to neuromuscular block in awake volunteers. Br J Anaesth 2015. 115 Suppl (1): 95-103.
14. Shetty RM, et al. BIS monitoring versus clinical assessment for sedation in mechanically ventilated adults in the intensive care unit and its impact on clinical outcomes and resource utilization. Cochrane Database of Systematic Reviews 2018; 2: 1-70.
15. Coleman RM. The use of the bispectral index in the detection of pain in mechanically ventilated adults in the intensive care unit: A review of the literature. Pain Res Manag. 2015; 20(1): 33-7.
16. Oliveira CRD, et al. Benefício da anestesia geral com monitoração do índice bispectral em comparação com o monitoramento guiado apenas por parâmetros clínicos. Revisão sistemática e metanálise. Rev Bras Anestesiol 2017; 67(1): 72-84.
17. Stewart SH, et al. Effects of midazolam on explicit vs implicit memory in a pediatric surgery setting. Psychopharmacology 2006; 188: 489-97.
18. Pringle B, et al. Memory in Pediatric Patients Undergoing Conscious Sedation for Aversive Medical Procedures. Health Psychology 2003; 22 (3): 263-9.
19. Kalff AC, et al. Implicit memory for stimuli presented during inhalation anesthesia in children. Psychological Reports 1995; 77: 371-5.
20. Davidson AJ, et al. Awareness During Anesthesia in Children: A Prospective Cohort Study. Anesth Analg 2005; 100 (3): 653-61.
21. Malviya S, et al. The Incidence of Intraoperative Awareness in Children: Childhood Awareness and Recall Evaluation. Anesth Analg. 2009 Nov;109(5):1421-7.
22. Davidson AJ, et al. The Differences in the Bispectral Index Between infants and Children During Emergence from Anesthesia After Circumcision Surgery. Anesth Analg 2001; 93: 326-30.
23. Davidson AJ. Monitoring the anaesthetic depth in children – an update. Curr Opin Anaesthesiol 2007; 20: 236-43.
24. Lerman J. Inhalation agents in pediatric anaesthesia – an update. Curr Opin Anaesthesiol 2007; 20: 221-6.
25. Schwartz D, et al. BIS in children during maintenance anesthesia. J Rom Anest Terap Int 2011; 18(2): 95-100.
26. Sadhasivam S, Ganesh A, Robison A, Kaye R, Watcha MF. Validation of the bispectral index monitor for measuring the depth of sedation in children. Anesth Analg. 2006; 102: 383-8.
27. Jeleazcov, et al. Pharmacodynamic modelling of the bispectral index response to propofol-based anaesthesia during general surgery in children. Br J Anaesth 2008; 100 (4): 509-16.
28. Zhang JM, et al. Treatment of different-aged children under bispectral index monitoring with intravenous anesthesia with propofol and remifentanil. Eur Rev Med Pharmacol Sci 2015; 19: 64-9.
29. Malviya S, et al. A Comparison of Observational and Objective Measures to Differentiate Depth of Sedation in Children from Birth to 18 Years of Age. Anesth Analg 2006; 102: 389-94.

30. Keogh SJ, et al. Practice guidelines for sedation and analgesia management of critically ill children: a pilot study evaluating guideline impact and feasibility in the PICU. BMJ Open 2015; 5: 1-9.
31. Vet NJ, et al. Optimal sedation in pediatric intensive care patients: a systematic review. Intensive Care Med 2013; 39(9): 1524-34.
32. Sessler DI, et al. Hospital stay and mortality are increased in patients having a "triple low" of low blood pressure, low bispectral index, and low minimum alveolar concentration of volatile anesthesia. Anesthesiology. 2012; 116(6): 1195-203.
33. Kertai MD, et al. Cumulative duration of "triple low" state of low blood pressure, low bispectral index, and low minimum alveolar concentration of volatile anesthesia is not associated with increased mortality. Anesthesiology 2014; 121(1): 18-28.
34. Willingham MD, et al. Concurrence of Intraoperative Hypotension, Low Minimum Alveolar Concentration, and Low Bispectral Index Is Associated with Postoperative Death. Anesthesiology. 2015; 123(4):775-85.
35. Maheshwari A, et al. Prolonged concurrent hypotension and low bispectral index ('double low') are associated with mortality, serious complications, and prolonged hospitalization after cardiac surgery. Br J Anaesth 2017; 119 (1): 40-9.
36. Carvalho WB, et al. Comparison between the Comfort and Hartwig sedation scales in pediatric patients undergoing mechanical lung ventilation. São Paulo Med. J. 1999; 117 (5): 192-6.
37. Ambuel B, Hamlett KW, et al. Assessing Distress in Pediatric Intensive Care Environments: The COMFORT Scale. Journal of Pediatr Psychol 1992. 17 (1): 95-109.
38. Jin HS, et al. The Efficacy of the COMFORT Scale in Assessing Optimal Sedation in Critically Ill Children Requiring Mechanical Ventilation. J Korean Med Sci 2007; 22 (4): 693-7.
39. Upadhyay SP, et al. A Practical Guide to Sedation and Analgesia in Paediatric Intensive Care Unit (ICU). J Anesth Surg 2017. 4(1): 1-6.
40. Aneja R, Heard AM, Fletcher JE, Heard CMB. Sedation monitoring of children by the Bispectral Index in the paediatric intensive care unit. Pediatr Crit Care Med 2003; 4: 60-4.
41. Triltsch AE, et al. Bispectral index versus COMFORT score to determine the level of sedation in paediatric intensive care unit patients: a prospective study. Critical Care 2005; 9 (1): 9-17.
42. Froom SR, et al. Bispectral Index asymmetry and COMFORT score in paediatric intensive care patients. Br J Anaesth 2008; 100 (5): 690-6.
43. Monk TG, Weldon BC. Anesthetic depth is a predictor of mortality: it's time to take the next step. Anesthesiology 2010; 112 (5): 1070-2.
44. Watson PL, Shintani AK, Tyson R, Pandharipande PP, Pun BT, Ely W: Presence of electroencephalogram burst suppression in sedated, critically ill patients is associated with increased mortality. Crit Care Med 2008; 36: 3171-7.
45. Mennerick S, Zorumski CF. Neural activity and survival in the developing nervous system. Mol Neurobiol 2000; 22: 41-54.
46. Leslie K, Myles PS, Andrew F, Chan MTV. The effect of BIS monitoring on long-term survival in the B-Aware trial. Anesth Analg 2010; 110: 816-22.
47. Myles OS, et al. Prediction of Neurological Outcome Using Bispectral Index Monitoring in Patients with Severe Ischemic-Hypoxic Brain Injury Undergoing Emergency Surgery. Anesthesiology 2009; 110(5): 1106-15.
48. Mahadewa TGB, et al. Extended Glasgow Outcome Scale correlates with bispectral index in traumatic brain injury patients who underwent craniotomy. Open Access Emergency Medicine 2018 (10): 71-4.
49. Seder DB, et al. The bispectral index and suppression ratio are very early predictors of neurological outcome during therapeutic hypothermia after cardiac arrest. Intensive Care Med 2010; 36(2): 281-8.
50. Selig C, et al. Bispectral index (BIS) and suppression ratio (SR) as an early predictor of unfavourable neurological outcome after cardiac arrest. Resuscitation 2014; 85(2): 221-6.
51. Eertmans, et al. The prognostic value of bispectral index and suppression ratio monitoring after out-of-hospital cardiac arrest: a prospective observational study. Ann. Intensive Care 2018; 8 (1): 1-10.
52. Shepherd J, et al. Clinical effectiveness and cost-effectiveness of depth of anaesthesia monitoring (E-Entropy, Bispectral Index and Narcotrend): a systematic review and economic evaluation. Health Technol Assess. 2013; 17(34): 1-264.
53. Klockars JGM, et al. Spectral Entropy as a Measure of Hypnosis and Hypnotic Drug Effect of Total Intravenous Anesthesia in Children during Slow Induction and Maintenance. Anesthesiology 2012; 116(2): 340-51.
54. Prichep LS, et al. The Patient State Index as an indicator of the level of hypnosis under general anaesthesia. Br J Anaesth 2004; 92 (3): 393-9.
55. Soehle M. Comparison between Bispectral Index and Patient State Index as Measures of the Electroencephalographic Effects of Sevoflurane. Anesthesiology 2008; 109: 799-805.

56. Purdon, et al. Clinical Electroencephalography for Anesthesiologists Part I: Background and Basic Signatures. Anesthesiology 2015; 123(4): 937-60.
57. You KM, et al. Epileptiform discharge detection with the 4-channel frontal electroencephalography during post-resuscitation care. Resuscitation 2017; 117: 8-13.
58. Redford D, et al. Absolute and trend accuracy of a new regional oximeter in healthy volunteers during controlled hypoxia. Anesth Analg. 2014;119 (6): 1315-9.
59. Ferraris A, et al. Four-wavelength near-infrared peripheral oximetry in cardiac surgery patients: a comparison between EQUANOX and O3. J Clin Monit Comput. 2017; 1-7.
60. Scheeren TWL, Schober P, Schwarte LA. Monitoring tissue oxygenation by near infrared spectroscopy (NIRS): background and current applications. J Clin Monit Comput. 2012; 26(4): 279-87.
61. Austin EH, Edmonds HL Jr, Auden SM, et al. Benefit of neurophysiologic monitoring for pediatric cardiac surgery. J Thorac Cardiovasc Surg. 1997;114(5):707-15.
62. Desmond FA et al. Does near-infrared spectroscopy play a role in paediatric intensive care? BJA Education 2016; 16 (8): 281-5.
63. Kerson AG, DeMaria R, Mauer E, et al. Validity of the Richmond Agitation-Sedation Scale (RASS) in critically ill children. *J Intensive Care*. 2016; 4(65): 1-6.

CAPÍTULO 33

Monitoração Cerebral Invasiva/Não Invasiva

- Jardel Mendonça Nicácio
- Marcos Devanir Silva da Costa
- Patrícia Alessandra Dastoli
- Sergio Cavalheiro

A monitoração invasiva da pressão intracraniana (PIC) é assunto de grande importância, especialmente entre os neurocirurgiões, neurointensivistas, neurointensivistas pediátricos e neuroanestesiologistas. Especialmente porque, hoje, sabemos que a injúria primária (lesão primária) decorrente de lesões traumáticas (traumatismo cranioencefálicos – TCE) e não traumáticas (tumor cerebral, hidrocefalia, lesão vascular entre outros) são apenas parte do insulto sofrido pelo parênquima cerebral. Uma série de alterações secundárias, muitas vezes evitáveis e previsíveis como hipóxia, hipertensão arterial, hipertermia, distúrbios metabólicos e hidreletrolíticos entre outros, que ocorrem em questão de horas a dias após a lesão primária podem agravar significativamente o insulto neuronal e determinar piora decisiva no prognóstico do paciente (lesão secundária). Nesse contexto, a monitoração da PIC tem elevado valor afim de minimizar e prevenir os efeitos das ditas lesões primárias e secundárias influenciando no prognóstico.

Aspectos históricos

Alexander Monro, anatomista escocês, descreveu em 1783, pela primeira vez, o conceito de PIC. Em seu postulado, Monro afirmou quatro proposições:

1. O cérebro está envolto em uma caixa rígida.
2. O cérebro não tem complacência.
3. O volume sanguíneo cerebral deve ser constante.
4. É necessária uma drenagem constante venosa para dar espaço para irrigação cerebral.

Em 1824, George Kelli confirmou os postulados do Dr Monro por meio de autópsias em humanos e animais, ratificando a Doutrina De Monro-Kellie.

Embora descrições da presença de líquido no sistema nervoso central (SNC) já tivesse sido realizada ainda no século XVI por Versalius, estudando os ventrículos cerebrais, esSe dado não foi considerado por Monro e Kelli em seu postulado. Até que George Burrows, médico inglês, propôs, em 1846, a inclusão do volume de líquido cefalorraquidiano (LCR) na Doutrina de Monro-Kellie.

Em 1926, Harvey Cushing, neurocirurgião americano, formulou a doutrina como conhecida hoje: em um crânio fechado, o volume cerebral, sanguíneo e do LCR é constante. Portanto, o aumento de um causará uma diminuição compensatória de outro.

Aspectos fisiológicos e fisiopatológicos da PIC aumentada

Não obstante as relações entre o volume cerebral, volume sanguíneo cerebral e LCR serem mundialmente aceitas e compreendidas, não se leva em consideração aqui a população pediátrica nos seus primeiros anos de vida, quando o crânio não se configura como um caixa craniana inelástica como postulado na doutrina de Monro-Kellie, o que leva a inferência que mais uma variante (caixa craniana expansível) além dos volumes de LCR e sangue alteram-se com o aumento do volume intracraniano.

A essa relação entre o aumento de volume de um componente intracraniano resultando em diminuição de outro volume denomina-se reserva compensatória ou compensação espacial. A reserva compensatória em adultos jovens varia entre 60 a 80 mL, enquanto em idosos varia entre 100 a 140 mL pelo aumento natural do espaço subaracnóideo próprio da idade. Não há dados conclusivos na população pediátrica.

Admite-se que a proporção entre os compartimentos seja de cérebro (80%-85%), LCR (8-10%) e sangue (10-12%). Sabe-se, também, que o valor da PIC normal varia entre 4-15 mmHg e que a produção de LCR varia entre 0,3-4,0 mL/min (aproximadamente 20 mL/h ou 500 mL/dia). Embora não se tenha os valores da produção liquórica em crianças, especialmente aquelas nos primeiros anos de vida, considera-se a metade do valor em adultos.

Para o melhor entendimento da fisiologia e fisiopatologia da PIC, faz-se necessário o conhecimento de alguns conceitos fundamentais descritos a seguir.

Complacência intracraniana

A complacência consiste na capacidade do crânio de tolerar aumentos no volume sem um aumento correspondente da PIC. Quando a complacência intracraniana está diminuída, pequenos aumentos do volume intracraniano determinam grandes aumentos da PIC. Portanto, a complacência pode ser definida como a razão entre a variação de volume aumentado pela variação de pressão.

$$C = \frac{dV}{dP}$$

Elastância intracraniana

Corresponde ao aumento da PIC por unidade acrescentada de volume intracraniano, sendo o inverso da complacência. Portanto, a elastância pode ser definida como a razão entre a variação de pressão pela variação de volume.

$$E = \frac{dP}{dV}$$

A relação volume × pressão intracraniana não é linear e pode ser definida ppor meio da Curva de Langfitt (Figura 33.1).

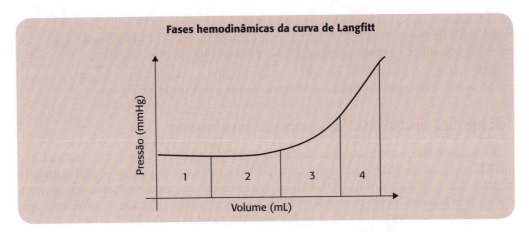

■ **Figura 33.1. Relação volume-pressão intracraniana por meio da curva de Langfitt.**
[Acervo do autor.]

Observando a Curva de Langfitt, que também pode ser denominada como Curva da Elastância, pode-se perceber que a relação entre volume intracraniano e pressão intracraniana não é linear. Isso pode ser melhor entendido com a compreensão de que o cérebro dispõe de mecanismos homeostáticos para manutenção do fluxo sanguíneo cerebral (FSC), mesmo com aumentos relativos da PIC. O FSC é definido como o volume de sangue que circula pelos vasos intracranianos por um determinado volume de cérebro por um determinado tempo. O FSC normal é de 50-60 mL/100g/min, variando de 20 mL/100g/min na substância branca até 70 mL/100g/min na substância cinzenta. De a acordo com a Lei de Ohm, o FSC está diretamente relacionado a pressão de perfusão cerebral (PPC) e inversamente relacionado à resistência vascular cerebral (RVC). Portanto, o FSC pode ser definido como a razão entre a PPC pela RVC.

$$FSC = \frac{PPC}{RVC}$$

A PPC, por sua vez é definida pela diferença entre a pressão arterial média (PAM) e a PIC.

$$PPC = PAM - PIC$$

Os mecanismos da resposta homeostática para manutenção do FSC podem ser divididos em três etapas.

Primeiro mecanismo: tamponamento da PIC

À medida que uma massa cresce no compartimento intracraniano, o líquido cefalorraquidiano (LCR) sai do crânio. Depois de exaurida a capacidade de tamponamento, a PIC eleva-se. Inicia-se, então, o segundo mecanismo.

Segundo mecanismo: alteração compensatória da resistência cerebrovascular (tônus vascular) – autorregulação cerebral

O cérebro mantém um FSC constante apesar das variações da PIC ou da PAM graças ao mecanismo de autorregulação cerebral, também chamado de reflexos da resistência cerebrovascular.

Um aumento da PIC causado por um "efeito de massa" leva a uma queda da PPC que é um reflexo da queda da pressão transmural. Como consequência, tem-se uma vasodilatação reflexa que leva a um aumento da pressão transmural e da PPC mantendo um FSC constante.

A falha nos mecanismos de tampão e de autorregulação desencadeia um aumento ainda maior na PIC, levando a uma queda significativa do FSC, resultando em isquemia.

Terceiro mecanismo: resposta vasopressora de *cushing*

Como último recurso, grandes aumentos da PIC e queda do FSC precipitam um aumento da PAM significativo. *Cushing* descreveu esse aumento sistêmico da pressão arterial quando os níveis de PIC se aproximam da PAM. Ocorre uma liberação maciça de catecolaminas desencadeando uma vasoconstricção periférica e aumento do tônus cardíaco. Portanto, a PAM tende a ter uma correlação positiva com PIC (índice de vasorreatividade cerebral – PRx).

A autorregulação cerebral é eficaz com uma PAM entre 50-150 mmHg. Quando a PAM supera 150 mmHg, a vasoplegia decorrente da acidose metabólica causa hiperemia e piora do edema cerebral.

Para uma compreensão ainda melhor da fisiopatologia da hipertensão intracraniana faz-se necessário o entendimento das ondas de PIC. Em um ciclo de pulso está descrito, pelo menos, três ondas a seguir (Figuras 33.2 e 33.3).

Por tudo isto, entende-se que a curva de Langfitt pode ser dividida em quatro fases:
» Fase 1: o efeito de massa aciona o mecanismo de saída de LCR do compartimento intracraniano (tampão), para manter a PIC. Nessa etapa, não ocorre a vasodilatação.
» Fase 2: o mecanismo de tampão já está exaurido. O aumento da PIC altera a PPC, ocasionando uma acidose metabólica láctica, o que leva a uma cascata vasodilatadora.
» Fase 3: há um aumento exponencial do volume sanguíneo intracraniano e da PIC, de tal forma que a PIC se iguala à PAM.
» Fase 4: fase final da descompensação, com vasoplegia.

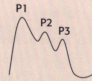

P1 (Onda de Pulso) – representa a transmissão e dissipação da onda de pulso no crânio. Tem maior amplitude em relação à P2 e P3 em condições fisiológicas.

P2 (Tidal Wave) e **P3 (Dicrotic Wave)** – Representam a propagação e reverberação da onda e estão relacionadas à elastância cerebral. Têm amplitude menor que P1 e é vista subsequente à P1. Em situações onde os mecanismos de complacência cerebral estão exauridos, as ondas tendem a sem propagar muito mais rapidamente, o que faz com que P2 e P3 aproximem-se ou até se equivalham à P1. Portanto, o aumento de P2 em relação à P1 denota uma falência dos mecanismos homeostáticos de regulação intracraniana para manutenção de um FSC adequado e constante.

■ Figura 33.2. Ondas da pressão intracraniana e suas representações.
[Acervo do autor.]

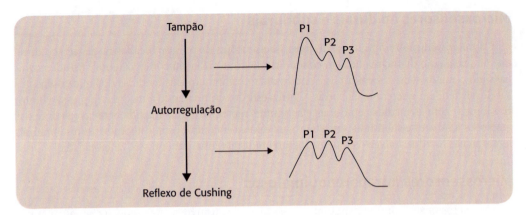

- **Figura 33.3.** Demonstração das ondas de pressão intracraniana e a sua evolução até o paciente apresentar reflexo de Cushing.

  [Acervo do autor.]

Tipos de monitoração intracraniana invasiva

Embora as indicações para monitoração contínua invasiva da PIC ainda sejam muito controversas na literatura, de acordo com a American Brain Trauma Foundation, a monitoração da PIC deve ser realizada em todos os casos de traumatismo cranioencefálico (TCE) com escore de Escala de Coma de Glasgow de 3 a 8 e em casos de tomografia de crânio com anormalidades. Outras indicações na literatura são hemorragias intracranianas não traumáticas, hipertensão intracraniana idiopática, meningites, isquemias, edema cerebral, deformidades cranianas restritivas.

No século XIX, a monitoração da PIC já era realizada de forma indireta por punção lombar. Só em 1950, na França, é que foi realizada uma mensuração direta da PIC por punção ventricular. Mas foi com Lundberg, em 1960, que a monitoração da PIC por punção ventricular tornou-se importante e conhecida com seus estudos das ondas da PIC em condições patológicas ou não.

Os principais métodos para monitoração da PIC são pela punção ventricular, intraparenquimatoso, subdural e epidural.

Derivação ventricular externa

A derivação ventricular externa (DVE) ainda é considerada o método invasivo de monitoração da PIC padrão ouro pelo fato de, além de medir a PIC, possibilitar o tratamento com drenagem de LCR. Por meio de procedimento cirúrgico com rigorosa técnica antisséptica é possível a locação de um cateter de DVE com sensor e mesmo que o cateter obstrua a mensuração da PIC continuará em funcionamento. As principais complicações desse modelo são infecções (que podem chegar a até 10%, em algumas séries), hemorragias intraventriculares e intraparenquimatosas e má-locação do cateter com lesão intraparenquimatosa.

Dispositivos microssensores

Na década de 1990, foram desenvolvidos dispositivos microssensores capazes de medir a PIC quando inseridos no parênquima cerebral em fibra óptica, impedância elétrica e sensor de pressão. Eles são tão confiáveis quanto os dispositivos intraventriculares e minimamente invasivos.

Microssensores epidurais e subdurais

Os microssensores epidurais e subdurais são sensores de pressão locados no espaço epidural ou subdural, cujo diafragma fica em contato coma dura-máter ou córtex cerebral. Estudos comparando o microssensores epidurais e subdurais mostraram que as medidas dos microssensores subdurais tendem a serem mais baixas. Outros estudos comparando a medida da pressão liquórica lombar com as medidas epidurais e subdurais mostraram uma medida bem semelhante das medições lombares e subdurais, entretanto, os valores encontrados nos microssensores epidurais foram mais elevados. Talvez o compartimento epidural tenha uma pressão diferenciada.

Microssensores intraparenquimatosos

Os microssensores intraparenquimatosos são os dispositivos mais usados na atualidade por serem de fácil e rápida implantação com significativa eficácia na medição da PIC. Podem sem implantados por parafuso ou trepanação, dependendo de sua tecnologia (parafuso caminho nos microssensores Codman – mais utilizados no mercado). O parafuso camino usa tecnologia de fibra óptica, portanto, devem ser implantados sem dobras. Os microssensores Codman utilizam sensores de pressão. São dispositivos com baixas taxas de complicações como hemorragias ou infecções, embora não possibilitem a drenagem de LCR para tratamento da hipertensão intracraniana.

Monitoração não invasiva

Apesar do método invasivo da pressão intraventricular ser considerado o padrão ouro para a medida acurada da PIC, os riscos inerentes do método bem como possíveis contraindicações tornam a monitoração não invasiva pertinente em casos selecionados, possibilitando alternativas para o diagnóstico e manejo da hipertensão intracraniana (HI). Os métodos não invasivos hoje disponíveis baseiam-se nas mudanças morfológicas causadas pelo aumento da PIC, vistas na ressonância nuclear magnética (RNM), tomografia computadorizada (TC), ultrassonografia (USG) e fundoscopia, e métodos baseados em mudanças fisiológicas causadas pela HI, evidenciadas por meio da ultrassonografia do nervo óptico, ultrassonografia com Doppler transcraniana e, menos comumente, pela timpanografia, eletroencefalografia, potencial visual evocado, termografia por infravermelho e emissões otoacústicas.

Não há consenso na literatura do melhor exame não invasivo para a predição da PIC, pois nenhum deles isoladamente foi suficientemente acurado para substituir o método invasivo, além de esbarrarem em limitações como disponibilidade, custo, dependência do operador e adequação no ambiente de emergência. A combinação desses métodos certamente seria o caminho para auxiliar o manejo do paciente crítico, quando não existe critérios para a escolha do método invasivo, quando esse não está disponível ou na presença de contraindicação para o padrão ouro.

Estimativa da pressão intracraniana por métodos de imagem

A TC, muito utilizada na avaliação inicial do paciente neurológico crítico, pode sugerir aumento da PIC por achados como: desvio de linha média, diminuição dos sulcos, das cisternas e ventrículos, presença de hematoma intracraniano, contusões ou hemorragia subaracnóidea com efeito de massa e visualização de herniações intracranianas. No entanto, nenhum desses achados se mostra confiável na predição da HI. Além disso, uma tomografia normal não exclui o risco iminente da HI ou de sua evolução ao longo do tempo, tendo um valor preditivo positivo que varia de 0 a 88% nos estudos. Muitos autores tentaram correlacionar esses diferentes aspectos tomográficos com a PIC, porém a baixa especificidade do método é a principal limitação para o seu uso.

Ultrassonografia do nervo óptico

A bainha do nervo óptico (BNO) é uma extensão da dura-máter e o nervo está envolto pelo líquido cefalorraquidiano. Portanto, alterações na PIC influenciam o diâmetro da bainha do nervo óptico, especialmente no segmento retrobulbar. Diversos estudos mostraram uma correlação linear e fidedigna, com boa sensibilidade e alta especificidade entre a pressão cefalorraquidiana perióptica, a PIC e a espessura do nervo óptico medido pela USG. Essa medida pode também ser aferida por meio de RNM ou TC, porém a USG é uma ferramenta de simples manuseio a beira do leito, de baixo custo, de fácil acessibilidade e isenta de complicações, sendo um método promissor na avaliação da hemodinâmica intracraniana, tanto para o diagnóstico da HI como na avaliação em tempo real da eficácia das medidas terapêuticas.

Não há consenso entre os estudos sobre o ponto de corte para a BNO que melhor se correlaciona com a HIC, podendo esse valor variar entre 4,8 e 6 mm, a depender da população estudada. Rajajee et al. demostraram, com uma sensibilidade de 96% e especificidade de 94%, que medidas de BNO superior a 4,8 mm correlaciona-se com PIC > 20 mmHg. Já Geeraerts et al. encontraram um ponto de corte de 5,9 mm para medidas de PIC invasiva > 18 mmHg com uma sensibilidade de 89% e especificidade de 94%. Trata-se de um método promissor, de fácil realização, boa sensibilidade e pertinente para acompanhar a evolução do paciente pós medidas terapêuticas.

Ultrassonografia doppler transcraniana

A ultrassonografia doppler transcraniana (DTC), utilizada para estimar a PIC, baseia-se nos valores de velocidades do fluxo sanguíneo cerebral sistólica (VM) e diastólica (VD), bem como índices calculados a partir delas, como a velocidade média do fluxo cerebral (VM) e o índice de pulsatilidade (IP). O IP é uma medida de descrição da forma da onda, sendo reflexo de resistência e calculado pela diferença entre VS e VD dividido por VM (IP = (VS – VD) / VM). O aumento da PIC com diminuição do fluxo cerebral altera as características das curvas de velocidade de fluxo sanguíneo e consequentemente o IP, sendo esse o índice mais estudado na correlação com a PIC. A literatura mostra uma boa correlação entre PIC > 20 mmHg e PI de 0,938 com sensibilidade de 89% e especificidade de 92%. A principal limitação do método é a ausência de janela acústica no osso temporal, presente em 10 a 15% da população.

Transdutor extracraniano

Esse método foi desenvolvido em 2008 pela Universidade de São Paulo/São Carlos e consiste em um extensômetro elétrico de resistência, que é acoplado na superfície óssea externa do crânio com a finalidade de medir deformidade da calota craniana. Estudos preliminares em humanos mostram que a curva de PIC desse sensor se assemelha à dos transdutores invasivos, embora o valor real da PIC não seja acessível ainda.

Fundoscopia

A presença de papiledema observado no fundo de olho é um forte indicativo da elevação da PIC, é graduado pela escala de Frisén em 5 categorias, dependendo dos sinais oftalmoscópicos presentes. Apesar de boa acurácia, o método apresenta algumas limitações, como variações intraindividuais da morfologia oftalmoscópica e, por ser uma alteração que demanda tempo de evolução, esse método é limitado para situações de emergência.

Timpanoscopia

A timpanometria avalia o ouvido médio por meio de um estímulo sonoro, o reflexo acústico provoca alterações no volume da pressão do ouvido externo. A PIC é transmitida para a perilinfa da cóclea alterando o reflexo acústico e permitindo assim estimar elevações da PIC.

Outros métodos

A monitoração neurofisiológica é um método importante para avaliar a função neurológica dos pacientes críticos. O traçado contínuo ou seriado do potencial evocado somatossensorial e do eletroencefalograma podem ser utilizados de forma complementar para indicar mudanças súbitas na função cerebral. O aumento da PIC provoca alterações na perfusão cerebral e na atividade neuronal e consequentemente no traçado eletroencefalográfico, principalmente na duração de descarga elétrica. Estudos eletroencefalográficos mostram que a lentificação do traçado pode estar associada com bom prognóstico e que a ausência de variabilidade e reatividade se correlaciona com prognóstico reservado.

Referências bibliográficas

1. Burrows, G. On Disorders of the Cerebral Circulation and on the Connection between Affections of the Brain and Diseases of the Heart, Lea & Blanchard, Philadelphia, Pa, USA, 1848.
2. Cavalheiro S, Nicacio JM, Faquine IV. Embryology of CNS with Emphasis on CSF Circulation. Em: C. Mallucci, S. Sgouros. Cerebrospinal Fluid Disords. New York (USA): Taylor & Francis Group, 2010. pp. 18-21.
3. Cushing H. The Third Circulation in Studies in Intracranial Physiology and Surgery, Oxford University Press, London, UK, 1926.
4. Di Leva A, Schmitz E, Cusimano M. Analysis of intracranial pressure past, present, and future. Neuroscientist. 2013;19(6):592-603.
5. Geeraerts T, Launey Y, Martin L, Pottecher J, Vigué B, Duranteau J, Benhamou D. Ultrasonography of the optic nerve sheath may be useful for detecting graised intracranial pressure after severe brain injury. Intensive Care Med. 2007;33(10):1704-11.
6. Kellie G. Appearances observed in the dissection of two individuals; death from cold and congestion of the brain. Transactions of the Medico-Chirurgical Society of Edinburgh, vol. 1, article 84, 1824.
7. Langfitt TW, Kassell NF, Weinstein JD. Cerebral blood ow with intracranial hypertension. Neurology. 1965;15:761-73.
8. Langfitt TW, Weinstein JD, Kasse NF. Cerebral vasomotor paralysis produced by intracranial hypertension. Neurology. 1965;15:622-41.
9. Mascarenhas S, et al. Analysis of a Non-invasive Intracranial Pressure Monitoring Method in Patients with Traumatic Brain Injury. Acta Neurochir Suppl. 2018;126:107-10.
10. Mokri B. TheMonro-Kelliehypothesis:applicationsinCSF volume depletion. Neurology 2001;56,(12):1746-8.
11. Monro A. Observations on Structure and Functions of the Nervous System, Creech and Johnson, Edinbourg, UK, 1783.
12. Raboel PH, Bartek Jr. J, Andresen M, Bellander BM, Romner B. Intracranial Pressure Monitoring: Invasive versus Non-Invasive Methods A Review. Critical Care Research and Practice, vol. 2012, Article ID 950393, 14 pages, 2012.
13. Rajajee V, Vanaman M, Fletcher JJ, Jacobs TL. Optic nerve ultrasound for the detection of raised intracranial pressure. Neurocrit Care Neurocrit Care. 2011;15(3):506-15.
14. Robba C, Bacigaluppi S, Cardim D, Donnelly J, Bertuccio A, Czosnyka M. Non-invasive assessment of intracranial pressure. Acta Neurol Scand. 2016 ;134(1):4-21.

CAPÍTULO 34

Monitoração Neurocirúrgica Intraoperatória

- Denise Spinola Pinheiro
- Jardel Mendonça Nicácio
- Marcos Devanir Silva da Costa
- Patrícia Alessandra Dastoli
- Sergio Cavalheiro

A monitoração neurofisiológica intraoperatória multimodal é um método que utiliza um conjunto de modalidades neurofisiológicas que permite avaliar a integridade funcional de vias e estruturas neurais em tempo real durante o procedimento cirúrgico. O objetivo da monitoração é detectar alterações nos sinais neurofisiológicos em uma fase onde ainda possam ser revertidos e impedir a ocorrência de lesões neurológicas. Isso propicia ao cirurgião uma intervenção mais segura, permitindo, por vezes, maximizar a ressecção e preservar as funções neurológicas. A monitoração neurofisiológica intraoperatória pode ser dividida em duas categorias: mapeamento e monitoração. As técnicas de mapeamento são destinadas a identificar estruturas neurais dentro do campo cirúrgico com o objetivo de minimizar ou evitar dano neurológico, enquanto as técnicas de monitoração fornecem informações contínuas da integridade funcional da via neural.

O princípio da monitoração neurofisiológica intraoperatória é obter os potenciais no início do procedimento em intervalos regulares, mesmo quando o risco cirúrgico é baixo, e continuamente durante todo o período em que o sistema nervoso está em risco. A escolha das modalidades neurofisiológicas utilizadas em cada cirurgia deve ser individualizada. Uma queda maior que 50% na amplitude das respostas neurofisiológicas, quando ligadas a eventos cirúrgicos específicos, é considerada critério de alarme e o cirurgião é prontamente avisado. A maior parte das alterações neurofisiológicas intraoperatórias é progressiva e, se forem reconhecidas em tempo hábil, mudanças na estratégia cirúrgica podem atenuar ou evitar déficits neurológicos. Manobras como remoção de instrumentos que comprometem a circulação local, interrupção da manipulação e irrigação do campo cirúrgico com solução salina morna podem permitir a recuperação dos potenciais. Associado a isso, documentações do nível anestésico, pressão arterial média e temperatura devem ser registradas regularmente, pois interferem na aquisição dos parâmetros neurofisiológicos.

As crianças, assim como os adultos, apresentam risco de lesão neurológica em vários procedimentos neurocirúrgicos e se beneficiam da monitoração neurofisiológica intraoperatória multimodal. Embora as modalidades neurofisiológicas monitoradas sejam as mesmas utilizadas na cirurgia de adultos, pequenos ajustem devem ser realizados nas cirurgias pediátricas. Fatores como imaturidade do sistema nervoso central e periférico, sinaptogênese e mielinização incompleta interferem na obtenção das modalidades neurofisiológicas.

Entre as principais cirurgias que se beneficiam da monitoração neurofisiológica intraoperatória na população pediátrica estão: disrafismo espinal, rizotomia dorsal seletiva, correções de deformidades, ressecção de tumores medulares, ressecção de tumores cerebrais na fossa posterior ou próximo da via motora e cirurgias de epilepsia (Figura 34.1).

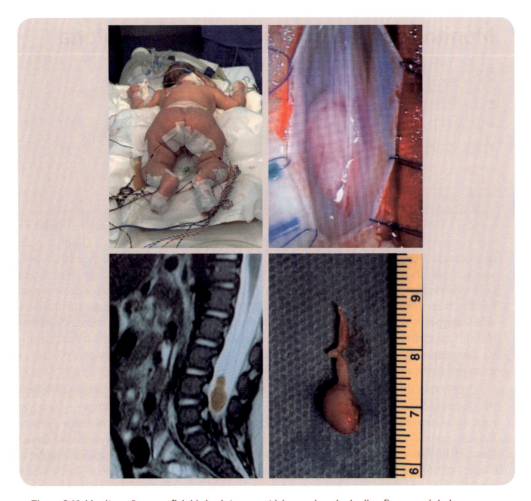

- Figura 34.1. Monitoração neurofisiológica intraoperatória em cirurgia de disrafismo espinhal.

Modalidades neurofisiológicas intraoperatórias

Potencial evocado somatossensitivo

O potencial evocado somatossensitivo (PESS) foi a primeira modalidade neurofisiológica utilizada em cirurgia. É gerado após estimulação elétrica de um nervo periférico. O potencial resultante da estimulação de fibras mielinizadas grossas ascende pela coluna dorsal até os núcleos grácil (membros inferiores) e cuneiforme (membros superiores) no bulbo (Figura 34.2). Após sinapses, as fibras cruzam a linha média e ascendem pelo lemnisco medial ao tálamo (núcleo ventral póstero lateral) onde, após nova sinapse, projetam-se ao córtex parietal somatossensitivo primário.

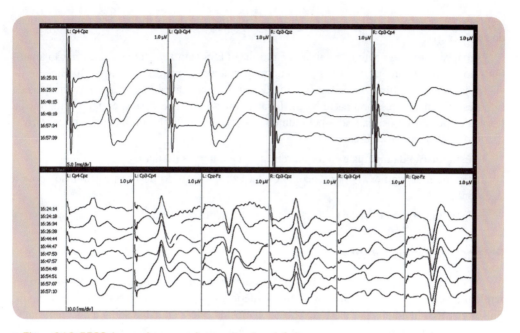

- Figura 34.2. PESS de membros superiores e membros inferiores.

Geralmente, são estimulados os nervos mediano ou ulnar nos membros superiores e tibial, ou fibular nos membros inferiores, com intensidade acima do limiar motor. Os potenciais podem ser registrados nos segmentos periféricos, subcorticais e principalmente no córtex somatossensitivo parietal contralateral à estimulação. Por apresentar pequena amplitude, a resposta é promediada para ser diferenciada da atividade eletroencefalográfica e eletrocardiográfica. Isso prolonga o tempo de aquisição do potencial, podendo atrasar a comunicação com o cirurgião.

De modo geral, um decréscimo de 50% na amplitude ou prolongamento de 10% na latência da resposta é considerado um critério de alarme.

Em crianças menores de 3 anos, o PESS cortical apresenta morfologia alargada decorrente da mielinização incompleta da via, além de ser mais difícil de ser obtido nos membros inferiores que nos superiores, por ser uma via mais longa e não mielinizada homogeneamente. Em recém-nascidos ou pré-termos, a frequência de estimulação do nervo periférico pode influenciar na amplitude da resposta cortical, além de ser necessário realizar estimulação bilateral.

Duas outras técnicas utilizadas em monitoração neurofisiológica intraoperatória utilizam o PESS como modalidade principal: localização do sulco central via reversão de fase do PESS e mapeamento da coluna dorsal.

A localização do sulco central via reversão de fase do PESS é utilizada em cirurgias de tumores cerebrais próximos à área motora, com o objetivo de determinar a localização fisiológica do sulco central e, indiretamente, o córtex sensitivo e o córtex motor. Um eletrodo subdural de placa (*grid*) ou tira (*strip*) é posicionado sobre o córtex cerebral, perpendicularmente ao sulco central; o nervo mediano contralateral é estimulado, gerando um potencial de campo próximo (*near field*) no córtex somatossensitivo. Os potenciais evocados obtidos em cada contato da placa vão registrar diferentes morfologias, de acordo com a localização do contato em relação ao dipolo gerado. Quando o potencial gerado no córtex sensitivo é captado por eletrodos posicionados sobre o córtex motor, ocorre uma inversão da polaridade da resposta quando comparada à resposta obtida sobre o córtex somatossensitivo. Essa inversão de polaridade determina a posição do sulco central.

O mapeamento da coluna dorsal também utiliza PESS para determinar a localização anatômica do sulco mediano dorsal. O objetivo do mapeamento é impedir um comprometimento da via somatossensitiva transmitida pela coluna dorsal. É uma técnica importante nas cirurgias de tumores intramedulares, onde a linha média anatômica pode não corresponder à linha media fisiológica por distorções causadas pelo tumor. Esse mapeamento da coluna dorsal pode ser realizado de três maneiras diferentes:

1. Estimulação da medula e captação retrógrada em nervos periféricos.
2. Estimulação de nervos periféricos e captação com eletrodo de tira posicionado sobre a medula.
3. Estimulação da medula e captação do PESS na calota craniana.

Potencial evocado motor

O potencial evocado motor (PEM) é uma modalidade neurofisiológica que avalia o trato piramidal desde o córtex motor até o músculo periférico. É obtido em resposta a uma série de impulsos elétricos liberados por eletrodos posicionados na calota craniana sobre a área motora. O estimulo elétrico provoca a despolarização dos axônios das células piramidais, que o propagam ortodromicamente em direção a medula e geram potenciais pós-sinápticos excitatórios suficientes para despolarizar os motoneurônios alfa. Dependendo da intensidade utilizada, a estimulação pode ativar o trato corticoespinhal em diferentes níveis: abaixo do córtex motor, no nível da cápsula interna e, mais distalmente, no nível da decussação das pirâmides. Com o objetivo de isolar o lado de interesse, devem-se ajustar os parâmetros de estimulação, para evitar ativação do trato corticoespinhal em regiões profundas.

O PEM pode ser registrado diretamente sobre a medula (onda D) ou músculo de interesse (potencial evocado motor muscular). A onda D é um parâmetro altamente confiável na monitoração da integridade funcional do trato corticoespinhal, porque ela representa a população de axônios de condução rápida do trato. A onda D tem indicação precisa em cirurgias de tumores intramedulares. Durante a manipulação cirúrgica, a perda do PEM com a preservação de > 50% da amplitude da onda D está associada a um déficit motor temporário, enquanto com uma queda maior que 50% na amplitude da onda D, o paciente apresentará déficit motor permanente. A monitoração baseada na amplitude da onda D, mesmo com o desaparecimento do PEM, permite ao cirurgião uma ressecção mais agressiva e extensa, muitas vezes realizando uma ressecção total que pode alterar o prognóstico da patologia.

Os músculos selecionados para captação do PEM muscular são escolhidos com base no procedimento cirúrgico e/ou nível medular envolvido, mas frequentemente músculos distais de membros superiores (musculatura tenar e hipotenar) e membros inferiores (tibial anterior e abdutor do hálux) são utilizados por apresentarem maiores representações no córtex motor (Figura 34.3).

A imaturidade do sistema motor na população pediátrica interfere na obtenção de PEM. O limiar de estimulação é maior nas crianças que nos adultos e isso faz com que seja necessário utilizar protocolos de estimulação diferentes. Fatores como mielinização incompleta, levando a uma dessincronização das respostas, velocidade de condução reduzida e conexões sinápticas reduzidas entre o trato corticoespinhal e motoneurônios alfa interferem na obtenção dos potenciais.

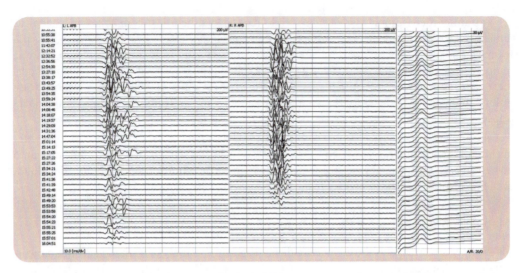

- Figura 34.3. Redução significativa da amplitude do PEM na mão esquerda, perda do PEM na mão direita e manutenção da amplitude da onda D em uma cirúrgica de ressecção de tumor intramedular.

Ao nascimento, a velocidade de condução das fibras motoras centrais da medula espinhal é de aproximadamente 10 m/s, enquanto os valores de adulto são de 50 a 70 m/s. A captação do potencial evocado motor diretamente com um eletrodo epidural sobre a medula exposta (onda D) pode ser realizada em crianças acima de 30 meses.

Fatores anatômicos, como a localização do córtex motor, variam durante a infância. A distância entre o córtex motor e a sutura coronal muda com o desenvolvimento. Ocorre um aumento na distância entre o córtex motor e a sutura coronal de 1,5 mm por ano até oito anos. Crianças menores de seis anos apresentam distâncias da sutura coronal em relação ao córtex motor menores de 3 cm. Essa informação pode interferir no posicionamento de eletrodos de estímulo, onde uma estimulação mais eficiente pode ser alcançada com eletrodos posicionados anteriores a C3 e C4 do sistema internacional 10-20.

Não existem na literatura trabalhos que diferenciem critérios de alarme dos PEM obtidos nos adultos em relação aos obtidos na criança. Então os mesmos critérios, redução > 50% na amplitude dos PEM e da onda D, são válidos nas neurocirurgias pediátricas.

Mapeamento motor cortical e subcortical

O potencial evocado motor também pode ser obtido por estimulação direta do córtex motor primário ppor meio de uma caneta de estimulação ou do posicionamento de um eletrodo de placa sobre o mesmo.

Dois tipos de estimulação elétrica podem ser utilizados no mapeamento cortical motor: a técnica tradicional de Penfield (50-60 Hz) e a técnica de multipulso. Ambos são igualmente eficientes na estimulação do córtex motor, porém a desvantagem da técnica de Penfield é que pode ser utilizada somente como técnica de mapeamento, além de apresentar alta incidência de crises convulsivas associadas à estimulação, enquanto a técnica de multipulso apresenta baixa taxa de crises convulsivas e pode ser utilizada como modalidade de mapeamento e monitoração contínua.

O trato corticoespinhal pode ser mapeado na região subcortical com as mesmas técnicas utilizadas para mapeamento cortical. Existe uma correlação linear entre a corrente necessária para estimular o trato corticoespinhal e a distância da caneta de estimulação para o trato na proporção de 1 mm para 1 mA. O cirurgião pode manipular com segurança a região subcortical próxima ao trato corticoespinhal, com limiares de estimulação de até 5 mA; abaixo desse valor, a probabilidade de lesão da via motora aumenta significativamente pela proximidade da cápsula interna.

Na população pediátrica, as técnicas de mapeamento cortical e subcortical são frequentemente utilizadas em cirurgias de epilepsia. Essas técnicas são semelhantes e tão efetivas quanto nas cirurgias de adultos, porém, frequentemente o limiar de estimulação é maior que do adulto, principalmente em crianças abaixo de 5 anos.

Mapeamento cognitivo e de linguagem

A avaliação intraoperatória cognitiva e de linguagem é comumente realizada em adultos acordando o paciente no intraoperatório, fato que raramente pode ser realizado em crianças. Quando é necessário avaliar a linguagem da criança, essa é realizada em duas etapas: primeiro, ocorre a implantação da placa subdural e, segundo, a estimulação é realizada em um ambiente hospitalar fora do ambiente cirúrgico.

Potencial evocado auditivo de tronco cerebral

O potencial evocado auditivo de tronco cerebral (PEATC) é a técnica neurofisiológica utilizada para monitorar a via auditiva do 8° nervo craniano no tronco cerebral. É utilizado em cirurgias com risco de perda da audição ou dano no tronco cerebral e, frequentemente, realizado em cirurgias do ângulo cerebelo-pontino, fossa posterior e tronco cerebral.

Os PEATC são tipicamente divididos em potenciais de curta, média e de longa latência, sendo que os potenciais de curta latência são os únicos importantes no paciente anestesiado. Os potenciais de curta latência são compostos por ondas descritas em algarismos romanos e cada resposta apresenta correlação com uma região anatômica: onda I – nervo (cóclea distal), onda II – núcleo coclear, onda III – complexo olivar superior, onda IV – lemnisco lateral e onda V – colículo inferior.

Os PEATC são obtidos por estímulos acústicos do tipo cliques, liberados por um fone inserido no conduto auditivo. Os potenciais são registrados na calota craniana com referência nas orelhas ou mastoides (Figura 34.4). Os critérios de alarme utilizados são redução de 50% na amplitude da resposta ou prolongamento de 1 ms na latência das ondas I, III ou V.

Os PEATC podem ser rotineiramente registrados em neonatos, porém, especificamente as ondas I e V apresentam amplitudes reduzidas nessa faixa etária. O processo de mielinização ocorre gradativamente e o PEATC atinge valores semelhantes aos de adulto entre 4 a 5 anos.

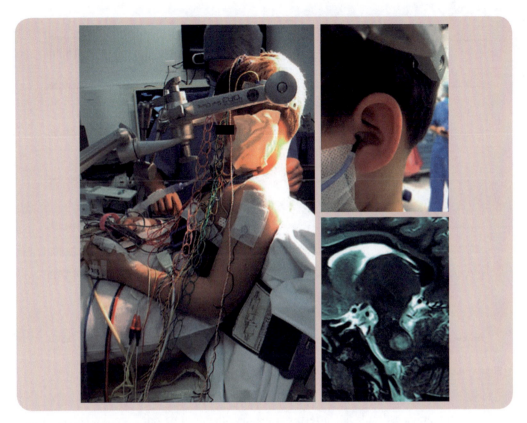

■ Figura 34.4. PEATC realizado em uma cirurgia de tumor de tronco cerebral.

Eletromiografia

Eletromiografia (EMG) contínua, também chamada de eletromiografia livre, é o estudo da atividade elétrica captada dentro do músculo; é utilizada para monitorar continuamente nervos periféricos, raízes e nervos cranianos motores durante a cirurgia. O registro da atividade elétrica muscular é realizado com eletrodos de agulha posicionados nos músculos que se deseja monitorar. As respostas EMG de interesse são as descargas neurotônicas que ocorrem em resposta a estímulos térmicos, mecânicos ou metabólicos. As descargas neurotônicas são indicadores sensíveis de irritação do nervo e podem dar informações imediatas da localização do mesmo. No entanto, muitas manobras cirúrgicas podem produzir irritação. Quando as descargas são de curta duração e irregulares não indicam necessariamente lesão e podem ser utilizadas como critério de proximidade mas, quando são monomórficas, sustentadas, de alta amplitude e frequência, estão correlacionadas a injúria do nervo. Nesse caso, o cirurgião deve ser prontamente avisado e a manipulação imediatamente interrompida até cessarem as descargas. A ausência de descargas neurotônicas não garante a integridade do nervo, uma vez que transecções agudas não desencadeiam descargas neurotônicas (Figura 34.5).

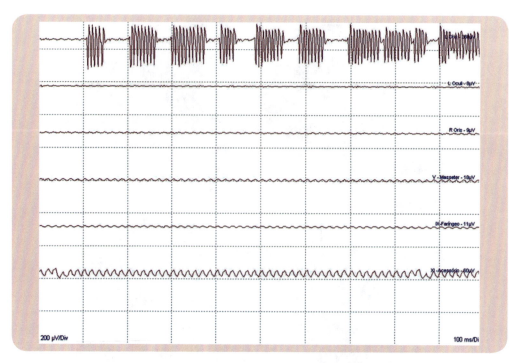

- Figura 34.5. Descargas neurotônicas evidenciadas no músculo orbicular da boca.

A eletromiografia estimulada é a resposta gerada quando uma raiz, nervo craniano motor ou periférico é eletricamente estimulado dentro do campo cirúrgico. Um potencial de ação é propagado pelo nervo motor resultando na despolarização das fibras musculares e registrado em um ou mais músculos de interesse. Essa técnica é utilizada para identificar e localizar a trajetória do nervo no campo cirúrgico. No contexto de uma neoplasia, a estimulação direta de um tecido tumoral pode ser realizada para descartar a presença de fibras nervosas envolvidas no tumor. Essa técnica é, geralmente, utilizada para identificar nervos cranianos em cirurgias de ângulo cerebelo-pontino, tumores de fossa posterior ou cirurgias de cone medular e cauda equina, como medula presa, onde é fundamental identificar as raízes antes de seccionar o *filum terminale*.

A maturação do sistema nervoso periférico na população pediátrica ocorre mais rapidamente que a do sistema nervoso central. Em crianças com um ano de idade, a velocidade de condução periférica corresponde a 75% da velocidade de condução do adulto, aproximando-se de valores normais aos três anos de idade. Por causa desta maturação precoce, não existem diferenças entre as modalidades de eletromigrafia contínua e estimulada realizadas em adultos e na população pediátrica (Figura 34.6).

Eletrencefalograma

O EEG (eletrencefalograma) é utilizado em cirurgias nas seguintes situações: detectar isquemia cerebral (principalmente quando um hemisfério cerebral está em risco), monitorar profundidade anestésica, localizar zonas epilptogênicas e detectar descargas após estimulação cortical direta.

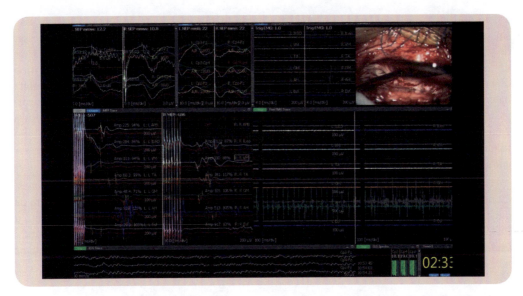

- Figura 34.6. Monitoração neurofisiológica intraoperatoria realizada em uma cirurgia de disrafismo espinhal com as seguintes modalidades eletrofisiológicas: PEM, PESS de membros superiores e inferiores, EMG livre e estimulada e EEG. Evidenciada a presença de várias descargas neurôtonicas desencadeadas pela manipulação próxima às raízes motoras.

Existe uma forte correlação entre fluxo sanguíneo cerebral e EEG e, por isso, ele é utilizado em cirurgias onde há risco de isquemia cortical. Alterações eletrencefalográficas significativas são evidenciadas quando o fluxo sanguíneo cerebral está entre 18 e 10 mL/100 g/min, e 15 mL/100 g/min é definido como nível crítico.

Eletrocorticografia (ECoG) é uma modalidade de eletroencefalograma onde o registro da atividade elétrica é captado diretamente no cérebro exposto utilizando eletrodos subdurais de placa. É útil na ressecção de zonas epileptogênicas e também na detecção de pós-descargas (atividade elétrica irritativa desencadeada pela estimulação elétrica) durante mapeamento cortical funcional de áreas eloquentes.

No bebê e na criança, os achados eletroencefalográficos intraoperatórios devem ser correlacionados com a idade, pois uma baixa amplitude da atividade eletroencefalográfica pode ser, por exemplo, decorrente da idade do paciente (recém-nascido), profundidade anestésica ou também de isquemia cerebral.

Anestesia

O regime anestésico utilizado interfere significativamente na monitoração neurofisiológica intraoperatória. As medicações anestésicas alteram a excitabilidade neuronal, lentificando a condução axonal ou impedindo a transmissão sináptica.

O protocolo anestésico utilizado na monitoração de neurocirurgias pediátricas é semelhante ao utilizado nos adultos. A anestesia venosa total utilizando a combinação de propofol e remifentanil é a melhor opção quando a proposta é realizar monitoração neurofisiológica intraoperatória. O propofol causa inibição corticocortical, possivelmente mediado pelo GABA (ácido gama amino butirico), que resulta em hiperpolarização da membrana axonal inibindo a transmissão sináptica; associado a isso, o propofol causa mínima depressão dos motoneurônios alfa. Apesar de ser o anestésico indicado, o efeito do propofol é dose dependente: quando utilizado em altas doses, diminui a amplitude do PE. É importante manter uma concentração constante no ritmo de infusão por meio da utilização de bomba de infusão, para prevenir que uma mudança súbita na concentração da droga interfira nos potenciais evocados. Anestésicos voláteis em neurocirurgias pediátricas reduzem significativamente a amplitude dos PESS corticais e PEM, por causa da imaturidade do sistema nervoso central. O uso de relaxantes musculares deve ser evitado ou usado com moderação, somente na fase de indução anestésica. Todos os anestésicos devem ser administrados em infusão continua evitando a realização de bolus.

As diversas modalidades neurofisiológicas apresentam sensibilidade diferente aos anestésicos. A onda D sofre mínima influência dos anestésicos por não existir sinapse envolvida no registro da onda. Entre os potenciais evocados, o motor é o mais suscetível ao efeito anestésico, enquanto o PEATC é o mais resistente de todos. Bloqueadores neuromusculares são contraindicados quando utilizados PEM e EMG, mas melhoram a aquisição de PESS e PEATC por eliminarem artefatos musculares.

Referências bibliográficas

1. Antkowiak B. Different actions of general anesthetics onthe firing patterns of neocortical neurons mediated by the GABA(A)receptor. Anesthesiology 1999; 91:500-11.
2. Armand J, Olivier E, Edgley AS, et al. Postnatal development of corticospinal projections from motor cortex to the cervical enlargement in the macaque monkey. J Neurosci 1997; 17: 251-66.
3. Boyd SG, Rothwell JC, Cowan JM, et al. A method of monitoring function in corticospinal pathways during scoliosis surgery with a note on motor conduction velocities. J Neurol Neurosurg Psychiatry 1986;49:251-57.
4. Cracco JB, Cracco RQ, Stolove R. Spinal evoked potential in man: a maturational study. Electroencephalogr Clin Neurophysiol 1979;46:58-64.
5. Fulkerson DH, Satyan KB, Wilder LM, et al. Intraoperative monitoring of motor evoked potentials in very young children. J Neurosurg Pediatr 2011;7: 331-7.
6. Gilmore R. The use of somatosensory evoked potentials in infants and children. J Child Neurol 1989; 4: 3-19.
7. Journee HL, Polak HE, de Kleuver M, et al. Improved neuromonitoring during spinal surgery using double-train transcranial electrical stimulation. Med Biol Eng Compu 2004; 42: 110-3.
8. Kakinohana M, Fuchigami T, Nakamura S, et al. Propofol reduces spinal motor neuron excitability in humans. Anesth Analg 2002; 94:1586-8.
9. Kamada K, Todo T, Ota T, et al. The motor-evoked potential threshold evaluated by tractography and electrical stimulation. J Neurosurg 2009; 111: 785-95.
10. Kevin R, Nelson HD, Vasconez HC. Nerve transection without neurotonic discharges during intraoperative electromyographic monitoring. Muscle & Nerve 1995; 16: 236-8.
11. Levy SR. Somatosensory Evoked Potentials. In Chiappa KH (ed) : Evoked potentials in clinical medicine, ed 3. Philadelphia: Lippincott-Raven,1997: 453-66.
12. Lieberman JA, Lyon R, Feiner J, et al. The effect of age on motor evoked potentials in children under propofol/isoflurane anesthesia. Anesth Analg 2006;103:316-21.
13. MacDonald DB, Skinner S, Shils J, et al. Intraoperative motor evoked potential monitoring - A position statement by the American Society of Neurophysiological Monitoring. Clin Neurophysiol 2013;124:2291-316.
14. Mirela VS. Intraoperative Neurophysiology. A comprehensive guide to monitoring and mapping. (2 ed). Demos medical, 2018. 579-603.
15. Ohue S, Kohno S, Inoue A, et al. Accuracy of diffusion tensor magnetic resonanceimaging-based tractography for surgery of gliomas near the pyramidal tract: a significant correlation between subcortical electrical stimulation and postoperative tractography. Neurosurgery 2012;70:283-93; discussion 294.
16. Olivier E, Edgley SA, Armand J, et al. An electrophysiological study of the post natal development of the corticospinal system in the macaque monkey. J Neurosci 1997; 17:267-76.

17. Pechstein U, Cedzich C, Nadstawek J, et al. Transcranial high-frequency repetitive electrical stimulation for recording myogenic motor evoked potentials with the patient under general anesthesia. Neurosurgery 1996;39:335–343; discussion 43-4.
18. Rivet DJ, O'Brien DF, Ojemann JG. Distance of the motor cortex from the coronal suture as a function of age. Pediatric Neurosurgery 2004; 40:215-9.
19. Sala F, Palandri G, Basso E ET AL. A motor evoked potential monitoring improves outcome after surgery for intramedullary spinal cord tumors: a historical control study. Neurosurgery 2006; 58:1129-43.
20. Schucht P, Seidel K, Murek M, et al. Low-threshold monopolar motor mapping for resection of lesions in motor eloquent areas in children and adolescents. J Neurosurg Pediatrics 2014;13:572-8.
21. Sharbrough F, Messick J, Sundt TM. Correlation of continuous electroencephalograms with cerebral blood flow measurements during carotid endarterectomy. Stroke 1973;4:674-83.
22. Sloan TB, Heyer EJ. Anesthesia for intraoperative neurophysiologic monitoring of the spinal cord. J Clin Neurophysiol 2002;19:430-43.
23. Sloan T. Anesthesia and intraoperative neurophysiological monitoring in children. Childs Nerv Syst 2010;26:227-35.
24. Sundt TM, Sharbrough F, Piepgras DG, et al. Correlation of cerebral blood flow and electroencephalographic changes during carotid endarterectomy with results of surgery and hemodynamics of cerebral ischemia. Mayo Clin Proc. 1981;56:533-43.
25. Szelenyi A, Bueno de Camargo A, Deletis V. Neurophysiological evaluation of the corticospinal tract by D-wave recordings in young children. Childs Nerv Syst 2003; 19: 30-4.
26. Van Donge EP, TerBeek HT, Aarts LP, et al. The effect ot two lo-dose propofol infusios on the relationship between six-pulse transcranial electrical stimulation and the evoked lower extremity muscle response. Acta Anaesthesiologica Scandinavica.2000; 44, 799-803.

CAPÍTULO 35

Hipotermia Terapêutica

- Carlos Gustavo de Almeida

A hipotermia terapêutica (HT) têm sido alvo de muita discussão científica nos últimos anos e vários estudos têm sido realizados, tanto em crianças quanto em adultos, afim de elucidar essa incógnita sobre o benefício ou não de tal terapêutica no suporte neurológico de crianças com agressão cerebral moderada a grave independente de sua causa.

Apesar de tanta controvérsia, devemos considerar que a hipertermia/febre é considerada um elemento clínico agressor ao sistema nervoso central aumentando a demanda metabólica de oxigênio a nível cerebral em 10 a 13% para cada grau Celsius (°C) elevado acima da temperatura considerada normal estipulada em 37,5 °C. Essa demanda metabólica aumentada piora consideravelmente o prognóstico neurológico nessas crianças. Além disso, a hipertermia aumenta a liberação de mediadores inflamatórios, enzimas citotóxicas e neurotransmissores, perpetuando a lesão cerebral. Vale ressaltar que a normotermia é citada como uma temperatura corpórea que varia entre 35,5 ou 36 °C a 37,5 °C.[1,2]

É por essa razão que a American Heart Association e a American Academy of Pediatrics incluíram essa modalidade terapêutica como uma das metas nos cuidados pós-parada cardiorrespiratória (Pós-PCR) em crianças comatosas com injúria cerebral moderada a grave. O novo conteúdo do curso Suporte Avançado de Vida em Pediatria (em inglês, PALS® – Pediatric Advanced Live Support) pertencente a essas duas distinguidas instituições e lançado no ano de 2017 orienta que:[1]

» Crianças comatosas em pós-PCR cuja temperatura esteja entre 32 e 37 °C não sejam reaquecidas ativamente, a menos que a hipotermia esteja contribuindo para a instabilidade hemodinâmica.

» Aconselha-se manter 5 dias de normotermia contínua (36 °C a 37,5 °C) ou 2 dias de hipotermia continua inicial (32 °C a 34 °C), seguido de normotermia nos dias subsequentes.

» A hipertermia/febre deve ser tratada agressivamente com antipiréticos ou dispositivos de resfriamento.

Corroborando a essas premissas, o Conselho Europeu de Ressuscitação aprovou a estratégia de um controle térmico entre 33 °C e 36 °C por meio da HT ou da normotermia em pediatria, cujos benefícios na sobrevida desses pacientes são inquestionáveis. Tais estratégias são similares ao controle térmico mencionado acima e proposto pelo PALS®. Portanto, não restam dúvidas que o controle térmico rigoroso nesses pacientes é de grande valia seja ele por meio da normotermia por medidas simples, como a administração de antitérmicos, ou da HT realizada por dispositivos de resfriamento.[2,3,4]

Em pediatria, particularmente, por não existir ainda um protocolo direcionado à HT, pairam algumas dúvidas relacionados a tal prática: quando iniciar e quando terminar? Critérios de inclusão e exclusão? Tipo de patologia que levou a PCR? Benefícios da HT de acordo ao local da PCR: intra ou extra-hospitalar? Qual técnica de resfriamento utilizar? Entre outras.[2-4]

Contudo, observou-se que a HT pode ter um efeito protetor não somente a nível do sistema nervoso central, sendo demonstrado por alguns estudos que a HT propicia efeitos inotrópicos adicionais para o miocárdio no período inicial pós-PCR. A presença de hipotensão arterial precoce nas primeiras 6 a 12 horas pós-PCR está associada a pior prognóstico em crianças em coma e tem sido relatado que a HT reduz a necessidade inotrópica ou vasopressora ao reequilibrar o trabalho do miocárdico à demanda de oxigênio inclusive sendo útil como uma terapia de resgate na síndrome de baixo débito cardíaco grave pós-cirurgia de cardiopatia congênita.[3]

Em pacientes adultos e em neonatologia, a HT já está bem sedimentada como protocolo.[2,4,5] No caso dos recém-nascidos com injúria cerebral hipóxico-isquêmica (denominada também de encefalopatia hipóxico-isquêmica) de grau moderada a grave logo após o parto e com idade não superior a 6 horas de vida, a HT tem sido utilizada com resultados neurológicos surpreendentes, sobretudo quando o procedimento é iniciado nas primeiras 3 horas de vida. Isso ocorre porque é nesse período que as lesões da fase secundária, que seguem às lesões da fase primária (lesões relacionadas diretamente ao evento isquêmico), irão acrescentar maior dano cerebral se nenhuma intervenção que limite tais lesões for realizada. É nessa hora que entra o papel da HT.[2,5,6]

Fisiopatologia na injúria hipóxico-isquêmica

Antes de abordarmos sobre alguns dispositivos de resfriamento corporal, vale a pena entendermos um pouco mais da fisiopatologia desse tipo de lesão cerebral. O principal evento fisiopatológico na encefalopatia hipóxico-isquêmica é a falta de aporte de oxigênio, denominada fase primária ou aguda, que pode ocorrer de três maneiras: de forma direta pela presença real de hipoxemia, de forma indireta quando há diminuição do fluxo sanguíneo cerebral ou de forma mista quando há uma combinação de ambas as anteriores.[5]

Durante o insulto hipóxico-isquêmico inicial, as células neuronais perdem a integridade da membrana celular pela falta na produção de energia devido à diminuição na produção de ATP (adenosina trifosfato), uma molécula que atua como substrato energético das células a partir do oxigênio e da glicose. Esse mecanismo fisiopatológico inicial resulta em destruição e morte das células neuronais durante a fase aguda da lesão. É nesse período que uma reanimação cardiopulmonar de alta qualidade, tanto na faixa etária neonatal quanto pediátrica, é fundamental para limitar o dano celular inicial e também para estabelecer um melhor prognóstico para esses pacientes na sequência fisiopatologia pós-insulto.[1,5]

O tipo de lesão fisiopatológica a seguir, denominada lesão ou fase secundária, é aquela que ocorre após o retorno da circulação sanguínea espontânea, e que também produz uma lesão das estruturas cerebrais devido à reperfusão cerebral, lesões essas denominadas lesões de reperfusão. Esse período, que se inicia aproximadamente 6 horas após a lesão inicial, é precedido por um período de latência e perdura por até as próximas 48 horas, provocando uma sequência de lesões cerebrais devido ao estrese oxidativo e a processos inflamatórios locais. É nesse período da fase secundária que as medidas neuroprotetoras, entre elas a hipotermia terapêutica, irão fazer a diferença no prognóstico das crianças quando aplicadas de forma adequada, pois ao diminuir dano cerebral, irão limitar as lesões que ainda seguirão numa próxima fase, denominada de fase terciária, que pode perdurar por meses ou até anos.[5,7]

O dano cerebral na fase terciária nesse tipo de lesão inclui a perda da mielina, a diminuição da neurogênese e a redução da plasticidade cerebral. Essas lesões são mais difíceis de serem tratadas e, além de exacerbarem o dano cerebral, limitam a regeneração do mesmo nessas crianças. Nessa fase, é comum que as crianças se apresentem clinicamente com um comprometimento mais ou menos severo de cognição e da função motora a depender do grau de hipóxia cerebral e das medidas neuroprotetoras realizadas. Os processos inflamatórios cerebrais persistentes nessa fase também irão aumentar a quantidade de neurotransmissores excitatórios, o que contribui para o desencadeamento de crises convulsivas. É por essa razão que nesse período essas crianças têm uma sensibilidade aumentada no que se refere ao aparecimento de crises convulsivas e quase todas com irritabilidade exacerbada. Sendo assim, se não atuarmos de forma adequada num tratamento eficaz durante a fase secundária teremos um prejuízo enorme da capacidade do cérebro de se adaptar e responder aos desafios posteriores e nesse quesito a hipotermia terapêutica pode fazer a diferença.[5,7]

Os benefícios da hipotermia terapêutica

Sabe-se que a hipertermia/febre é um evento prejudicial ao sistema nervoso central como mencionamos no início do capítulo e que a normotermia ou a hipotermia terapêutica são manobras neuroprotetoras já sedimentadas na sequência evolutiva dos pacientes após insulto hipóxico-isquêmico.[1-4] Porém, é de conhecimento de todos que uma boa parte dessas crianças evoluem com instabilidade térmica e são difíceis para manter uma temperatura alvo adequada quando utilizamos apenas medidas farmacológicas no período pós-insulto. Daí a importância da HT onde, com uma equipe treinada e coesa, logra-se um melhor controle térmico do paciente.[1-3]

Os benefícios da hipotermia terapêutica estão relacionados à diminuição da demanda metabólica no indivíduo que sofreu o insulto hipóxico-isquêmico cerebral. Tal diminuição pode chegar até 50% das demandas metabólicas resultando tanto na diminuição do consumo de oxigênio quanto na produção de dióxido de carbono (CO_2). Além do mais, essa condição não se limita apenas a nível do sistema nervoso central. Sabe-se que a HT comprovadamente melhora o débito cardíaco por seus efeitos inotrópicos, já mencionados, e melhora o padrão respiratório mantendo uma saturação de oxi-hemoglobina mais adequada ao desviar a curva de dissociação da oxi-hemoglobina para esquerda. O oposto ocorre na hipertermia, agravando ainda mais o dano cerebral devido a manutenção da hipóxia.[3,5,8]

Hipotermia terapêutica em neonatologia

Sabe-se que, nos dias atuais, aproximadamente 4 milhões de recém-nascidos sofrem asfixia ao nascer todos os anos, sendo responsável por cerca de um milhão de mortes, ou seja, é a quinta causa mais frequente de mortes em crianças abaixo de 5 anos. Além disso, muitos desses bebês irão sofrer lesões cerebrais significativas desenvolvendo sequelas a longo prazo, mais comumente paralisia cerebral, epilepsia e déficits cognitivos e sensoriais.[9,10]

Com isso, vários programas com medidas neuroprotetoras têm sido implementados afim de prevenir e melhorar o prognóstico da asfixia perinatal. Dentro desses programas, vários estudos sobre a HT em neonatologia começaram a ganhar ênfase na década de 1990, sobretudo com os estudos de Gunn AJ et al. Eles concluíram, já naquela época, que a hipotermia sistêmica leve em recém-nascidos após a asfixia perinatal é um método seguro e conveniente.[9]

Desde então, vários outros estudos têm sido publicados e mais recentemente um ensaio amplo, randomizado e controlado de hipotermia terapêutica para encefalopatia por asfixia perinatal denominado TOBY (*Total Body Hypothermia for Neonatal Encephalopathy Trial*) foi publicado no The New England Journal of Medicine em 2014 demonstrando que, aos 18 meses, as crianças que sofreram encefalopatia hipóxico-isquêmica neonatal e que foram tratadas com HT tinham reduzido os riscos de paralisia cerebral e melhoraram os desfechos clínicos.[6]

A atribuição da encefalopatia hipóxico-isquêmica ao neonato requer a combinação de alguns parâmetros clínicos-laboratoriais que caracterizam uma acidose metabólica profunda, tais como: um pH menor que 7,0 (gasometria arterial coletada do cordão umbilical), déficit de base superior a 12 e necessidade de suporte ventilatório nos primeiros minutos de vida, além do boletim de APGAR baixo no quinto minuto de vida. E, para delinear os critérios de inclusão na hipertermia terapêutica, os *scores* mais utilizados atualmente e mundialmente são os critérios de SARNAT.[11]

O recém-nascido, para ser incluído no protocolo de HT instituído pelo National Institute of Child Health and Human Development (NICHD) utilizando os critérios de SARNAT, deve, além de ter 2 ou mais dos critérios de acidose metabólica profunda mencionados anteriormente, apresentar um quadro clínico de encefalopatia moderada a grave conforme proposto no Quadro 35.1.[6,9,11]

■ **Quadro 35.1. Critérios de inclusão de acordo com o Instituto Nacional de Saúde Infantil e Desenvolvimento Humano (NICHD)**

Avaliação	Moderada	Grave
1. Nível de consciência	Letargia	Estupor/coma
2. Atividade espontânea	Diminuída	Ausente
3. Postura	Flexão distal	Descerebração
4. Tônus	Hipotonia	Flacidez
5. Reflexos primitivos: » Moro » Sucção	 » Fraco » Incompleto	 » Ausente » Ausente
6. Sistema autonômico: » Pupilas » Frequência cardíaca » Respiração	 » Miose » Bradicardia » Periódica	 » Midríase/arreativa » Variável » Apneia

Esses recém-nascidos devem, obrigatoriamente, ter uma idade gestacional superior a 35 semanas e menos de 6 horas de vida, sendo excluídos aqueles com mais de 6 horas pós-parto, os que tenham alguma anomalia congênita grave, restrição severa de crescimento (peso ao nascer ≤ 1.800 g) ou quando há uma recusa de consentimento por um dos pais ou pelo neonatologista assistente. Deve ser excluído também aqueles recém-nascidos julgados como morte inevitável e para os quais não exista um tratamento adequado.[6,9,11]

Utilizando equipamentos de resfriamento que veremos mais adiante, esses recém-nascidos devem ser mantidos de forma contínua em uma temperatura alvo que varia entre 33 e 34 °C por um período de 72 horas. O ideal é que a mensuração da temperatura seja de origem central, que pode ser retal ou esofágica, mensurada por meio de um cateter específico conectado a um monitor.[4,6,11]

Considerações durante o procedimento:

» A monitoração dos sinais vitais deve ser rigorosa: frequência cardíaca, saturação de oxigênio e pressão arterial (se possível de forma invasiva por um cateter na artéria umbilical).
» A bradicardia geralmente é frequente e bem tolerada até 80 batimentos por minuto. Caso necessário, considerar administração de atropina intermitente em doses convencionais de forma isolada ou associada a outras drogas vasoativas.
» O recém-nascido deverá ser mantido em jejum durante todo o período da HT.
» Realizar um controle de diurese rigoroso por sonda vesical de demora.
» Administrar sedação contínua com sedativos convencionais normalmente utilizados em neonatologia. Em caso de tremores excessivos, administrar bloqueadores neuromusculares não despolarizantes.
» Realizar um controle gasométrico e de eletrólitos ao menos uma vez ao dia, afim de monitorar a acidose metabólica e possíveis alterações eletrolíticas respectivamente.
» Crises convulsivas deverão ser tratadas conforme protocolo para convulsão neonatal. Se possível, realizar monitoração com eletroencefalograma.

Dispositivos utilizados na hipotermia terapêutica

Alguns dispositivos devem ser utilizados em hipotermia terapêutica, afim de um controle rigoroso da temperatura. Em geral, além dos dispositivos já rotineiramente utilizados em monitoração hemodinâmica, utilizamos dispositivos específicos para o manejo da temperatura, que fará a função de resfriar e reaquecer a criança conforme a temperatura alvo. Além do mais, é necessário a instalação de uma sonda de termômetro central que, em pediatria, pode ser tanto retal quanto esofágica, que fará a função de externar a um monitor a temperatura real do corpo durante esses procedimentos (Figuras 35.1 e 35.2).

Os dispositivos de resfriamento/aquecimento são dos mais variáveis e no mercado existem uma infinidade de marcas e modelos. Entre os citados nos artigos estudados para este capítulo, o sistema de controle de temperatura corporal Arctic Sun® 5000 e o CritiCool® são os dois mais utilizados em pediatria. Em ambos sistemas, o resfriamento e reaquecimento são auto

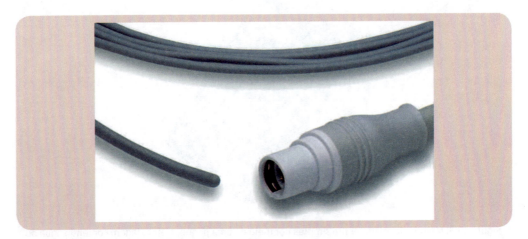

■ Figura 35.1. Sonda de temperatura central para uso retal ou esofágica.

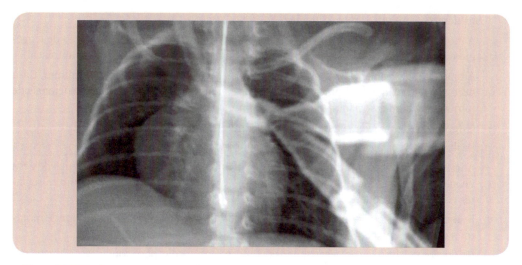

- Figura 35.2. Posição correta da sonda de temperatura central a nível do esôfago entre a 8ª e 9ª vértebra torácica.

[Fonte: acervos do autor.]

programáveis de acordo a temperatura desejada em um determinado período de tempo.[2,8,12] Quando não se dispõe desses dispositivos automatizados, podemos utilizar métodos mais simples como os paquetes de líquido ou gel (Figura 35.3) ou mesmo luvas contendo água que após serem refrigerados podem ser colocados ao redor da criança até que se atinja a temperatura adequada. Fazendo apenas uma ressalva que esses paquetes não devem entrar em contato diretamente com a pele da criança. O reaquecimento, nesses casos, se dá por meio de um berço aquecido demonstrado na Figura 35.4.[9]

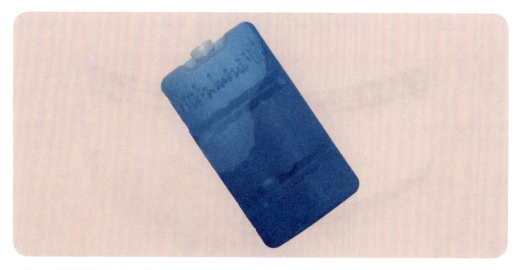

- Figura 35.3. Método de resfriamento simples por meio de uma pequena embalagem contendo água ou gel que pode ser usada de forma gelada para resfriar o corpo.

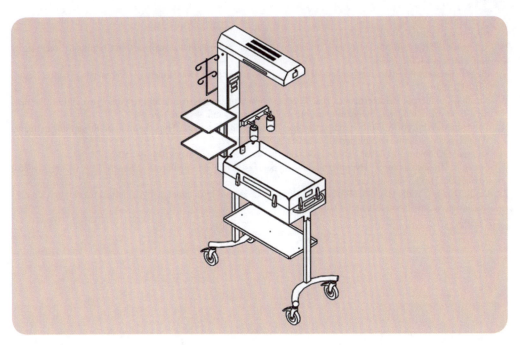

- Figura 35.4. Berço aquecido utilizado para reaquecer o recém-nascido quando o resfriamento foi realizado com métodos simples.

Reaquecimento

Nos pacientes pediátricos, apesar das dúvidas quanto ao tempo de reaquecimento, alguns estudos têm demonstrado segurança em aumentar a temperatura num período que varia entre 16 e 48 horas ou 1 °C por dia, até se alcançar a temperatura de 36 °C.[2,3,12]

Já no período neonatal, já está bem sedimentado que o reaquecimento deve ser realizado aumentando a temperatura em 0,5 °C a cada hora, com no mínimo 5 horas, até chegar à temperatura alvo de 36,5 °C.[8]

Apesar de ser um procedimento seguro, o processo de reaquecimento deve ser monitorado rigorosamente, pois nesse período pode haver algumas alterações clínicas, sobretudo quando ocorre de forma mais rápida que o estipulado. Dentre elas, a dessaturação de oxigênio e a hipotensão arterial são as mais comuns. Também alguns estudos relataram casos raros de hipertensão pulmonar.[8,9]

Referências bibliográficas

1. American Heart Association®. Pediatric Advanced Life Support Provides Manual. Texas: Orora Visual; 2017:277-98.
2. Lin JJ, Lin CY, Hsia SH, Wang, et al. 72-h therapeutic hypothermia improves neurological outcomes in pediatrics asphyxia out-of-hospital cardiac arrest: An exploratory investigation. Resuscitation 2018;133:180-6.
3. Scholefield BR, Silverstein FS, Telford, et al. Therapeutic hypothermia after pediatrics cardiac arrest: Pooled randomized controlled trials. Resuscitation 2018;133:101-7.
4. Moler FW, Silverstein FS, Holubkov R, et al. Therapeutic Hypothermia after Out-of-Hospital Cardiac Arrest in Children. N Engl J Med 2015;372:1898-908.

5. Nair J, Kumar VH. Current and Emerging Therapies in the Management of Hypoxic Ischemic Encephalopathy in Neonates. Children 2018;5(7), 99.
6. Azzopardi D, Strohm B, Marlow N, et al. Effects of Hypothermia for Perinatal Asphyxia on Childhood Outcomes. N Engl J Med 2014;371:140-9.
7. Fleiss B, Gressens P. Tertiary mechanisms of brain damage: a new hope for treatment of cerebral palsy? Lancet Neurol 2012;11:556-66.
8. Nitzan I, Goldberg S, Hammerman C, et al. Effect of rewarming in oxygenation and respiratory condition after neonatal exposure to moderate therapeutic hypothermia. Pediatrics and Neonatology 2018.
9. Thoresen M, Whitelaw A. Cardiovascular Changes During Mild Therapeutic Hypothermia and Rewarming in Infants With Hypoxic-Ischemic Encephalopathy. Pediatrics 2000;106;92.
10. Saugstad OD. Reducing Global Neonatal Mortality Is Possible. Neonatology 2011;99:250-7.
11. Cotten CM, Shankaran S. Hypothermia for hypoxic-ischemic encephalopathy. Expert Rev Obstet Gynecol 2010;5(2):227-39.
12. Lin JJ, Hsia SH, Wang HS, et al. Transcranial Doppler ultrasound in therapeutic hypothermia for children after resuscitation. Resuscitation 2015;89(C)182-7.

CAPÍTULO 36

Eletroneuromiografia

- Carlos Otto Heise

A eletroneuromiografia é um exame neurofisiológico que avalia as propriedades elétricas dos nervos e músculos. Pode ser entendido como uma extensão do exame neurológico[1] e baseia-se na interpretação de traçados obtidos da análise da variação da tensão entre dois pontos (na ordem de microvolts) ao longo do tempo, de forma similar ao eletroencefalograma ou o eletrocardiograma. Não é, portanto, um exame de imagem. A eletroneuromiografia pode ser dividida em estudo da condução nervosa e eletromiografia propriamente dita. No estudo da condução nervosa, estudamos os potenciais sensitivos e motores obtidos a partir da despolarização sincronizada dos nervos, mediante um estímulo elétrico externo. Na eletromiografia, avaliamos a atividade elétrica na intimidade do tecido muscular em repouso e durante a contração, habitualmente utilizando em eletrodo de agulha. Trata-se, portanto, de um exame desconfortável, embora exista um certo exagero na percepção geral por conta "dos choques e picadas". A eletroneuromiografia é perfeitamente tolerável, e é especialmente importante tranquilizar os pais quanto a esse respeito.

Com o avanço da biologia molecular, houve uma restrição na indicação da eletroneuromiografia em crianças, particularmente na população neonatal.[2] No entanto, o exame ainda é muito útil no direcionamento da pesquisa genética e pode fornecer informações imediatas sobre a presença de doenças neuromusculares, principalmente quando a disponibilidade de exames moleculares é restrita. A avaliação neurofisiológica ainda é importante no diagnóstico de condições adquiridas, como lesões nervosas focais, síndrome de Guillain-Barré ou a neuropatia/miopatia do doente crítico.

A avaliação pediátrica e o ambiente da unidade de terapia intensiva tornam o exame neurofisiológico desafiador. Para realizar um exame à beira do leito, é necessário um equipamento portátil. A Isolete e a presença de múltiplos equipamentos conectados ao paciente, além de dificultarem o acesso, são fontes potenciais de interferência eletromagnética que podem inviabilizar a eletroneuromiografia. A Isolete e a cama/colchão elétrico devem ser preferencialmente desligados da tomada. Equipamentos que funcionam com baterias têm menos inconvenientes em relação à interferência. O aterramento do equipamento (eletromiógrafo) é um aspecto importante: o quadro de tomadas da cama do paciente na UTI geralmente não oferece problemas quanto ao aterramento, mas pode haver limitações quanto à disponibilidade de tomadas. O eletromiógrafo nunca deve ser ligado em uma tomada fora do quadro, pois existe a possibilidade de formação de alça de terra com diferença de tensão e riscos à segurança elétrica do paciente.[3] Não se deve realizar estimulação elétrica nas proximidades de cateteres centrais ou marca-passo externo.[4] É importante estar atento a presença de coagulopatias ou plaquetopenia nos pacientes antes da realização da eletromiografia com agulha.

A eletroneuromiografia de crianças requer material adequado e alguma experiência.[2] Os eletrodos comercialmente disponíveis são muito grandes e geralmente precisam ser recortados. Estimuladores de adultos tem um campo muito amplo para crianças e podem estimular estruturas adjacentes inadvertidamente. Deve-se idealmente utilizar estimuladores pediátricos ou reduzir a distância entre os polos do estimulador. Existem eletrodos de agulha com dimensões menores apropriados para crianças. Os valores normais também são diferentes do adulto. A utilização de sedação ou anestesia é controvertida. Embora facilite o estudo de condução nervosa e a avaliação do repouso muscular, pode inviabilizar o estudo da contração muscular voluntária na eletromiografia. Este autor não utiliza sedação para realizar eletroneuromiografia em crianças.

Aspectos técnicos

O estudo da condução nervosa baseia-se na estimulação percutânea do nervo em questão e no registro à distância da resposta evocada. A resposta pode ser sensitiva ou motora (ou mais raramente mista ou autonômica). Na condução sensitiva, uma resposta da ordem de microvolts é obtida no mesmo nervo estimulado.[5] A partir do tempo da resposta (dita latência), é possível calcular a velocidade de condução nervosa, em metros por segundo (Figura 36.1). Os parâmetros mais importantes são a velocidade e a amplitude dos potenciais obtidos. O estudo de condução sensitiva avalia essencialmente as fibras tipo II (sensitivas grossas, mas não proprioceptivas). Há uma limitação do exame quanto à avaliação de fibras finas responsáveis pela transmissão de dor e temperatura.

Na condução motora, a resposta é obtida no músculo alvo do nervo. Como uma única fibra nervosa inerva diversas fibras musculares, ocorre uma amplificação da resposta, que é da ordem de milivolts (mil vezes maior do que o potencial sensitivo). Entre o nervo e o músculo interpõe-se

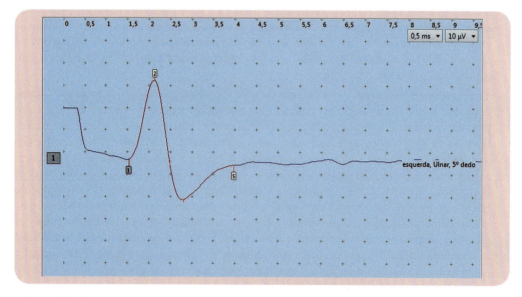

- Figura 36.1. Potencial de ação sensitivo do nervo ulnar em um paciente de dois anos. A partir da latência de início (1) calcula-se a velocidade de condução sensitiva. Os limites normais são menores do que em adultos e atingem valores similares entre 2 e 4 anos de idade.

a junção neuromuscular, que consome tempo durante a transmissão do estímulo. Sendo assim, são necessários dois pontos de estímulo no mesmo nervo (um distal e outro proximal) para que possa ser calculada a velocidade de condução motora pela diferença das latências[5] (Figura 36.2). Os parâmetros obtidos além da velocidade de condução motora são a latência distal e a amplitude do potencial de ação muscular composto. É preciso comparar os potenciais proximal e distal para avaliar se houve queda significativa da amplitude do potencial caracterizando bloqueio de condução ou dispersão temporal patológica (quando ocorre aumento significativo da duração do potencial).

Além da resposta nervosa direta, podem ser avaliadas as chamadas respostas tardias. Essas são obtidas quando o estímulo se propaga até a medula espinhal e se obtém outra resposta que volta até o músculo. As ondas F são respostas variáveis puramente motoras originadas nos motoneurônios do corno anterior da medula pela sua despolarização retrógrada. Podem ser avaliadas a latência mínima e a persistência das respostas (ou seja, número de respostas dividida pelo número de estímulos). O reflexo H é o equivalente elétrico do reflexo miotático e depende da ativação de fibras sensitivas Ia. Esse reflexo é particularmente exuberante em crianças pequenas.

As lesões nervosas são classicamente divididas entre axonais e desmielinizantes.[6] Enquanto as lesões axonais caracterizam-se principalmente pela redução da amplitude das respostas, nas lesões desmielinizantes observamos retardo de condução caracterizado pela diminuição da velocidade de condução nervosa, aumento das latências e a presença de dispersão temporal

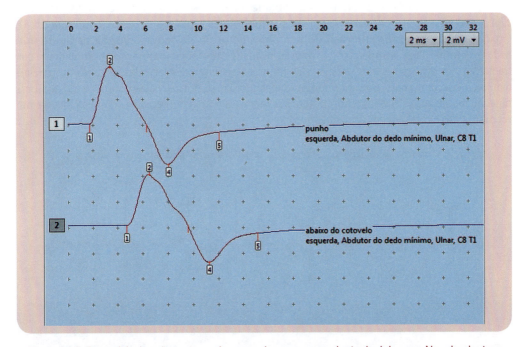

- Figura 36.2. Potenciais de ação motores do nervo ulnar em um paciente de dois anos. No primeiro traço o estímulo foi dado no punho e no segundo traço o estímulo foi dado no cotovelo. Note que o potencial é o mesmo, mas há diferença no tempo da resposta. A partir da diferença de latências podemos calcular a velocidade de condução motora. Os limites normais são menores do que em adultos e atingem valores similares entre 2 e 4 anos de idade.

patológica. O estudo de condução motora é fundamental para classificação da neuropatia entre axonal e desmielinizante, havendo vários critérios para isso. Mais recentemente, tem sido incorporada uma nova classe de disfunção do nervo periférico conhecida como "nodopatia" (ou seja, disfunção do nodo de Ranvier).[7] Essas, geralmente, manifestam-se como neuropatias axonais com bloqueio de condução reversível e podem ser vistas em várias situações clínicas, como na síndrome de Guillain-Barré ou na neuropatia do doente crítico.

Na eletromiografia, utiliza-se um eletrodo de agulha intramuscular. Esse eletrodo pode ser concêntrico (bipolar) ou monopolar. O eletrodo monopolar requer outro eletrodo de superfície na pele.[8] Para diminuir o campo receptivo e garantir maior seletividade do registro, eletrodos concêntricos são preferidos em crianças. Durante o repouso, não deve haver atividade elétrica no músculo, exceto nas imediações da junção neuromuscular. Podemos observar a presença de fasciculações (descargas espontâneas do neurônio motor) ou a despolarização rítmica de fibras musculares isoladas, chamadas de fibrilações.[9] Estas também podem se manifestar como ondas agudas positivas, cujo significado neurofisiológico é o mesmo. Esse tipo de atividade é comum em lesões neurogênicas, mas também pode ser encontrado em miopatias.

Entendemos o conceito de unidade motora como o conjunto formado por um motoneurônio no corno anterior da medula, seu axônio com suas ramificações e todas as fibras musculares por ele inervadas.[8] É o neurônio que determina a diferenciação do tipo de fibra muscular (tipo1/vermelha/oxidativa, tipo 2/branca/anaeróbica e intermediárias), sendo todas as fibras musculares de uma unidade motora do mesmo tipo. A ativação de todas as fibras musculares dessa unidade determina a somação têmporo-espacial dos potenciais elétricos, gerando o potencial de ação de unidade motora. Durante a contração muscular, o eletrodo de agulha capta esses potenciais e podemos analisar sua morfologia e padrão de ativação (Figura 36.3). Quando ocorre comprometimento do neurônio motor ou de seu axônio, há perda de unidades motoras. Para compensar, as poucas unidades motoras sobreviventes aumentam sua frequência de ativação e irão reinervar as fibras musculares desnervadas, gerando potenciais maiores.[9] Nas miopatias, o número de unidades motoras é normal, mas ocorre perda de fibras musculares em todas elas, gerando potenciais menores. Para compensar a fraqueza, ocorre um recrutamento excessivo de unidades motoras.

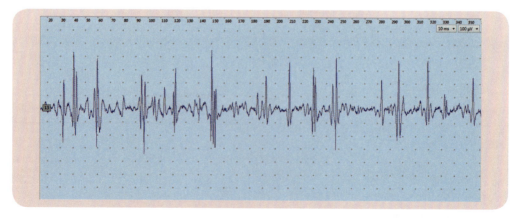

- Figura 36.3. Eletromiografia do bíceps braquial em um lactente durante a contração. As espículas correspondem a potenciais de ação de unidades motoras que se repetem com frequências variadas. Os potenciais em crianças são um pouco menores do que em adultos.

O estudo da junção neuromuscular não faz parte da rotina do eletroneuromiografia, mas deve ser solicitado sempre que se avalia fraqueza de origem indeterminada. O mais utilizado é o teste de estimulação repetitiva, onde pesquisamos a presença de decremento da amplitude do potencial de ação muscular composto na estimulação de baixa frequência (de 2 a 5 Hz). Uma queda superior a 10% do quarto potencial em relação ao primeiro é considerada patológica.[10] Esse teste apresenta sensibilidade em torno de 80% para formas generalizadas de miastenia, porém não mais do que 40% para formas oculares. O uso de anticolinesterásicos pode negativar o teste, sendo recomendável sua suspensão por pelo menos 24 horas. O teste de estimulação repetitiva é um desafio em crianças, pois requer um cuidado técnico grande com relação a imobilização e a posição fixa do estimulador. Desse modo, pode estar muito comprometido em pacientes agitados, podendo ser necessária a sedação nesses casos. O teste neurofisiológico mais sensível para avaliar os distúrbios de junção neuromuscular é a chamada eletromiografia de fibra única. Trata-se de um exame muito especializado que é praticamente inexequível em crianças não colaborativas, embora seja possível realiza-lo sob anestesia com a técnica de estimulação axonal.

Indicações

A eletroneuromiografia está indicada na avaliação de doenças neuromusculares e lesões nervosas periféricas. O exame não fornece informações úteis quanto ao envolvimento do sistema nervoso central. A seguir, algumas considerações sobre as principais indicações na faixa etária pediátrica:

Síndrome do bebê hipotônico

A causa mais comum de hipotonia em recém-nascidos e lactentes é afecção do sistema nervoso central. Nos casos onde há suspeita de comprometimento periférico, a eletroneuromiografia diferencia entre doença do neurônio motor, polineuropatia periférica, distúrbios da junção neuromuscular e miopatia. A doença mais comum desse grupo é a atrofia muscular espinhal tipo 1, ou doença de Werdnig-Hoffmann, para a qual o diagnóstico molecular está bem estabelecido (gene SMN1) e já existe tratamento específico.[11] Na indisponibilidade do teste genético ou nos casos de amiotrofia espinhal não ligada ao cromossomo 5q (como nos casos de SMARD, ligada ao gene IGHMPB2), o exame pode ser muito útil.[2] As neuropatias periféricas são uma causa rara de bebê hipotônico, sendo geralmente de padrão desmielinizante.[12] As miastenias congênitas são um grupo de doenças e nem sempre o diagnóstico é fácil.[13] Uma das formas neonatais graves é a deficiência de colina acetil-transferase, cujo diagnóstico neurofisiológico depende de um protocolo específico trabalhoso (Figura 36.4). Por fim, as miopatias constituem um grande grupo de doenças e a eletroneuromiografia não permite o diagnóstico específico, mas apenas "miopatia", genericamente.[14] O exame normal também não exclui essa possibilidade, particularmente nas miopatias estruturais congênitas.

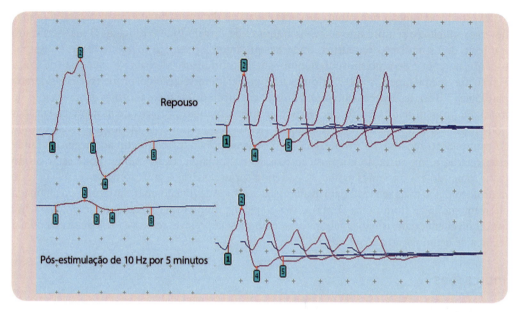

- Figura 36.4. Teste de estimulação repetitiva em um paciente com deficiência de colina acetil transferase. O teste é normal em repouso (trem superior à direita), mas após a estimulação subtetânica do nervo a 10 Hz por 5 minutos, observa-se queda importante da amplitude do potencial (imagem inferior à esquerda) e aparecimento do decremento no teste de estimulação repetitiva (trem inferior à direita).

Síndrome de Guillain-Barré

Constituem um grupo de neuropatias imunomediadas potencialmente graves, que podem cursar com insuficiência ventilatória e distúrbios autonômicos. Embora o diagnóstico seja essencialmente clínico, a confirmação é desejável, já que o tratamento com imunoglobulina é caro. Enquanto o líquor pode ser normal na primeira semana em até 50% dos casos, apenas 1% dos exames neurofisiológicos não evidenciam qualquer alteração no mesmo período.[15] O exame também permite a diferenciação entre as formas desmielinizantes (AIDP) e axonais (AMAN e ASMAN). Embora essa diferenciação ainda não tenha impacto terapêutico, é provável que estratégias terapêuticas específicas venham a ser desenvolvidas. Recentemente, o comprometimento do nodo de Ranvier vem sendo reconhecido como aspecto fundamental nesta doença, particularmente nas formas axonais. Os exames seriados permitem identificar a falha de condução reversível, que é a assinatura neurofisiológica das nodopatias.[7]

Neuropatia e miopatia do doente crítico

Os pacientes graves podem desenvolver comprometimento neuromuscular secundário que pode dificultar o desmame posterior do aparelho de VPM.[16] Essa situação pode estabelecer-se em poucos dias e não requer permanência prolongada na UTI como muitos colegas imaginam. Didaticamente, diferenciam-se a neuropatia do doente crítico, de padrão axonal e predomínio motor, e a miopatia do doente crítico. Essa diferenciação pode ser um tanto artificial, pois é comum a coexistência de ambas e não há tratamento específico. A miopatia apresenta melhor prognóstico, embora o pessimismo relacionado à degeneração axonal esteja sendo revisto à luz do novo conceito de nodopatias.[7]

Lesões nervosas periféricas

As situações mais comuns incluem a plexopatia braquial relacionada ao parto, paralisia facial e lesões nervosas iatrogênicas. Entre estas últimas, as mais comuns são a paralisia facial relacionada ao parto, lesão do nervo ciático por injeção intraglútea e lesão do nervo acessório por biópsia de gânglio cervical. Além do diagnóstico, o exame permite inferências quanto ao prognóstico e eventual indicação cirúrgica.[17] A plexopatia braquial relacionada ao parto ocorre em um para cada 500 nascimentos e geralmente apresenta prognóstico favorável.[18] Contudo, uma parcela significativa pode evoluir com sequelas graves. Pode haver lesão associada do nervo frênico, levando a comprometimento respiratório. A avaliação neurofisiológica das lesões de plexo pode ser feita ambulatorialmente, mas o encaminhamento ao especialista deve ser precoce, pois cirurgias tardias não apresentam bons resultados.

Considerações Finais

A eletroneuromiografia é um exame desconfortável e tecnicamente difícil em crianças e no ambiente da terapia intensiva. Contudo, é possível realizar uma avaliação bem feita na faixa etária pediátrica mesmo à beira do leito e sem necessidade de sedação. Para isso, é importante que o neurofisiologista tenha experiência com essas situações, além de equipamento e material adequado para crianças. Um exame bem indicado, realizado sob condições técnicas satisfatórias e interpretado levando em conta as particularidades dessa faixa etária podem ser de grande ajuda na elucidação de doenças neuromusculares ou lesões nervosas periféricas.

Referências Bibliográficas

1. Katirji B. The clinical electromyography examination: an overview. Neurol Clin N Am 2002; 20: 191-303.
2. Pitt MC. Nerve conduction studies and needle EMG in very small children. Eur J Paediatr Neurol 2012; 16: 286-91.
3. Preston DC. Electrical safety and iatrogenic complications of electrodiagnostic studies. In: Preston DC, Shapiro BE. Electromyography and neuromuscular disorders: Clinical-electrophysiological correlations. Elsevier Saunders, London, 2013; 614-24.
4. London ZN. Safety and pain in electrodiagnostic studies. Muscle Nerve 2017; 55: 149-59.
5. Mallik A, Weir AI: Nerve conduction studies: essentials and pitfalls in practice. J Neurol Neurosurg Psychiatry 2005; 76: 23-31.
6. Kinkaid JC. Neurophysiologic studies in the evaluation of polyneuropathy. Continuum (Minneap Minn) 2017; 23: 1263-7.
7. Uncini A, Kuwabara S. Nodopathies of the peripheral nerve: an emerging concept. J Neurol Neurosurg Psychiatry 2015; 86: 1186-95.
8. Preston DC, Shapiro BE. Needle electromyography: fundamentals, normal and abnormal patterns. Neurol Clin N Am 2002; 20: 361-96.
9. Daube JR, Rubin DI. Needle electromyography. Muscle Nerve 2009; 39: 244-70.
10. Peragallo JH. Pediatric myasthenia gravis. Semin Pediatr Neurol 2017; 24: 116-21.
11. Gidaro T, Servais L. Nusinersen treatment of spinal muscular atrophy. Current knowledge and existing gaps. Dev Med Child Neurol 2018; doi: 10.1111/dmcn.14027. [Epub ahead of print]
12. Yiu EM, Ryan MM. Demyelinating prenatal and infantile developmental neuropathies. J Peripher Nerv Syst 2012; 17: 32-52.

13. Engel AG, Xin-Ming S, Selcen D, Sine SM. Congenital myasthenic syndromes: pathogenesis, diagnosis, and treatment. Lancet Neurol 2015; 14: 420-34.
14. Fulgsang-Frederiksen A. The role of EMG methods in evaluating myopathy. Clin Neurophysiol 2006; 117: 1173-89.
15. Fokke C, van der Berg B, Drenthen J, et al. Diagnosis of Guillain-Barré syndrome and validation of Brighton criteria. Brain 2014; 137: 33-43.
16. Kramer CL. Intensive care unit acquired weakness. Neurol Clin 2017; 35: 723-36.
17. Robinson LR. How electrodiagnosis predicts clinical outcome of focal peripheral nerve lesions. Muscle Nerve 2015; 52: 321-33.
18. Heise CO, Martins RS, Siqueira MG. Neonatal brachial plexus palsy: a permanent challenge. Arq Neuropsiquiatr 2015; 73: 803-8.

CAPÍTULO 37

Espectroscopia Próxima do Infravermelho em Neonatologia/Pediatria

- Felipe Yu Matsushita
- Werther Brunow de Carvalho

Os recém-nascidos, especialmente prematuros, correspondem a uma população bastante vulnerável em relação a lesões neurológicas, que podem evoluir com déficit neurológico importante. A etiologia da encefalopatia do prematuro é multifatorial, mas acredita-se que a lesão hipóxica-isquêmica tenha um papel importante. Infelizmente, as alterações da oxigenação no cérebro são, na maioria das vezes, assintomáticas sem sinais clínicos exuberantes, sendo de difícil identificação. Nesse contexto, a monitoração por espectroscopia próxima do infravermelho (NIRS) torna-se interessante, por ser um método não invasivo, de identificação precoce de alterações da oxigenação cerebral.

O NIRS é uma tecnologia baseada em emissão de luz usada para monitorar a oxigenação de um determinado local. Recentemente, o NIRS tem ganhado relevância, principalmente em doentes graves, devido à sua fácil aplicabilidade, portabilidade, facilidade do seu uso e por ser um método não invasivo. A Figura 37.1 demonstra a colocação do sensor ao nível do polo cefálico de um recém-nascido.

Existem alguns sistemas comerciais disponíveis para o emprego desta nova tecnologia, sendo um deles o exemplificado na Figura 37.2.

As ondas eletromagnéticas possuem características diferentes de acordo com a frequência e o comprimento das ondas (Figura 37.3). Por exemplo, o comprimento de onda entre 400 nm e 700 nm, corresponde as ondas eletromagnéticas que o olho consegue enxergar: a luz visível. No entanto, na prática clínica, a luz visível não penetra mais do que 1 cm do tecido humano, sendo fortemente atenuada. O infravermelho-próximo é a região das ondas eletromagnéticas imediatamente superior à região da luz visível. Nesse espectro, próximo ao infravermelho (comprimento de onda entre 700 a 1000 nm), o tecido humano é relativamente transparente, podendo penetrar até 8 cm, passando a pele, subcutâneo, músculo e tecido profundo de interesse. Isso é interessante, particularmente, na população neonatal, uma vez que, por serem menores, a distância entre a pele e órgãos profundos é mais curta.

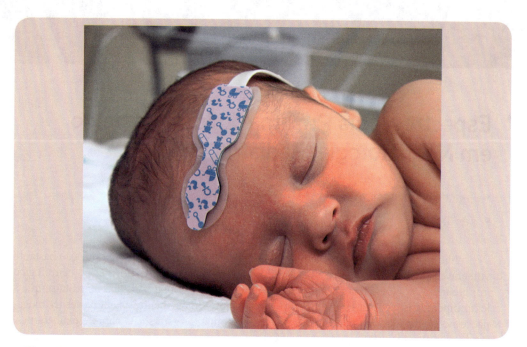

- Figura 37.1. INVOS Cerebral/Somatic oximetry – Medtronic – Exemplo de sensor do NIRS para avaliação da oxigenação cerebral.

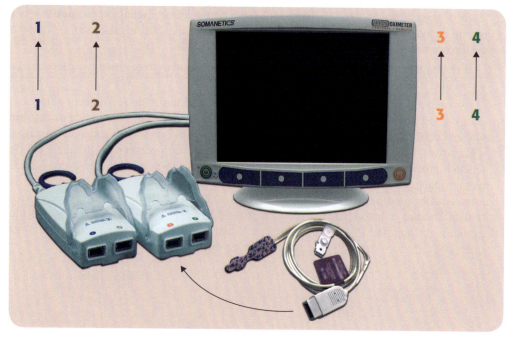

- Figura 37.2. Exemplo de aparelho NIRS.

  [Adaptada de INVOS – System Inservice Guide for Neonatal Use.]

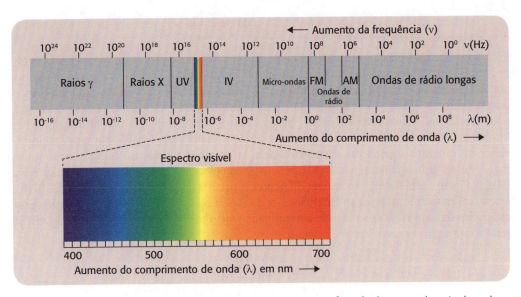

■ **Figura 37.3.** Espectro das ondas eletromagnéticas de acordo com a frequência e comprimento de onda.

UV: ultravioleta; IV: infravermelho; FM: frequência modulada; AM: amplitude modulada.

[Adaptada de UC Davis ChemWiki.]

O NIRS é um instrumento que consiste em um sensor de laser com duas extremidades: uma que emite luz infravermelha próximo e um sensor receptor. No momento que a luz atravessa o tecido, a sua propagação dependerá da reflexão, absorção e dispersão (Figura 37.4). Quanto maior a distância entre o sensor emissor e o receptor, maior a profundidade de tecido avaliado, no entanto, isso faz com que chegue menos informação para o sensor receptor, ou seja, com maior atenuação da luz. Consequentemente, a distância entre o sensor emissor e o receptor não pode ser muito curta, nem muito longa, e convencionou-se que uma distância entre 2-3 cm fosse o ideal. Isso tornou as populações neonatal e pediátrica candidatas ideais para monitoramento de oxigenação tecidual por meio do NIRS.

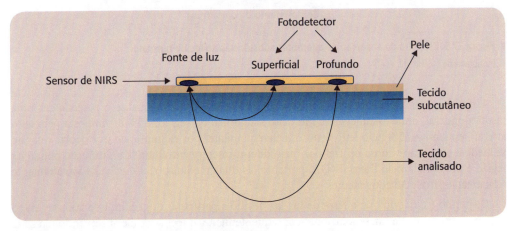

■ **Figura 37.4.** Análise tecidual por espectroscópio óptico.

[Adaptada de IN Vivo Optical Spectroscopy (INVOS).]

O infravermelho próximo pode ser absorvido na trajetória pelo tecido, atenuando a intensidade da luz que o sensor receptor capta.

A absorção da luz pelo tecido depende de substâncias chamadas cromóforos. Existem vários tipos de cromóforos com variáveis espectros de absorção. Portanto, a absorção da luz por um determinado tecido dependerá da contribuição de cada componente que absorve o infravermelho próximo, contribuindo para uma atenuação total. Componentes que absorvem a luz são diversos, como água, lipídios, mioglobina oxi-hemoglobina e desoxi-hemoglobina. Principalmente os dois últimos são de extrema importância para a NIRS. No espectro infravermelho próximo, a onda vai atravessar a pele, subcutâneo e músculo com absorção mínima, e vai ser primariamente absorvida pela oxi-hemoglobina (HbO_2) e desoxi-hemoglobina (HHb). Como a HbO_2 e HHb possuem diferentes espectros de absorção (Figuras 37.5 e 37.6), é possível estimar a oxigenação tecidual da região, pela relação: HbO_2 / (HbO_2 + HHb). Essa estimativa da oxigenação tecidual de determinada região medida pela NIRS é denominada de $rStO_2$ (saturação regional).

$$rStO_2 = \frac{HbO_2}{HbO_2 + HHb}$$

$rStO_2$ = Saturação regional de O_2; HbO_2 = Oxi-hemoglobina; HHb = Desoxi-hemoglobina

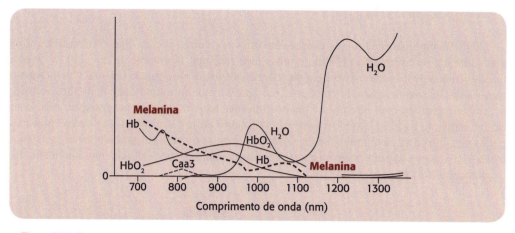

■ Figura 37.5. Espectro de absorção de diferentes substâncias no tecido humano.
[Adaptada de Murkin JM, et al.]

A $rStO_2$ proporciona, portanto, uma saturação de oxigênio regional, e é baseada em uma média ponderal, onde assume-se que no leito sanguíneo da região, 25% é composta pelo leito arterial, enquanto 75% pelo leito venoso. Diferentemente, por exemplo, do que ocorre quando se mede a saturação venosa central por meio de um cateter central, onde a saturação obtida na região é ponderada pelo fluxo (SvO_2): portanto, as duas medidas ($rStO_2$ e SvO_2) são altamente relacionadas, mas não equivalentes.

Dispersão é o desvio que o feixe de luz faz devido a partículas do tecido. Isso faz com que o trajeto percorrido pela luz seja maior e, consequentemente, o tecido acaba absorvendo mais luz devido à distância percorrida maior. O que a NIRS mede, portanto, é o quanto o infravermelho próximo foi atenuado durante a trajetória no tecido biológico. Essa atenuação dependerá,

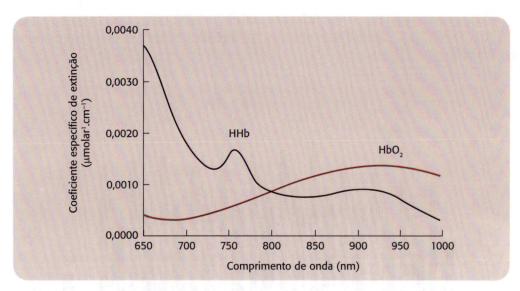

- **Figura 37.6. Espectro de absorção da oxi-hemoglobina (HbO₂) e desoxi-hemoglobina (HHb).**
[Adaptada de Pellicer A, et al.]

principalmente, da dispersão (aproximadamente 80% da atenuação) e da absorção (aproximadamente 20% da atenuação). Esse fenômeno é denominado equação de Beer-Lambert:

$$A = Alfa \times c \times d$$

A = Atenuação; Alfa = coeficiente de absorção molar; c = concentração do componente; d = distância percorrida pela luz

Diferentemente da oximetria de pulso que subtrai o fluxo não-pulsátil, o NIRS mensura tanto o fluxo pulsátil quanto o não-pulsátil. Isso faz com que o NIRS tenha a capacidade de inferir a oxigenação durante alterações de perfusão e até em situações de parada cardíaca ou circulação extracorpórea. Além disso, como a oximetria de pulso não mede o fluxo não pulsátil, ele mensura apenas a oferta de O_2, enquanto a NIRS mensura tanto a oferta quanto a demanda de O_2.

Vantagens do NIRS

- » Fácil aplicação.
- » Sem necessidade de treinamento especializado para aplicação.
- » Método de monitoração contínua não invasiva.
- » Mensura tanto a oferta quanto a demanda de oxigênio.
- » Seguro, sem efeitos colaterais graves.
- » Não altera com diferenças de perfusão.

Não há, até o momento, um consenso sobre o valor de referência para a população neonatal. O valor de normalidade mais utilizado é uma $rStO_2$ entre 55 e 85%. Mas, mais importante do que haver uma faixa de normalidade, é utilizar o NIRS onde o paciente é a sua própria referência (Figura 37.7). Ou seja, avaliar se houve aumento ou diminuição da $rStO_2$, levando como base como era a rStO$_2$ anteriormente. Recentemente, Alderliesten et al. publicou valores de referências da rStO$_2$ cerebral para prematuros menores que 32 semanas de idade gestacional nas primeiras 72 horas.

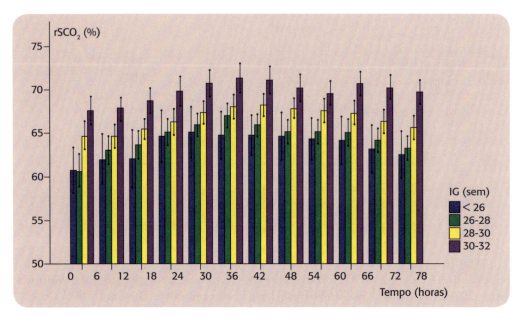

- Figura 37.7. Valores de referência para prematuros < 32 semanas nas primeiras 72 horas de vida.
[Adaptada de Laura Marie Louise Dix, et al.]

A rStO$_2$ cerebral é dependente primariamente da oferta de oxigênio, por isso, as intervenções com o intuito de alterar a rStO$_2$ devem impactar no conteúdo arterial de oxigênio, fluxo sanguíneo ou ambos. A rápida identificação de alterações na oxigenação cerebral permite o tratamento precoce com o intuito de normalizar a oxigenação cerebral. Em 2015, Hyttel-Sorensen et al. realizaram um estudo em RN prematuros extremos, demonstrando que, por meio de intervenções clínicas, é possível manejar a alterar a rStO$_2$ cerebral com o objetivo de manter a rStO$_2$ dentro da faixa de 55 a 85% (Quadro 37.1).

Por fim, a NIRS consiste em um equipamento de pequeno porte, que pode ser usado à beira do leito, um método não invasivo que permite a mensuração e monitoração contínua da saturação de oxigênio regional, sem efeitos adversos graves. Constitui, portanto, uma ferramenta muito útil na detecção precoce da flutuação regional da oxigenação tecidual, podendo orientar condutas que evitem comorbidades, principalmente aquelas relacionadas ao sistema nervoso central

■ Quadro 37.1. Diretriz espectroscopia cerebral próxima do infravermelho em RNs pré-termos extremos: pesquisa clínica randomizada fase II

Alvo da $rStO_2$ – Entre 55 e 85%. Evitar realizar mais de 1 intervenção por vez
Se $rStO_2 < 55\%$:
» Se hipotensão, considerar
– Vasopressores/inotrópicos
– Ressuscitação volêmica
– Diminuir PMVA (Pressão média de via aérea)
» Se sinais de baixa perfusão sistêmica e ecocardiografia com sinais de baixo débito cardíaco OU na ausência de ecocardiografia, a presença de pelo menos 2 dos seguintes sinais: lactato > 3,5 mmolo/L; tempo de enchimento capilar > 3 segundos; débito urinário < 1 mL/kg/h, considerar:
– Inotrópicos
– Ressuscitação volêmica
– Diminuir PMVA
– Reduzir vasopressor
» Se persistência do canal arterial, considerar:
– Tratamento farmacológico
» Se hemoglobina abaixo do valor de normalidade, considerar:
– Transfusão de concentrado de hemácias
» Se $SatpO_2$ abaixo do valor de normalidade, considerar:
– Aumentar FiO_2 (Cuidado para não exceder a $SatpO_2$ acima do valor de normalidade)
– Aumentar PMVA
» Se $PaCO_2$ abaixo do valor de normalidade, considerar:
– Reduzir o volume minuto

[Adaptado de Hyttel-Sorensen, et al.]

Referências bibliográficas

1. Sood BG, McLaughlin K, Cortez J. Near-infrared spectroscopy: Applications in neonates. Semin Fetal Neonatal Med 2015;20:164-72.
2. Scott JP, Hoffman GM. Near-infrared spectroscopy: Exposing the dark (venous) side of the circulation. Paediatr Anaesth 2014;24:74-88.
3. Pellicer A, Bravo M del C. Near-infrared spectroscopy: A methodology-focused review. Semin Fetal Neonatal Med 2011;16:42-9.
4. Dix LML, van Bel F, Lemmers PMA. Monitoring cerebral oxygenation in neonates: An update. Front Pediatr 2017;5:1-9.

CAPÍTULO 38

Ultrassom *Point of Care*

- Gustavo A. G. Fávaro

O ecocardiograma à beira do leito em ambiente de cuidados intensivos é uma ferramenta diferenciada para diagnóstico e conduta. Com a evolução da tecnologia, temos disponíveis diversos aparelhos de ultrassom e ecocardiografia para complementar a anamnese e exame físico, compondo uma avaliação hemodinâmica muito mais específica e eficaz.

O conhecimento do ecocardiograma pelo médico generalista deve compreender os principais conceitos para melhor condução do paciente, dentre eles as análises de volemia, função ventricular e da presença ou não de derrame pericárdico. Destaca-se que tal conduta não tem por objetivo a descrição anatômica ou a substituição do exame realizado por profissional cardiologista especializado em ecocardiografia.

Três pontos de importância na avaliação ecocardiográfica em pacientes críticos são:
» Como está a função ventricular?
» O paciente seria responsivo a volume?
» Há derrame pericárdico?

Com estudo básico da ecocardiografia e algum treinamento prático, o médico generalista poderá responder rapidamente essas três questões acima e aprimorar o cuidado e prognóstico de seus pacientes.

Anatomia e planos

O coração está em posição oblíqua no tórax, com sua base em posição superior, posterior e à direita em relação de seu ápice mais inferior, anterior e à esquerda.

O ventrículo direito está em posição à direita e mais anterior em relação ao ventrículo esquerdo. Os átrios são estruturas póstero inferiores.

O ventrículo direito tem paredes mais finas e contrai em menor amplitude em relação ao ventrículo esquerdo. Nesse sentido, fato é que o ventrículo esquerdo que está sob um sistema de alta pressão e o ventrículo direito sob baixa pressão.

De grande importância é a habilidade do examinador em ter a consciência de como o órgão está posicionado dentro do paciente e de como deve manusear o transdutor para obter na tela as imagens desejadas.

O posicionamento do transdutor no tórax ou abdome deve ser realizado pensando-se no plano que se quer obter. O direcionamento do index, a marcação unilateral que há nos transdutores, deve ser realizado com intuito de ajuste bidimensional da imagem. A anteriorização ou posteriorização do transdutor é a forma de conseguirmos uma varredura completa do órgão.

Ao direcionarmos o transdutor buscando o ápice cardíaco com o index para a direita do examinador, obteremos um plano de corte sagital do coração, na tela do monitor visualizaremos o plano apical quatro câmaras.

Ao direcionarmos o transdutor buscando o centro do coração e apontarmos o index para o ombro direito do paciente, obteremos um plano longitudinal do coração, o paraesternal longitudinal (eixo longo).

Nessa mesma posição, se girarmos o transdutor para a orientação do index para o ombro esquerdo do paciente, obteremos um plano ortogonal (90° em relação ao anterior), o paraesternal transversal (eixo curto).

Obtemos mm dos melhores planos de avaliação em crianças ao direcionar o transdutor abaixo do órgão, objetivando uma visão global do coração. Com o transdutor apoiado na região subxifoide, com o index para a direita do examinador, com alguma pressão e anteriorização do transdutor teremos o plano subcostal. Pode-se melhorar a qualidade da imagem ao se direcionar mais à esquerda do paciente, saindo um pouco da região subxifoide e fazer leve pressão sob o rebordo costal esquerdo ou outra manobra pode-se deslocar o transdutor para a direita, buscando o fígado como um meio de melhorar a insonação e melhor resolução da imagem.

Planos para a realização do ecocardiograma funcional

» Apical.
» Paraesternal longitudinal.
» Paraesternal transversal.
» Subcostal.

Técnica de exame

Alguns conceitos de princípios físicos importantes:

Frequência

Transdutores com maior frequência têm melhor resolução, mas têm menor penetração nos tecidos, são ideais para crianças pequenas.

Transdutores com menor frequência têm maior penetração nos tecidos, com consequente menor resolução de imagem, são ideias para crianças grandes e adultos.

Largura e profundidade do feixe ultrassonográfico

A largura do feixe deve ser a menor for possível para manter a estrutura observada dentro da caixa de ultrassom.

A profundidade da imagem deve ser ajustada para que a estrutura estudada esteja centralizada e ocupe a maior área possível da tela.

Foco

Deve estar posicionado sobre o centro da estrutura de estudo.

Ganho

É o grau de ampliação de todos os sinais recebidos. Quando o ganho é muito baixo, ecos mais fracos na borda do feixe podem não ser captados e o feixe parece relativamente estreito. Se o ganho é aumentado, alvos mais fracos periféricos são captados e a largura do feixe parece. Se é demasiadamente aumentado, podemos ter artefatos desnecessários na imagem.

Probe

Devemos selecionar a probe adequada para cada paciente. Para crianças abaixo de 10-15 kg, selecionar a probe de maior frequência de insonação e menor área de contato (probe menor – frequência de 5-8 Mhz) e, acima de 15 kg, geralmente se obtém melhores imagens com a probe maior (menor frequência de insonação e maior área de contato, 2-5 Mhz).

Dificuldades, dicas e correções nos principais planos ecocardiográficos

- *Subcostal*

Geralmente, o coração pode parecer pequeno e com estruturas de difícil reconhecimento. Ajuste a profundidade para a imagem ocupar a tela quase inteira. Coloque o index da probe em 3 horas, como no relógio analógico, para se ter a consciência de ipsilateralidade (esquerda e direita). Realizar varredura de posterior até anterior identificando as estruturas.

Para visibilizar o coração, direcionar a probe do abdome apontando-a para o tórax, com inclinação de 30-45° em relação a pele. Para visibilizar a veia cava inferior, o transdutor deve estar na linha média do abdome pouco abaixo do apêndice xifoide e com angulação de 90° em relação a pele, o index deve estar em 12 horas e direcionar levemente para a direita do paciente, pois a aorta estará levemente à esquerda e a veia cava inferior que encontraremos à direita.

Certifique-se que o paciente está em decúbito dorsal e reto. Pode-se solicitar que o paciente dobre os joelhos e coloque as plantas dos pés na cama para relaxar o abdome.

Nos demais planos, se a criança for pequena o decúbito dorsal pode ser favorável para manter o conforto do pequeno paciente, associado a imagens com qualidade. Já em crianças grandes e adultos, quase sempre o paciente deve estar em decúbito lateral esquerdo para se otimizar a imagem.

- *Apical 4 câmaras (4C)*

Pode ser o plano de maior dificuldade de se obter. Importante ter começado o exame pelo plano subcostal, assim já observamos para onde o ápice está voltado, já que ele pode estar em levoposição, mesoposição e dextroposição. Procuremos o ápice cardíaco para visibilizar o plano 4C, pode ser necessário colocar o paciente em decúbito lateral esquerdo, descer alguns espaços intercostais, deslocar-se para a linha axilar ou mesmo para o esterno, dependendo de onde estará o ápice cardíaco.

▪ Paraesternal eixo longo

A imagem pode aparecer inclinada ou com sombras. Deve-se ter especial atenção para estar bem próximo do esterno, porém em alguns pacientes se distanciar pode também melhorar a imagem. Estando no 3-4 espaço intercostal (EIC) com a probe direcionada com ângulo de cerca de 90° em relação a pele, se inclinar em direção ao ápice cardíaco veremos mais ventrículo e menos a aorta e se inclinarmos em relação ao ombro direito ou subirmos um EIC, veremos mais a aorta ascendente e menos ventrículo esquerdo. Deve-se treinar a habilidade de usar a inclinação da probe, a anteriorização e posteriorização, a rotação e a mobilização entre os EIC para se obter a imagem desejada.

▪ Paraesternal eixo curto

Ajuda muito na obtenção da imagem desse plano subir em relação ao plano anterior, movendo a probe para o 3° EIC e então direciona-la para baixo, em direção ao ápice cardíaco. Importante plano para varredura de cima a baixo do coração, seguindo na mesma posição do index (2 horas) e inclinação e apenas descendo ou subindo os espaços intercostais.

▪ Imagens normais

Subcostal (Figura 38.1A e B).

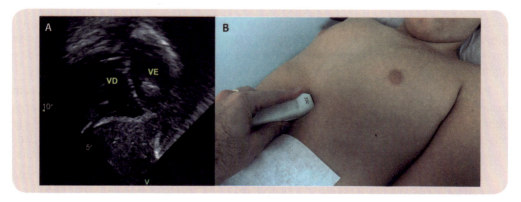

▪ Figura 38.1A e B. Plano subcostal obtido em posição subxifoide com direcionamento da insonação do abdome para o tórax.

Quatro câmaras (Figura 38.2A e B).

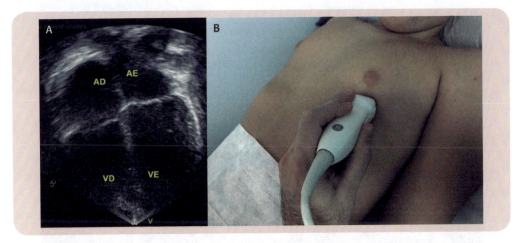

- Figura 38.2A e B. Plano apical quatro câmaras com direcionamento da probe para o ápice cardíaco.

Paraesternal eixo longo (Figura 38.3A e B).

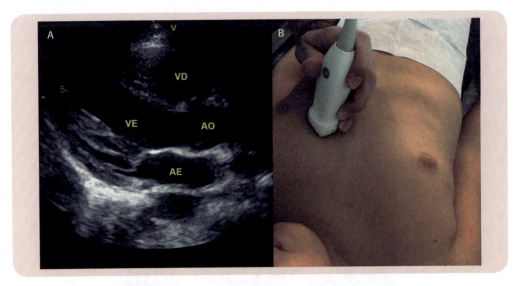

- Figura 38.3A e B. Plano paraesternal eixo longitudinal, com direcionamento da probe para o ápice cardíaco.

Paraesternal eixo curto (Figuras 38.4A e B, 38.5 e 38.6).

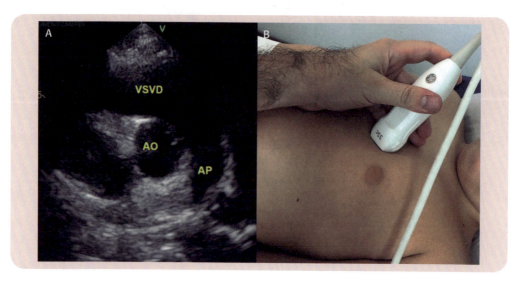

- Figuras 38.4A e B. Plano paraesternal eixo transversal com direcionamento da probe para a base do coração.

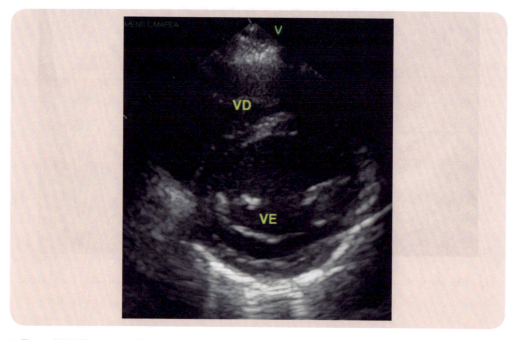

- Figura 38.5. Plano paraesternal eixo transversal com corte na altura dos músculos papilares, obtido com mobilização da probe para um espaço intercostal mais inferior em relação à Figura 38.4A e B).

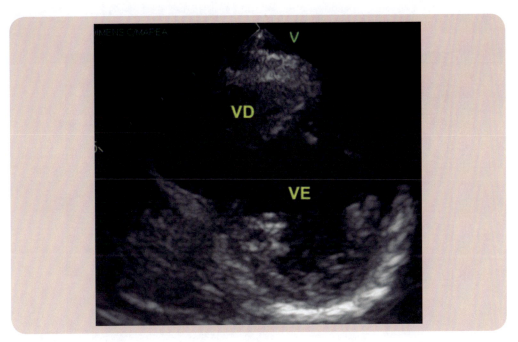

- Figura 38.6. Plano paraesternal eixo transversal, com corte no ápice cardíaco, obtido com mobilização da probe para um espaço intercostal mais inferior ainda em relação a Figura 38.5.

- *Imagens com alteração*

Paciente não responsivo a volume (Figura 38.7A e B).

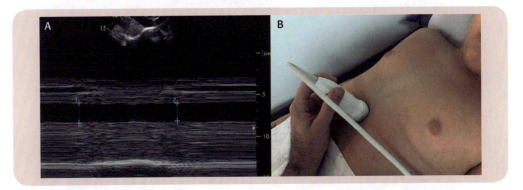

- Figura 38.7A e B. Veia cava inferior visibilizada ao plano subcostal, dilatada e praticamente sem colabamento. Observa-se o direcionamento da probe 90° com relação à pele e levemente para a direita da criança. Destaca-se o index apontando para "12 horas", para obtenção de um corte longitudinal da veia cava inferior.

Paciente responsivo a volume (Figura 38.8).

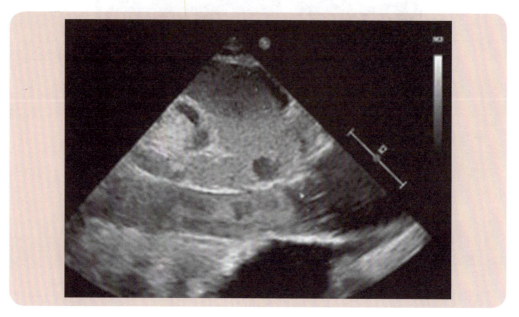

- Figura 38.8. Plano subcostal com visualização de veia cava inferior colabada.

Derrame pericárdico (Figuras 38.9, 38.10 e 38.11).

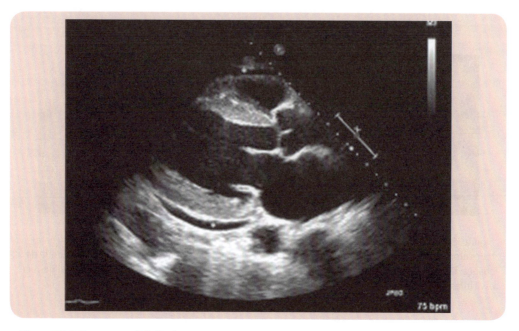

- Figura 38.9. Derrame pericárdico importante visualizado a partir do plano subcostal.

Ultrassom *Point of Care* | 443

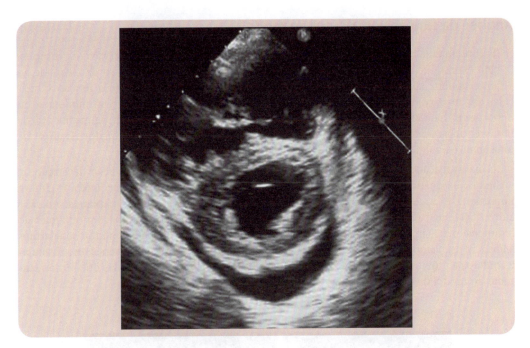

- Figura 38.10. Derrame pericárdico discreto visualizado a partir do plano paraesternal eixo longo.

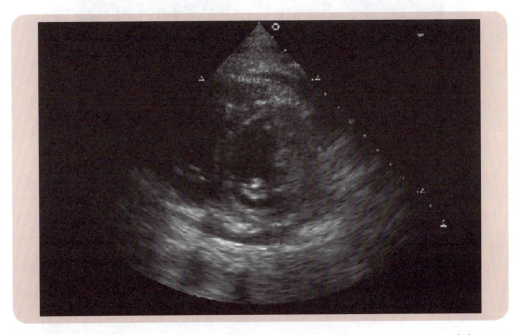

- Figura 38.11. Derrame pericárdico discreto a moderado visualizado a partir do plano paraesternal eixo curto.

Análise da função ventricular ao modo M

É fundamental a habilidade do examinador em avaliar a função ventricular, composta pelo espessamento miocárdio e excursão da parede em relação ao centro da cavidade ao Bidimensional e ao Modo M. Ao bidimensional o examinador deve estimar a função ventricular em preservada ou deprimida. No caso de deprimida em graus discreta, moderada ou importante. Essa análise depende de uma imagem bem obtida, com bom delineamento da borda endocárdica e, especialmente importante, é a experiência do examinador. Trata-se de uma análise qualitativa.

Já na avaliação ao Modo M, modo unidirecional, deve-se calcular a fração de ejeção de maneira quantitativa. O método de eleição na maioria dos serviços é o de Teicholz. Muito importante é o adequado posicionamento do cursor entre os músculos papilares, no eixo curto dos ventrículos. Outra atenção especial deve-se ter em observar a imagem dinâmica ao bidimensional acima da sequência em modo M, para se ter a certeza que quando congelarmos a imagem estávamos obtendo o melhor corte possível. Ainda observar a presença de trabéculas e artefatos ao bidimensional para não dificultar ou induzir a erro nas medidas que serão realizadas ao modo M (Figuras 38.12 a 38.15).

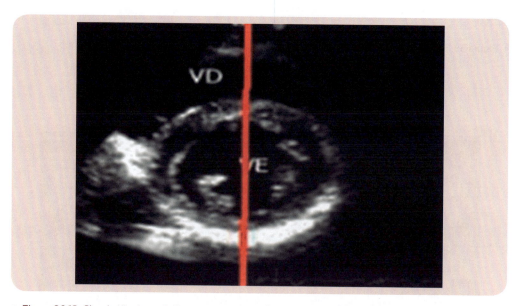

- Figura 38.12. Simulação da posição correta do cursor (linha vermelha) para selecionar o Modo M, de forma a obter um corte ideal do ventrículo esquerdo.

Ultrassom *Point of Care* | 445

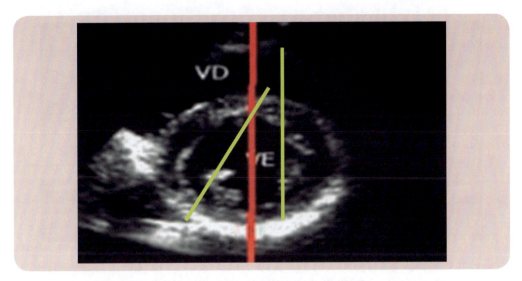

- Figura 38.13. Simulação da posição incorreta do cursor (linhas amarelas) para selecionar o Modo M, dessa forma iremos obter diâmetros sub ou superestimados do ventrículo esquerdo.

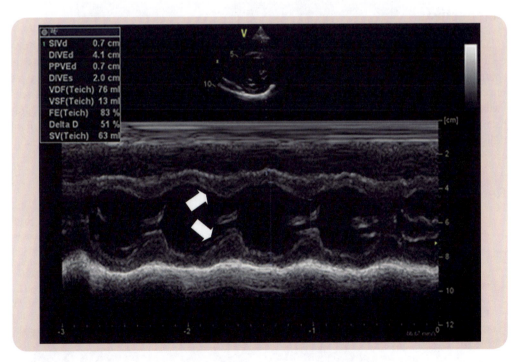

- Figura 38.14. Imagem obtida ao Modo M com cálculo da fração de ejeção do ventrículo esquerdo pela medida do diâmetro diastólico máximo e do diâmetro sistólico mínimo. Observa-se o septo interventricular e a parede inferior do ventrículo esquerdo com boa movimentação sistólica (setas).

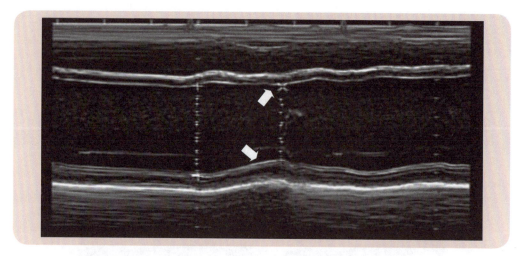

- **Figura 38.15.** Imagem obtida ao Modo M com cálculo da fração de ejeção do ventrículo esquerdo em 30%. Observa-se o septo interventricular e a parede inferior do ventrículo esquerdo com pouco movimentação sistólica (setas).

Perspectivas

O ecocardiograma funcional tem potencial e já tem papel e viabilidade na avaliação física e clínica do médico não ecocardiografista. Com a evolução da ecocardiografia, dispomos de aparelhos menores, mais baratos e de fácil manuseio. A ecocardiografia tridimensional deve ter importante espaço na evolução da assistência hemodinâmica de pacientes críticos, pois é de mais fácil aprendizado e obtenção da fração de ejeção especialmente para médicos não ecocardiografistas. A familiaridade dos médicos intensivistas e emergencistas com essa tecnologia se tornará indispensável e poderá chegar além do exame transtorácico, incluindo a avaliação de urgência ao ecocardiograma transesofágico em pacientes adultos.

Referências bibliográficas

1. Connolly J, Dean AJ, Hoffmann B, Jarman RD, Wiley J. Emergency point of care ultrasound. Wiley-Blackwell, 2017.
2. Arntfield RT, Millington JS. Point of care cardiac ultrasound applications in the emergency department and intensive care unit-a review. Current cardiology reviews, 2012,8(2):98-108.
3. Kimura BJ. Point-of-care cardiac ultrasound techniques in the physical examination: better at the bedside. Heart, 2017; 103(13):987-94.
4. Moore CL, Rose GA, Tayal VS, Sullivan DM, Arrowood JA, Kline JA. Determination of left ventricular function by emergency physician echocardiography of hypotensive patients. Academic Emergency Medicine, 2002; 9(3):186-93.
5. Randazzo MR, Snoey ER, Levitt MA, Binder K. Accuracy of emergency physician assessment of left ventricular ejection fraction and central venous pressure using echocardiography. Academic Emergency Medicine, 2003; 10(9):973-7.

CAPÍTULO 39

Acesso Venoso Central

- José Colleti Junior

Introdução

O acesso venoso central (AVC) é um procedimento comumente realizado, com aproximadamente 8% dos pacientes hospitalizados que requerem esse tipo de acesso durante o período de internação hospitalar.

São necessários AVC para infusão de medicamentos, nutrição parenteral, colocação de cateteres da artéria pulmonar e cateteres de plasmaférese e hemodiálise, assim como para colocar filtros de veia cava inferior, introduzir fios para estimulação transvenosa e dispositivos desfibriladores e para intervenções venosas. O local do acesso venoso central e a maneira pela qual o acesso é obtido dependem da indicação, posicionamento, anatomia do paciente e outros fatores relacionados ao paciente.

Um dispositivo de AVC é definido como um cateter cuja ponta está localizada na veia cava superior, no átrio direito ou na veia cava inferior. O acesso é tipicamente obtido em diferentes locais anatômicos por punção percutânea para canular a veia, idealmente com orientação dinâmica por ultrassom.

Indicações

As indicações comuns para a colocação de cateteres centrais incluem:

» Acesso venoso periférico inadequado: incapaz de obter ou regime de infusão complexo com vários medicamentos e produtos incompatíveis.

» Infusões periféricas incompatíveis: a administração intermitente ou contínua a longo prazo de medicamentos como vasopressores, quimioterapia e nutrição parenteral é normalmente administrada por cateteres venosos centrais, pois podem causar inflamação das veias (flebite) quando administradas por meio de acesso venoso periférico.

» Monitoramento hemodinâmico: o acesso venoso central permite medir a pressão venosa central, a saturação venosa de oxi-hemoglobina ($ScvO_2$) e os parâmetros cardíacos (via cateter da artéria pulmonar).

» Terapias extracorpóreas: é necessário acesso venoso de grande diâmetro para suportar o fluxo de alto volume necessário para muitas terapias extracorpóreas, incluindo hemodiálise, terapia de substituição renal contínua e plasmaférese.

» Estimulação cardíaca transvenosa.

» Colocação do filtro da veia cava inferior.

- » Terapia trombolítica venosa.
- » Stent venoso (por exemplo, veia ilíaca, veia cava).
- » Canulação extracorpórea de suporte à vida (ECMO).

Contraindicações

As contraindicações para proceder ao AVC são relativas e dependem da necessidade/urgência do procedimento e alternativas de acesso venoso do paciente avaliado.

A coagulopatia moderada a grave é uma contraindicação relativa ao cateterismo venoso central, embora sangramentos graves sejam incomuns. A necessidade de acesso venoso de urgência e emergência pode exigir canulação, apesar da coagulopatia. Nesses casos, a via subclávia deve ser evitada devido à dificuldade em estancar uma possível hemorragia. O uso do ultrassom para guiar o acesso reduz o número de punções e acidentes relacionados à punção, incluindo hemorragia. A contagem de plaquetas, a razão normalizada internacional (RNI) e o tempo de tromboplastina parcial ativada (TTPa) para os quais o cateterismo venoso central pode ser realizado com segurança permanecem incertos. A trombocitopenia parece representar um risco maior em comparação com tempos de coagulação alargados. Quando houver tempo suficiente, recomenda-se administrar, antes do procedimento, concentrado de plaquetas, plasma fresco congelado ou crioprecipitado, dependendo da coagulopatia.

A canulação é geralmente evitada em locais com alteração anatômica ou outro material intravascular interno, como marca-passo ou cateter de hemodiálise. A lesão vascular proximal ao local de inserção representa outra contraindicação relativa.

Locais para acesso venoso central

A seleção do local mais apropriado para o AVC baseia-se na experiência e habilidade do operador, na anatomia do paciente (por exemplo, oclusão venosa conhecida), nos riscos associados à punção venosa (p. ex., coagulopatia, doença pulmonar) e necessidades de acesso (p. ex., necessidades do paciente e duração do uso do cateter). O local de inserção da agulha deve ser escolhido em uma área que não esteja contaminada ou potencialmente contaminada (por exemplo, pele queimada ou infectada, adjacente à traqueostomia ou ferida cirúrgica aberta).

Locais para AVC com anatomia alterada (p. ex., fratura anterior da clavícula), locais com várias cicatrizes de acesso anterior e a presença de outro cateter ou dispositivo venoso central (como marca-passo ou desfibrilador interno) estão associados a taxas mais baixas de sucesso e devem ser evitados se houver locais alternativos disponíveis.

Se um paciente tiver doença pulmonar unilateral significativa, o hemitórax ipsilateral à doença deve ser puncionado para acesso jugular e da subclávia para minimizar a descompensação respiratória no caso de um pneumotórax relacionado ao procedimento.

Jugular

As veias jugulares (externas, internas) são locais de acesso confiáveis para punção venosa para AVC. O acesso venoso jugular interno (especialmente do lado direito) está associado a uma baixa taxa de mal posicionamento do cateter e é comumente utilizado em situações que requerem posicionamento confiável para uso imediato, como administração de medicamentos ou estimulação transvenosa. Da mesma maneira, a rota direta da veia jugular interna direita para a veia cava superior facilita o acesso à hemodiálise e a colocação do cateter na artéria pulmonar.

A veia jugular interna pode ser puncionada por meio das abordagens central, posterior ou anterior (Figura 39.1).

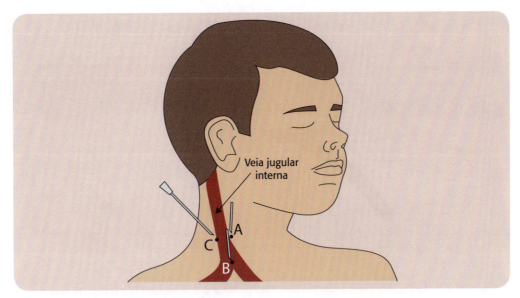

- Figura 39.1. Vias de punção venosa da veia jugular interna, tendo como referência o músculo esternocleidomatoideo. (A) Via anterior; (B) Via Média; (C) Via posterior.

[Fonte: Adaptada de Schettini, ST et al. Acta Cirúrgica Brasileira, 23(5), 469-472.]

As contraindicações relativas ao cateterismo venoso jugular, em geral, incluem coagulopatia, acesso prévio, presença de outro dispositivo no local e anatomia local alterada. O acesso jugular interno em pacientes com coagulopatia coloca o paciente em risco de hematoma no pescoço, que pode ser fatal devido ao comprometimento das vias aéreas se ocorrer punção inadvertida da artéria carótida. No entanto, quando a punção arterial é reconhecida, pode ser aplicada pressão direta no pescoço para controlar o sangramento, o que não é possível no caso da punção inadvertida da artéria subclávia.

Subclávia

As veias subclávias são pontos de acesso confiáveis para AVC. O local de acesso subclávia esquerdo é particularmente adequado para acesso cardíaco, incluindo a colocação de cateteres de artéria pulmonar, condutores temporários transvenosos de marca-passo e marca-passo implantáveis e desfibriladores. A veia subclávia pode ser preferida para a colocação subcutânea de cateter tipo *porth-a-cath* devido à curta distância entre a veia subclávia e a parede torácica, tornando o cateter menos propenso a torcer.

A veia subclávia pode ser puncionada por via supraclavicular, infraclavicular ou axilar (Figura 39.2).

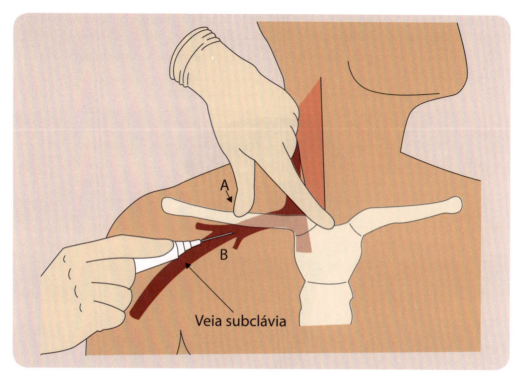

- Figura 39.2. Vias de acesso à veia subclávia para AVC. (A) Via supraclavicular; (B) via infraclavicular ou axilar.

[Fonte: acervo do autor.]

Contraindicações relativas ao cateterismo da subclávia incluem coagulopatia e anatomia local alterada. O acesso via subclávia deve ser evitado, se possível, em locais com anatomia local alterada (p. ex., fratura anterior da clavícula), acesso prévio ou a presença de marca-passo ou desfibrilador interno, porque estão associados a um maior risco de falha, complicação e mal posicionamento. A anatomia subclávia direita carrega a vantagem teórica do risco de pneumotórax inferior devido ao ápice pleural inferior e à ausência do ducto torácico. No entanto, esse local de acesso está associado a taxas mais altas de má posição do cateter e trauma vascular.

A veia subclávia deve ser evitada para os cateteres de hemodiálise de grande diâmetro devido ao risco de estenose venosa que limita a vazão para acesso futuro à hemodiálise arteriovenosa.

Embora sangramento significativo seja incomum, a abordagem da subclávia é geralmente evitada em pacientes com coagulopatia significativa, incluindo anticoagulação terapêutica, se um ponto de acesso alternativo estiver disponível. Sangramento da veia subclávia ou punção inadvertida da artéria subclávia pode não ser reconhecido e não pode ser tratado com pressão direta devido à localização profunda do vaso abaixo da clavícula.

Femoral

As veias femorais são comumente vistas como um local de acesso alternativo devido a uma maior incidência de trombose venosa profunda relacionada ao cateter em comparação com o acesso jugular ou subclávia e um risco maior de infecção, embora com a preparação da pele atualmente utilizada e *bundles* de manutenção adequada de rotina do cateter, as taxas de infecção podem ser comparáveis a outros locais.

Comparadas com os locais de acesso subclávia e jugular, as veias femorais podem ser preferidas em face da coagulopatia, devido à capacidade de fornecer pressão direta nesse local de acesso. As veias femorais também são frequentemente preferidas quando outros locais de acesso estão esgotados ou há um risco aumentado de complicações, como acesso de emergência ou no paciente não cooperativo. As veias femorais são geralmente mais fáceis de canular e proporcionam acesso confiável a operadores menos experientes ou quando há preocupação com lesão arterial nos locais das extremidades superiores devido a anatomia local alterada. É necessário cuidado quando essa abordagem é usada em pacientes sem pulso, porque as compressões torácicas podem produzir pulsações venosas na femoral que podem ser mal interpretadas como arteriais (Figura 39.3).

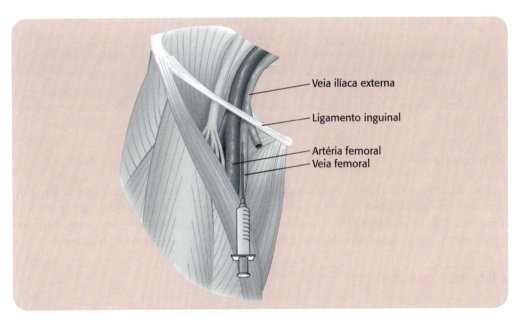

Figura 39.3. Acesso venoso pela veia femoral.

[Fonte: Adaptada de https://www.cambridge.org/core/books/trauma-anesthesia/establishing-vascular-access-in-the--trauma-patient.]

Preparação

» Consentimento informado: o consentimento informado deve ser obtido para qualquer cateter venoso central, incluindo aqueles colocados por via percutânea ou que requeiram uma incisão. O consentimento para acesso vascular está implícito em situações de emergência.

» Monitoramento: todos os pacientes devem ser monitorados durante os procedimentos de AVC, incluindo ritmo cardíaco e oximetria de pulso. O oxigênio suplementar deve estar disponível imediatamente e, para alguns pacientes, pode ser prudente administrar oxigênio pela cânula nasal antes de cobrir a cabeça com o campo de procedimento.

» Posicionamento: uma vez escolhido o local de acesso e a abordagem, o paciente é posicionado para maximizar o conforto e a estabilidade cardiopulmonar. O leito do paciente deve ser colocado a uma altura que permita ao operador permanecer confortável durante todo o procedimento. O paciente deverá estar posicionado para maximizar o diâmetro da veia durante o procedimento de acesso vascular, que depende do local selecionado. Embora a posição de Trendelenburg facilite o enchimento venoso para acesso jugular e subclávia e possa reduzir o risco de embolia aérea venosa, pacientes gravemente enfermos e obesos podem não tolerar essa posição. Pacientes em risco de comprometimento respiratório podem precisar de anestesia com via aérea segura.

Preparação do local

Uma solução antisséptica da pele com clorexidina alcoólica deve ser aplicada no local de acesso e deixada secar espontaneamente por dois minutos antes de cobrir o paciente. Quando o acesso jugular ou subclávia for escolhido, a preparação bilateral da pele do pescoço e do peito facilita o acesso a locais alternativos, caso não haja sucesso na punção do lado escolhido inicialmente.

Técnica estéril

Para reduzir complicações infecciosas, todos os procedimentos de AVC, incluindo procedimentos de emergência, devem ser realizados em um local que permita o uso de técnica asséptica com precauções de barreira total, incluindo campos estéreis grandes o suficiente para cobrir todo o paciente, lavagem antisséptica das mãos, avental estéril, óculos, máscara, luvas e gorro.

Analgesia e sedação

A movimentação do paciente pode impedir a punção bem-sucedida e, em um paciente consciente, todos os esforços devem ser feitos para garantir o conforto e a cooperação do paciente. Isso é realizado com sedação e anestesia local. A infiltração da pele e subcutâneo sob o local de acesso geralmente é realizada com lidocaína (1 ou 2%) sem vasoconstritor. A infiltração excessiva de anestésicos locais pode distorcer pontos de referência, aumentar a profundidade da penetração necessária para acessar o vaso e causar compressão nas veias, dificultando o acesso à agulha. Deve-se tomar cuidado para não injetar ar nos tecidos subcutâneos, pois isso interferirá na transmissão das ondas de ultrassom, quando utilizado.

Para pacientes que estão acordados e ansiosos, pode-se conseguir uma sedação mínima com um benzodiazepínico de baixa ação e curta ação para ajudar o paciente a relaxar. Pode ser necessária sedação mais profunda, especialmente em crianças menores que são menos cooperativas. O auxílio de um anestesista e a realização do procedimento em centro cirúrgico podem ser necessários. O paciente que se encontra em ventilação mecânica habitualmente já recebe sedativos intravenosos de forma contínua. Podemos otimizar a sedoanalgesia nesse paciente para não haver superficialização da sedação durante o procedimento.

Técnica

- » Obtenha o equipamento e os dispositivos necessários para a colocação do cateter.
- » Prepare (consentimento, sedação, antibióticos) e posicione o paciente. Prepare a máquina de ultrassom.
- » Usando a técnica estéril, prepare a pele e envolva o paciente.
- » Identifique a veia com ultrassom (preferencial). Caso contrário, identifique marcos anatômicos pertinentes.
- » Infiltre a pele com anestésico local.
- » Puncione a veia usando imagens dinâmicas de ultrassom (preferencial) por meio de agulha introdutora e confirme a localização intravenosa da agulha. Utiliza-se a técnica de Seldinger modificada (Figura 39.4).
- » Insira o fio-guia na veia pela agulha de acesso.
- » Remova a agulha enquanto controla o fio-guia.
- » Faça uma pequena incisão na pele no local da punção adjacente ao fio-guia.
- » Avance o dilatador sobre o fio-guia na veia, tomando cuidado para controlar o fio-guia e remova o dilatador.
- » Passe o cateter sobre o fio-guia, tendo o cuidado de controlar o fio-guia.
- » Remova o fio-guia, tendo o cuidado de controlar o cateter.
- » Aspiração sequencial de sangue de cada via de acesso e lave com solução salina para garantir o funcionamento do cateter.
- » Suture o cateter no lugar e cubra o local usando técnica estéril. Curativos contendo clorexidina ou alginato podem ser utilizados para evitar infecção.
- » Confirme a posição da ponta do cateter com radiografia de tórax (abordagens jugular e subclávia) ou outra técnica (descritas a seguir).

Auxílio do ultrassom

Mapeamento de veias

Antes da colocação dos cateteres centrais, a ecografia avalia a perviedade venosa em pacientes com histórico de instrumentação prévia ou trombose venosa profunda na região do local de acesso proposto. O ultrassom pré-procedimento também identifica variações anatômicas, o que é particularmente útil para reduzir o trauma associado à colocação da linha em crianças.

Manual de Dispositivos em UTI Pediátrica e Neonatal

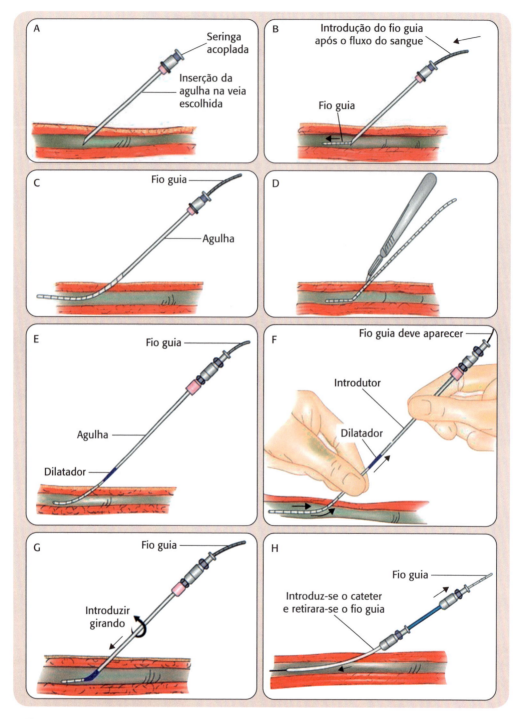

- Figura 39.4. Técnica de Seldinger modificada para inserção de cateter venoso central.

  [Fonte: Adaptada de https://www.cambridge.org/core/books/an-introduction-to-clinical-emergency-medicine/appendices.]

Orientação dinâmica em tempo real

A familiaridade com o acesso guiado por ultrassom é um aspecto crítico para o profissional que realiza o cateterismo venoso central. A ecografia dinâmica em tempo real durante a colocação da agulha reduz o tempo para a canulação venosa e o risco de complicações. Quando a orientação por ultrassom não está disponível, técnicas de referência são usadas para orientar o acesso.

Detecção de complicações

O ultrassom também auxilia na detecção precoce da má posição arterial e venosa do guia e na identificação de pneumotórax pós-procedimento (Figura 39.5).

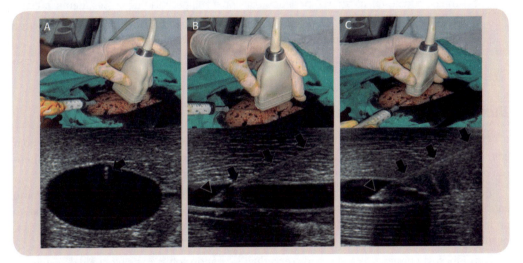

- Figura 39.5. Punção vascular guiada por US em tempo real. (A) Técnica de eixo curto. Setas: agulha e seu artefato de reverberação; (B) técnica de eixo longo. Setas: corpo da agulha; Ponta da seta: chanfro da agulha; (C) técnica oblíqua. Setas: corpo da agulha; ponta de seta: chanfro da agulha.

[Fonte: Blanco P, et al. Med Intensiva. 2016;40(9):560-571.]

Confirmação da localização da ponta do cateter

O posicionamento adequado da ponta do cateter pode ser confirmado com um ou mais dos seguintes métodos: radiografia de tórax, fluoroscopia, ultrassonografia, ecocardiografia transesofágica (geralmente intraoperatória). Em situações de não emergência, geralmente obtemos uma radiografia de tórax pós-procedimento para confirmar a posição da ponta antes do uso de cateteres jugular e subclávia. Os cateteres femorais não requerem confirmação radiológica da posição. Alguns estudos questionam a necessidade de radiografia de rotina para cateteres jugulares internos não complicados, colocados com uma única passagem de agulha e auxílio do ultrassom. Alternativas à radiografia incluem ecografia e ecocardiografia transesofágica, que são particularmente úteis em ambientes de cuidados intensivos e no centro cirúrgico. Com o crescente uso do ultrassom em tempo real para orientar o acesso venoso e avaliar o posicionamento adequado, há um interesse crescente em usar o ultrassom para detectar pneumotórax pós-procedimento.

Em geral, os cateteres funcionam bem com a ponta situada em qualquer veia principal. No entanto, a posição subótima da ponta pode estar relacionada a complicações tardias. Se um cateter estiver mal posicionado no sistema venoso, ele ainda poderá ser usado em situações de emergência, mas deverá ser reposicionado assim que possível. Por outro lado, a colocação inadvertida de um cateter no sistema arterial exige atenção imediata.

Complicações

As principais complicações relacionadas ao AVC são:

» Mal posicionamento: pode estar em posição extravascular, podendo extravar o conteúdo, causar pneumotórax etc.; pode estar dentro do átrio ou ventrículo, podendo ocasionar arritmias; pode estar na artéria, podendo ocasionar má perfusão de órgãos, hemorragias.
» Infecção: trata-se de complicação que pode estar associada à passagem do cateter sem a devida técnica estéril ou à manutenção, sem a adequada vigilância.
» Trombose: que é um fator associado à presença de um corpo estranho no lúmen do vaso sanguíneo.

Bundle de manutenção do cateter

O gerenciamento de cateteres centrais visa prevenir a infecção e trombose do cateter e lidar com complicações mecânicas. Cada hospital deve estabelecer suas normas relativas à manutenção do cateter que deve ser amplamente conhecida pela equipe multidisciplinar.

A manutenção adequada do cateter envolve a minimização da duração do acesso temporário ao cateter, a realização de inspeções de rotina no local do cateter, a troca periódica do curativo no local do cateter, a utilização de técnica asséptica ao manusear o cateter e a troca do cateter, quando indicado.

A trombose do lúmen do cateter pode ser reduzida usando soluções de bloqueio do cateter e, quando ocorre trombose, a terapia trombolítica pode restaurar a perviedade do lúmen. A trombose relacionada a problemas mecânicos geralmente requer substituição do cateter.

Remoção do cateter

A avaliação diária da real necessidade da permanência do cateter deve ser discutida na visita diária para evitar as complicações inerentes à manutenção do mesmo (infecção, trombose etc.). A remoção adequada dos cateteres venosos centrais é importante para evitar complicações como sangramento e embolia aérea. O posicionamento do paciente e técnicas apropriadas de gerenciamento e remoção de cateteres evitam essas complicações. A oclusão imediata do lúmen da agulha e do cateter deve ser uma prática padrão. As conexões apertadas da porta do cateter devem ser confirmadas na inserção e periodicamente durante o uso. O cateter deve ser removido durante a expiração, quando a pressão intratorácica for maior que a pressão atmosférica. A pressão firme deve ser aplicada por pelo menos três minutos após a remoção, com a colocação subsequente de um curativo de pressão estéril temporário.

Referências bibliográficas

1. Practice Guidelines for Central Venous Access 2020: An Updated Report by the American Society of Anesthesiologists Task Force on Central Venous Access. Anesthesiology. 2020;132(1):8-43.
2. Blanco P. Ultrasound-guided vascular cannulation in critical care patients: A practical review. Med Intensiva. 2016;40(9):560-71.
3. Ares G, Hunter CJ. Central venous access in children: indications, devices, and risks. Curr Opin Pediatr. 2017;29(3):340-6.
4. Jamshidi R. Central venous catheters: Indications, techniques, and complications. Semin Pediatr Surg. 2019;28(1):26-32.
5. Jöhr M, Berger TM. Venous access in children: state of the art. Curr Opin Anaesthesiol. 2015;28(3):314-20.

CAPÍTULO 40

Infusão de Medicamentos e Soluções

- Simone Isidoro Prado
- Cibele Cristina Alves
- Karla Favero de Lima

O preparo e a administração de medicamentos é uma das atribuições da enfermagem, sendo o seu desempenho de grande relevância, por tratar-se de uma das maiores responsabilidades da equipe no que se refere aos cuidados prestados ao paciente.

A administração e o preparo de medicação, para a enfermagem, é um dos procedimentos realizados com maior frequência e, também, uma das áreas de maior risco para a sua prática. Esses procedimentos demandam conhecimentos científicos, técnicos, éticos e legais, que fundamentam os profissionais de enfermagem, levando ao cliente uma assistência livre de danos causados por negligência, imperícia ou imprudência. Assim sendo, conhecer os principais fatores de risco (FR) que podem levar ao erro colaborar com a prevenção dos mesmos. Afinal, fornecer um ambiente seguro para o preparo e administração de medicamentos envolve um grande número de recursos, tanto físicos (luminosidade, controle de temperatura, presença de ruídos, interrupções pessoais ou por telefone) quanto humanos.[1]

O impacto da terapia infusional está no escopo de cuidado clínico assistencial e impacta de diretamente no processo de qualidade e segurança do paciente, uma vez que a premissa do manejo da criança no âmbito hospitalar permeia diversas esferas, o processo de cuidado na infusão de medicamentos e soluções no âmbito hospitalar está associado à resposta da terapia indicada e a proposta.

Esse cenário da terapia de infusão impacta significamente entre a indicação das soluções e a efetividade do tratamento, a necessidade do conhecimento técnico da equipe de enfermagem reflete amplamente nesse manejo, pois na área pediátrica, quando se trata do processo hospitalar, a estratégia do cuidado impacta no cenário da criança e da família, pois essa criança e a família, muitas vezes, encontram-se fragilizadas, permeadas por muitas inseguranças e dúvidas que retratam o processo de cuidar e o desfecho clínico.

A comunicação para a família e a criança na infusão de medicamentos são fatores relevantes para o sucesso, pois a relação de confiabilidade, segurança nos processos assistenciais e *feedback* dos procedimentos realizados tornam-se fatores impactantes para o fortalecimento da qualidade e segurança na administração medicamentosa e o fortalecimento da educação do paciente e da família.

A educação do paciente e da família, no âmbito hospitalar, promove a capacitação dos pacientes e familiares para participar dos processos de cuidados e tomada de decisão, a estratégia de construção do modelo de educação do paciente e da família é formado com base na missão e nos serviços prestados aos pacientes, ou seja, conforme o perfil de cada população atendida no âmbito hospitalar e ambulatorial.

O processo de educação do paciente e da família na terapia infusional inclui uma abordagem sistemática e segura, com olhar voltado à identificação de sinais e sintomas que podem indicar a necessidade da continuidade ou término da terapia, compreendendo que a comunicação e o conhecimento no uso dos dispositivos são fatores fundamentais para assegurar as boas práticas no uso da terapia infusional e notificações de falhas ou quase falhas no processo.[2-4]

Processo de infusão de medicamentos e soluções

Um dos fatores que impacta diretamente no processo de infusão de medicamentos e soluções está atrelado ao conhecimento técnico e científico da enfermagem pediátrica, considerando a seguridade da dose dos medicamentos administrados, ação esperada, possíveis efeitos colaterais e sinais de toxicidade medicamentosa, pois deve considerar de modo tênue os intervalos entre as doses pediátricas padronizadas, suas respectivas concentrações e permeabilidade da via de administração utilizada.

Considerando que a imaturidade ou fragilidade de quaisquer processos fisiológicos impacta de maneira significativa no processo de absorção, distribuição, biotransformação ou excreção, o qual pode alterar de maneira ampla a finalidade da terapia utilizada, tornando-se, muitas vezes, necessária a mensuração de exames laboratoriais e níveis séricos (vale/pico), pois esse denominador pode ser considerado um grande fator de impacto para o escalonamento, descolamento ou suspensão da terapia proposta.

Uma vez que a administração medicamentosa é de responsabilidade da enfermagem, torna-se necessário que esse profissional da área pediátrica possua conhecimento, habilidade e atitude nas tomadas de decisão para fomentar o processo seguro, pois a premissa do conhecimento dos cálculos de medicações e fórmulas são fatores decisórios para esse processo.

Diversas variáveis, envolvendo peso, idade e área de superfície corpórea são consideradas fatores determinantes para a administração da dose correta e o método mais usado para determinar a dose pediátrica baseia-se em uma dose específica por kg do peso corporal, como 0,1 mg/kg. O método mais seguro para determinar a dose pediátrica é calcular a quantidade proporcional de área de superfície corporal (ASC) com o peso corporal, considerando que essa proporção varia de acordo com a altura.

À medida que a população tem uma maior sobrevida, é plausível supor que o número de pacientes que necessitarão usar medicamentos no futuro próximo crescerá gradativamente, o que fomenta a demanda do preparo contínuo do profissional de saúde na vertente pediátrica ou outras esferas do cuidado clínico e cirúrgico dos pacientes no âmbito hospitalar.

Distribuição e princípios da terapia medicamentosa

Absorção

A absorção é a transferência da droga do local de administração para a circulação. A taxa de absorção está relacionada com a via de administração, grau de ionização, peso molecular, solubilidade lipídica e transporte ativo.

- *Via oral*

As medicações para administração oral estão disponíveis em muitas formas: comprimidos, comprimidos de cobertura entérica, cápsulas, xaropes, elixires, óleos, líquidos, suspensões, pós e grânulos. A absorção começa na boca e no estômago, mas efetua-se, principalmente, no intestino delgado. Para chegar à grande circulação, o fármaco primeiro tem que atravessar a parede intestinal e, depois, o fígado. A parede intestinal e o fígado alteram quimicamente (metabolizam) muitos fármacos, diminuindo a quantidade absorvida.

- *Intravenosa*

Considera-se a via mais confiável na administração de medicamentos, pois não há necessidade de a droga passar pelo processo de absorção, porque é injetada diretamente no plasma ou componente sanguíneo. A ação é imediata.

- *Intramuscular*

A droga é absorvida por meio da vascularização muscular e sua absorção é diretamente proporcional ao fluxo sanguíneo e superfície de coleção da droga no músculo e tônus muscular.

- *Enteral*

A absorção se dá pelo trato gastrintestinal, não é direta e o fígado, algumas vezes, a metaboliza antes que ela atinja a circulação. Fatores como atraso no esvaziamento gástrico, pH gastrintestinal, refluxo, atividade de enzima pancreática, função biliar e má absorção das gorduras podem contribuir para diminuir a absorção da droga por essa via.

- *Subcutânea*

É a introdução de medicamentos na tela subcutânea. Essa via não tolera administração de substâncias irritantes.

Distribuição

É definida como a rápida transferência da droga do compartimento com alta concentração para o de baixa concentração, até que o equilíbrio seja estabelecido. As drogas dentro do plasma passam por dois estágios:

» Droga livre: é aquela que não está ligada à proteína.
» Droga ligada: considera que está reversivelmente ligada tanto à proteína plasmática como ao tecido.

Eliminação da droga

Para que as drogas sejam eliminadas pelo organismo, deverão passar por dois processos: a metabolização e a excreção.

Metabolismo

Muitas drogas passam pelo processo de biotransformação antes que sejam eliminadas pelo corpo. Esse processo ocorre, principalmente, no fígado.

Excreção

É a eliminação da droga, que pode ser metabolizada ou não. A principal via de eliminação é a renal. O conhecimento dos mecanismos de eliminação da droga é importante, pois poderá haver um acúmulo da droga no organismo e aumento da toxicidade quando os pacientes apresentarem problemas no sistema renal, principalmente quando ocorre diminuição das glomerulares e de filtração devido a doenças ou imaturidade.

Interação medicamentosa

A interação medicamentosa (IM) é definida como a combinação de dois ou mais medicamentos, de modo que a segurança ou a eficácia de um fármaco é significativamente alterada pela presença de outro. Quando dois ou mais medicamentos são usados em associação, eles podem agir de maneira independente, sem que um interfira na ação do outro, mas também podem interagir entre si, com aumento ou diminuição do efeito terapêutico ou tóxico de um deles ou ambos.

Em algumas situações, a interação pode ser até benéfica, o que justificaria a coprescrição deliberada. Em outras, a interação medicamentosa reduz a eficácia de um fármaco, podendo ser tão nociva quanto o aumento. O desfecho da interação medicamentosa pode variar de insignificante (não exigindo medidas especiais) a potencialmente letal, ou ainda causar danos permanentes.

As IMs podem ser consideradas como responsáveis não somente pela deterioração clínica do paciente, mas principalmente pelo aumento de medidas hospitalares e tempo de internação. Em unidades de terapia intensiva (UTI), estudos revelam que potenciais interações medicamentosas podem ocorrer em 44,3% a 95% dos pacientes, sendo um grande problema no âmbito hospitalar, devido ao aumento no tempo de internação e nos custos com o tratamento.

O risco de interação fármaco-fármaco aumenta com o número de medicamentos usados, ocorrendo em 13% dos pacientes utilizando dois medicamentos e 85% em pacientes utilizando mais de seis medicamentos. Os pacientes internados em UTI, geralmente, recebem esquemas com múltiplos fármacos devido às condições clínicas graves. Com isso, apresentam risco de interações medicamentosas devido à complexidade da polifarmacoterapia, ao índice terapêutico dos medicamentos e outras características farmacocinéticas e, também, às alterações fisiológicas decorrentes das disfunções orgânicas.

O risco de sua ocorrência e gravidade dependem de diversos fatores, entre os quais, o número de medicações prescritas, duração do tratamento, idade do paciente e estados de doença. Pacientes que recebem grande número de fármacos, longo tempo de tratamento, com alterações fisiológicas da idade ou certas doenças, como insuficiência renal, choque, hepatopatias como a cirrose e hepatites virais agudas, são considerados de alto risco para interações medicamentosas severas.

Hábitos tradicionais da enfermagem, como administração de vários medicamentos nos mesmos horários, associação de substâncias na mesma solução ou recipiente, adaptação de dispositivos com múltiplas vias (extensões em Y, "torneirinhas") para infusão de vários agentes em cateteres (periférico ou central) de via única e exposição da solução de nitroprussiato à luminosidade são alguns dos fatores que contribuem para a ocorrência de incompatibilidades, além dos fatores associados à via de administração medicamentosa, que engloba muitas esferas de cuidado e desfecho clínico.

Atualmente, sabe-se que medicamentos como a nitroglicerina, a amiodarona, a nimodipina e insulina podem aderir à parede do envase (frasco) de cloridrato de polivinila (PVC) e reduzir a biodisponibilidade do princípio ativo. Assim, nesse tipo particular de interação, a equipe de enfermagem possui com certeza um papel importante no sentido de prevenir essas situações e evitar ou minimizar as ocorrências indesejáveis durante o procedimento.

A inserção do farmacêutico clínico no âmbito hospitalar, agregado ao cenário pediátrico, pode tanto valorizar e promover a realização de um processo seguro, quanto a identificação precoce dos elementos do processo terapêutico e possibilitar a otimização terapêutica, diminuindo a incidência de reações adversas e interações medicamentosas, possibilitando o uso racional de medicamentos e a redução dos custos hospitalares e, consequentemente, contribuirá para o êxito do tratamento de pacientes pediátricos.[6,7]

A atuação do enfermeiro quanto à responsabilidade de aprazar as drogas prescritas, validar as distribuições e garantir a administração correta é atribuída ao contexto transdisciplinar, pois a inserção da equipe médica e farmacêutica são fatores primordiais para garantir a segurança e qualidade da terapia medicamentosa, considerando que todos são responsáveis pelo risco de ocorrência de eventos ou efeitos oriundos da interação medicamentosa.[8] Dessa maneira, é preciso que o enfermeiro seja capaz de promover a segurança e manter a qualidade da assistência prestada, participando efetivamente da terapia medicamentosa implementada e desempenhando papel fundamental na avaliação pré-administração, na administração, na avaliação e promoção dos efeitos terapêuticos, na identificação e redução dos eventos adversos, interações medicamentosas e no controle da toxicidade.[9]

A seguridade, nesse processo, está embasada na prática baseada em evidência, segurança e qualidade no processo assistencial pediátrico, o que permeia o fortalecimento de ações contínuas na busca do conhecimento agregado à mudança do modelo mental de cuidado pediátrico, quando associado ao respectivo contexto, uma vez que, em sua totalidade, algumas unidades assistenciais permeiam prescrições médicas, com um grande número de itens a ser administrado, o que promove a qualidade e segurança para mitigar os riscos inerentes à terapia medicamentosa pediátrica. Ainda é um grande desafio, pois diversos eventos e erros de medicações ainda impactam na continuidade do cuidado e desfecho clínico.[10]

Referências bibliográficas

1. Galiza DDF, Moura OF, Barros VL, Luz GOA. Preparo E Administração De Medicamentos: Erros Cometidos Pela Equipe De Enfermagem. Rev. Bras. Farm. Hosp. Serv. Saúde São Paulo v.5 n.2 45-50 abr./jun. 2014.
2. Gorski L, et al. Infusion Therapy Standards of Pratice. Jornal of Infusion Nursing, Supplement to January/February 2016, volume 39. Number1S.
3. Brasil. Ministérios da Saúde. Programa Nacional de Segurança do Paciente. Protocolo de Segurança na prescrição, uso e administração de Medicamentos. ANVISA, FIOCRUZ e FHEMIG, 2013.
4. Yamamoto MS, Peterlini MAS, Bohomol E. Notificações espontâneas de erros de medicação em hospital universitário pediátrico.Acta Paul Enfermagem, 2011; 24(6): 761-6.
5. Feldman LB, et al. Uso seguro de medicamentos: guia para preparo, administração e monitoramento/Conselho Regional de Enfermagem de São Paulo. – São Paulo: COREN-SP, 2017.
6. Novaes MRCG, Gomes KLG. Estudo de utilização de medicamentos em pacientes pediátricos. Revista Infarma, v.18, nº 7/8, 2006.

7. Martins TSS, Silvino ZR, Silva LR, Reis FF, Sousa DG. Drugs Used In Pediatric Intravenous Therapy: A Study On Potentialy Interactive Combination Medicamentos Usadas En La Terapia Intravenosa Pediatrica: Un Estudio Cerca De Las Combinaciones Potencialmente Interactivas. Rev Rene. 2012; 13(1):11-8.
8. Lapa DF, Martins TSS, Maciel RO. Interactions during intravenous therapy: foundations for the practice of pediatric nursing. Rev Enferm UFPE. 2010; 4(spec.):400- 3.
9. Secoli SR. Interações medicamentosas: fundamentos para a pratica clínica da enfermagem. Rev Esc enferm USP. 2001; 59(5):684-8.
10. Belela ASC, Pedreira MLG, Peterlini MAS. Erros de Medicação em Pediatria. Rev. Bras. Enferm., Brasília, 2011, Mai-jun. 64(3): 563-9.

Síntese Conceitual, Funcional e de Cuidados

Acesso Venoso Central
Capítulo 39, p. 447

Definição: trata-se de acesso vascular central.

Função: utilizado para infusão de medicamentos, nutrição parenteral, colocação de cateteres da artéria pulmonar e cateteres de plasmaférese e hemodiálise, assim como para colocar filtros de veia cava inferior, introduzir fios para estimulação transvenosa e dispositivos desfibriladores e para intervenções venosas.

Cuidados: o local do acesso venoso central e a maneira pela qual o acesso é obtido dependem da indicação, do posicionamento, da anatomia e de outros fatores relacionados ao paciente.

Bispectral Index (BIS)
Capítulo 32, p. 367

Conceito: a espectroscopia próxima do infravermelho é uma ferramenta que permite avaliar, de modo não invasivo, o nível de sedação do paciente.

Função: avaliar o nível de sedação de modo não invasivo.

Cuidados: embora a ferramenta seja segura, a mesma não exclui a aplicação dos escores e escalas de sedação convencionais.

Cateter de Artéria Pulmonar
Capítulo 4, p. 27

Conceito: o cateter de artéria pulmonar, também conhecido por Swan-Ganz, é utilizado para a monitoração hemodinâmica invasiva de pacientes gravemente doentes.

Função: monitorar o desempenho cardiovascular e pulmonar do paciente gravemente doente, possibilitando obter diversas medidas hemodinâmicas.

Cuidados: o cateter de artéria pulmonar envolve procedimento complexo, requer equipe experiente e habilitada.

Circulação Extracorpórea em Cirurgia Cardíaca
Capítulo 8, p. 73

Conceito: a circulação extracorpórea consiste no uso de tubos (plástico ou silicone) que transportam o sangue venoso do paciente para um reservatório (reservatório venoso), de onde o sangue passa pelo oxigenador, pelo trocador de calor e é impulsionado de volta para o paciente por uma bomba (rolete ou bomba centrífuga).

Função: oxigenar o sangue do paciente.

Cuidados: acidentes com embolização; decanulação acidental.

Débito Cardíaco
Capítulo 5, p. 39

Definição: o débito cardíaco é a quantidade de sangue bombeado para a aorta (Ao) a cada minuto, pelo coração (L/min).

Função: faz parte da monitorização hemodinâmica, permite saber como está função de transporte de sangue.

Cuidado: na avaliação do paciente à beira leito, ainda são essenciais os parâmetros clínicos que incluem, principalmente, os pulsos periféricos, o enchimento capilar, a frequência cardíaca (FC) e a pressão arterial (PA).

Desfibrilação e Cardioversão Elétricas
Capítulo 6, p. 51

Conceito: a desfibrilação e a cardioversão elétricas são métodos de envio de energia elétrica através da parede do tórax.

Função: visa a reestruturação do ritmo normal do coração; na cardioversão elétrica, a energia é sincronizada ao complexo QRS, enquanto na desfibrilação não há sincronismo durante o ciclo cardíaco.

Cuidados: a maioria dos desfibriladores são energizados, o que significa que esses aparelhos carregam um capacitor com uma determinada voltagem e entregam uma quantidade de energia pré-determinada em Jaules. A quantidade de energia que chega ao miocárdio é dependente dessa voltagem selecionada e da impedância transtorácica (que é variável para cada paciente).

Drenagem de Tórax
Capítulo 22, p. 281

Definição: a toracostomia por tubo (tubo padrão ou *pigtail*) em que um tubo ou pequeno cateter é colocado através da parede torácica na cavidade pleural.

Função: usado, principalmente, para drenar ar ou fluidos (seroso, empiema ou sangue).

Cuidados: a patência do dreno deve ser monitorada com frequência para evitar-se obstrução do mesmo e perda da sua eficiência

Eletroneuromiografia
Capítulo 36, p. 419

Conceito: trata-se de um exame neurofisiológico que avalia as propriedades elétricas dos nervos e músculos.

Função: avaliar o sinal muscular e neural durante estímulo local.

Cuidados: é importante que o neurofisiologista tenha experiência com situações pediátricas, além de equipamento e material adequado para crianças.

Espectroscopia Próxima do Infravermelho
Capítulo 37, p. 427

Definição: método de monitoração da oxigenação local (cerebral, renal e/ou mesentérico).

Função: monitorar a oxigenação tecidual.

Cuidados: exige monitor específico para essa monitoração.

Hipotermia Terapêutica
Capítulo 35, p. 411

Definição: método de resfriamento corporal em temperaturas entre 33 e 36 graus Celsius.

Função: suporte neurológico de crianças com agressão cerebral moderada a grave independente de sua causa.

Cuidados: pode agravar a lesão cerebral se a monitoração não for contínua e precisa.

Infusão de Medicamentos e Soluções
Capítulo 40, p. 459

Definição: trata-se da administração invasiva de medicações.

Função: fornecer medicações pela via intravenosa ou intra-arterial.

Cuidados: o impacto da terapia infusional está no escopo de cuidado clinicoassistencial e impacta de diretamente no processo de qualidade e segurança do paciente.

Irrigação Vesical
Capítulo 28, p. 335

Definição: é a lavagem da mucosa que reveste a bexiga, com o objetivo de remover sedimentos, coágulos, urina em decomposição ou fins terapêuticos. Sendo cateterismo urinário, é utilizado em pacientes com dificuldades ou impossibilidade de urinar.

Função: consiste na introdução de uma sonda até a bexiga a fim da retirada da urina.

Cuidados: trata-se de um procedimento invasivo, que pode gerar complicações locais, como infecção.

Marca-Passo Cardíaco
Capítulo 7, p. 61

Definição: aparelho que permite a estimulação cardíaca artificial, que pode ser realizada por via endocárdica ou epicárdica.

Função: estimular artificialmente a contração dos músculos do coração.

Cuidados: o longo período de estimulação cardíaca artificial e a necessidade de múltiplas abordagens cirúrgicas para trocas de geradores e/ou eletrodos, associados à frequente presença de cardiopatias congênitas e suas peculiaridades anatômicas, influenciam a decisão do especialista tanto no tempo de indicação quanto no tipo de estimulação mais adequada para cada paciente.

Marca-Passo Diafragmático
Capítulo 24, p. 299

Definição: estimulação direta do nervo frênico ou outros, relacionados com a contração dos músculos envolvidos na respiração.

Função: estimular o nervo frênico para obter a contração do diafragma.

Cuidados: deve ser realizado e manipulado somente por profissionais de saúde treinados.

Métodos Clínicos de Desobstrução Intestinal
Capítulo 31, p. 359

Conceito: trata-se de métodos de alívio da constipação intestinal.

Função: permitir o alívio da constipação intestinal por meio de intervenções farmacológicas e não farmacológicas, seja por via oral ou retal.

Cuidados: os cuidados dependem do método do motivo que levou a constipação intestinal e seu respectivo tratamento.

Métodos de Depuração Renal
Capítulo 29, p. 339

Conceito: métodos de substituição ou otimização da função renal para pacientes que desenvolvem injúria renal aguda.

Função: permitir que ocorra a função renal por meio do uso de dispositivos auxiliares. O tipo de dispositivo irá depender da doença de base.

Cuidados: a modalidade a ser escolhida dependerá do diagnóstico, treinamento e experiência da equipe de cada serviço e da disponibilidade de equipamentos.

Monitoração Cerebral Invasiva/ Não Invasiva
Capítulo 33, p. 391

Definição: trata-se de métodos não invasivos ou invasivos para monitorar a pressão intracraniana.

Função: monitorar a pressão intracraniana e seus índices.

Cuidados: trata-se de procedimentos que requerem habilitação.

Monitoração da Mecânica Respiratória
Capítulo 17, p. 201

Definição: monitora o comportamento das variáveis da mecânica respiratória (ex.: complacências e resistências do sistema respiratório) de pacientes em ventilação mecânica invasiva ou em ventilação não invasiva (VNI).

Função: permite identificar as alterações na mecânica respiratória antes *versus* após alterações dos parâmetros ventilatórios e antes *versus* após intervenções farmacológicas e não farmacológicas.

Cuidados: o aparelho dever estar rigorosamente calibrado para garantir a assertividade da monitoração.

Monitoração Neurocirúrgica Intraoperatória
Capítulo 34, p. 399

Definição: trata-se de métodos de monitoração neurofisiológica intraoperatória multimodal.

Função: método que utiliza um conjunto de modalidades neurofisiológicas, que permite avaliar a integridade funcional de vias e estruturas neurais em tempo real durante o procedimento cirúrgico.

Cuidados: trata-se de um procedimento que requer habilitação.

Óxido Nítrico Inalatório
Capítulo 18, p. 225

Definição: gás medicinal que pode ser aplicado por via inalatória nos pacientes em respiração espontânea, em VNI ou em ventilação mecânica invasiva.

Função: vasodilatador específico pulmonar.

Cuidados: recomenda-se avaliar a meta-hemoglobina dos pacientes e evitar contato do gás com água.

Oxigenação por Membrana Extracorpórea (ECLS/ECMO) e Dispositivo de Assistência Ventricular (DAV)
Capítulo 9, p. 83

Definição: o ECLS ou suporte de vida extracorpóreo (do inglês *extracorporeal life support*) inclui as terapias com foco em oxigenação, remoção de dióxido de carbono, suporte cardíaco ou uma combinação delas, e também inclui suporte hemodinâmico, como dispositivos de assistência ventricular (DAVs, abreviada em inglês como VADs).

Função: ECMO – remoção de CO_2 e promoção da oxigenação; DAVs – realizar assistência ventricular.

Cuidados: apresentam diversos riscos, como trombos, sangramentos, entre outros.

Oxigenoterapia Convencional em Pediatria
Capítulo 10, p. 105

Definição: dispositivos convencionais para fornecimento de oxigênio de baixo e de alto fluxo.

Função: fornecer oxigênio inalatório.

Cuidados: os métodos de fornecimento convencional de oxigênio não permitem controle rigoroso/preciso da umidificação e aquecimento do gás fornecido.

Oxigenoterapia Nasal de Alto Fluxo
Capítulo 11, p. 121

Definição: fornecimento de oxigênio umidificado é aquecido pela via nasal por meio de um cateter.

Função: fornecer oxigênio de alto fluxo por via nasal.

Cuidados: o cateter deve ocluir em torno de 50% do diâmetro interno das narinas do paciente.

Oximetria de Pulso e Capnografia
Capítulo 21, p. 259

Definição: a oximetria de pulso é uma forma de estimar a saturação arterial de oxigênio; a capnografia é uma forma de estimar o CO_2 arterial.

Função: oximetria de pulso permite avaliar a saturação de pulso de oxigênio (SpO_2); capnografia permite mensurar o CO_2 exalado do paciente.

Cuidados: recomenda-se manter esses equipamentos calibrados e revisados a cada 6 meses para garantir a assertividade da monitoração.

Pressão Arterial (PA): Monitoração Invasiva
Capítulo 3, p. 13

Conceito: mensuração não invasiva da PA, a qual pode ser realizada de duas maneiras: pelo método auscultatório ou pelo método automatizado.

Função: monitorar a PA de maneira invasiva, permite identificar seus desvios de um padrão típico, como hipotensão (redução da PA) ou hipertensão (aumentos na PA), sinalizados em uma ou nas suas três formas de apresentação (PAS, PAD e PAM). O monitoramento contínuo da pressão arterial "batimento a batimento" é útil em pacientes com alterações repentinas na pressão arterial (p. ex., cirurgias de grande porte), nos quais é necessário um controle rigoroso da pressão arterial (p. ex., trauma cranioencefálico) ou em pacientes que recebem medicações vasoativas para manter a pressão sanguínea.

Cuidados: havendo aumento ou redução da PA, o médico deve ser consultado para determinar as hipóteses diagnósticas.

Pressão Arterial (PA): Monitoração Não Invasiva
Capítulo 2, p. 9

Conceito: a PA é a força motriz da perfusão dos órgãos; pode ser apresentada em três formas: quando mensurada na sístole (PA sistólica = PAS), na diástole (PA diastólica = PAD) ou a PA média (PAM = pressão arterial média); sua mensuração não invasiva pode ser realizada de duas maneiras: pelo método auscultatório ou pelo método automatizado.

Função: monitorar a PA de forma não invasiva, permitindo identificar seus desvios de um padrão típico, como hipotensão (redução da PA) ou hipertensão (aumentos na PA), sinalizados em uma ou nas suas três formas de apresentação (PAS, PAD e PAM).

Cuidados: havendo aumento ou redução da PA, o médico deve ser consultado para determinar as hipóteses diagnósticas.

Pressão Positiva Contínua em Vias Aéreas
em Neonatologia
Capítulo 12, p. 133

Conceito: pressão positiva continua nas vias aéreas (CPAP) aplicada por meio de uma interface nasal, também conhecida como NCPAP.

Função: tipo de modo ventilatório de ventilação não invasiva (VNI), utilizado para reduzir o trabalho respiratório de recém-nascidos, melhorar a capacidade residual funcional (CRF) e melhorar a oxigenação de recém-nascidos, entre outros benefícios.

Cuidados: pode ocasionar efeitos adversos, como risco de lesão de face por pressão ocasionada pela interface (p. ex., prongas nasais).

Pressão Venosa Central (PVC)
Capítulo 1, p. 1

Definição: A PVC é a pressão arterial nas veias cavas, próxima ao átrio direito do coração.

Função: mensurar a PVC permite saber a quantidade de sangue que retorna ao coração e a capacidade do coração de bombear o sangue de volta ao sistema arterial.

Cuidados: o paciente deve ficar deitado na posição supina durante a medição da PVC.

Punção Suprapúbica
Capítulo 27, p. 327

Definição: procedimento invasivo para obtenção de amostra da urina do paciente.

Função: coletar urina para exames clínicos.

Cuidados: trata-se de um procedimento invasivo, que pode gerar complicações locais, como infecção.

Sondagem Vesical
Capítulo 26, p. 335

Definição: trata-se da cateterização urinária, procedimento invasivo em que é inserido um cateter uretral até a bexiga.

Função: finalidade de drenagem da urina em pacientes com problema de eliminação urinária. A drenagem urinária pode ser realizada por meio de sistema aberto (intermitente ou alívio) ou fechado (demora) e por via suprapúbica.

Cuidados: deve-se ter cuidados com as medidas de controle de infecção.

Sondas Enterais
Capítulo 30, p. 353

Conceito: Trata-se de método invasivo de fornecimento de alimentação via sonda, cateter, cânula ou tubo.

Função: permitir alimentação enteral do paciente.

Cuidados: a escolha de uma via inapropriada pode repercutir em sérias complicações para a criança, como o posicionamento incorreto da sonda nasogástrica em traqueia ou perfurações esofágicas.

Técnicas de Reposição de Surfactante Exógeno
Capítulo 19, p. 237

Definição: fornecimento de surfactante exógeno nas vias aéreas de modo invasivo, não invasivo ou minimamente invasivo.

Função: evitar o colapso pulmonar.

Cuidados: recomenda-se avaliar os candidatos à terapia de maneira individualizada.

Tipos de Interfaces para Ventilação Não Invasiva em Pediatria-Neonatologia
Capítulo 14, p. 165

Definição: dispositivos faciais (interfaces), nasais e/ou naso-orais, que permitem o fornecimento de pressão positiva nas vias áreas de modo não invasivo (supraglótico).

Função: fornecer pressão positiva nas vias aéreas.

Cuidados: pode ocasionar lesão dermatológica por pressão, quando em uso prolongado, ou em pele friável (p. ex., recém-nascidos prematuros).

Tomografia com Impedância Elétrica
Capítulo 25, p. 311

Definição: A tomografia com impedância elétrica (TIE) é uma técnica não invasiva que está disponível clinicamente, fornecendo imagens correntes dinâmicas da distribuição de gás pulmonar do paciente à beira do leito

Função: fornecer dados da ventilação pulmonar, como a ventilação nos quatro quadrantes dos pulmões, a CRF, entre outros, de forma dinâmica à beira do leito e sem radiação.

Cuidados: é necessária a calibragem do equipamento a cada 3-6 meses, assim como a análise do sinal da monitoração para assegurar a confiabilidade da leitura do exame.

Train-of-four
Capítulo 20, p. 253

Definição: trata-se dos métodos frequentemente utilizados para monitorar o uso prolongado de agentes bloqueadores neuromusculares (ABNM), sendo eles: a estimulação de nervos periféricos ou a monitoração com *Train-of-four* (TOF) com o nervo facial, ulnar ou peroneal.

Função: monitorar o uso prolongado de ABNM.

Cuidados: recomenda-se cuidados precisos na assepsia local para evitar infecção de corrente sanguínea.

Traqueostomia
Capítulo 23, p. 293

Definição: trata-se de um tubo (infraglótico) posicionado à altura da traqueia cervical.

Função: procedimento cirúrgico, que consiste na abertura da parede anterior da traqueia comunicando-a com o meio externo, tornando a via aérea pérvia.

Cuidados: cuidados de higiene e de manipulação mínima devem ser considerados nas primeiras 72 horas do pós-operatório.

Ultrassom *Point of Care*
Capítulo 38, p. 435

Conceito: o ecocardiograma à beira do leito em ambiente de cuidados intensivos é uma ferramenta diferenciada para diagnóstico e conduta em UTI.

Função: exame de imagem não invasivo e sem radiação, que permite avaliar a função cardiovascular e respiratória.

Cuidados: o sucesso desse exame é operador dependente, exige habilitação técnica.

Ventilação de Alta Frequência
Capítulo 16, p. 193

Definição: aparelho de suporte ventilatório invasivo que permite gerar altas frequências respiratórias em Hertz.

Função: permite o suporte ventilatório artificial de pacientes gravemente doentes em uso de cânula intratraqueal ou traqueostomia.

Cuidados: os aparelhos convencionais não permitem monitoração da mecânica respiratória durante seu uso.

Ventilação Mecânica Invasiva – Modos e Parâmetros Iniciais
Capítulo 15, p. 181

Definição: aparelho de suporte ventilatório invasivo (infraglótico).

Função: permite o suporte ventilatório artificial de pacientes em uso de cânula intratraqueal ou traqueostomia.

Cuidados: os parâmetros iniciais devem ser determinados por profissionais médicos e/ou fisioterapeutas treinados/aptos, pois existe risco de volutrauma e/ou barotrauma.

Ventilação Não Invasiva com Dois Níveis de Pressão
Capítulo 13, p. 151

Conceito: pressão positiva intermitente aplicada nas vias aéreas por meio de uma interface supra glótica (sem tubo ou cânula de traqueostomia).

Função: tipo de modo ventilatório de ventilação não invasiva (VNI) utilizado para reduzir o trabalho respiratório em todas as faixas etárias, melhorar a capacidade residual funcional (CRF) e a oxigenação.

Cuidados: pode ocasionar efeitos adversos, como risco de lesão de face por pressão ocasionada pela interface quando de uso prolongado.

IMPRESSÃO:

Santa Maria - RS | Fone: (55) 3220.4500
www.graficapallotti.com.br